800种中药速查

超值彩图版

谢 宇 主编

中国科学技术出版社

·北 京·

图书在版编目（CIP）数据

800种中药速查 / 谢宇主编. — 北京：中国科学技术出版社，2018.1（2021.6重印）
ISBN 978-7-5046-7809-6

Ⅰ. ①8… Ⅱ. ①谢… Ⅲ. ①中草药—基本知识 Ⅳ. ①R282

中国版本图书馆CIP数据核字（2017）第275753号

策划编辑 焦健姿
责任编辑 黄维佳
装帧设计 华图文轩
责任校对 龚利霞
责任印制 马宇晨

出　　版 中国科学技术出版社
发　　行 中国科学技术出版社有限公司发行部
地　　址 北京市海淀区中关村南大街16号
邮　　编 100081
发行电话 010-62173865
传　　真 010-62179148
网　　址 http://www.cspbooks.com.cn

开　　本 880mm×1230mm 1/64
字　　数 256千字
印　　张 7
版　　次 2018年1月第1版
印　　次 2021年6月第3次印刷
印　　数 13001–18000
印　　刷 天津翔远印刷有限公司
书　　号 ISBN 978-7-5046-7809-6 / R · 2151
定　　价 35.00元

编著者名单

主　　编　谢　宇

副主编　裴　华　谢军成　全继红

编　　者　孙　玉　朱　宏　路　臻　向　蓉　冷艳燕

吕凤涛　魏献波　王　俊　徐　娜　高　稳

战伟超　于亚南　李　聪　李俊勇　李斯瑶

冯　倩　李兴华　李小儒　戴晓波　徐莎莎

董　萍　鞠玲霞　李桂方　姜燕妮　张新利

王郁松　吕秀芳　段洪刚　刘士勋　李建军

王　芳　王　旭　李　惠　矫清楠　蒋思琪

周重建　赵白宇　仇笑文　龚晶予　张　琳

赵梅红　李　妍　吴　晋　杨冬华　苏晓廷

王小丹　李佳蔚　朱　进　张　荣　张　坤

宋　伟　胡　静　白俊伟　余海文　林文君

蒋红涛　翟文慧　张海峰　高洪波　张海龙

刘卫华　周　芳　齐　菲

内容提要

本书以《中华人民共和国药典》（2015年版）及《中药学》（第9版）的知识精华为依据，从我国中草药宝库中精选了当代临床常用的中草药800种，按药材功效分为解表药、清热药、泻下药、祛风湿药等22大类；又细分为发散风寒药、发散风热药、清热泻火药、清热燥湿药等40小类，详细介绍了每种中草药的别名、药性、功效、主治、用量用法、使用注意等，文字通俗易懂，易于阅读。此外，还为每味药配上了精美的高清彩色照片，图文对应，帮助读者更加轻松、快速、准确地识别和应用这些中草药。

本书集识药、用药于一体，所收载的中草药均容易获取，疗效确切，是广大临床医师、医学院校师生、中医药科研人员、社区及乡村医生、广大中医药爱好者学习、掌握和应用中草药的重要参考读物。

前　言

中草药是中医药文化的重要组成部分，是大自然赋予我国人民的宝贵财富。从古至今，我国各族人民都能充分利用自然界的各种草木、花果治疗疾病。“神农尝百草”的故事一直在民间广为流传，这也充分说明了我国民间使用中草药治疗各种疾病的历史十分悠久。

中草药作为宝贵的天然药物资源，受到世界人民的青睐，并始终吸引着世界的目光。现在，越来越多的人倾向于选用中草药来预防治疗疾病、美容美体及日常保健。目前，全国各地的常用中草药品种已有5000余种。基于此，编者从人们日常生活的实际出发，结合现代人们的生活特点，本着科学严谨、速查速认的精神，从中草药宝库中精选了800种常用中草药，编写了本书。

本书按药材功效，将中草药分为解表药、清热药、泻下药、祛风湿药、芳香化湿药、利水渗湿药、温里药、理气药、消食药、驱虫药、止血药、活血化瘀药、化痰止咳平喘药、安神药、平肝息风药、开窍药、补虚药、收涩药、涌吐药、解毒杀虫燥湿止痒药、拔毒化腐生肌药、散结药22大类，采用图文对照的形式精心编排，从别名、药性、功效、主治、用量用法等方面详细介绍，内容翔实，通俗易懂，方便人们在日常生活中识别和应用。另外，还针对每种中草药标注了使用注意，以提醒读者安全使用药材。同时，本书还选取了800幅高清彩色照片，通过彩色照片与文字介绍的相互对照，使广大读者能够轻松、快速、准确地识别与应用这些中草药。书末更附有中草药名称索引，方便读者快速查阅。

本书在编写过程中，得到了出版社各位编辑的大力支持。此外，书中的部分图片由北京平心堂中医门诊惠赠，在此一并表示感谢。

本书涉及中医、中药基础知识，形式新颖，图文互参，内容实用。相信读者在学习、实践中及休闲之余翻阅本书定能有所收益。

编 者

于北京·阅园

目 录

解表药

清热药

一、清热泻火药

二、清热燥湿药

泻下药

祛风湿药

二、祛风湿通络药

三、祛风湿强筋骨药

四、祛风湿消肿药

芳香化湿药

利水渗湿药

三、利湿退黄药

温里药

理气药

消食药

驱虫药

止血药

活血化瘀药

化痰止咳平喘药

安神药

平肝息风药

开窍药

补虚药

收涩药

涌吐药

解毒杀虫燥湿止痒药

拔毒化腐生肌药

散结药

解表药

一、发散风寒药

麻 黄

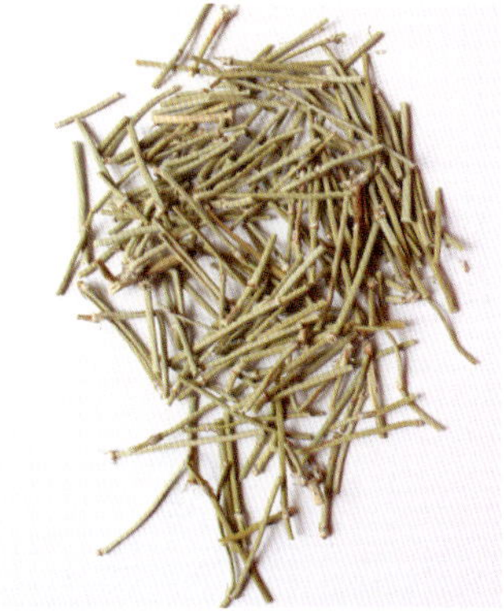

别名：龙沙、狗骨、卑相、卑盐。**药性：**辛、微苦，温。归肺、膀胱经。**功效：**发汗散寒，宣肺平喘，利水消肿。**主治：**风寒表实证，风水水肿，小便不利，风湿痹痛，肌肤不仁以及风疹瘙痒，阴疽痰核。**用量用法：**2~10克。**使用注意：**多汗、虚喘患者慎用。高血压、失眠者也需慎用。

桂 枝

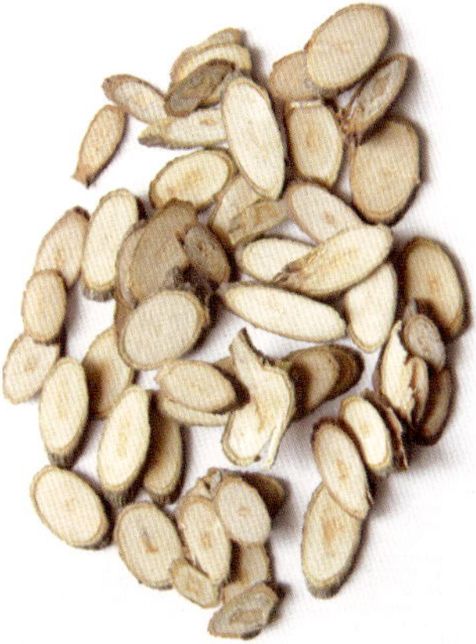

别名：柳桂、嫩桂枝、桂枝尖。**药性：**辛、甘，温。归心、肺、膀胱经。**功效：**发汗解肌，温通经脉，助阳化气，平冲降气。**主治：**风寒感冒，脘腹冷痛，血寒经闭，关节痹痛，痰饮，水肿，心悸，奔豚。**用量用法：**3~10克。**使用注意：**孕妇慎用。

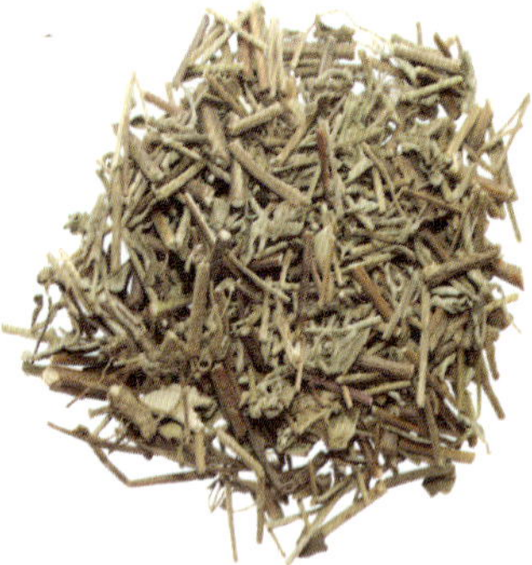

香薷

别名： 香菜、香茹、香菜、香草、石香菜、石香薷。**药性：** 辛，微温。归肺、胃经。**功效：** 发汗解表，化湿和中。**主治：** 暑湿感冒，恶寒发热，头痛无汗，腹痛吐泻，水肿，小便不利。**用量用法：** 3～10克。**使用注意：** 表虚有汗及阳暑者忌用。

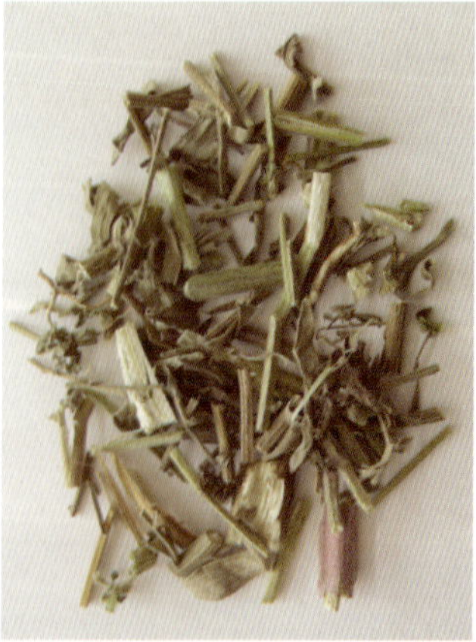

荆芥

别名： 线荠、姜芥、稳齿菜、香荆荠、四棱杆蒿、猫薄荷、假苏。**药性：** 辛，微温。归肺、肝经。**功效：** 解表散风，透疹，消疮。**主治：** 感冒，头痛，麻疹，风疹，疮疡初起。**用量用法：** 5～10克。**使用注意：** 本品性主升散，凡表虚自汗、阴虚头痛者忌用。

紫苏梗

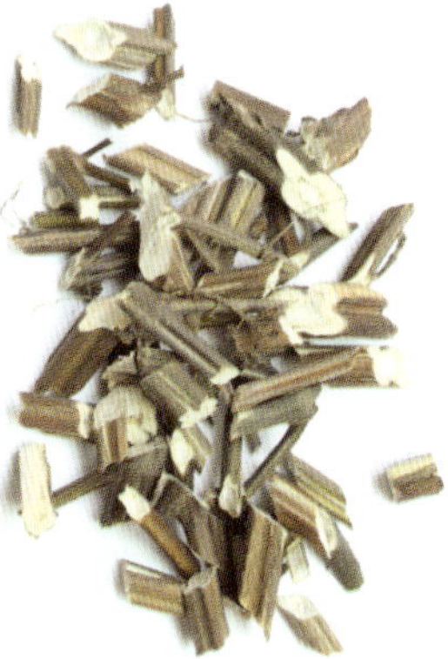

别名：苏梗、紫苏杆、紫苏茎、紫苏草。**药性：**辛，温。归肺、脾经。**功效：**解表散寒，行气和胃。**主治：**风寒感冒，咳嗽呕恶，妊娠呕吐，鱼蟹中毒。**用量用法：**5~10克。**使用注意：**温病及气弱者忌用。

生姜

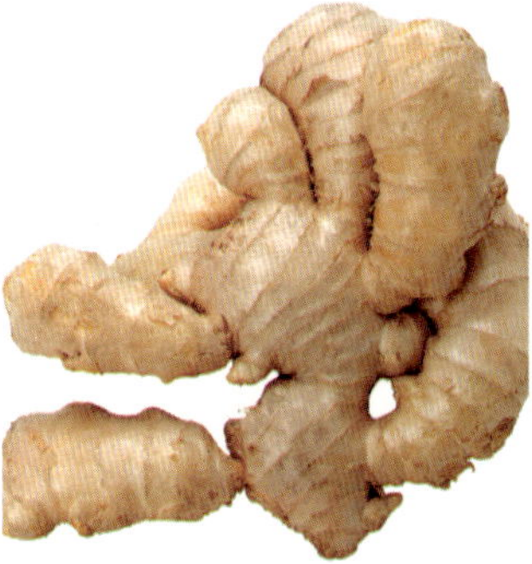

别名：姜、姜皮、鲜姜、姜根、百辣云、炎凉小子。**药性：**辛，微温。归肺、脾、胃经。**功效：**解表散寒，温中止呕，化痰止咳，解鱼蟹毒。**主治：**风寒感冒，胃寒呕吐，寒痰咳嗽，鱼蟹中毒。**用量用法：**3~10克。**使用注意：**阴虚内热者忌用。

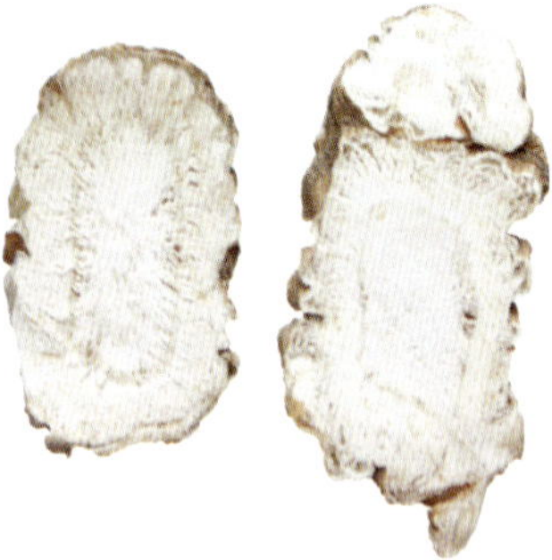

白芷

别名： 芷、香棒、白臣、番白芷、杭白芷、川白芷、兴安白芷、库页白芷。**药性：** 辛，温。归胃、大肠、肺经。**功效：** 解表散寒，祛风止痛，宣通鼻窍，燥湿止带，消肿排脓。**主治：** 感冒头痛，眉棱骨痛，鼻塞流涕，鼻鼽，鼻渊，牙痛，带下，疮疡肿痛。**用量用法：** 3～10克。**使用注意：** 阴虚血热者慎用。

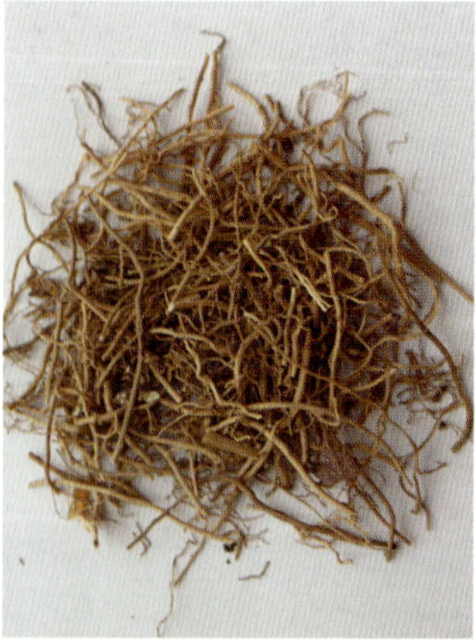

细辛

别名： 小辛、细草、少辛、独叶草、金盆草、山人参。**药性：** 辛，温。归心、肺、肾经。**功效：** 解表散寒，祛风止痛，通窍，温肺化饮。**主治：** 风寒感冒，头痛，牙痛，鼻塞流涕，鼻鼽，鼻渊，风湿痹痛，痰饮喘咳。**用量用法：** 1～3克；散剂每次服0.5～1克。外用适量。**使用注意：** 不宜与藜芦同用。

防风

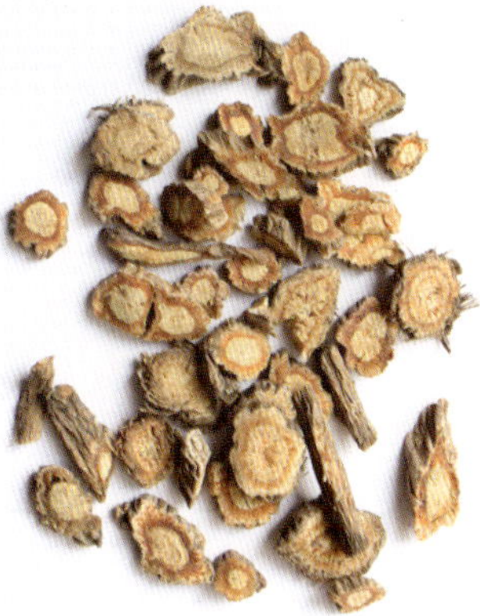

别名：屏风、铜芸、百种、回云、百枝、回草、风肉。**药性**：辛、甘，微温。归膀胱、肝、脾经。**功效**：祛风解表，胜湿止痛，止痉。**主治**：感冒头痛，风湿痹痛，风疹瘙痒，破伤风。**用量用法**：5～10克。**使用注意**：血虚发痉及阴虚火旺者禁用。

羌活

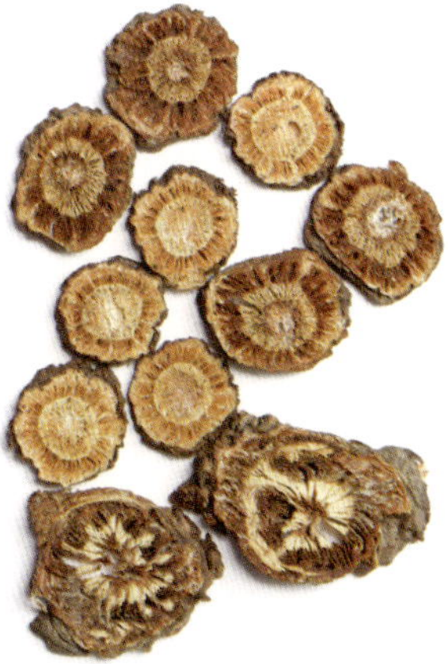

别名：羌青、羌滑、黑药、护羌使者、胡王使者、退风使者。**药性**：辛、苦，温。归膀胱、肾经。**功效**：解表散寒，祛风除湿，止痛。**主治**：风寒感冒，头痛项强，风湿痹痛，肩背酸痛。**用量用法**：3～10克。**使用注意**：本品温燥性强，易耗阴血，故表虚汗出、阴虚外感、血虚痹痛者需慎用。过量应用易致呕吐，故脾胃虚弱者不宜服用。

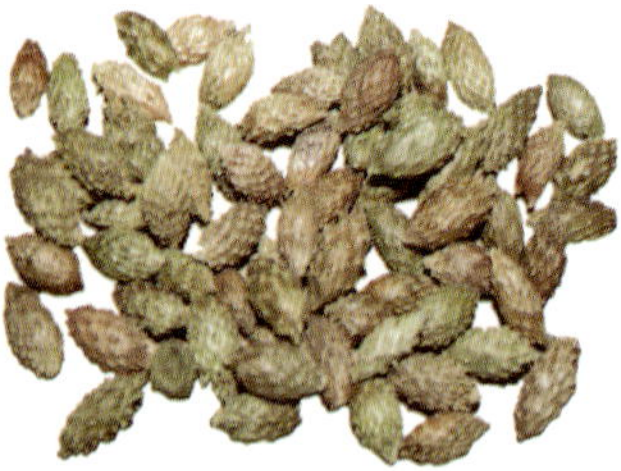

苍耳子

别名：苍子、葈耳实、牛虱子、胡寝子、苍郎种、胡苍子、苍棵子。**药性**：辛、苦，温；有毒。归肺经。**功效**：散风寒，通鼻窍，祛风湿。**主治**：风寒头痛，鼻塞流涕，鼻鼽，鼻渊，风疹瘙痒，湿痹拘挛。**用量用法**：3~10克。**使用注意**：血虚头痛者不宜用。过量服用易致中毒。

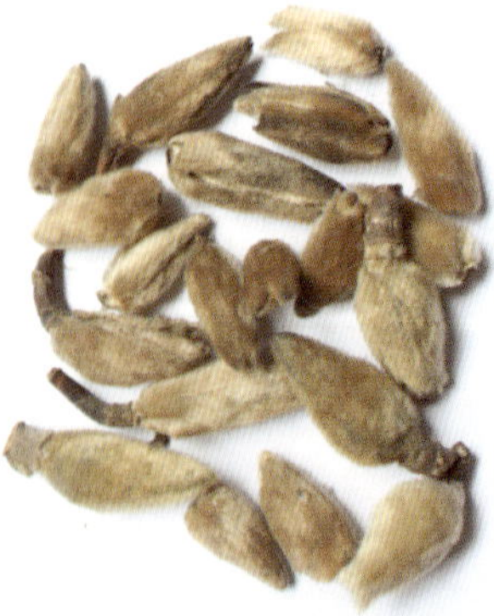

辛夷

别名：木栏、桂栏、杜兰、木兰、紫玉兰、毛辛夷、辛夷桃。**药性**：辛，温。归肺、胃经。**功效**：散风寒，通鼻窍。**主治**：风寒头痛，鼻塞流涕，鼻鼽，鼻渊。**用量用法**：3~10克，包煎。外用适量。**使用注意**：阴虚火旺者忌用。

灯盏细辛

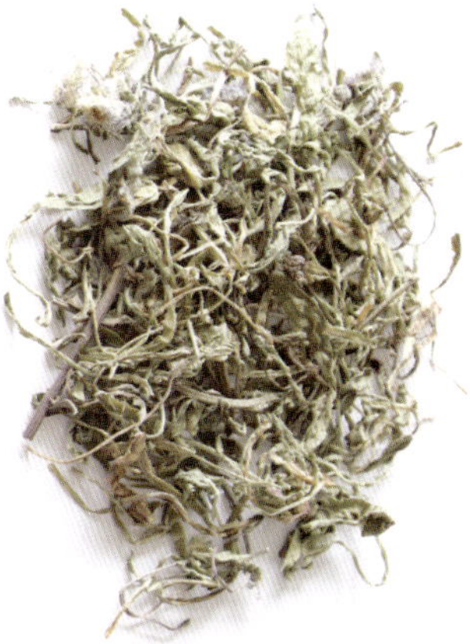

别名：灯盏花、灯盏草、短茎飞蓬、灯台细辛。**药性：**辛、微苦，温。归心、肝经。**功效：**活血通络止痛，祛风散寒。**主治：**中风偏瘫，胸痹心痛，风湿痹痛，头痛，牙痛。**用量用法：**9～15克，煎服；或研末蒸鸡蛋服。外用适量。**使用注意：**无。

藁本

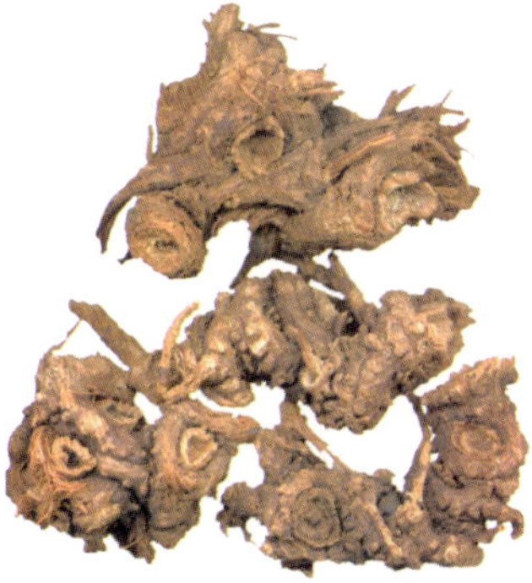

别名：藁茇、鬼卿、地新、山茝、蔚香、微茎、藁板。**药性：**辛，温。归膀胱经。**功效：**祛风，散寒，除湿，止痛。**主治：**风寒感冒，巅顶疼痛，风湿痹痛。**用量用法：**3～10克。**使用注意：**血虚头痛者忌用。

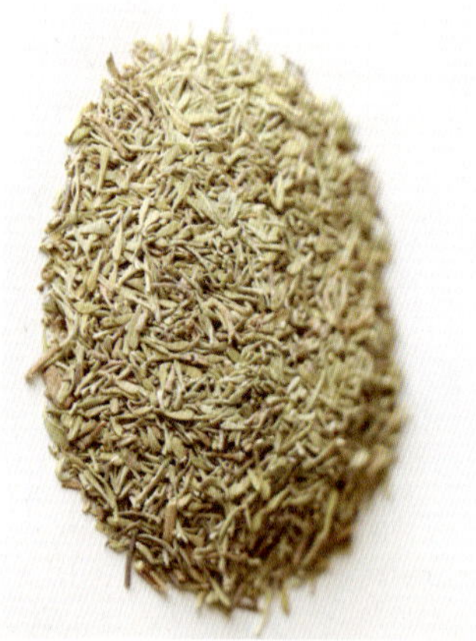

百里香

别名： 地椒、麝香草。**药性：** 辛，温。归肺、脾经。**功效：** 祛风散寒，消肿止痛，祛痰平喘。**主治：** 风寒感冒，疮疡疖肿，干咳气喘，气管炎，口腔炎。**用量用法：** 6～10克。外用适量。**使用注意：** 无。

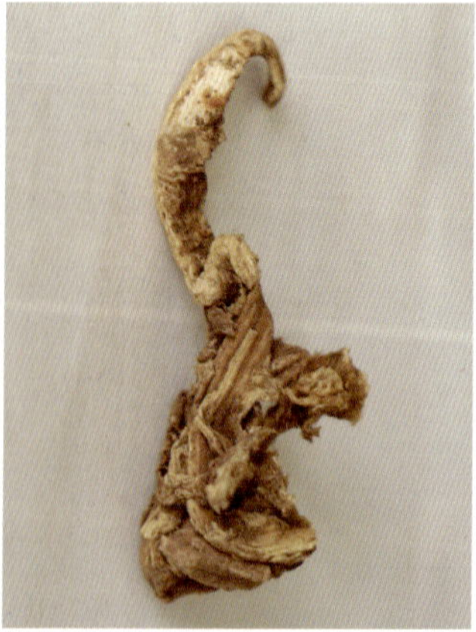

白云花根

别名： 滇独活、羌活骨、岩川、白云花、法罗海。**药性：** 辛、苦，温。归肝、肺经。**功效：** 祛风除湿，止咳平喘，散瘀止痛。**主治：** 风寒感冒，风寒湿痹，腰痛，胃痛，腹痛，牙痛，虚寒咳喘，白带，经闭腹痛，疝气疼痛，跌打瘀肿。**用量用法：** 3～9克，煎汤；或研末，每次1～1.5克。外用适量，煎汤洗。**使用注意：** 肺热咳喘者及孕妇慎用。

葱白

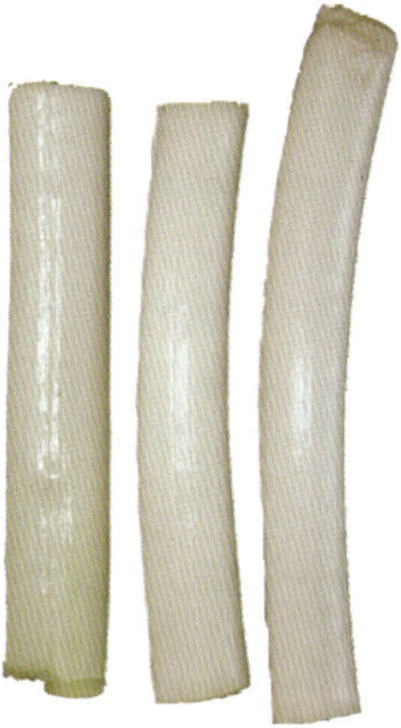

别名：葱茎白、葱白头。**药性：**辛，温。归肺、胃经。**功效：**发表，通阳，解毒，杀虫。**主治：**风寒感冒，阴寒腹痛，二便不通，痢疾，疮痈肿痛，虫积腹痛。**用量用法：**9～15克。**使用注意：**表虚多汗者慎用。

胡荽

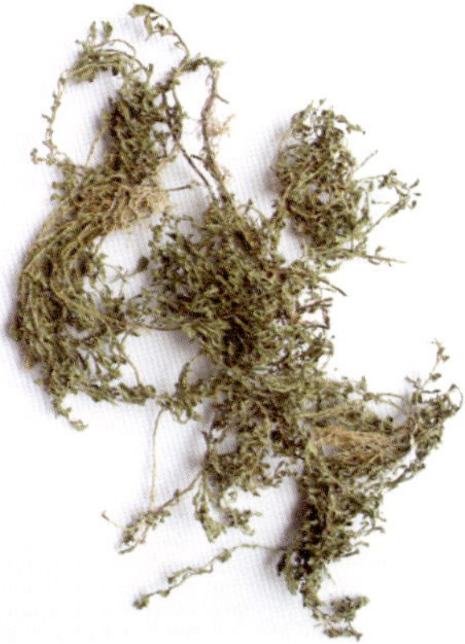

别名：香菜、香荽、胡菜、芫荽、园荽、延荽草、满天星。**药性：**辛，温。归肺、脾、肝经。**功效：**发表透疹，消食开胃，止痛解毒。**主治：**风寒感冒，麻疹，痘疹透发不畅，食积，脘腹胀痛，呕恶，头痛，牙痛，脱肛，丹毒，疮肿初起，蛇伤。**用量用法：**9～15克。外用适量，煎汤洗；或捣敷；或绞汁服。**使用注意：**疹出已透，或虽未透出而热毒壅滞，非风寒外束者禁用。

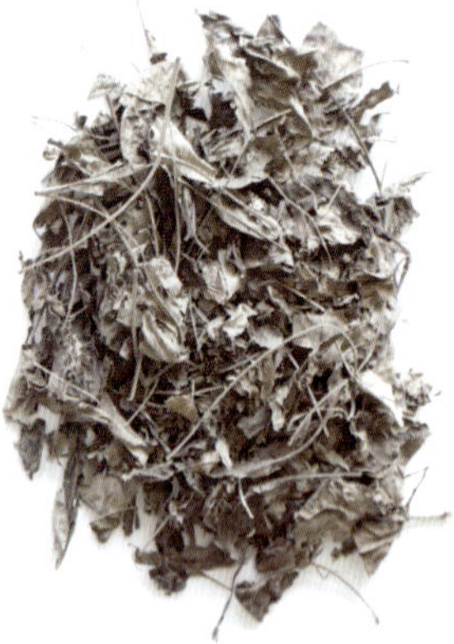

牡荆叶

别名： 黄荆柴、黄荆条、荆条棵、五指柑。**药性：** 微苦、辛，平。归肺经。**功效：** 祛痰，止咳，平喘。**主治：** 咳嗽痰多。**用量用法：** 鲜用，供提取牡荆油用。**使用注意：** 无。

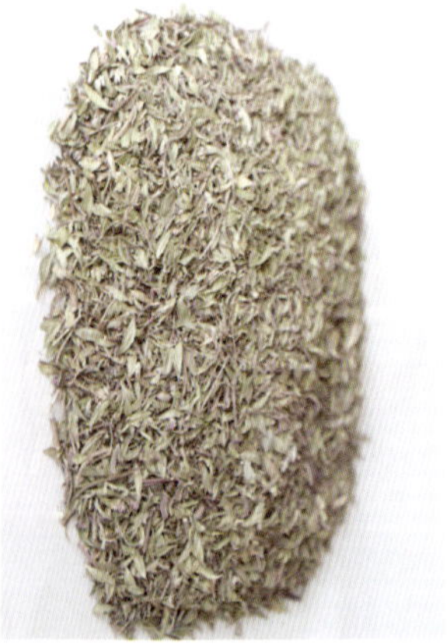

地椒

别名： 地花椒、山椒、山胡椒。**药性：** 辛，平；有小毒。归肺、脾经。**功效：** 祛风止咳，健脾行气，利湿通淋。**主治：** 感冒头痛，咳嗽，呕吐腹泻，牙痛，小便涩痛，湿疹瘙痒，疮痈肿痛。**用量用法：** 9～12克，煎汤；或研末；或浸酒。外用适量，研末撒；或煎水洗。**使用注意：** 无。

黄荆子

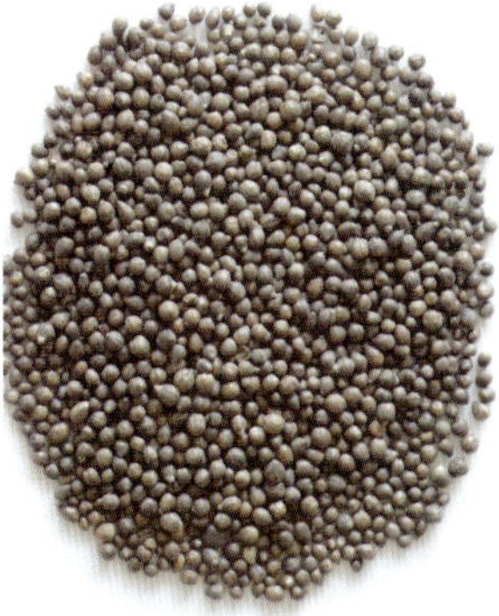

别名：布荆子、黄金子。**药性：**辛、苦，温。归肺、胃、肝经。**功效：**祛风解表，止咳平喘，理气消食止痛。**主治：**伤风感冒，咳嗽，哮喘，胃痛吞酸，消化不良，食积泻痢，胆囊炎，胆结石，疝气。**用量用法：**5～10克，煎汤；或入丸、散。**使用注意：**凡湿热燥渴无气滞者忌用。

羊耳菊

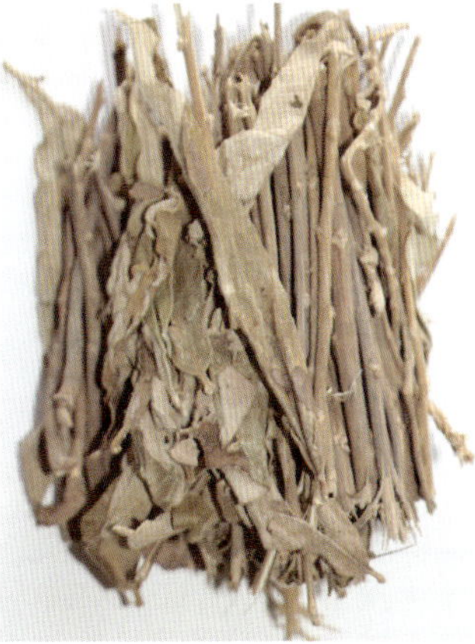

别名：白面风、白背风、华耳木、金边草。**药性：**辛、甘、微苦，温。归肝、肺、胃经。**功效：**祛风散寒，行气利湿，解毒消肿。**主治：**风寒感冒，咳嗽，风湿痹痛，泻痢，肝炎，乳腺炎，痔疮，湿疹，疥癣。**用量用法：**15～30克。外用适量，捣敷；或煎水洗。**使用注意：**用药期间禁食酸、辣食物。

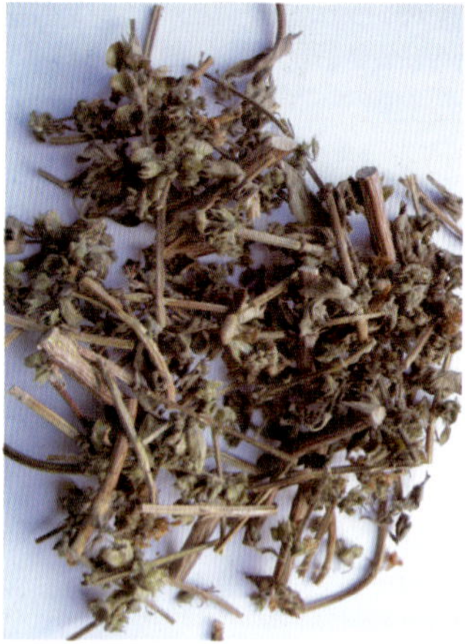

罗勒

别名：兰香叶、香佩兰。**药性：**辛、甘，温。归肺、脾、胃、大肠经。**功效：**疏风解表，化湿和中，行气活血，解毒消肿。**主治：**发热咳嗽，中暑，风湿痹痛，遗精，月经不调，牙痛口臭，胬肉遮睛，皮肤湿疮，瘾疹瘙痒，跌打损伤，蛇虫咬伤。**用量用法：**5~7克。外用适量。可入糖浆、汤剂、散剂、油剂、敷剂等剂型。**使用注意：**对眼睛有害，可降低视力。

二、发散风热药

牛蒡子

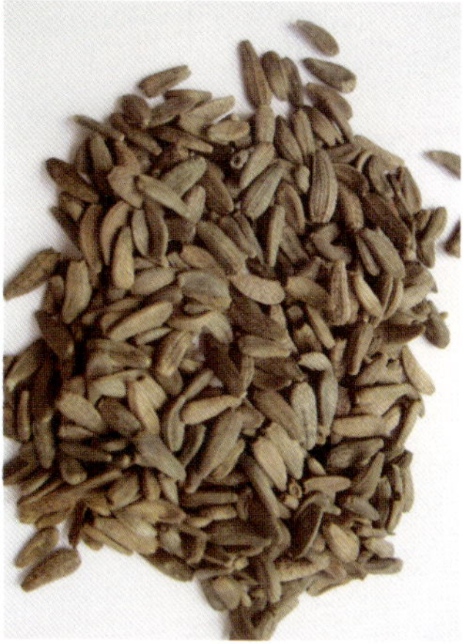

别名： 恶实、鼠粘子、毛然子、黍粘子、黑风子、大力子、毛锥子。**药性：** 辛、苦，寒。归肺、胃经。**功效：** 疏散风热，宣肺透疹，解毒利咽。**主治：** 风热感冒，咳嗽痰多，麻疹，风疹，咽喉肿痛，痄腮，丹毒，痈肿疮毒。**用量用法：** 6~12克。**使用注意：** 本品性寒，滑肠、便溏者慎用。

桑叶

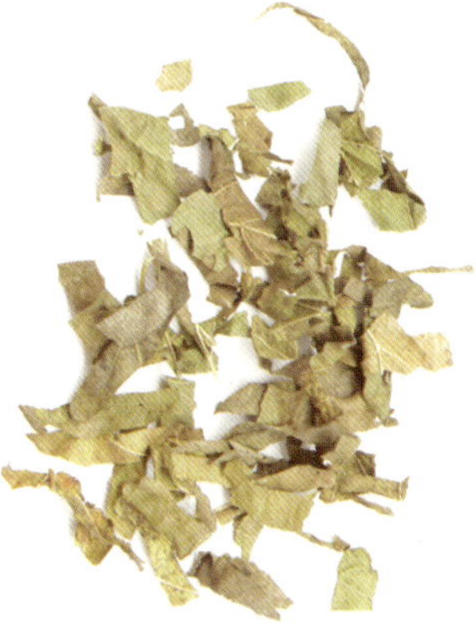

别名： 家桑、黄桑、荆桑、桑椹树。**药性：** 甘、苦，寒。归肺、肝经。**功效：** 疏散风热，清肺润燥，清肝明目。**主治：** 风热感冒，肺热燥咳，头晕头痛，目赤昏花。**用量用法：** 5~10克。**使用注意：** 风寒咳嗽者勿用。

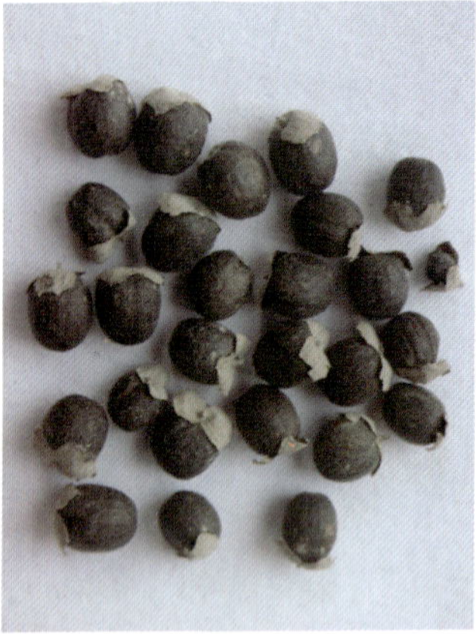

蔓荆子

别名： 荆子、蔓荆实、白背杨、白布荆。**药性：** 辛、苦，微寒。归肺、膀胱、肝经。**功效：** 疏散风热，清利头目。**主治：** 风热感冒头痛，齿龈肿痛，目赤多泪，目暗不明，头晕目眩。**用量用法：** 5～10克。**使用注意：** 青光眼患者禁用。

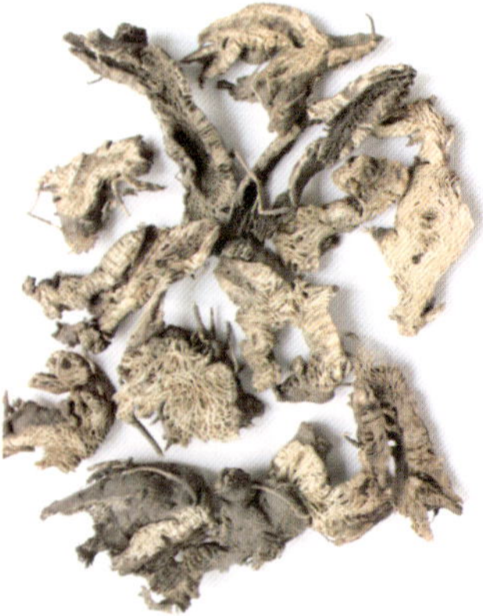

升麻

别名： 龙眼根、莽牛卡架、窟窿牙根。**药性：** 辛、微甘，微寒。归肺、脾、胃、大肠经。**功效：** 发表透疹，清热解毒，升举阳气。**主治：** 风热头痛，齿痛，口疮，咽喉肿痛，麻疹不透，阳毒发斑，脱肛，子宫脱垂。**用量用法：** 3～10克，煎汤；或入丸、散。**使用注意：** 麻疹疹已透、阴虚火旺、肝阳上亢、上盛下虚者忌用。

薄荷

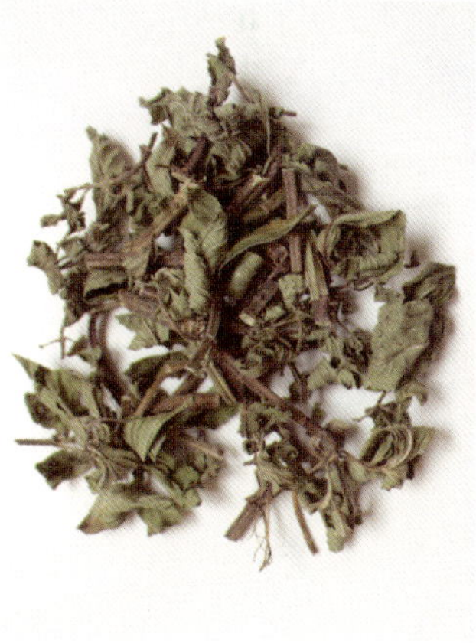

别名： 苏薄荷、水薄荷、仁丹草、蕃荷菜、鱼香草。**药性：** 辛，凉。归肺、肝经。**功效：** 疏散风热，清利头目，利咽透疹，疏肝行气。**主治：** 风热感冒，风温初起，头痛，目赤，喉痹，口疮，风疹，麻疹，胸胁胀闷。**用量用法：** 3~6克，后下。**使用注意：** 本品芳香辛散，发汗耗气，故体虚多汗者不宜使用。

蝉蜕

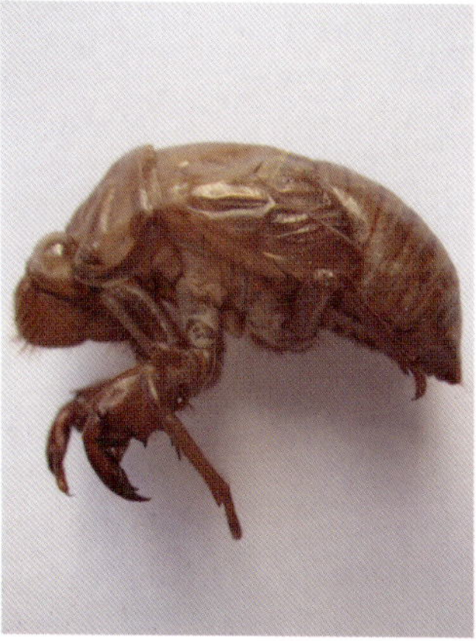

别名： 蝉退、蝉脱、蝉衣、蝉壳、伏壳、枯蝉、蝉退壳。**药性：** 甘，寒。归肺、肝经。**功效：** 疏散风热，利咽透疹，明目退翳，解痉。**主治：** 风热感冒，咽痛音哑，麻疹不透，风疹瘙痒，目赤翳障，惊风抽搐，破伤风。**用量用法：** 3~6克。**使用注意：** 孕妇慎用。

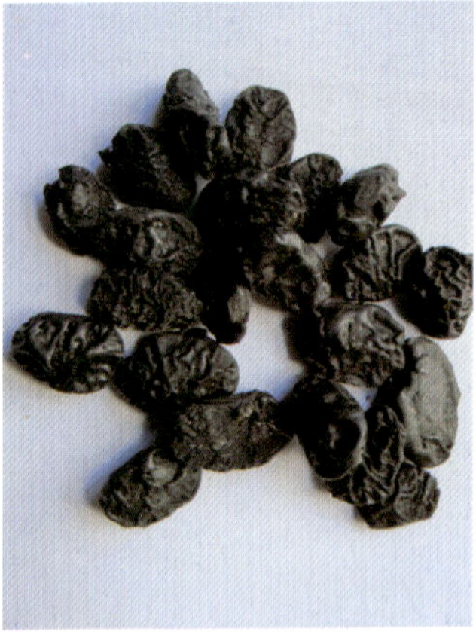

淡豆豉

别名：豆豉、香豉、淡豉、大豆豉。**药性：**苦、辛，凉。归肺、胃经。**功效：**解表除烦，宣发郁热。**主治：**感冒，寒热头痛，烦躁胸闷，虚烦不眠。**用量用法：**6~12克。**使用注意：**胃虚易泛恶者慎用。

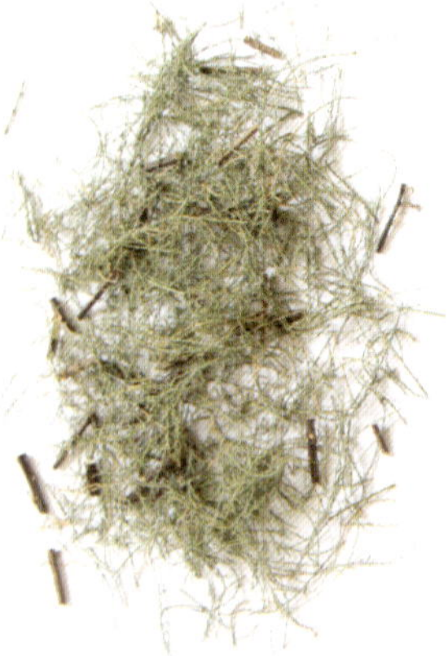

西河柳

别名：柽柳、山川柳、三春柳、西湖柳、赤柽柳。**药性：**甘、辛，平。归心、肺、胃经。**功效：**发表透疹，祛风除湿。**主治：**麻疹不透，风湿痹痛。**用量用法：**3~6克。外用适量，煎汤擦洗。**使用注意：**过量应用令人心烦、血压下降、呼吸困难。麻疹已透者不宜服用。

菊花

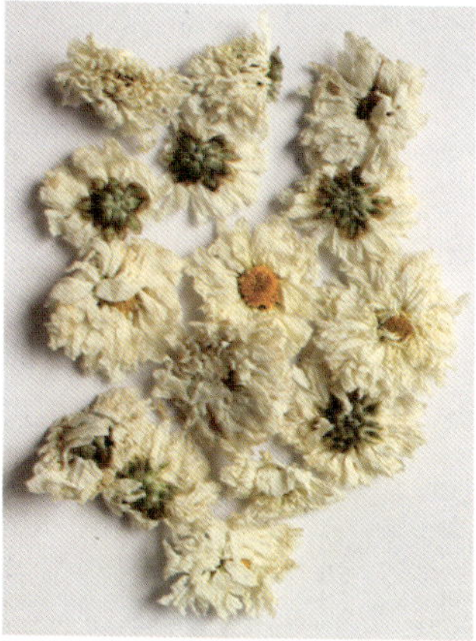

别名： 菊华、真菊、金菊、日精、九华、节花、药菊、金蕊、甘菊。**药性：** 甘、苦，微寒。归肺、肝经。**功效：** 疏散风热，平肝明目，清热解毒。**主治：** 风热感冒，头痛眩晕，目赤肿痛，眼目昏花，疮痈肿毒。**用量用法：** 5~10克。**使用注意：** 气虚胃寒、食减泄泻者慎用。

柴胡

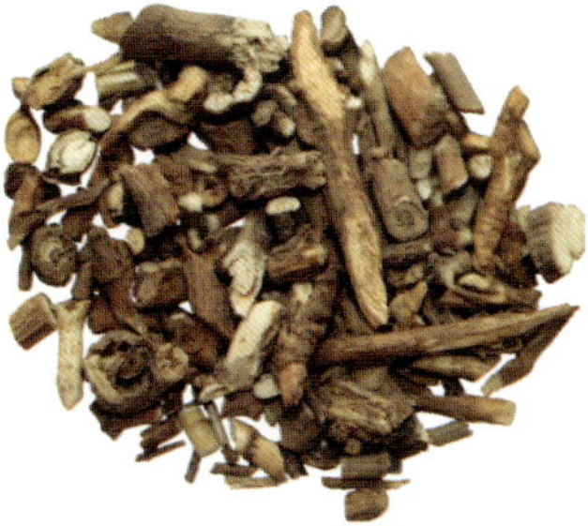

别名： 地熏、茈胡、山菜、茹草、柴草。**药性：** 辛、苦，微寒。归肝、胆、肺经。**功效：** 疏散退热，疏肝解郁，升举阳气。**主治：** 感冒发热，寒热往来，胸胁胀痛，月经不调，子宫脱垂，脱肛。**用量用法：** 3~10克。**使用注意：** 肝阳上亢、肝风内动、阴虚火旺、气机上逆者慎用。

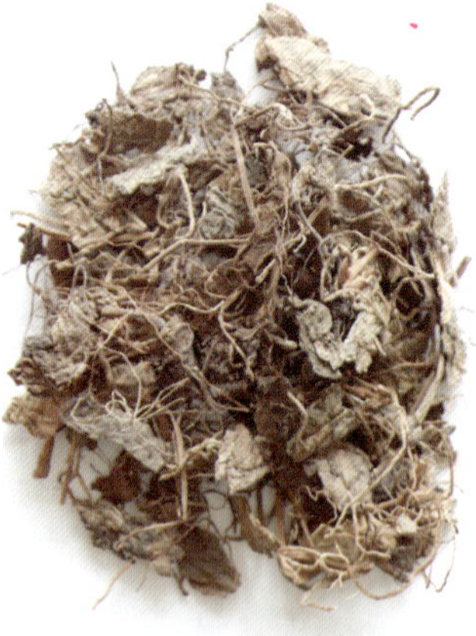

虎耳草

别名：石荷叶、金线吊芙蓉、老虎耳。**药性**：苦、辛，寒；有小毒。归肺、胃、肝经。**功效**：疏风清热，凉血解毒。**主治**：风热咳嗽，肺痈吐血，聤耳流脓，风火牙痛，风疹瘙痒，痈肿丹毒，痔疮肿痛，毒虫咬伤，烫伤，外伤出血。**用量用法**：10～15克。外用适量，煎水洗；鲜品捣敷；或绞汁滴耳。**使用注意**：无。

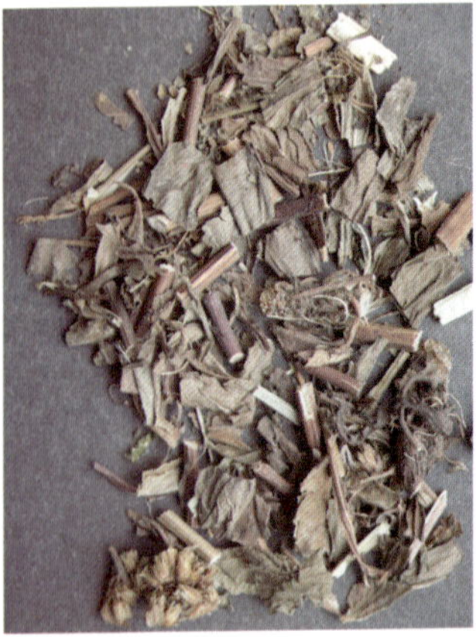

一枝黄花

别名：黄花草、蛇头王、粘糊菜、一枝箭、小柴胡、金边菊。**药性**：辛、苦，凉。归肺、肝经。**功效**：清热解毒，疏散风热。**主治**：喉痹，乳蛾，咽喉肿痛，疮疖肿毒，风热感冒。**用量用法**：9～15克。外用适量，鲜品捣烂敷患处；或水煎浓汁外搽。**使用注意**：孕妇忌用。

葛根

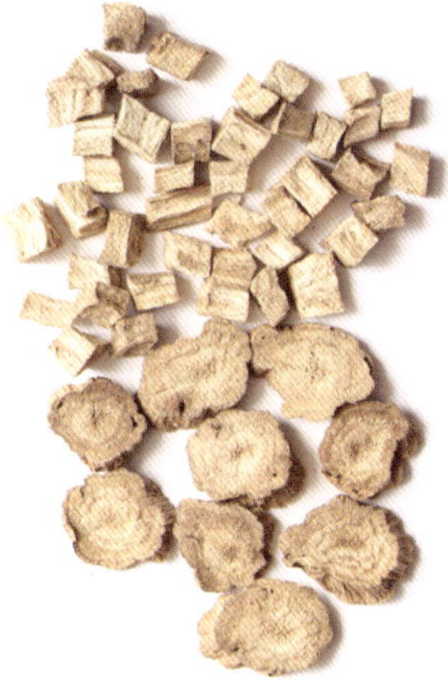

别名：干葛、甘葛、粉葛、葛葛根、葛子根。**药性：**甘、辛，凉。归脾、胃、肺经。**功效：**解肌退热，生津止渴，透疹，升阳止泻，通经活络，解酒毒。**主治：**外感发热头痛，项背强痛，口渴，消渴，麻疹不透，热痢，泄泻，眩晕头痛，中风偏瘫，胸痹心痛，酒毒伤中。**用量用法：**10～15克。**使用注意：**不可多服；脾胃虚寒者慎用。

浮萍

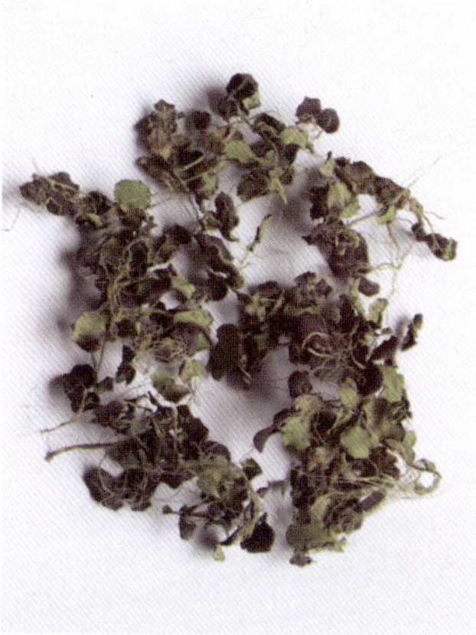

别名：水萍、水花、水苏、小萍子、萍子草、浮萍草。**药性：**辛，寒。归肺经。**功效：**宣散风热，透疹，利尿。**主治：**麻疹不透，风疹瘙痒，水肿尿少。**用量用法：**3～9克。外用适量，煎水浸洗。**使用注意：**表虚自汗者慎用。

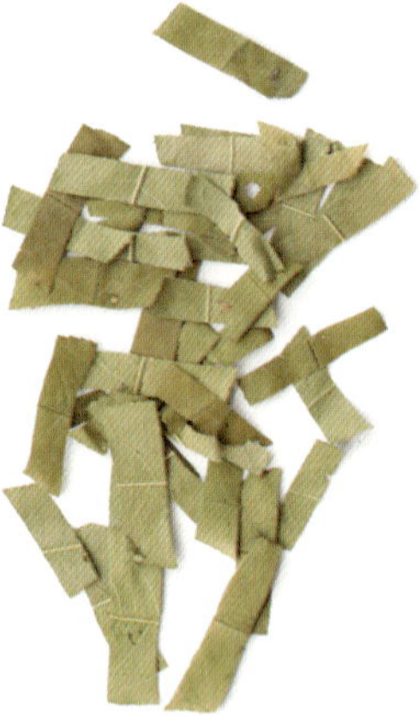

桃叶

别名：无。**药性**：苦、辛，平。归脾、肾经。**功效**：祛风清热，燥湿解毒，杀虫。**主治**：外感风邪，透风，头风，风痹，湿疹，臃肿疮疡，癣疮疟疾，阴道滴虫。**用量用法**：3~6克。外用适量，煎水洗；鲜品捣敷；或捣汁涂。**使用注意**：孕妇禁用。

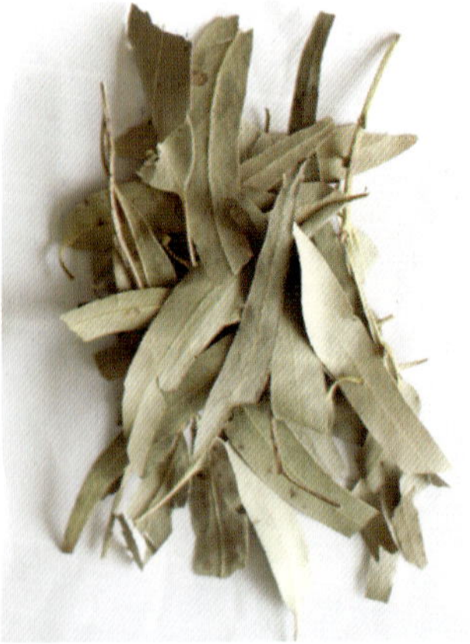

桉叶

别名：桉树叶、蓝桉叶、羊草果叶。**药性**：辛、苦，寒。归肺、胃、脾、肝经。**功效**：疏风解表，清热解毒，化痰理气，杀虫止痒。**主治**：感冒，高热头痛，肺热喘咳，百日咳，脘腹胀痛，腹泻，痢疾，疥癣，烧烫伤，外伤出血。**用量用法**：6~15克。外用适量，煎水洗；研末撒；或调敷。**使用注意**：内服用量不宜过大，孕妇及胃、十二指肠溃疡患者禁用。

大头陈

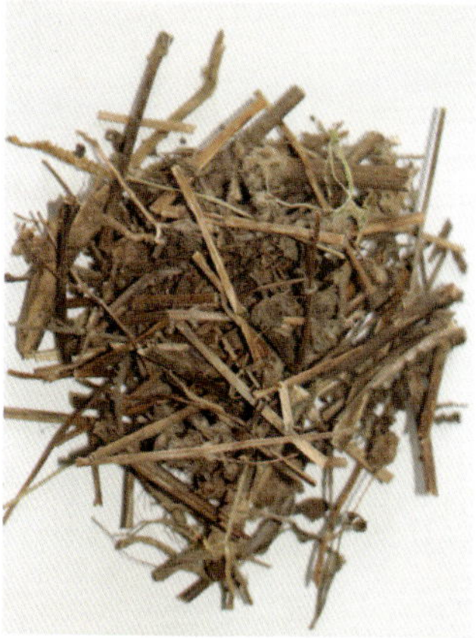

别名： 千锤草、乌头风、土夏枯草、假薄荷、黑头草、地松茶、石棘、山薄荷。**药性：** 辛、微苦，平。归肺、大肠经。**功效：** 疏风解表，化湿消滞。**主治：** 感冒头痛，发热，腹痛泄泻，消化不良。**用量用法：** 15～30克，煎汤，鲜品加倍。外用鲜品适量，捣敷。**使用注意：** 无。

落新妇

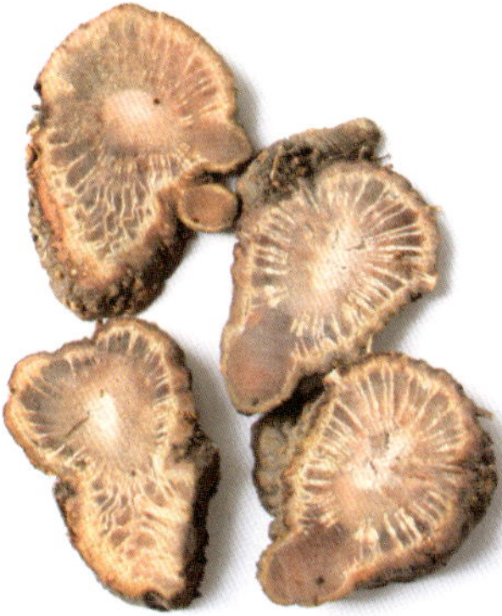

别名： 小升麻、术活、马尾参、山花七、阿根八、铁火钳、巴日斯敖鲁素、金尾蟮。**药性：** 苦，凉。归肺经。**功效：** 祛风，清热，止咳。**主治：** 风热感冒，头身疼痛，咳嗽。**用量用法：** 6～9克，煎汤，鲜品加倍；或浸酒。**使用注意：** 无。

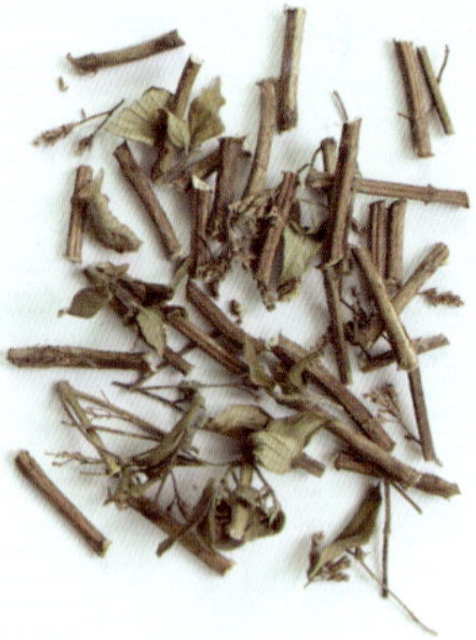

牛至

别名：香草、暑草、土茵陈、土香薷、小甜草、止痢草。**药性：**辛、微苦，凉。归肺、脾、大肠经。**功效：**解表理气，消暑利湿。**主治：**感冒发热，中暑胸闷，胀满腹痛，吐泻痢疾，黄疸水肿，带下，疮疡肿痛，跌打损伤。**用量用法：**3～9克，大剂量15～30克；或泡茶。外用适量，煎水洗或鲜品捣敷。**使用注意：**表虚汗多者禁用。

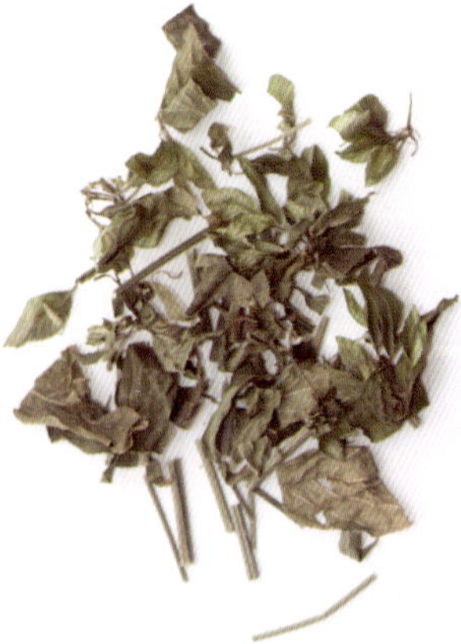

九头狮子草

别名：接骨草、尖惊药、土细辛、万年青。**药性：**辛、微苦、甘，凉。归肺、肝经。**功效：**疏风清热，凉肝定惊，散瘀解毒。**主治：**感冒发热，肺热咳喘，肝热目赤，小儿惊风，咽喉肿痛，痈肿疔毒，乳痈聤耳，瘰疬，痔疮。**用量用法：**9～15克，煎汤；或绞汁饮。外用适量，捣敷；或研末调敷；或煎液熏洗。**使用注意：**无。

火绒草

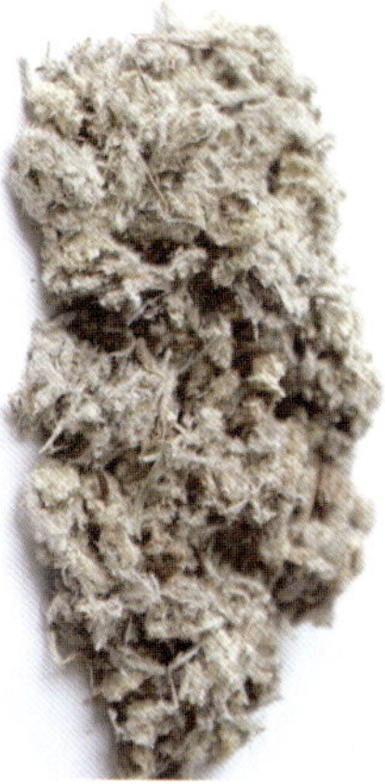

别名：小矛香艾、老头草、薄雪草、小头矛草、火绒蒿、大头毛香。**药性：**微苦，寒。归肺、膀胱经。**功效：**疏风清热，利尿止血。**主治：**流行性感冒，急、慢性肾炎，尿路感染，尿血，创伤出血。**用量用法：**9～15克。**使用注意：**无。

断血流

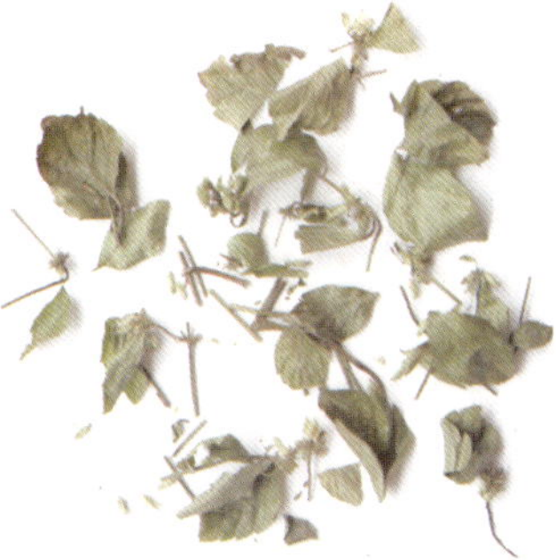

别名：灯笼草、山藿香、走马灯笼草、荫风轮、脚癣草、绣球草、楼台草。**药性：**微苦、涩，凉。归肝经。**功效：**收敛止血。**主治：**崩漏，尿血，鼻衄，牙龈出血，创伤出血。**用量用法：**9～15克。外用适量，研末敷患处。**使用注意：**无。

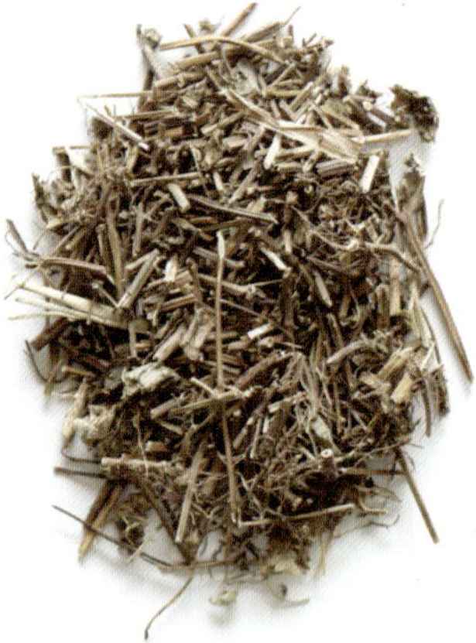

香青兰

别名：野薄荷、山薄荷、小兰花、香花花、臭兰香、枙子花。**药性：**辛、苦，凉。归肺、肝经。**功效：**疏风清热，利咽止咳，凉肝止血。**主治：**感冒发热，头痛，咽喉肿痛，咳嗽气喘，痢疾黄疸，吐血衄血，风疹，皮肤瘙痒。**用量用法：**9～15克。外用适量，鲜品捣敷；或涂擦；或煎水洗。**使用注意：**无。

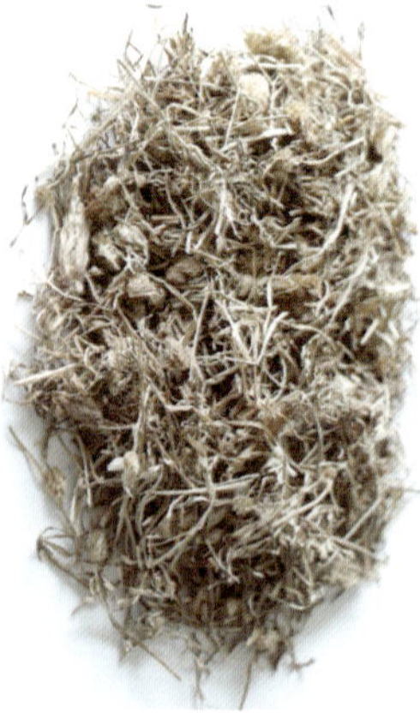

水蜈蚣

别名：球子草、疟疾草、发汗草。**药性：**辛、微苦、甘，平。归肺、肝经。**功效：**疏风解表，清热利湿，活血解毒。**主治：**感冒发热头痛，急性支气管炎，百日咳，疟疾，黄疸，痢疾，乳糜尿，疮疡肿毒，皮肤瘙痒，跌打损伤。**用量用法：**15～30克，鲜品加倍；或捣汁；或浸酒。外用适量，捣敷。**使用注意：**无。

天青地白

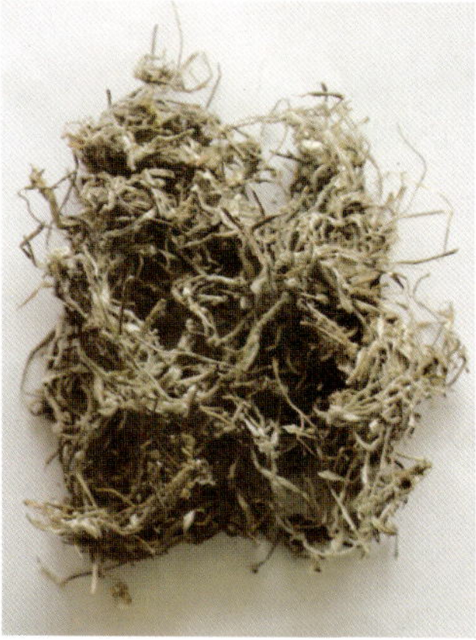

别名： 毛女儿菜、清明草、火草、叶下白、白草仔、兄弟草。**药性：** 甘、淡，微寒。归肺、肝、膀胱经。**功效：** 疏风清热，利湿解毒。**主治：** 感冒咳嗽，咽喉痛，目赤肿痛，淋浊带下，疮疡疔毒，蛇伤，跌打损伤。**用量用法：** 9～30克。**使用注意：** 无。

风轮菜

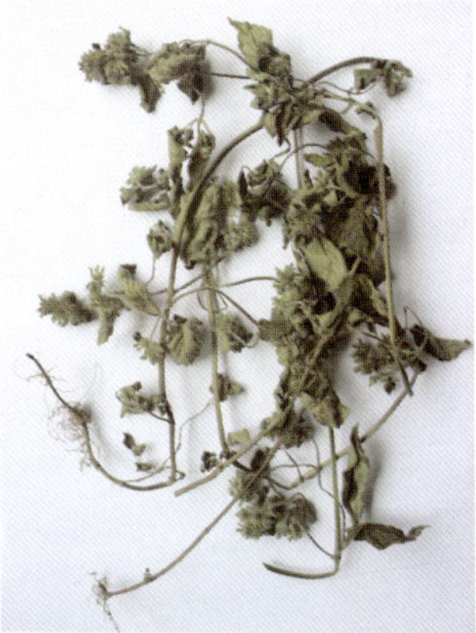

别名： 蜂窝草、节节草、苦刀草。**药性：** 辛、苦，凉。归肺、肝、大肠经。**功效：** 疏风清热，解毒消肿，止血。**主治：** 感冒发热，中暑，咽喉肿痛，白喉，急性胆囊炎，肝炎，肠炎，痢疾，腮腺炎，乳腺炎，疔疮肿毒，牙衄出血，外伤出血。**用量用法：** 10～15克；或捣汁。外用适量，捣敷；或煎水洗。**使用注意：** 无。

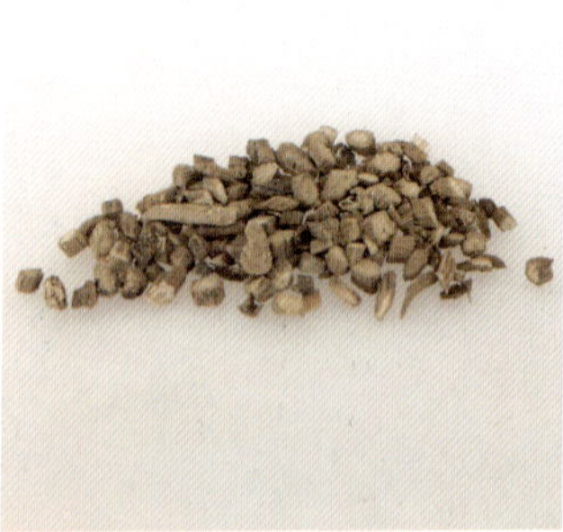

糙苏

别名：山苏子、续断、山芝麻。**药性：**辛，平。归肺经。**功效：**祛风化痰，利湿除痹，祛痰，解毒消肿。**主治：**感冒，咳嗽痰多，风湿痹痛，跌打损伤，疮痈肿毒。**用量用法：**3～10克。**使用注意：**无。

清热药

一、清热泻火药

石膏

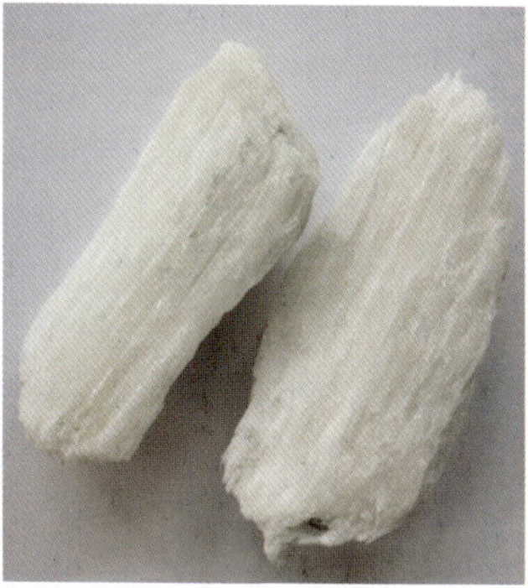

别名： 白虎、软石膏、细理石、水石。**药性：** 甘、辛，大寒。归肺、胃经。**功效：** 清热泻火，除烦止渴。**主治：** 外感热病，高热烦渴，肺热喘咳，胃火亢盛，头痛，牙痛。**用量用法：** 15～60克，先煎。**使用注意：** 脾胃虚寒及阴虚内热者忌用。

知母

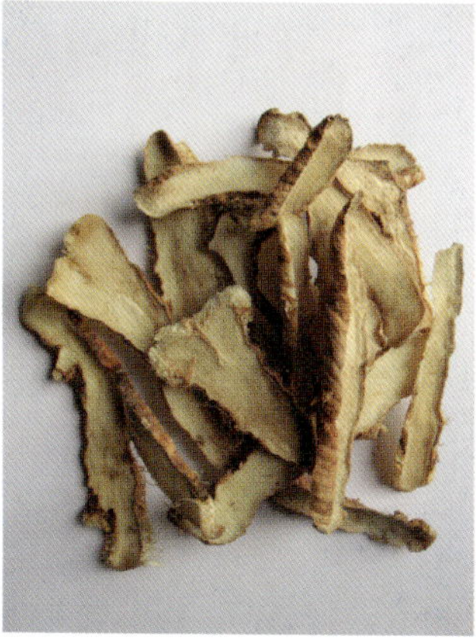

别名： 地参、水须、怀知母、穿地龙。**药性：** 苦、甘，寒。归肺、胃、肾经。**功效：** 清热泻火，滋阴润燥。**主治：** 外感热病，高热烦渴，肺热燥咳，骨蒸潮热，内热消渴，肠燥便秘。**用量用法：** 6～12克。**使用注意：** 本品性寒质润，有滑肠之弊，故脾虚便溏者不宜用。

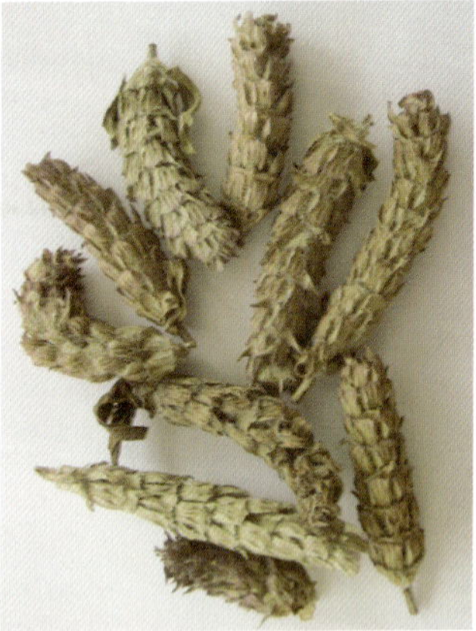

夏枯草

别名： 铁色草、春夏草、棒槌草、羊肠菜、夏枯头、白花草。**药性：** 辛、苦，寒。归肝、胆经。**功效：** 清肝泻火，明目，散结消肿。**主治：** 目赤肿痛，目珠夜痛，头痛眩晕，瘰疬，瘿瘤，乳痈，乳癖，乳房胀痛。**用量用法：** 9～15克。**使用注意：** 脾胃虚弱者慎用。

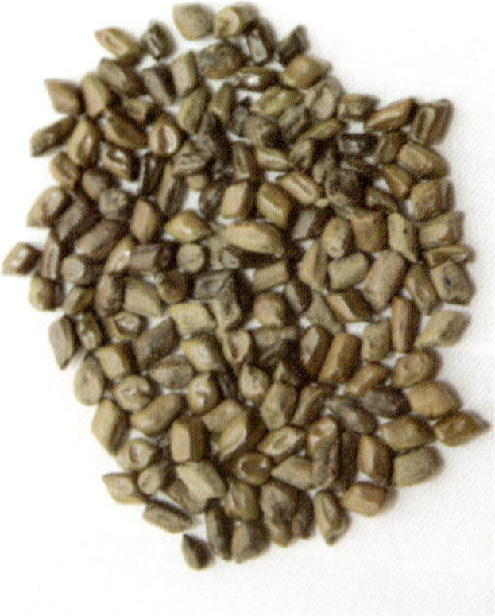

决明子

别名： 羊明、羊角、草决明、还瞳子、马蹄决明。**药性：** 甘、苦、咸，微寒。归肝、肾、大肠经。**功效：** 清肝明目，润肠通便。**主治：** 目赤涩痛，羞明多泪，头痛眩晕，目暗不明，大便秘结。**用量用法：** 9～15克。**使用注意：** 气虚便溏者慎用。

栀子

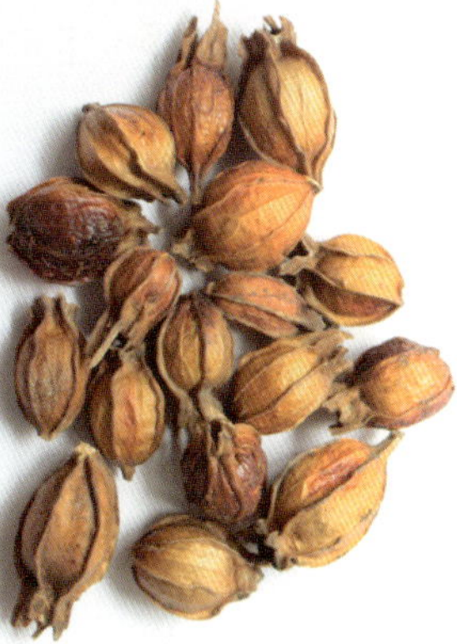

别名：木丹、枝子。**药性：**苦，寒。归心、肺、三焦经。**功效：**泻火除烦，清热利湿，凉血解毒。外用消肿止痛。**主治：**热病心烦，湿热黄疸，淋证涩痛，血热吐衄，目赤肿痛，火毒疮疡。外治扭挫伤痛。**用量用法：**6～10克。外用生品适量，研末调敷。**使用注意：**脾虚便溏、食少者忌用。

芦根

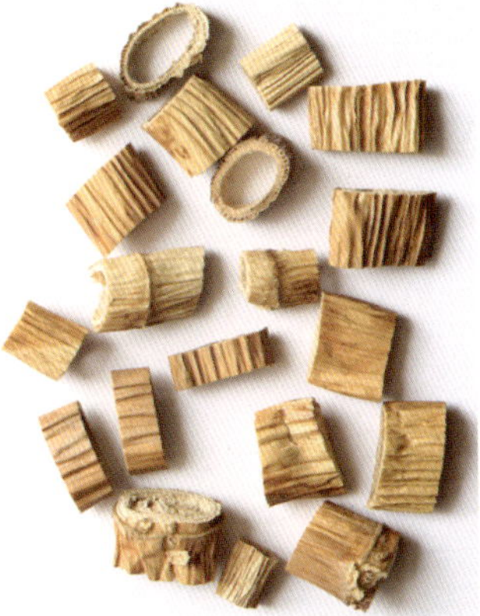

别名：苇根、芦头、芦柴根、芦菇根、芦茅根、苇子根、芦芽根、甜梗子。**药性：**甘，寒。归肺、胃经。**功效：**清热泻火，生津止渴，除烦止呕，利尿。**主治：**热病烦渴，肺热咳嗽，肺痈吐脓，胃热呕哕，热淋涩痛。**用量用法：**15～30克，鲜品用量加倍；或捣汁用。**使用注意：**脾胃虚寒者忌用。

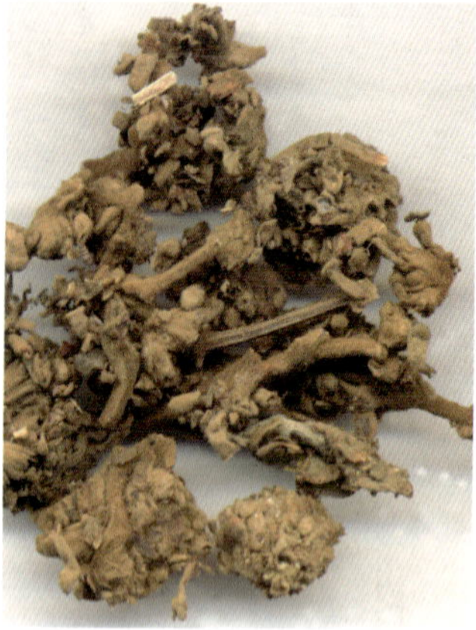

密蒙花

别名：蒙花、蒙花珠、糯米花、老蒙花、水锦花、鸡骨头花。**药性：**甘，微寒。归肝经。**功效：**清热泻火，养肝明目，退翳。**主治：**目赤肿痛，多泪羞明，目生翳膜，肝虚目暗，视物昏花。**用量用法：**3～9克。**使用注意：**肝经风热目疾者不宜用。

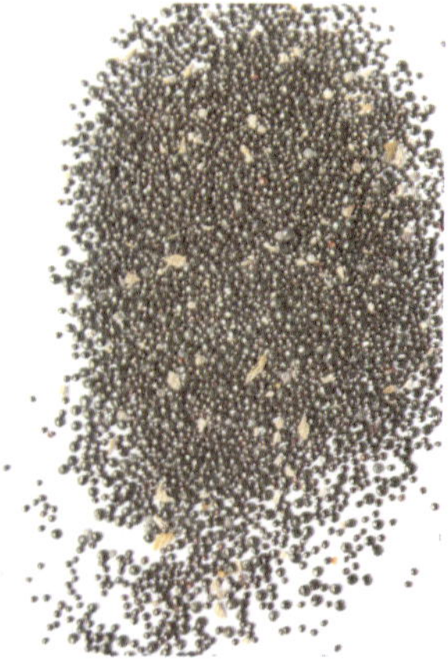

青葙子

别名：鸡冠苋、狼尾花、狗尾巴子、野鸡冠花、牛尾花子、大尾鸡冠花。**药性：**苦，微寒。归肝经。**功效：**清肝泻火，明目退翳。**主治：**肝热目赤，目生翳膜，视物昏花，肝火眩晕。**用量用法：**9～15克。**使用注意：**本品有扩散瞳孔作用，青光眼患者禁用。

天花粉

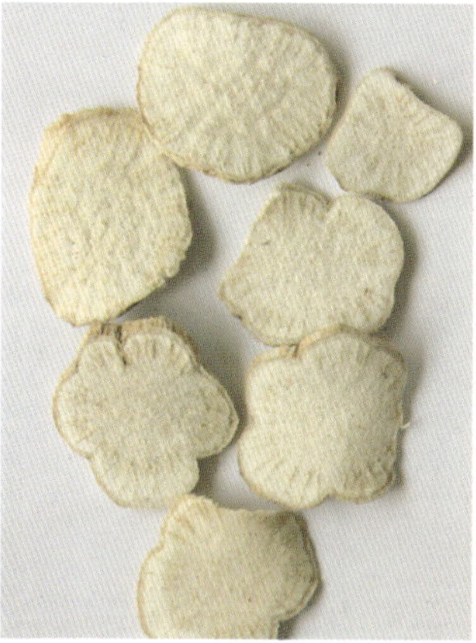

别名：花粉、蒌粉、白药、栝蒌粉。**药性**：甘、微苦，微寒。归肺、胃经。**功效**：清热泻火，生津止渴，消肿排脓。**主治**：热病烦渴，肺热燥咳，内热消渴，疔疮肿毒。**用量用法**：10～15克。**使用注意**：脾胃虚寒、大便溏泄者及孕妇慎用。不宜与川乌、制川乌、草乌、制草乌、附子同用。

淡竹叶

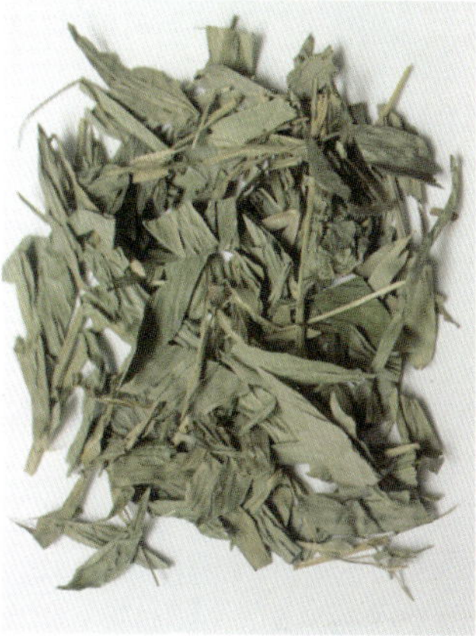

别名：长竹叶、山鸡米、淡竹米、野麦冬、土麦冬、竹叶麦冬。**药性**：甘、淡，寒。归心、胃、小肠经。**功效**：清热泻火，除烦止渴，利尿通淋。**主治**：热病烦渴，小便短赤涩痛，口舌生疮。**用量用法**：6～10克。**使用注意**：体弱虚寒者忌用。

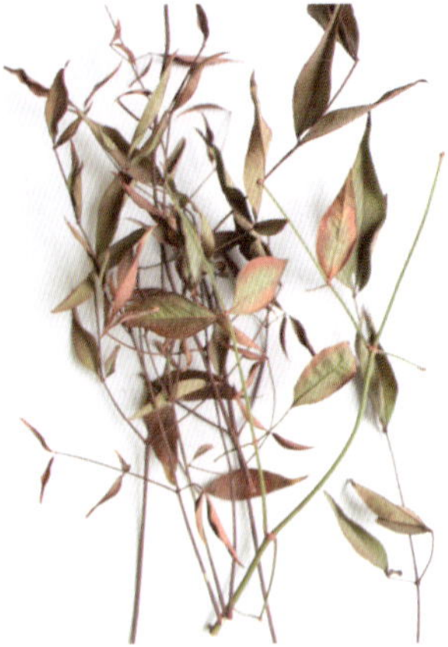

南天竹叶

别名：南竹叶、天竹叶。**药性：**苦，寒。归肺、膀胱经。**功效：**清热利湿，泻火解毒。**主治：**肺热咳嗽，百日咳，热淋，尿血，目赤肿痛，疮痈瘰疬。**用量用法：**9~15克。外用适量，捣烂涂敷；或煎水洗。**使用注意：**无。

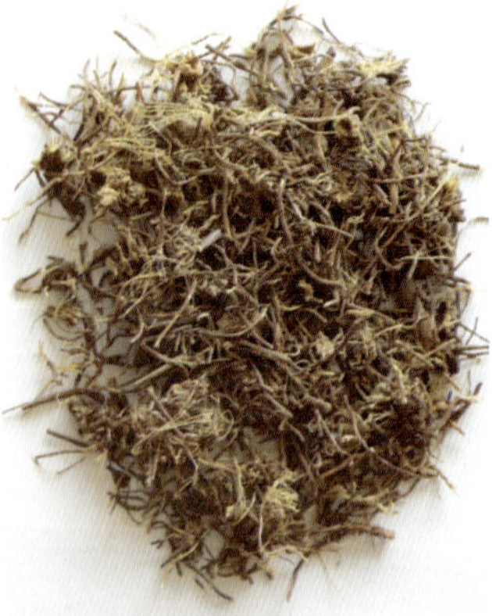

唐松草

别名：白蓬草、草黄连、马尾连、土黄连。**药性：**苦，寒。归心、肝、大肠经。**功效：**清热泻火，燥湿解毒。**主治：**热病心烦，湿热泻痢，肺热咳嗽，目赤肿痛，痈肿疮疖。**用量用法：**5~10克，煎汤；或制成糖浆。外用适量，研末调敷。**使用注意：**脾胃虚寒者慎用。

谷精草

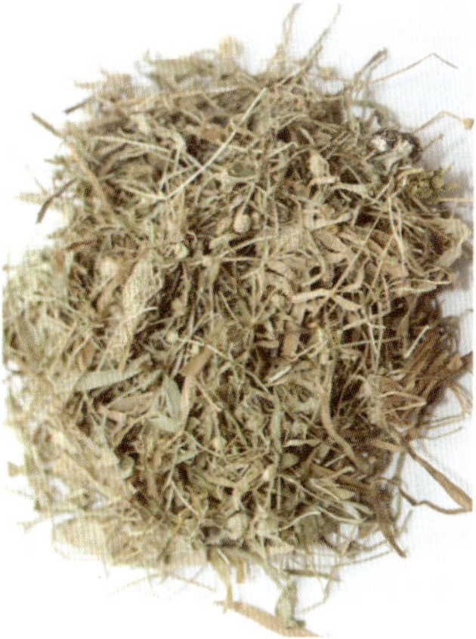

别名： 谷精珠、戴星草、文星草、流星草、珍珠草、鱼眼草、天星草。**药性：** 辛、甘，平。归肝、肺经。**功效：** 疏散风热，明目退翳。**主治：** 风热目赤，肿痛羞明，眼生翳膜，风热头痛。**用量用法：** 5~10克。**使用注意：** 阴虚血亏目疾者不宜用。

木贼

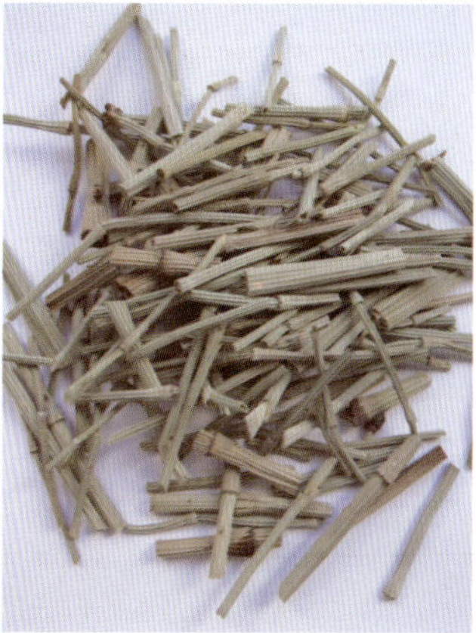

别名： 擦草、锉草、木贼草、无心草、节骨草、节节草、擦桌草。**药性：** 甘、苦，平。归肺、肝经。**功效：** 疏散风热，明目退翳。**主治：** 风热目赤，迎风流泪，目生云翳。**用量用法：** 3~9克。**使用注意：** 气血虚者慎用。

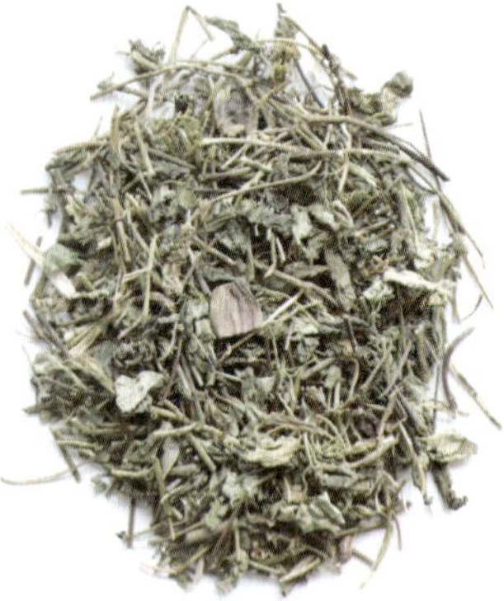

肺形草

别名： 蝴蝶草、穿藤金兰花、铁板青、石板青、山蝴蝶。**药性：** 辛、甘、苦，寒。归肺、肾经。**功效：** 清肺止咳，凉血止血，利尿解毒。**主治：** 肺热咳嗽，肺痨咯血，肺痈肾炎，乳痈，疮痈疔肿，创伤出血，毒蛇咬伤。**用量用法：** 9~15克，鲜品30~60克。外用适量，鲜品捣敷；或研末撒。**使用注意：** 无。

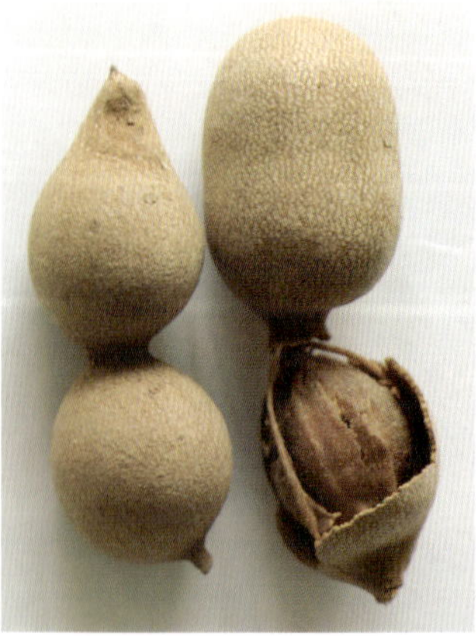

罗望子

别名： 台米日、印地、艾提。**药性：** 甘、酸，凉。归胃经。**功效：** 清除异常胆液质的热性和纯化异常的血液质，清热消炎，补胃，降逆止吐，清血降压，清热固精。**主治：** 胆液性发热，口渴胃虚，恶心呕吐，血热偏盛，遗精早泄。**用量用法：** 15~50克。可入浸剂、汤剂、消食膏、糖浆、果浆等剂型。**使用注意：** 不可过多、过久服。

寒水石

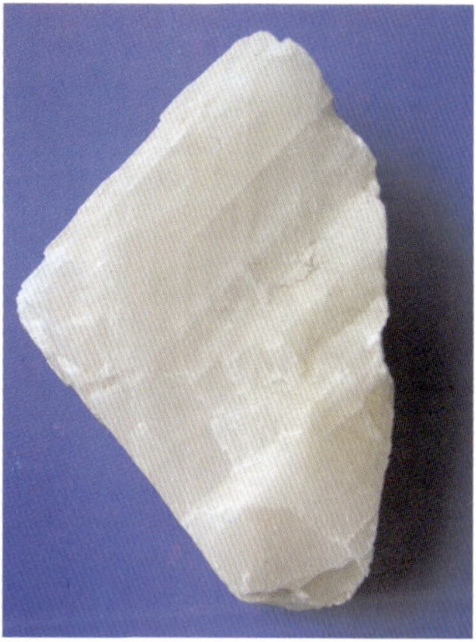

别名： 凝水石、白水石、凌水石、盐精、水石、冰石、盐精石、泥精。**药性：** 辛、咸，寒。归心、胃、肾经。**功效：** 清热降火，利窍消肿。**主治：** 时行热病，壮热烦渴，水肿尿闭，咽喉肿痛，口舌生疮，痈疽丹毒，烫伤。**用量用法：** 6～15克，煎汤；或入丸、散。外用适量，研末撒；或调敷。**使用注意：** 脾胃虚寒者慎用。

竹叶

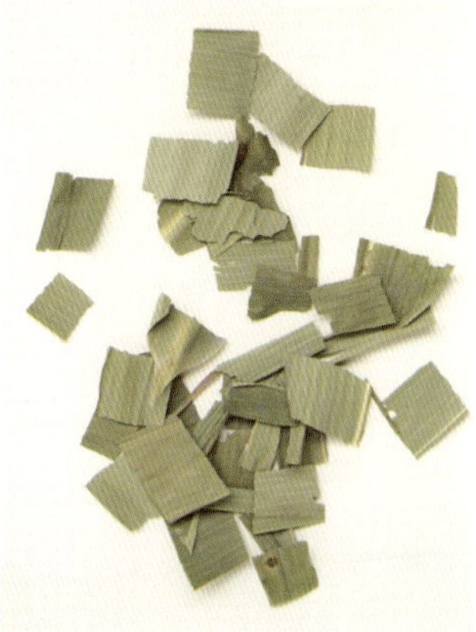

别名： 苦竹叶。**药性：** 甘、淡，寒。归心、肺经。**功效：** 清热除烦，生津利尿。**主治：** 热病烦渴，小儿惊痫，咳逆吐衄，小便短赤，口舌生疮。**用量用法：** 6～12克。**使用注意：** 无。

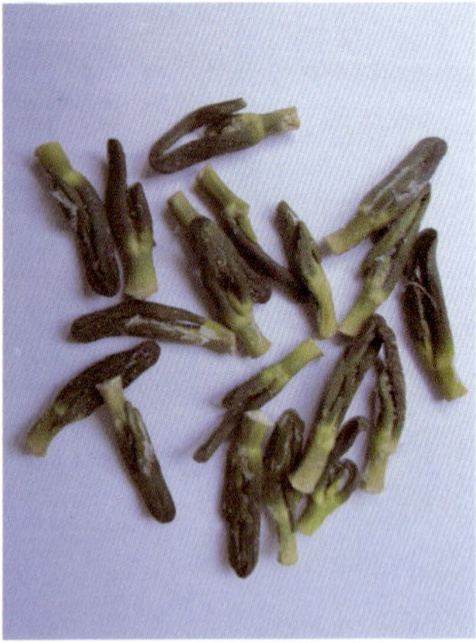

莲心

别名： 薏、苦薏、莲薏。**药性：** 苦，寒。归心、肾经。**功效：** 清心火，平肝火，止血固精。**主治：** 神昏谵语，烦躁不眠，眩晕目赤，吐血，遗精。**用量用法：** 1.5～3克；或入散剂。**使用注意：** 脾胃虚寒者慎用。

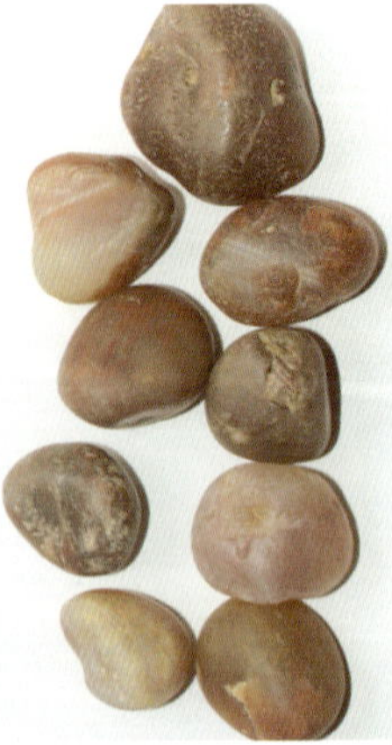

玛瑙

别名： 马脑、文石。**药性：** 辛，寒。归肝经。**功效：** 清热，明目，除翳。**主治：** 目睑赤烂，目生翳障。**用量用法：** 外用适量，研为细粉；或水飞用。**使用注意：** 无。

二、清热燥湿药

黄 芩

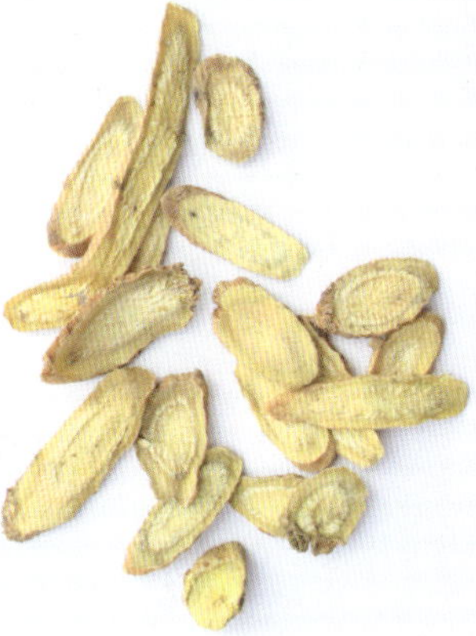

别名：山茶根、黄芩茶、土金茶根。**药性**：苦，寒。归肺、脾、胆、大肠、小肠经。**功效**：清热燥湿，泻火解毒，止血，安胎。**主治**：湿温、暑湿，胸闷呕恶，湿热痞满，泻痢，黄疸，肺热咳嗽，高热烦渴，血热吐衄，痈肿疮毒，胎动不安。**用量用法**：3～10克。**使用注意**：本品苦寒伤胃，脾胃虚寒者不宜用。

黄 连

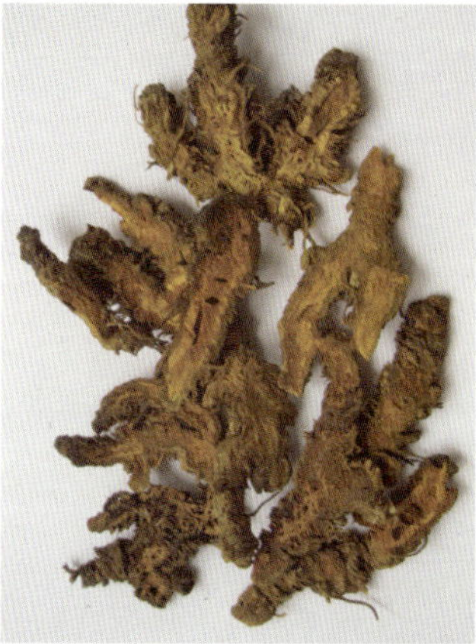

别名：川连、尾连、姜连、萸连、川黄连、萸黄连。**药性**：苦，寒。归心、脾、胃、肝、胆、大肠经。**功效**：清热燥湿，泻火解毒。**主治**：湿热痞满，呕吐吞酸，泻痢，黄疸，高热神昏，心火亢盛，心烦不寐，心悸不宁，血热吐衄，目赤，牙痛，消渴，痈肿疔疮。**用量用法**：2～5克。外用适量。**使用注意**：本品苦寒，脾胃虚寒者慎用。

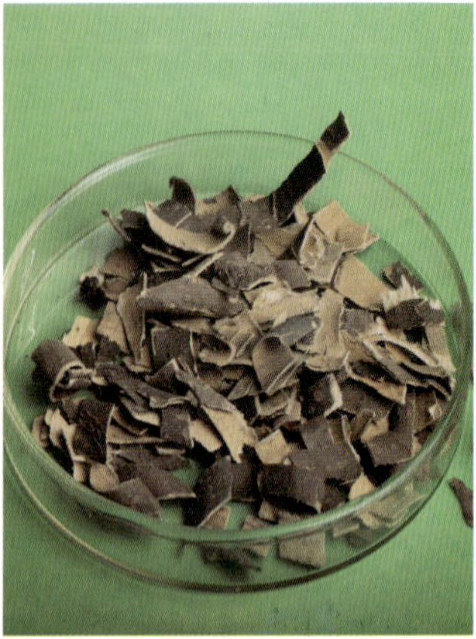

秦皮

别名： 梣皮、鸡糠树、青榔木、白荆树。**药性：** 苦、涩，寒。归肝、胆、大肠经。**功效：** 清热燥湿，收涩止痢，止带，明目。**主治：** 湿热泻痢，赤白带下，目赤肿痛，目生翳膜。**用量用法：** 6~12克。外用适量，煎洗患处。**使用注意：** 胃虚食少者不宜用。

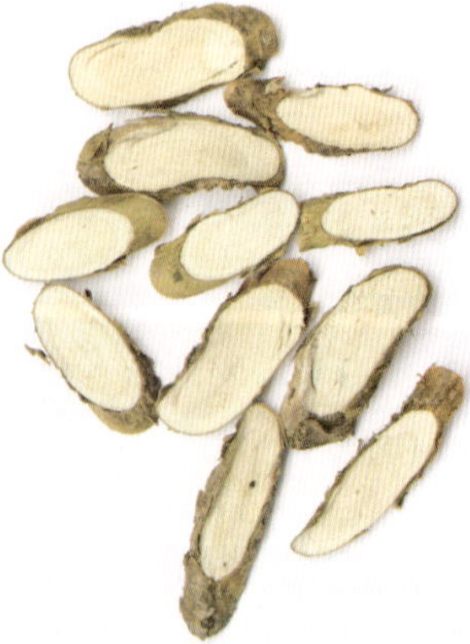

苦参

别名： 苦骨、地参、川参、牛参。**药性：** 苦，寒。归心、肝、胃、大肠、膀胱经。**功效：** 清热燥湿，杀虫，利尿。**主治：** 热痢，便血，黄疸尿闭，赤白带下，阴肿阴痒，湿疹，湿疮，皮肤瘙痒，疥癣麻风。外用治滴虫性阴道炎。**用量用法：** 4.5~9克。外用适量，煎汤洗患处。**使用注意：** 不宜与藜芦同用。

黄柏

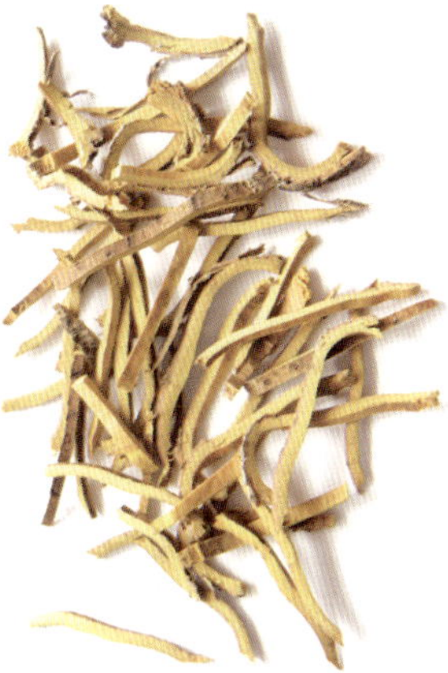

别名：黄檗、元柏、檗木、檗皮。**药性：**苦，寒。归肾、膀胱经。**功效：**清热燥湿，泻火除蒸，解毒疗疮。**主治：**湿热泻痢，黄疸尿赤，带下阴痒，热淋涩痛，脚气痿躄，骨蒸劳热，盗汗，遗精，疮疡肿毒，湿疹湿疮。**用量用法：**3～12克。外用适量。**使用注意：**脾胃虚寒者忌用。

龙胆

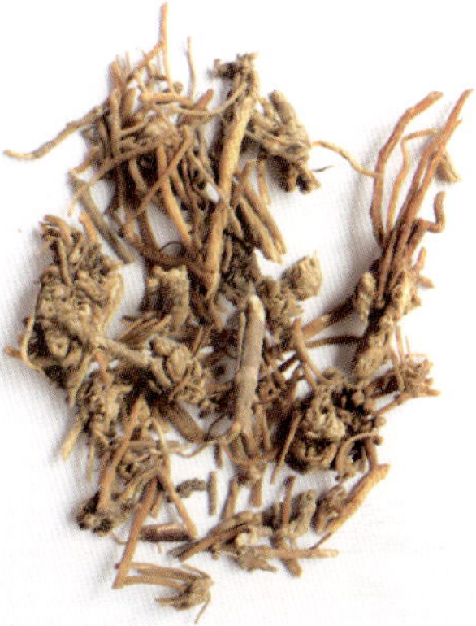

别名：陵游、胆草、草龙胆、龙胆草、地胆草、苦龙胆草。**药性：**苦，寒。归肝、胆经。**功效：**清热燥湿，泻肝胆火。**主治：**湿热黄疸，阴肿阴痒，带下，湿疹瘙痒，肝火目赤，耳鸣耳聋，胁痛口苦，惊风抽搐。**用量用法：**3～6克。**使用注意：**脾胃虚弱泻泄及无湿热实火者忌用。

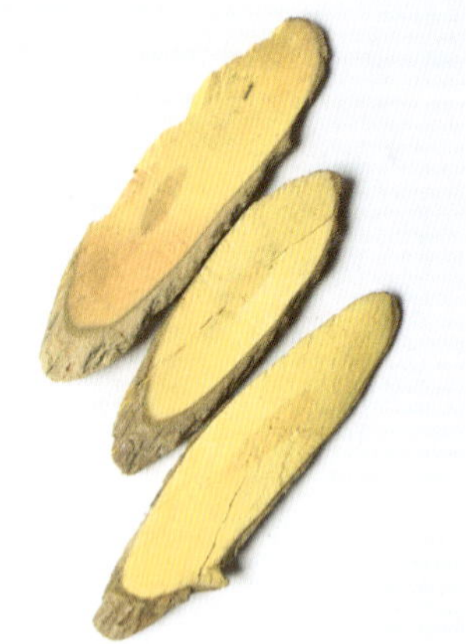

功劳木

别名： 土黄柏、黄天竹、鼠不爬、山黄柏、大叶黄连、十大功劳。**药性：** 苦，寒。归肝、胃、大肠经。**功效：** 清热燥湿，泻火解毒。**主治：** 湿热泻痢，黄疸尿赤，目赤肿痛，胃火牙痛，疮疖痈肿。**用量用法：** 9～15克。外用适量。**使用注意：** 体质虚寒者忌用。

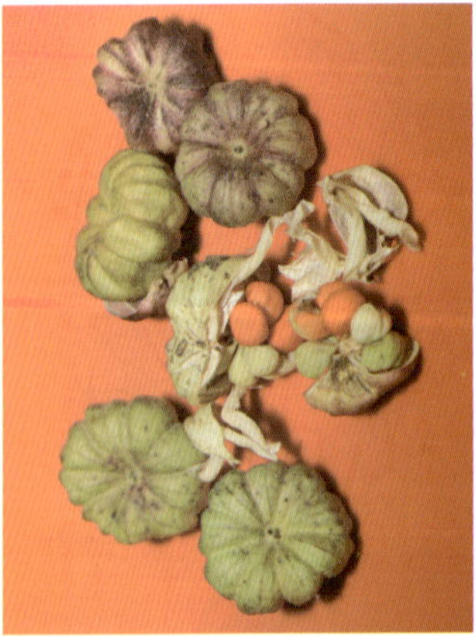

算盘子

别名： 黎击子、野南瓜、柿子椒、血木瓜、万豆子、雷打柿、牛荼、金骨风、白荚结。**药性：** 苦，凉；小毒。归大肠、胆、膀胱经。**功效：** 清热除湿，解毒利咽，行气活血。**主治：** 痢疾泄泻，黄疸疟疾，淋浊带下，咽喉肿痛，牙痛疝痛，产后腹痛。**用量用法：** 9～15克。**使用注意：** 无。

椿皮

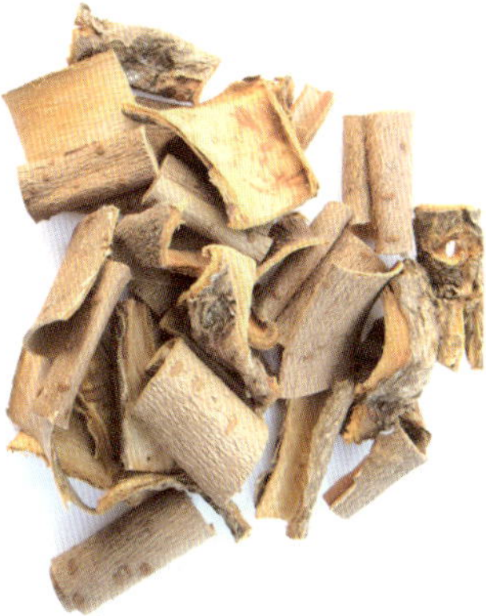

别名： 椿根皮、椿白皮、椿根白皮。**药性：** 苦、涩，寒。归大肠、胃、肝经。**功效：** 清热燥湿，收涩止带，止泻，止血。**主治：** 赤白带下，湿热泻痢，久泻久痢，便血，崩漏。**用量用法：** 6～9克。**使用注意：** 体虚寒者慎用。

白鲜皮

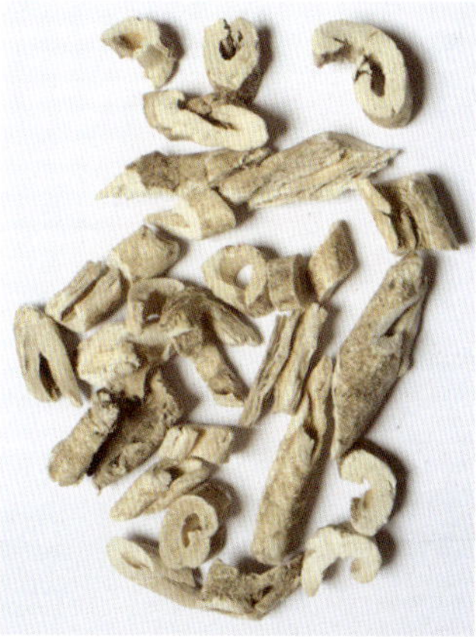

别名： 藓皮、臭根皮、北鲜皮、白膻皮。**药性：** 苦，寒。归脾、胃、膀胱经。**功效：** 清热燥湿，祛风解毒。**主治：** 湿热疮毒，黄水淋漓，湿疹，风疹，疥癣疮癞，风湿热痹，黄疸尿赤。**用量用法：** 5～10克。外用适量，煎汤洗；或研粉敷。**使用注意：** 体虚寒者慎用。

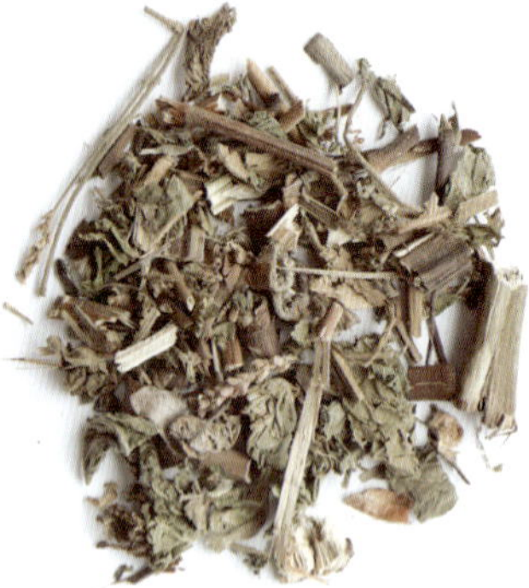

辣蓼

别名：水蓼、辣蓼草、泽草、白辣草、水辣蓼、红辣蓼、辣子草、水红花、胡辣蓼。**药性：**辛，平。归脾、大肠经。**功效：**清热燥湿，健脾消肿，活血调经，解毒消肿。**主治：**泄泻痢疾，疳积，月经不调，湿疹脚癣，毒蛇咬伤。**用量用法：**15～30克。外用适量，捣敷；或煎水洗。**使用注意：**无。

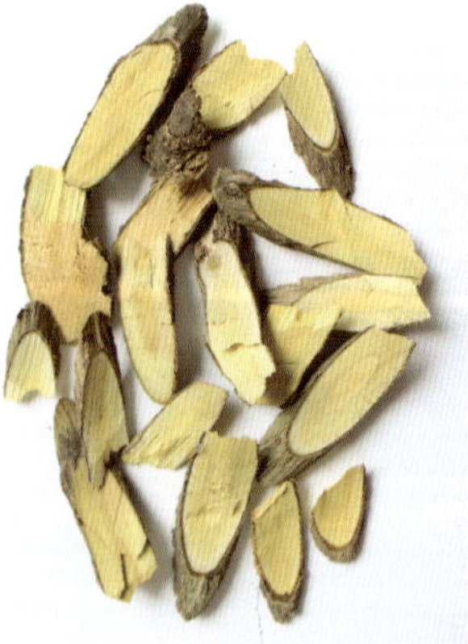

三颗针

别名：小蘗、刺黄连、土黄连。**药性：**苦，寒；有毒。归肝、胃、大肠经。**功效：**清热燥湿，泻火解毒。**主治：**湿热泻痢，黄疸，咽喉肿痛，目赤，聤耳流脓，湿疹湿疮，痈肿疮毒。**用量用法：**9～15克。**使用注意：**脾胃虚寒者慎用。

三、清热利湿药

拳参

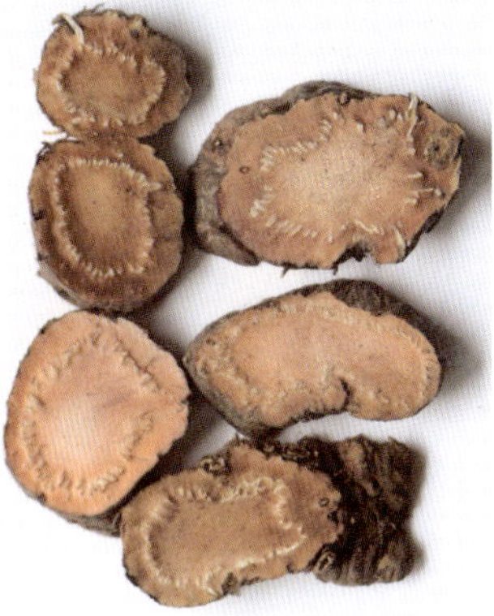

别名： 紫参、山虾、草河车、倒根草。**药性：** 苦、涩，微寒。归肺、肝、大肠经。**功效：** 清热解毒，消肿，止血。**主治：** 赤痢热泻，肺热咳嗽，痈肿瘰疬，口舌生疮，血热吐衄，痔疮出血，蛇虫咬伤。**用量用法：** 5～10克。外用适量。**使用注意：** 无实火热毒及阴证外疡者忌用。

当药

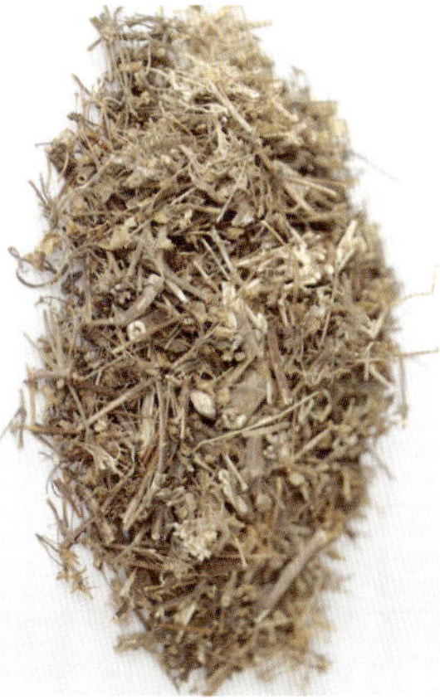

别名： 苦草、小方杆、乌金散。**药性：** 苦，寒。归肝、胃、大肠经。**功效：** 清湿热，健胃。**主治：** 湿热黄疸，胁痛，痢疾腹痛，食欲不振。**用量用法：** 6～12克；儿童酌减。**使用注意：** 脾胃虚寒者慎用。

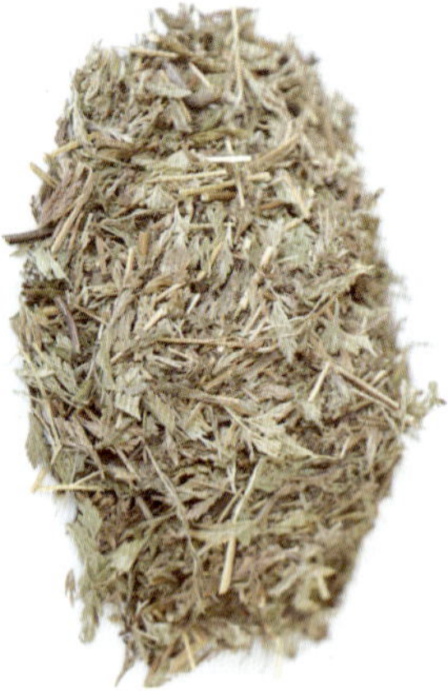

小野鸡尾

别名： 海风丝、草莲、凤尾蕨、金花草、人头发、吊金草。**药性：** 苦，寒。归心、肝、肺、胃经。**功效：** 清热解毒，利湿止血。**主治：** 风热感冒，咳嗽咽痛，泄泻痢疾，小便淋痛，湿热黄疸，吐血，咳血，疮毒，跌打损伤，毒蛇咬伤，烫火伤。**用量用法：** 15～30克，鲜品加倍。外用适量，研末调敷或鲜品捣敷。**使用注意：** 虚寒证患者慎用。

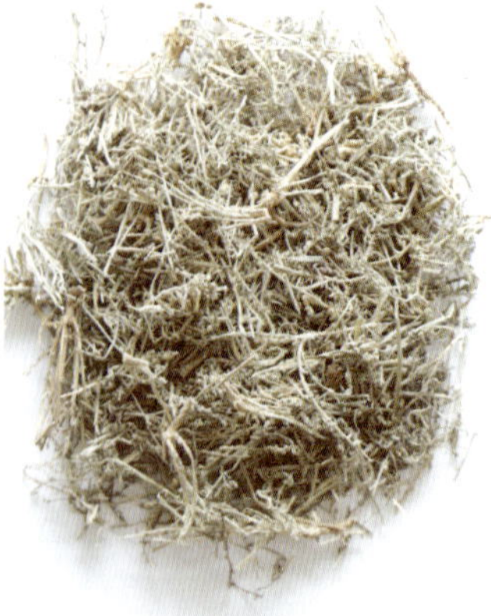

百蕊草

别名： 百乳草、地石榴、草檀、积药草。**药性：** 辛、微苦，寒。归肺、脾、肾经。**功效：** 清热利湿，解毒。**主治：** 风热感冒，中暑肺痈，乳蛾，淋巴结核，乳痈，疖肿，淋证，黄疸，腰痛，遗精。**用量用法：** 9～30克，煎汤；或研末；或浸酒。外用适量，研末调敷。**使用注意：** 无。

积雪草

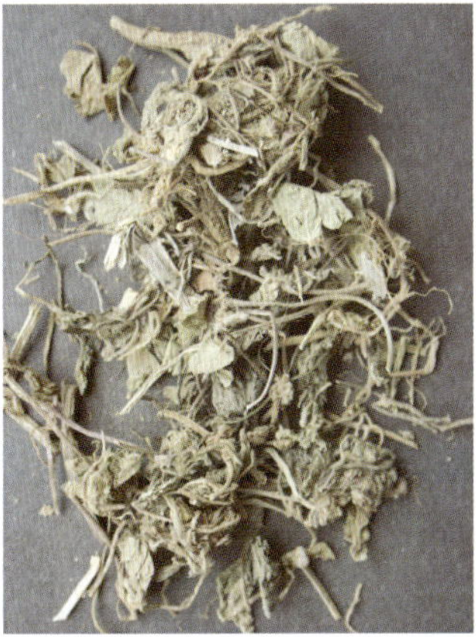

别名：崩大碗、马蹄草、雷公根、蚶壳草、铜钱草、落得打。**药性**：苦、辛，寒。归肝、脾、肾经。**功效**：清热利湿，解毒消肿。**主治**：湿热黄疸，中暑腹泻，石淋血淋，痈肿疮毒，跌仆损伤。**用量用法**：15～30克。**使用注意**：虚寒者忌用。

地锦草

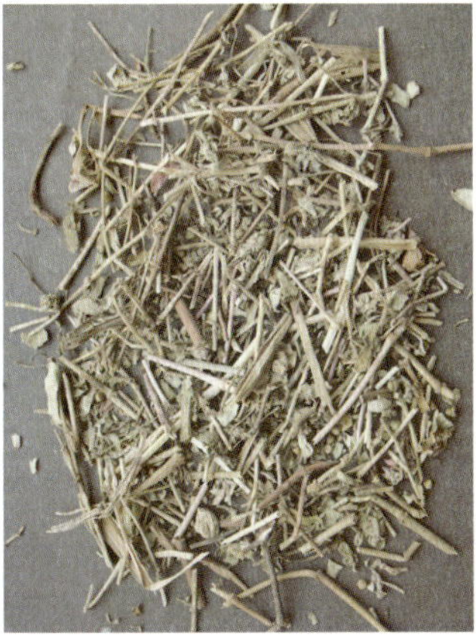

别名：血见愁、奶汁草、莲子草、血经基、红莲草、小红筋草、铁线马齿苋。**药性**：辛，平。归肝、大肠经。**功效**：清热解毒，凉血止血，利湿退黄。**主治**：痢疾，泄泻，咯血，尿血，便血，崩漏，疮疖痈肿，湿热黄疸。**用量用法**：9～20克。外用适量。**使用注意**：无。

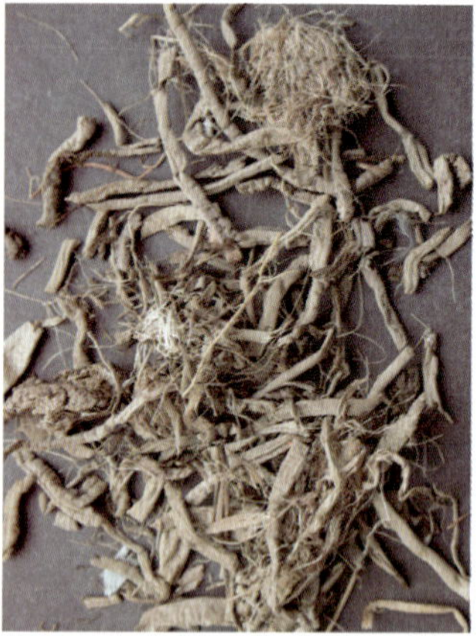

萱草根

别名：漏芦果、漏芦根果、黄花菜根。**药性：**甘、凉，有毒。归脾、肝、膀胱经。**功效：**清热利湿，凉血止血，解毒消肿。**主治：**黄疸，水肿，淋浊，带下，衄血，便血，崩漏，瘰疬，乳痈，乳汁不通。**用量用法：**6~9克。外用适量，捣敷。**使用注意：**本品有毒，内服宜慎。不宜久服、过量服，以免中毒。

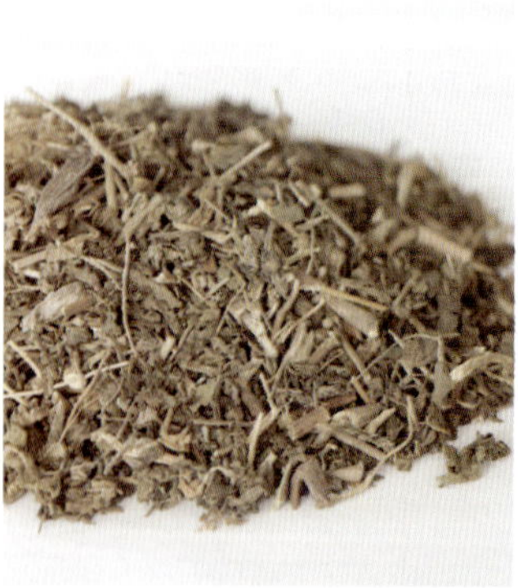

铁苋菜

别名：人苋、六合草、半边珠、鬼见愁。**药性：**苦、涩，凉。归心、肺、大肠、小肠经。**功效：**清热利湿，凉血解毒，消积。**主治：**痢疾，吐血，衄血，尿血，便血，崩漏，小儿疳积，痈疖疮疡，皮肤湿疹。**用量用法：**10~15克，鲜品30~60克。外用适量，水煎洗；或捣敷。**使用注意：**老弱气虚者慎用，孕妇禁用。

地胆草

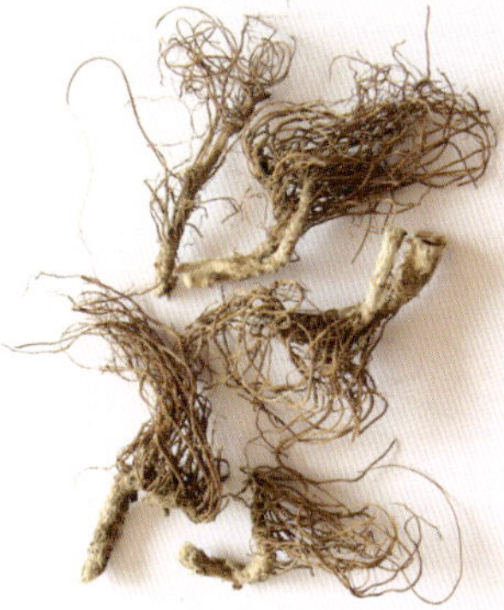

别名： 土公英、苦地胆、地胆头、兔耳风、草鞋根。**药性：** 苦、辛，寒。归肺、肝、肾经。**功效：** 清热凉血，解毒利湿。**主治：** 感冒，百日咳，扁桃体炎，咽喉炎，眼结膜炎，黄疸，肾炎水肿，月经不调，虫蛇咬伤。**用量用法：** 6～15克，鲜品30～60克；或捣汁。外用适量，调敷；或煎水洗。**使用注意：** 寒证患者勿用。

珍珠菜

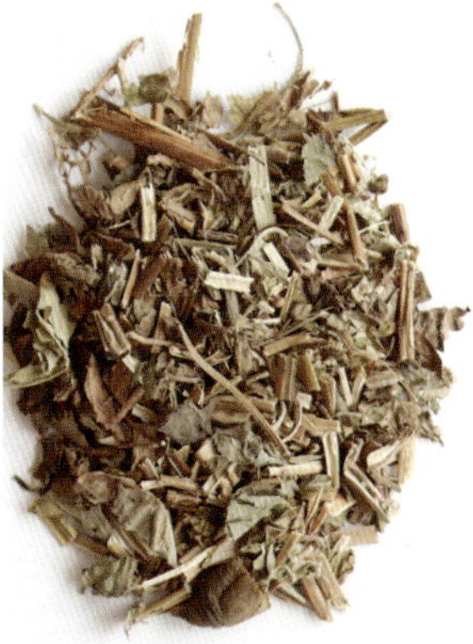

别名： 狼尾巴花、红丝毛、扯根菜、矮桃、大红袍、通筋草。**药性：** 苦、辛，平。归膀胱、胆经。**功效：** 清热利湿，活血散瘀，解毒消痈。**主治：** 水肿，热淋，黄疸，痢疾，风湿热痹，带下，经闭，跌打，骨折，乳痈，疔疮，蛇咬伤。**用量用法：** 15～30克，煎汤；或泡酒。外用适量，煎水洗；或鲜品捣敷。**使用注意：** 无。

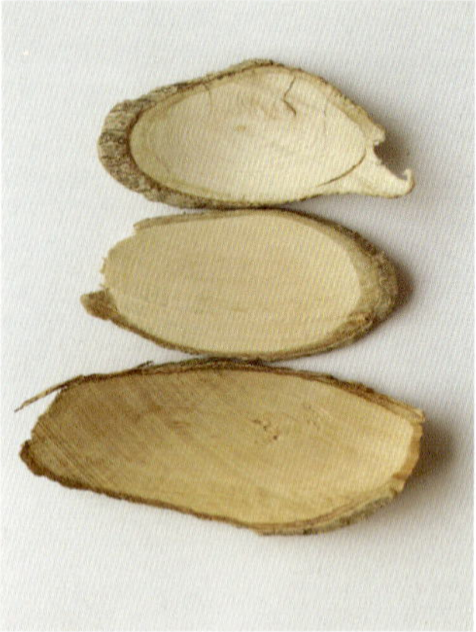

水杨梅

别名： 水杨柳、水毕鸡、串雨木、水金铃、白消木、水红桃、水荔枝。**药性：** 苦、涩，凉。归大肠经。**功效：** 清热利湿，解毒消肿。**主治：** 湿热泄泻，痢疾，湿疹，疮疖肿毒，风火牙痛，跌打损伤，外伤出血。**用量用法：** 15～30克。外用适量，捣敷；或煎水含漱。**使用注意：** 无。

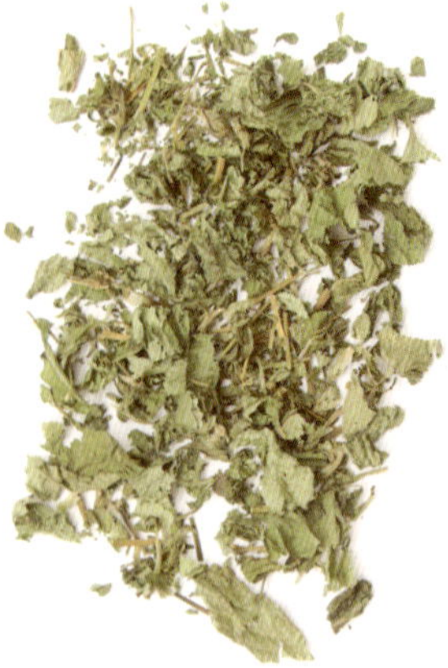

火炭母

别名： 乌炭子、运药、地肤蝶、火炭星、野辣蓼。**药性：** 辛、苦，凉；有毒。归肺、肝、脾经。**功效：** 清热利湿，凉血解毒，平肝明目，活血舒筋。**主治：** 痢疾泄泻，咽喉肿痛，白喉，肺热咳嗽，百日咳，肝炎，眩晕耳鸣，角膜云翳，跌打损伤。**用量用法：** 9～15克，鲜品30～60克。外用适量。**使用注意：** 本品有毒，内服宜慎。

甘青青兰

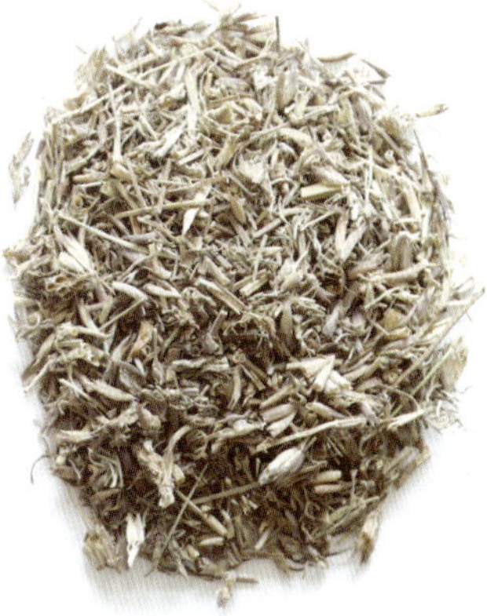

别名： 唐古特青兰、陇塞青兰。**药性：** 辛、苦，寒。归肝、胆、肺经。**功效：** 清热利湿，化痰止咳。**主治：** 黄疸型肝炎，胃炎，胃溃疡，气管炎。**用量用法：** 9~15克。**使用注意：** 无。

白英

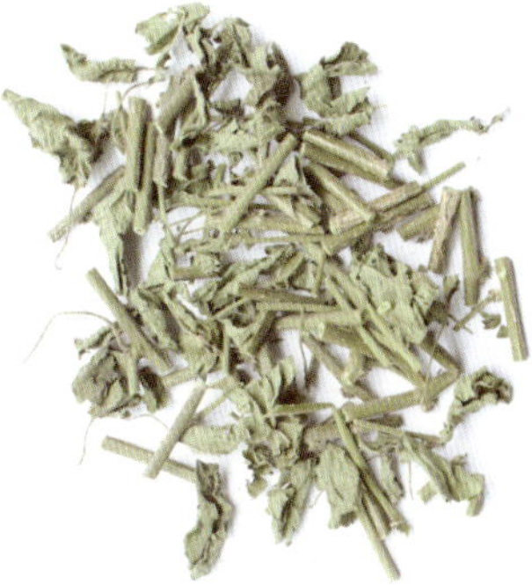

别名： 鬼目草、白草、白幕、排风、毛道士。**药性：** 甘、苦，寒、有小毒。归肝、胆、肾经。**功效：** 清热利湿，解毒消肿。**主治：** 湿热黄疸，胆囊炎，胆石症，肾炎水肿，风湿关节痛，妇女湿热带下，带状疱疹。**用量用法：** 15~30克，鲜品加倍；或浸酒。外用适量，煎水洗；或捣敷；或捣汁涂。**使用注意：** 本品有小毒，不宜过量使用。

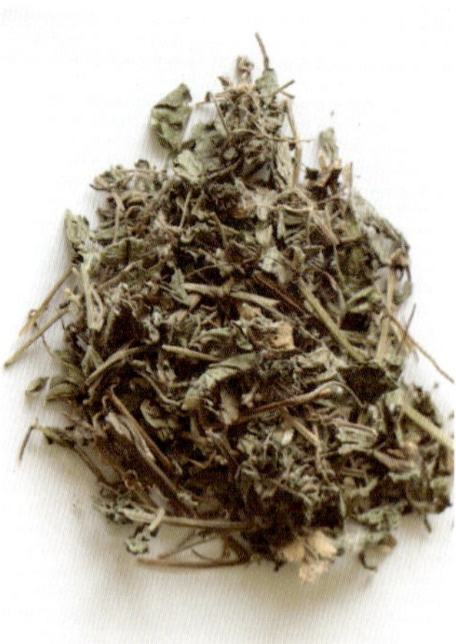

乌蔹莓

别名：龙尾、五叶莓、笼草、乌蔹草、地五加。**药性：**苦、酸，寒。归心、肝、胃经。**功效：**清热利湿，解毒消肿。**主治：**热毒痈肿，丹毒，咽喉肿痛，风湿痹痛，黄疸，泻痢，白浊，尿血。**用量用法：**15～30克，煎汤；或浸酒；或捣汁饮。外用适量，捣敷。**使用注意：**无。

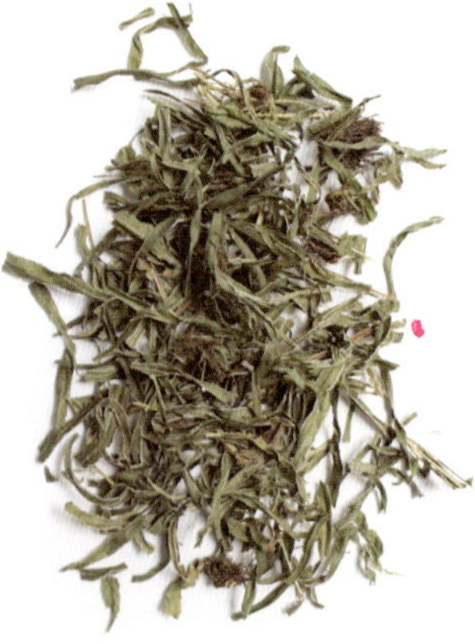

凤尾草

别名：井口边草、铁脚鸡、山鸡尾、石长生。**药性：**淡、微苦，寒。归大肠、肝、心经。**功效：**清热利湿，解毒消肿，凉血止血。**主治：**痢疾泄泻，淋浊带下，黄疸，疔疮肿毒，喉痹乳蛾，淋巴结核，吐血衄血，尿血便血及外伤出血。**用量用法：**9～15克，鲜品30～60克；或捣汁。外用适量，调敷。**使用注意：**虚寒泻痢者及孕妇慎用。

四、清热解毒药

金银花

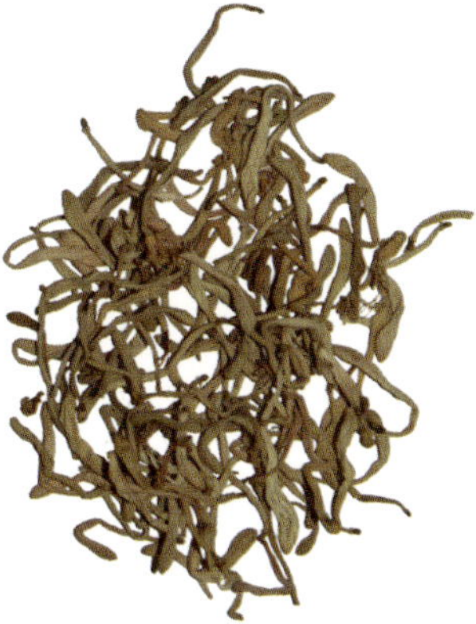

别名：忍冬、银藤、金银藤、子风藤、鸳鸯藤、二色花藤。**药性：**甘，寒。归肺、心、胃经。**功效：**清热解毒，疏散风热。**主治：**痈肿疔疮，喉痹，丹毒，热毒血痢，风热感冒，温病发热。**用量用法：**6～15克。**使用注意：**脾胃虚寒及气虚疮疡脓清者忌用。

忍冬藤

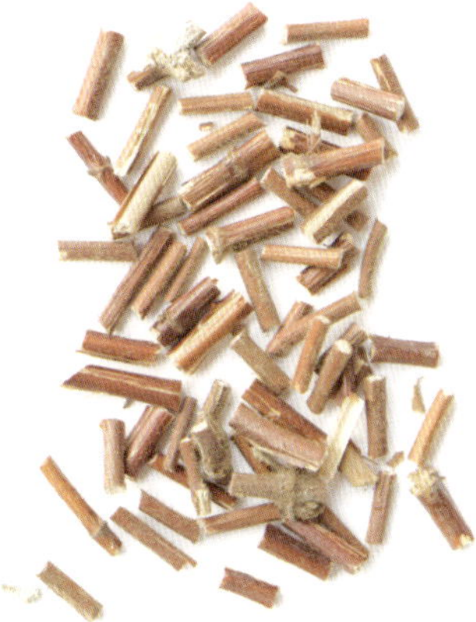

别名：忍冬、银花藤、金银藤、金钗股、金银花藤。**药性：**甘，寒。归肺、胃经。**功效：**清热解毒，疏风通络。**主治：**温病发热，热毒血痢，痈肿疮疡，风湿热痹，关节红肿热痛。**用量用法：**9～30克。**使用注意：**脾胃虚寒者慎用。

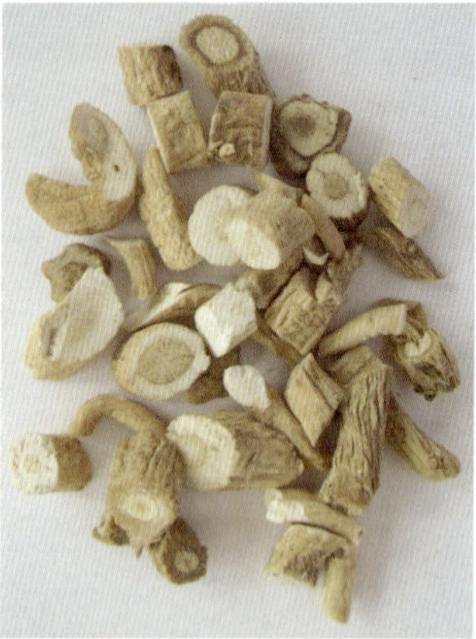

板蓝根

别名：大靛、菘蓝、大蓝、马蓝、靛根、靛青根、蓝靛根、马蓝根。**药性：**苦，寒。归心、胃经。**功效：**清热解毒，凉血利咽。**主治：**温疫时毒，发热咽痛，温毒发斑，痄腮，烂喉丹痧，大头瘟疫，丹毒，痈肿。**用量用法：**9～15克。**使用注意：**脾胃虚寒者忌用。

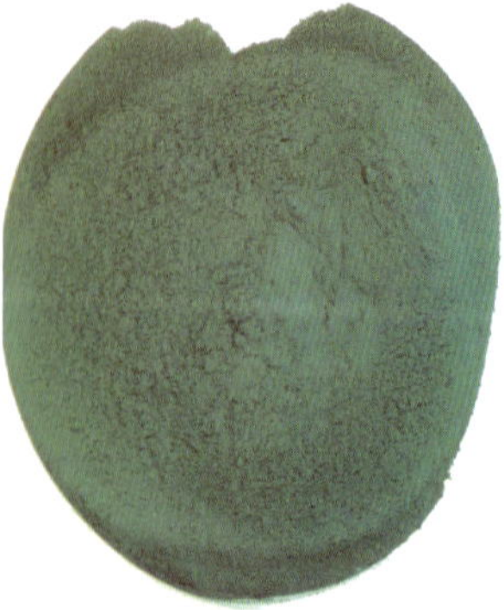

青黛

别名：漂黛粉、飞青黛。**药性：**咸，寒。归肝经。**功效：**清热解毒，凉血消斑，泻火定惊。**主治：**温毒发斑，血热吐衄，胸痛咳血，口疮，痄腮，喉痹，小儿惊痫。**用量用法：**1～3克，宜入丸剂服用。外用适量。**使用注意：**胃寒者慎用。

蓼大青叶

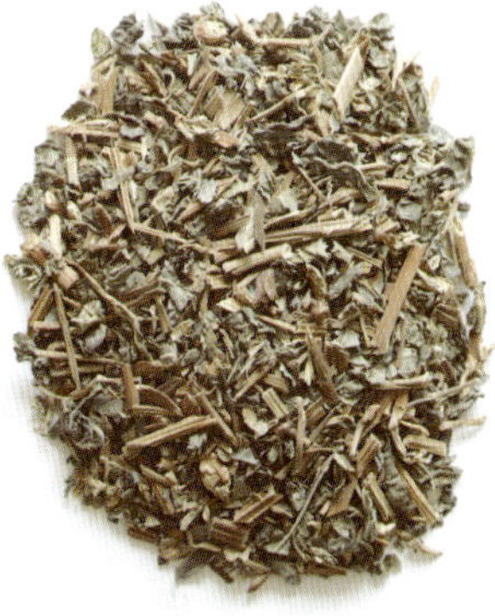

别名： 染青草、蓝叶、大青叶、靛青叶、蓝靛叶、青板水辣蓼、红茎蓼。**药性：** 苦，寒。归心、胃经。**功效：** 清热解毒，凉血消斑。**主治：** 温病发热，发斑发疹，肺热喘咳，喉痹，痄腮，丹毒，痈肿。**用量用法：** 9～15克。**使用注意：** 脾胃虚寒者慎用。

连翘

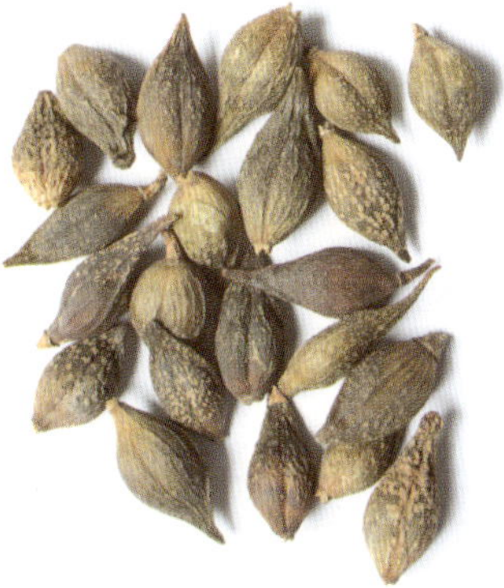

别名： 连壳、青翘、落翘、黄花条、黄奇丹。**药性：** 苦，微寒。归肺、心、小肠经。**功效：** 清热解毒，消肿散结，疏散风热。**主治：** 痈疽，瘰疬，乳痈，丹毒，风热感冒，温病初起，温热入营，高热烦渴，神昏发斑，热淋涩痛。**用量用法：** 6～15克。**使用注意：** 脾胃虚寒及气虚脓清者不宜用。

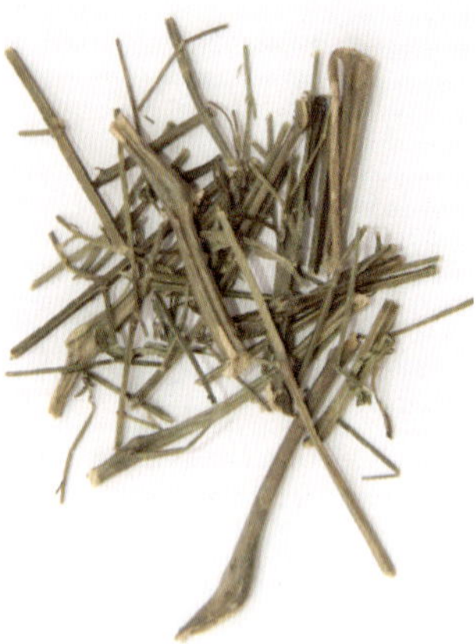

穿心莲

别名： 一见喜、榄核莲、苦胆草、四方莲、圆锥须药草。**药性：** 苦，寒。归心、肺、大肠、膀胱经。**功效：** 清热解毒，凉血消肿。**主治：** 感冒发热，咽喉肿痛，口舌生疮，顿咳劳嗽，泄泻痢疾，热淋涩痛，痈肿疮疡，蛇虫咬伤。**用量用法：** 6~9克。外用适量。**使用注意：** 脾胃虚寒者不宜用。

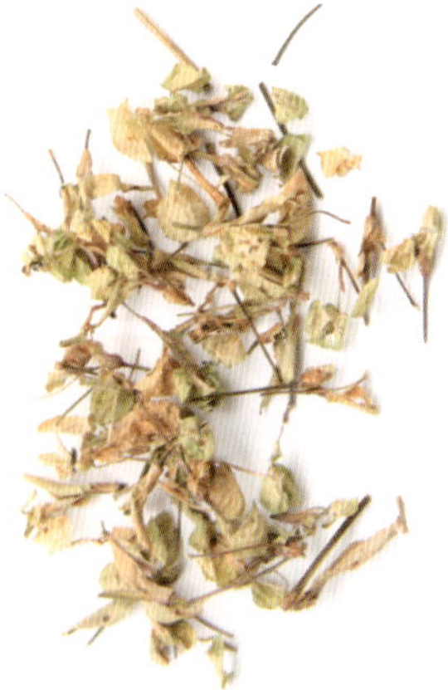

鸭跖草

别名： 鸡舌草、竹叶草、鸭脚草、竹节草。**药性：** 甘、淡，寒。归肺、胃、小肠经。**功效：** 清热泻火，解毒，利水消肿。**主治：** 感冒发热，热病烦渴，咽喉肿痛，水肿尿少，热淋涩痛，痈肿疔毒。**用量用法：** 15~30克。外用适量。**使用注意：** 脾胃虚弱者，用量宜少。

大豆黄卷

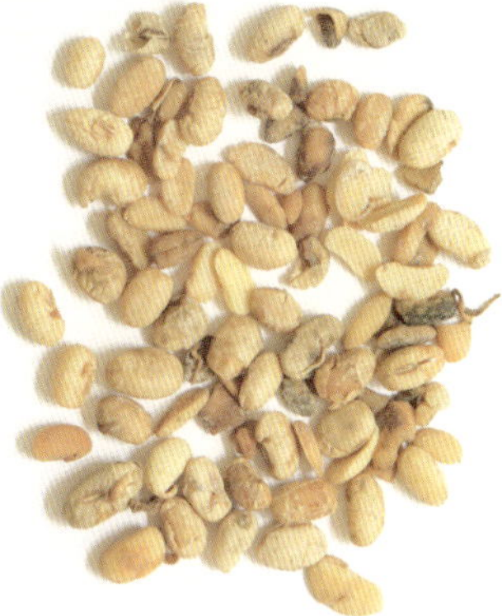

别名：豆蘖、黄卷、卷蘖、菽蘖、大豆卷、大豆蘖、黄卷皮、豆黄卷。**药性：**甘，平。归脾、胃、肺经。**功效：**解表祛暑，清热利湿。**主治：**暑湿感冒，湿温初起，发热汗少，胸闷脘痞，肢体酸重，小便不利。**用量用法：**9～15克，煎汤；或捣汁；或入散剂。**使用注意：**无湿热者忌用。

绵马贯众

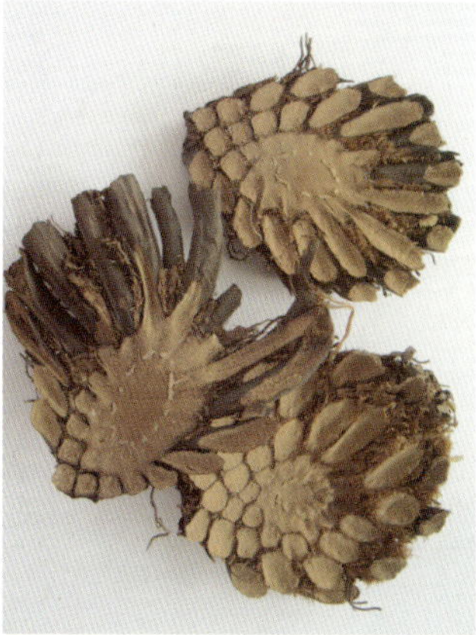

别名：贯众、绵马、牛毛黄、野鸡膀子。**药性：**苦，微寒；有小毒。归肝、胃经。**功效：**清热解毒，驱虫。**主治：**虫积腹痛，疮疡。**用量用法：**4.5～9克。**使用注意：**孕妇忌用。

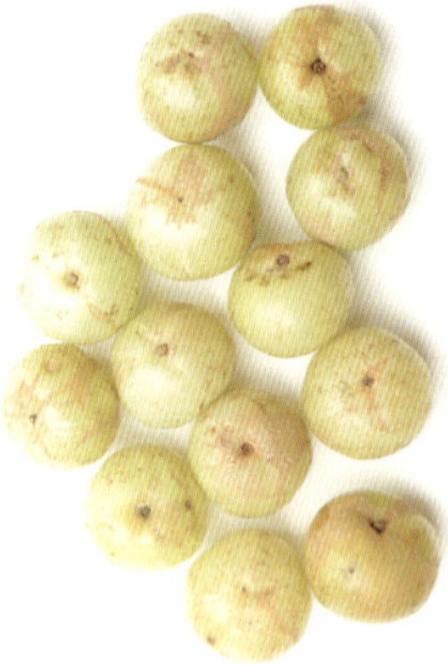

余甘子

别名：油甘、牛甘、余甘果、余柑子、油柑子、油甘果、油甘子。**药性：**甘、酸、涩，凉。归肺、胃经。**功效：**清热凉血，消食健胃，生津止咳。**主治：**血热血瘀，消化不良，腹胀，咳嗽，喉痛，口干。**用量用法：**3~9克，多入丸、散。**使用注意：**脾胃虚寒者慎用。

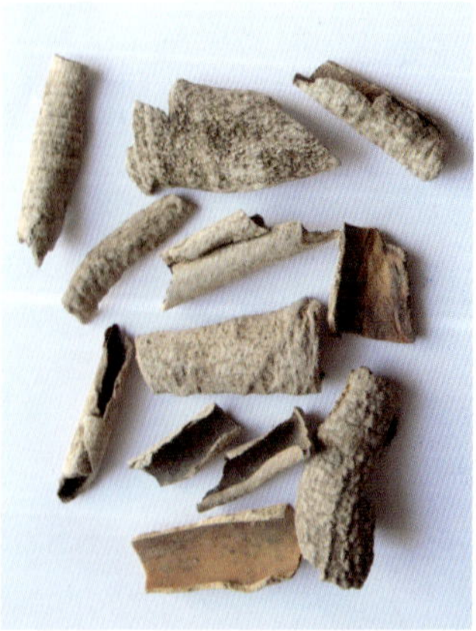

救必应

别名：白木香、羊不吃、山冬青、白银木、过山风、土千年健。**药性：**苦，寒。归肺、胃、大肠、肝经。**功效：**清热解毒，利湿止痛。**主治：**暑湿发热，咽喉肿痛，湿热泻痢，脘腹胀痛，风湿痹痛，湿疹，疮疖，跌打损伤。**用量用法：**9~30克。外用适量，煎浓汤涂敷患处。**使用注意：**无。

马鞭草

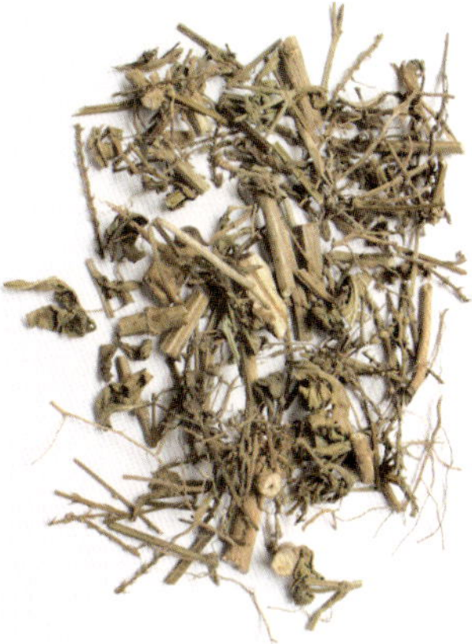

别名： 野荆芥、蜻蜓草、龙芽草、退血草、燕尾草、紫顶龙芽草。**药性：** 苦，凉。归肝、脾经。**功效：** 活血散瘀，解毒，利水，退黄，截疟。**主治：** 癥瘕积聚，痛经经闭，喉痹，痈肿，水肿，黄疸，疟疾。**用量用法：** 5～10克。**使用注意：** 孕妇慎用。

紫萁贯众

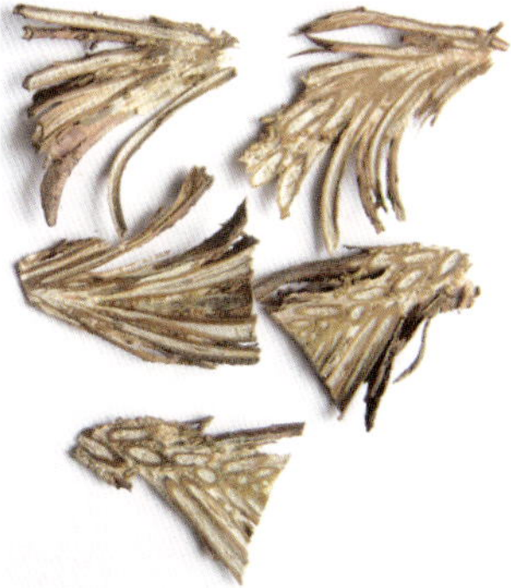

别名： 月尔、紫綦、綦蕨、茈萁、紫蕨、迷蕨、蕨基、大贯众。**药性：** 苦、微寒；有小毒。归肺、胃、肝经。**功效：** 清热解毒，止血，杀虫。**主治：** 疫毒感冒，热毒泻痢，痈疮肿毒，吐血，衄血，便血，崩漏，虫积腹痛。**用量用法：** 5～9克。**使用注意：** 脾胃虚寒者慎用。

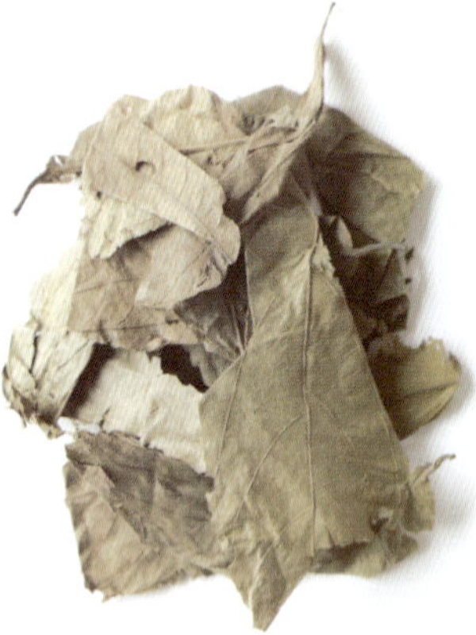

布渣叶

别名： 蓑衣子、破布叶、麻布叶、烂布渣、布包木、破布树。**药性：** 微酸，凉。归脾、胃经。**功效：** 消食化滞，清热利湿。**主治：** 饮食积滞，感冒发热，湿热黄疸。**用量用法：** 15～30克。**使用注意：** 无。

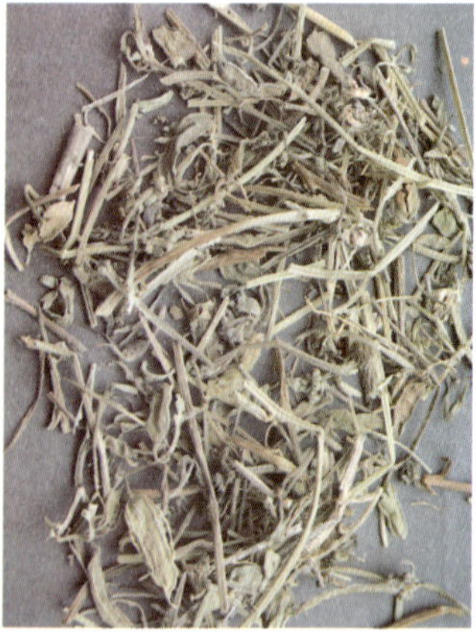

苦地丁

别名： 地丁、地丁草、扁豆秧、小鸡菜、紫花地丁。**药性：** 苦，寒。归心、肝、大肠经。**功效：** 清热解毒，散结消肿。**主治：** 时疫感冒，咽喉肿痛，疔疮肿痛，痈疽发背，痄腮丹毒。**用量用法：** 9～15克。外用适量，煎水洗患处。**使用注意：** 无。

千里光

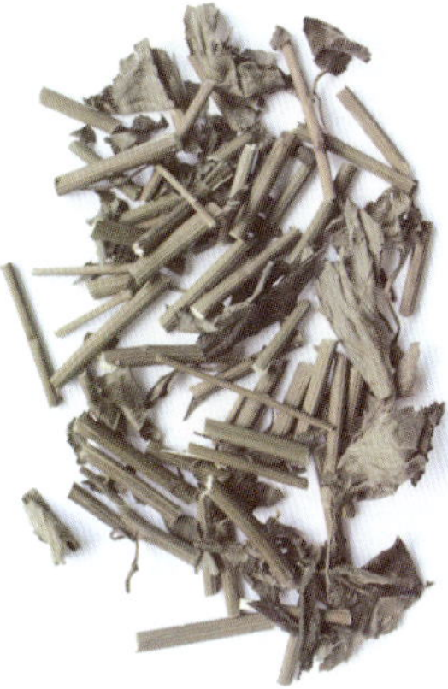

别名：九里光、九里明、千里及。**药性：**苦，寒。归肺、肝经。**功效：**清热解毒，明目，利湿。**主治：**痈肿疮毒，感冒发热，目赤肿痛，泄泻痢疾，皮肤湿疹。**用量用法：**15～30克。外用适量，煎水熏洗。**使用注意：**脾胃虚寒者慎用。

臭灵丹草

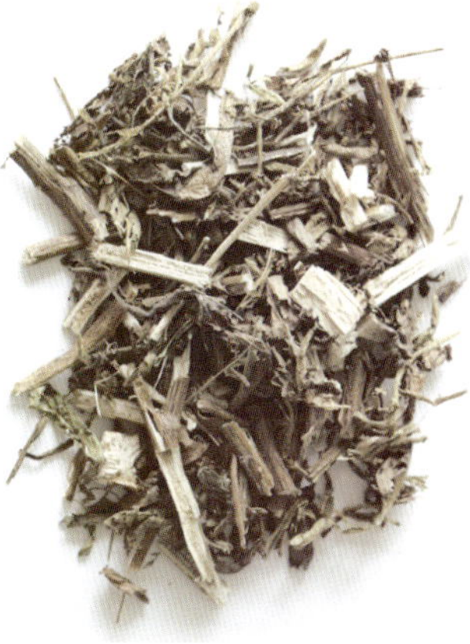

别名：鹿耳林、大黑药。**药性：**辛、苦，寒；有毒。归肺经。**功效：**清热解毒，止咳祛痰。**主治：**风热感冒，咽喉肿痛，肺热咳嗽。**用量用法：**9～15克。**使用注意：**孕妇忌用。

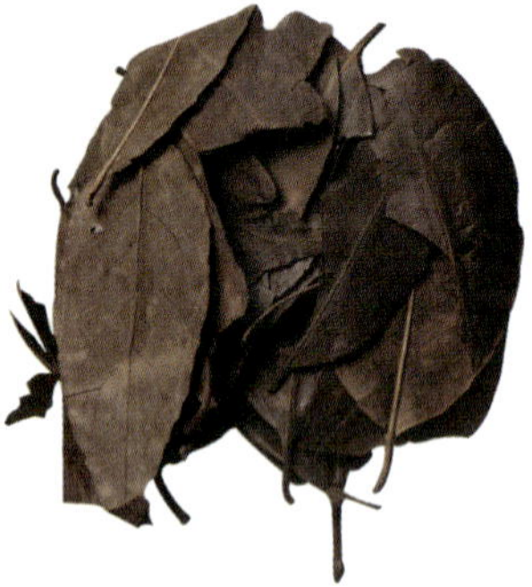

四季青

别名： 油叶树、红冬青、树顶子。**药性：** 苦、涩，凉。归肺、大肠、膀胱经。**功效：** 清热解毒，消肿祛瘀。**主治：** 肺热咳嗽，咽喉肿痛，痢疾，胁痛，热淋。外治烧烫伤，皮肤溃疡。**用量用法：** 15~60克。外用适量，水煎外涂。**使用注意：** 脾胃虚寒、肠滑泄泻者慎用。

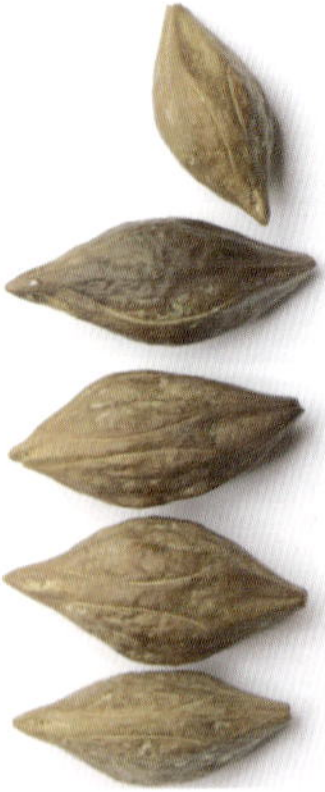

橄榄

别名： 青果、黄榄、白榄。**药性：** 甘、酸，平。归肺、胃经。**功效：** 清热解毒，利咽，生津。**主治：** 咽喉肿痛，咳嗽痰黏，烦热口渴，鱼蟹中毒。**用量用法：** 5~10克。**使用注意：** 表证初起者慎用。

草红藤

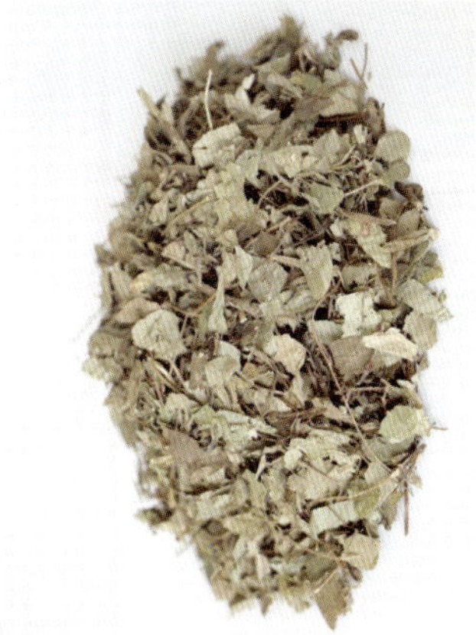

别名： 蝴蝶草、红藤、黄花苞豆、小红藤、三叶红藤。**药性：** 苦，微寒。归肺、大肠经。**功效：** 清热解毒，消痈散肿。**主治：** 肺热咳嗽，肠痈腹痛，乳腺炎，腮腺炎。**用量用法：** 9～15克。**使用注意：** 无。

通关藤

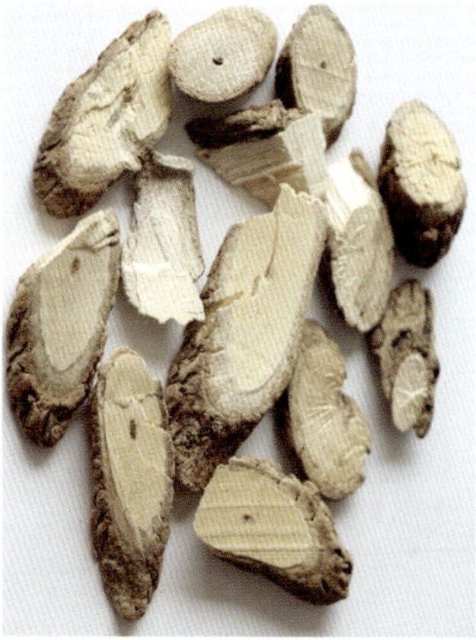

别名： 奶浆藤、乌骨藤、黄木香、下奶藤、大苦藤、野泡通。**药性：** 苦，微寒。归肺经。**功效：** 止咳平喘，祛痰，通乳，清热解毒。**主治：** 喘咳痰多，产后乳汁不通，风湿肿痛，疮痈。**用量用法：** 20～30克。外用适量。**使用注意：** 无。

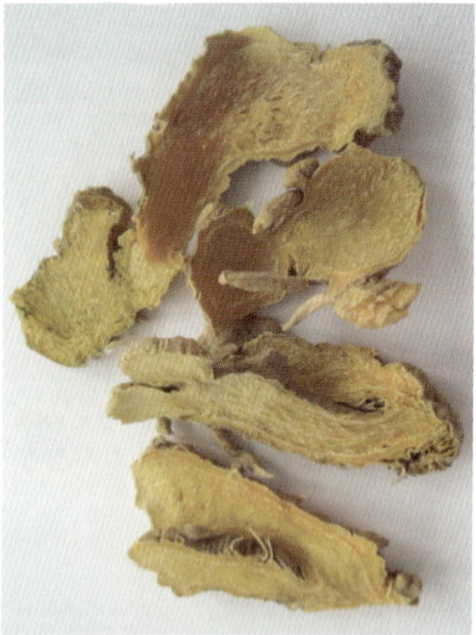

射干

别名： 寸干、乌扇、鬼扇、乌蒲、山蒲扇、野萱花、金蝴蝶。**药性：** 苦，寒。归肺经。**功效：** 清热解毒，消痰，利咽。**主治：** 热毒痰火郁结，咽喉肿痛，痰涎壅盛，咳嗽气喘。**用量用法：** 3～10克。**使用注意：** 孕妇忌用或慎用。

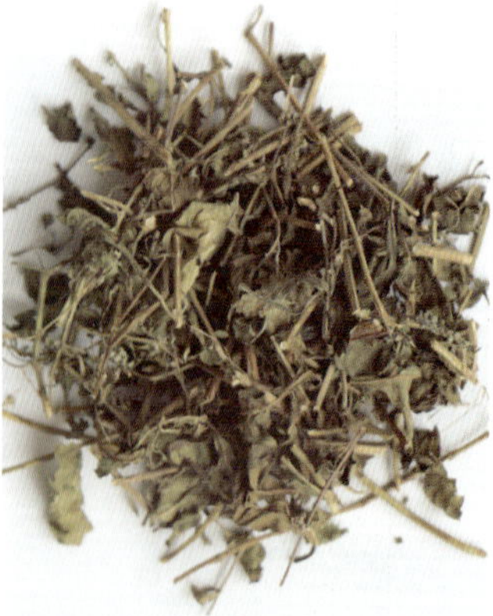

冬凌草

别名： 冰凌花、冰凌草、六月令、彩花草、山香草、雪花草。**药性：** 苦、甘，微寒。归肺、胃、肝经。**功效：** 清热解毒，活血止痛。**主治：** 咽喉肿痛，癥瘕痞块，蛇虫咬伤。**用量用法：** 30～60克。外用适量。**使用注意：** 无。

山豆根

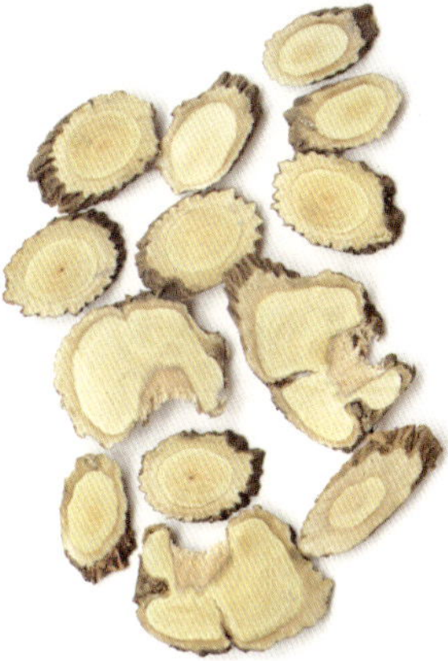

别名：豆根、黄结、广豆根、南豆根、小黄连、山大豆根。**药性：**苦，寒；有毒。归肺、胃经。**功效：**清热解毒，消肿利咽。**主治：**火毒蕴结，乳蛾喉痹，咽喉肿痛，齿龈肿痛，口舌生疮。**用量用法：**3～6克。**使用注意：**本品大苦大寒，用量不宜过大。脾胃虚寒者慎用。

毛诃子

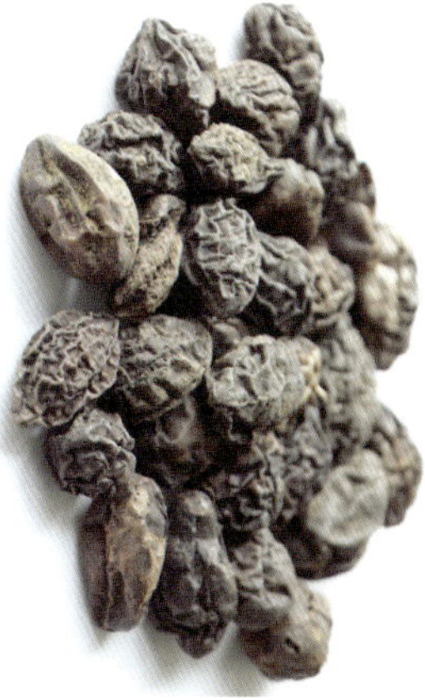

别名：帕如拉。**药性：**甘、涩，平。**功效：**清热解毒，收敛养血，调和诸药。**主治：**各种热证，泻痢，黄水病，肝胆病，病后虚弱。**用量用法：**3～9克，多入丸、散。**使用注意：**无。

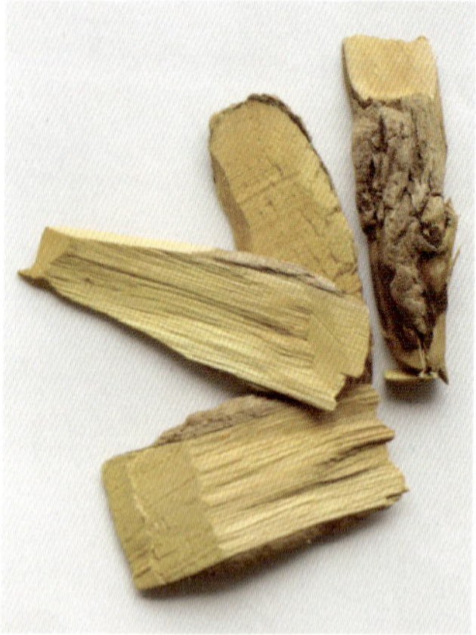

黄藤

别名：黄连藤、土黄连、山大王、藤黄连、伸筋藤、大黄藤。**药性：**苦，寒。归心、肝经。**功效：**清热解毒，泻火通便。**主治：**热毒内盛，便秘，泻痢，咽喉肿痛，目赤红肿，痈肿疮毒。**用量用法：**30～60克。外用适量。**使用注意：**体质虚寒者忌用。

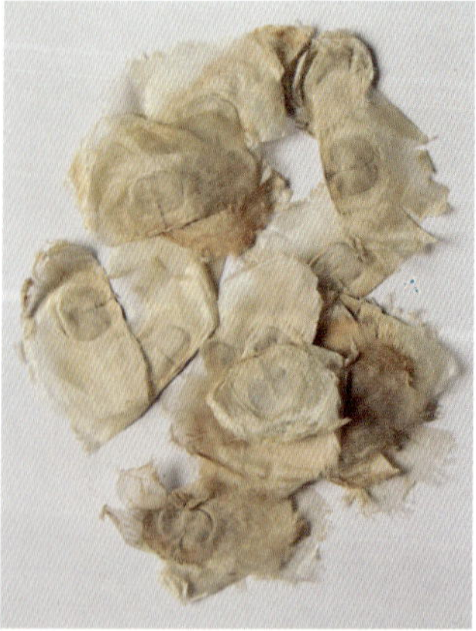

木蝴蝶

别名：纸肉、故纸、千张纸、白玉纸、玉蝴蝶、云故纸、破布子、白故纸。**药性：**苦、甘，凉。归肺、肝、胃经。**功效：**清肺利咽，疏肝和胃。**主治：**肺热咳嗽，喉痹咽痛，音哑，肝胃气痛。**用量用法：**1～3克。**使用注意：**本品味苦寒，脾胃虚弱者慎用。

金果榄

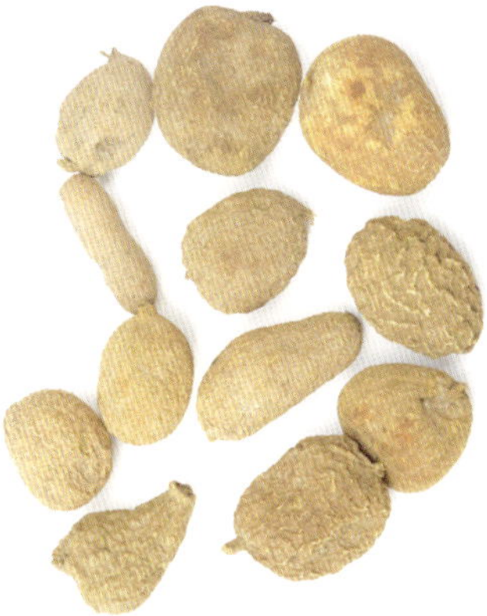

别名： 地苦胆、山慈姑、九牛胆、青鱼胆、九龙胆（九龙蛋）。**药性：** 苦，寒。归肺、大肠经。**功效：** 清热解毒，利咽，止痛。**主治：** 咽喉肿痛，痈疽疔毒，泄泻，痢疾，脘腹疼痛。**用量用法：** 3～9克。外用适量，研末吹喉；或醋磨涂敷患处。**使用注意：** 脾胃虚弱者慎用。

鱼腥草

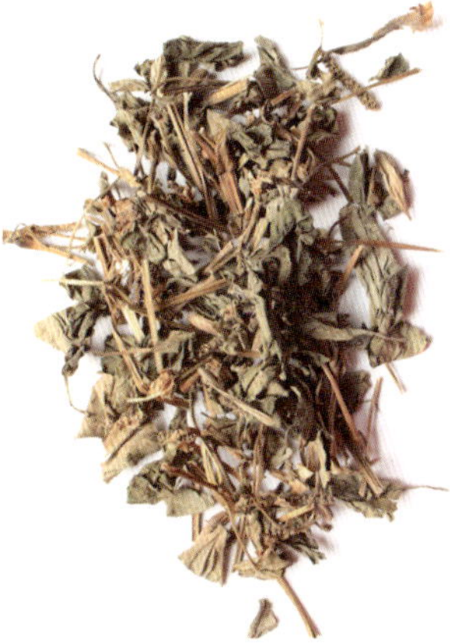

别名： 臭菜、折耳根、侧耳根、臭根草、臭灵丹、朱鼻拱。**药性：** 辛，微寒。归肺经。**功效：** 清热解毒，消痈排脓，利尿通淋。**主治：** 肺痈吐脓，痰热喘咳，热痢，热淋，痈肿疮毒。**用量用法：** 15～25克，鲜品用量加倍，水煎；或捣汁服。外用适量，捣敷；或煎汤熏洗患处。**使用注意：** 本品含挥发油，不宜久煎。

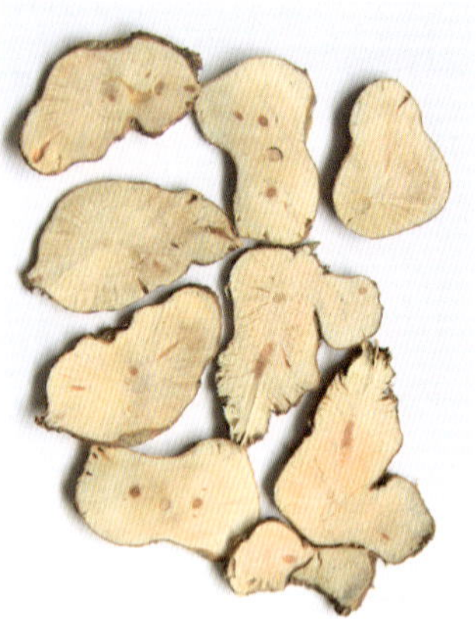

金荞麦

别名： 苦荞麦、天荞麦、野桥荞麦。**药性：** 微辛、涩，凉。归肺经。**功效：** 清热解毒，排脓祛瘀。**主治：** 肺痈吐脓，肺热喘咳，乳蛾肿痛。**用量用法：** 15～45克，用水或黄酒隔水密闭炖服。**使用注意：** 无。

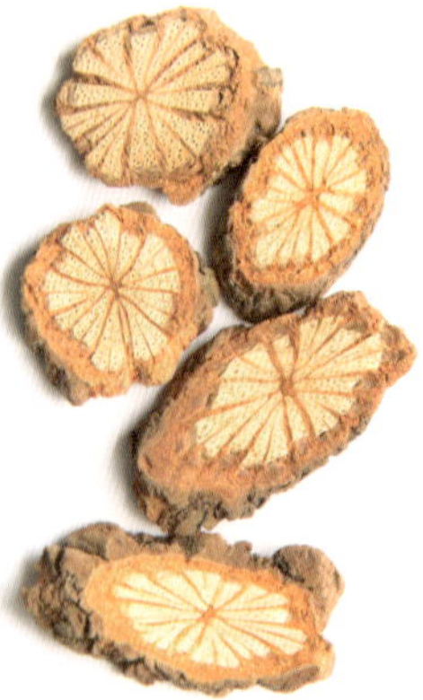

大血藤

别名： 红藤、血藤、红皮藤。**药性：** 苦，平。归大肠、肝经。**功效：** 清热解毒，活血，祛风止痛。**主治：** 肠痈腹痛，热毒疮疡，经闭，痛经，风湿痹痛，跌仆肿痛。**用量用法：** 9～15克。**使用注意：** 无。

蒲公英

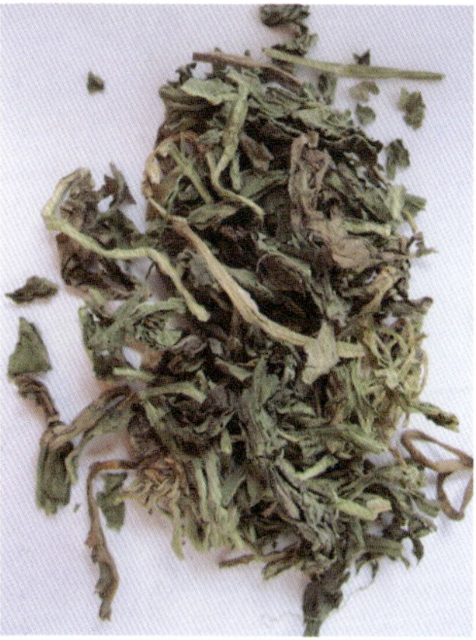

别名：婆婆丁、奶汁草、黄花草、黄花三七、黄花地丁。**药性：**苦、甘，寒。归肝、胃经。**功效：**清热解毒，消肿散结，利尿通淋。**主治：**疔疮肿毒，乳痈，瘰疬，目赤，咽痛，肺痈，肠痈，湿热黄疸，热淋涩痛。**用量用法：**10～15克。**使用注意：**用量过大，可致缓泻。

紫花地丁

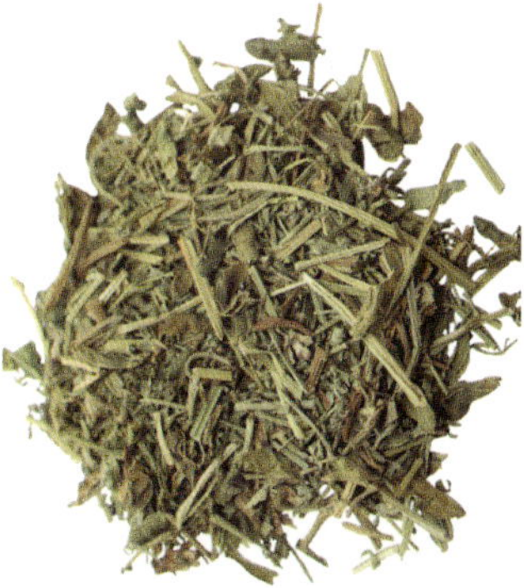

别名：地丁、紫地丁、地丁草、堇堇草。**药性：**苦、辛，寒。归心、肝经。**功效：**清热解毒，凉血消肿。**主治：**疔疮肿毒，痈疽发背，丹毒，毒蛇咬伤。**用量用法：**15～30克。**使用注意：**体质虚寒者忌用。

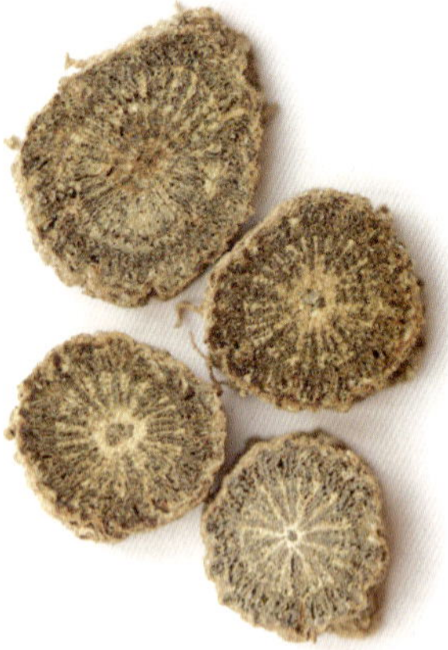

漏芦

别名： 野兰、鹿骊、鬼油麻、和尚头、大头翁、独花山牛蒡。**药性：** 苦，寒。归胃经。**功效：** 清热解毒，消痈，下乳，舒筋通脉。**主治：** 乳痈肿痛，痈疽发背，瘰疬疮毒，乳汁不通，湿痹拘挛。**用量用法：** 5～9克。**使用注意：** 孕妇慎用。

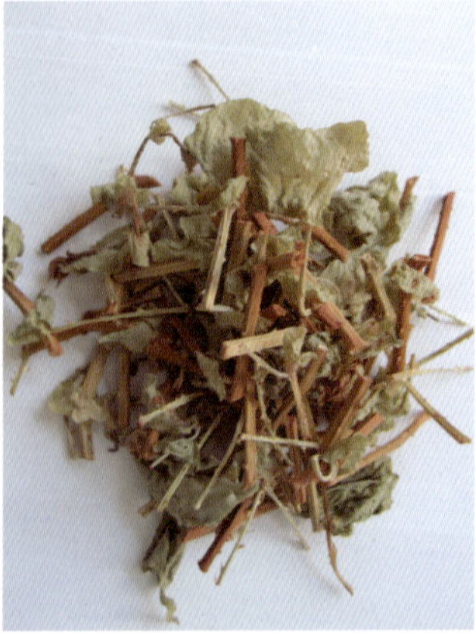

杠板归

别名： 河白草、蛇倒退、梨头刺、蛇不过。**药性：** 酸，微寒。归肺、膀胱经。**功效：** 清热解毒，利水消肿，止咳。**主治：** 咽喉肿痛，肺热咳嗽，小儿顿咳，水肿尿少，湿热泻痢，湿疹，疖肿，蛇虫咬伤。**用量用法：** 15～30克。外用适量，煎汤熏洗。**使用注意：** 勿过量、久服。

野菊花

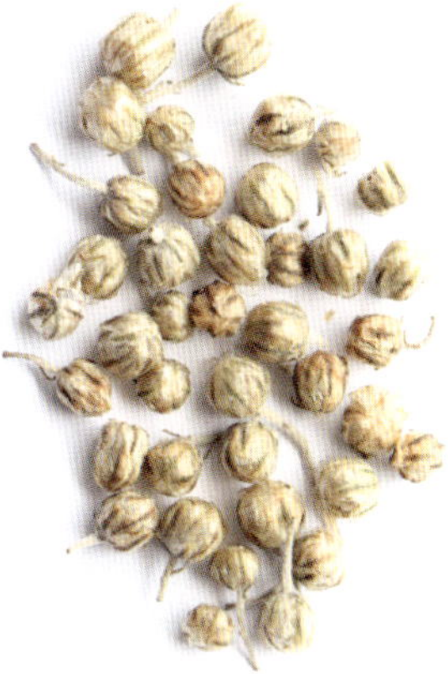

别名： 苦薏、黄菊花、山菊花、甘菊花、路边菊、千层菊。**药性：** 苦、辛，微寒。归肝、心经。**功效：** 清热解毒，泻火平肝。**主治：** 疔疮痈肿，目赤肿痛，头痛眩晕。**用量用法：** 9～15克。外用适量，煎水外洗；或制膏外涂。**使用注意：** 脾胃虚寒者及孕妇慎用。

山慈姑

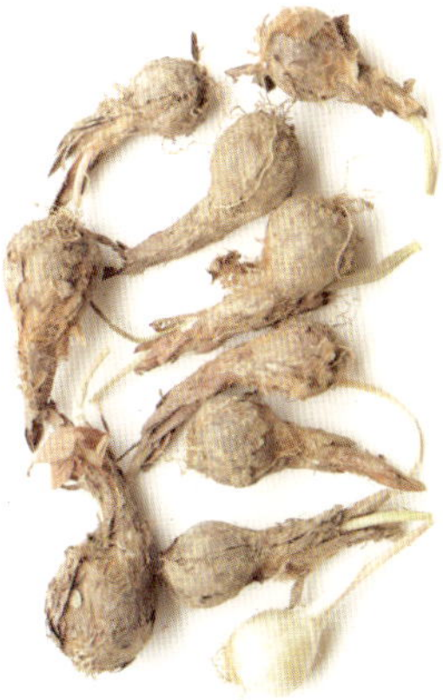

别名： 毛菇、山茨菇、毛慈菇、光慈菇、冰球子、山慈菇。**药性：** 甘、微辛，凉。归肝、脾经。**功效：** 清热解毒，化痰散结。**主治：** 痈肿疔毒，瘰疬痰核，蛇虫咬伤，癥瘕痞块。**用量用法：** 3～9克。外用适量。**使用注意：** 气虚体弱者慎用。

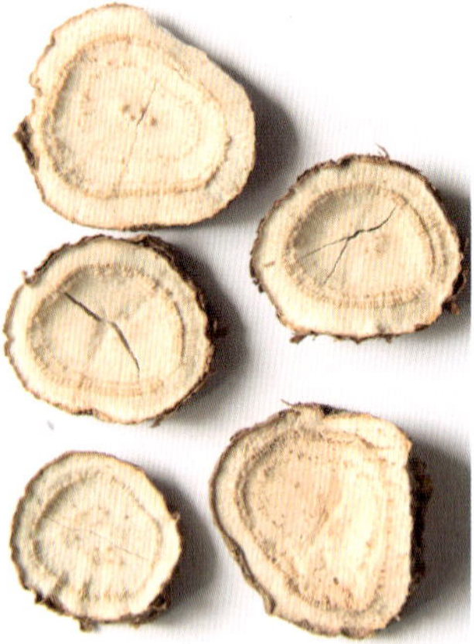

白蔹

别名： 兔核、昆仑、白根、猫儿卵、见肿消。**药性：** 苦，微寒。归心、胃经。**功效：** 清热解毒，消痈散结，敛疮生肌。**主治：** 痈疽发背，疔疮，瘰疬，烧烫伤。**用量用法：** 5～10克。外用适量，煎水洗；或研成极细粉敷患处。**使用注意：** 不宜与川乌、制川乌、草乌、制草乌、附子同用。

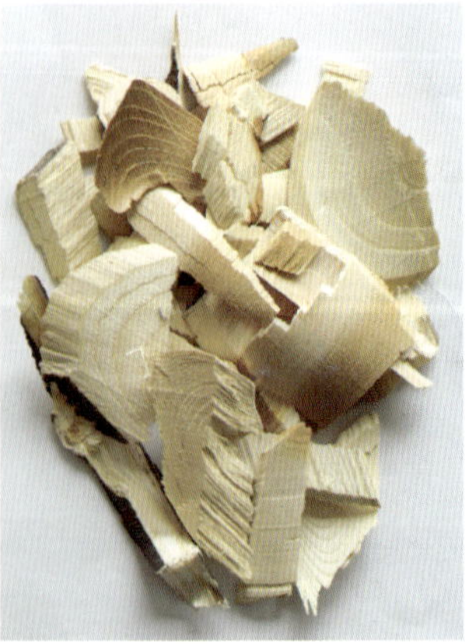

苦木

别名： 土樗子、苦皮树、苦胆木、熊胆树。**药性：** 苦，寒；有小毒。归肺、大肠经。**功效：** 清热解毒，祛湿。**主治：** 风热感冒，咽喉肿痛，湿热泻痢，湿疹，疮疖，蛇虫咬伤。**用量用法：** 枝3～4.5克，叶1～3克。外用适量。**使用注意：** 本品有一定毒性，内服不宜过量。孕妇慎用。

半枝莲

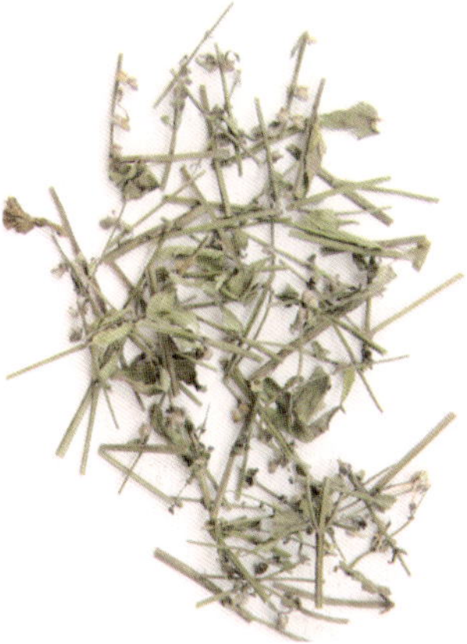

别名： 半向花、半面花、偏头草、挖耳草、通经草、狭叶韩信草。**药性：** 辛、苦，寒。归肺、肝、肾经。**功效：** 清热解毒，化瘀利尿。**主治：** 疔疮肿毒，咽喉肿痛，跌仆伤痛，水肿，黄疸，蛇虫咬伤。**用量用法：** 15～30克。**使用注意：** 孕妇和血虚者慎用。

蜂蜡

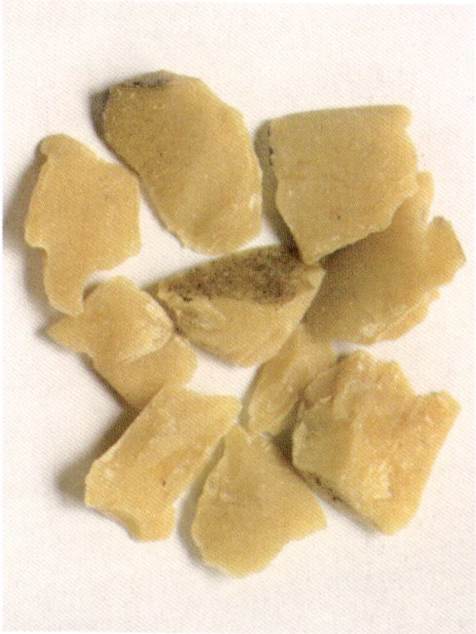

别名： 蜡、蜜蜡、蜜跖、黄蜡、白蜡、黄占。**药性：** 甘，微温。归脾经。**功效：** 解毒，敛疮，生肌，止痛。**主治：** 溃疡不敛，臁疮糜烂，外伤破溃，烧烫伤。**用量用法：** 外用适量，熔化敷患处。常做成药赋型剂及油膏基质。**使用注意：** 无。

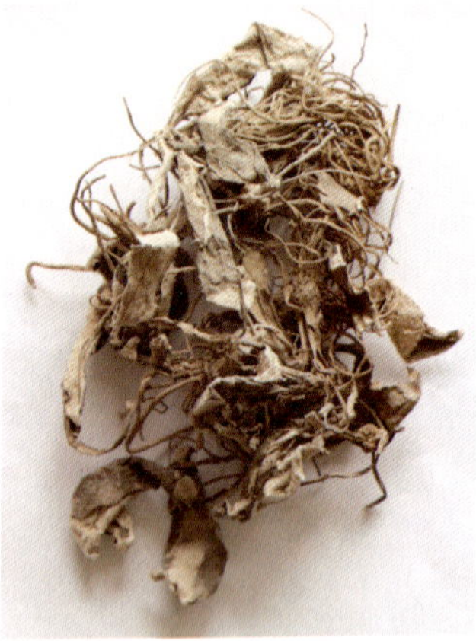

洪连

别名： 藏黄连、兔耳草。**药性：** 苦、甘，寒。归肺、心、肝经。**功效：** 清热，解毒，利湿，平肝，行血，调经。**主治：** 发热烦渴，肺热咳嗽，头痛眩晕，湿热黄疸，月经不调，药食中毒。**用量用法：** 1～6克。**使用注意：** 脾胃虚寒者慎用。

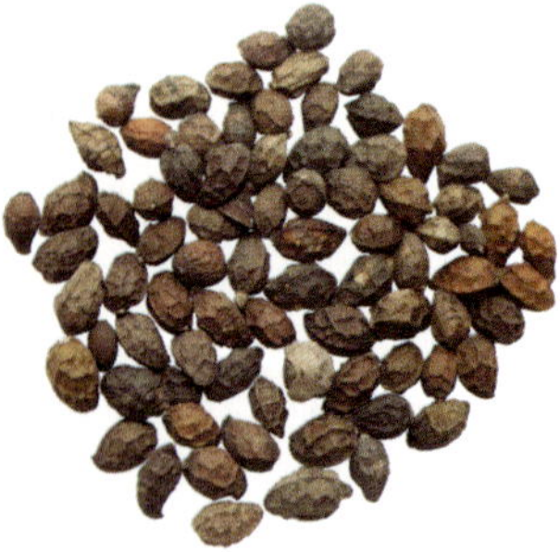

鸦胆子

别名： 老鸦胆、鸭蛋子、雅旦子。**药性：** 苦，寒；有小毒。归大肠、肝经。**功效：** 清热解毒，截疟，止痢。外用腐蚀赘疣。**主治：** 痢疾，疟疾。外用治赘疣，鸡眼。**用量用法：** 0.5～2克，用龙眼肉包裹或装入胶囊吞服。外用适量。**使用注意：** 本品对胃肠及肝肾均有损害，故不宜多用、久用。

半边莲

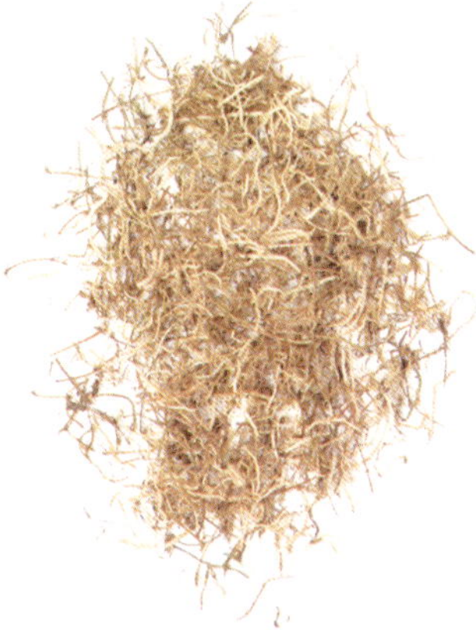

别名： 瓜仁草、急解索、长虫草、半边花、细米草、蛇舌草。**药性：** 辛，平。归心、小肠、肺经。**功效：** 清热解毒，利尿消肿。**主治：** 痈肿疔疮，蛇虫咬伤，臌胀水肿，湿热黄疸，湿疹湿疮。**用量用法：** 9～15克。**使用注意：** 虚证水肿者忌用。

白头翁

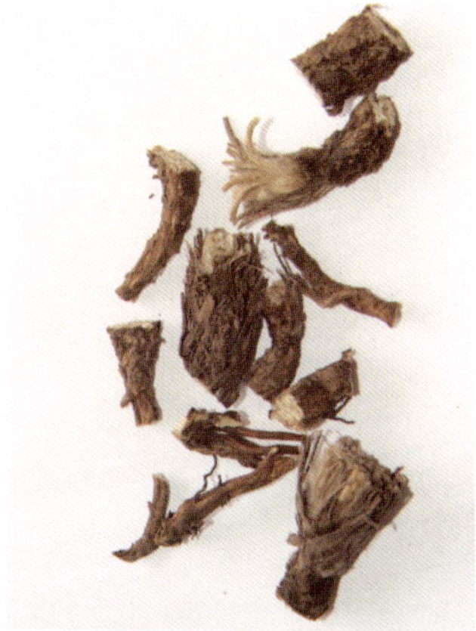

别名： 翁草、白头公、野丈人、老翁花、犄角花、胡王使者。**药性：** 苦，寒。归胃、大肠经。**功效：** 清热解毒，凉血止痢。**主治：** 热毒血痢，阴痒带下。**用量用法：** 9～15克。**使用注意：** 虚寒泻痢者忌用。

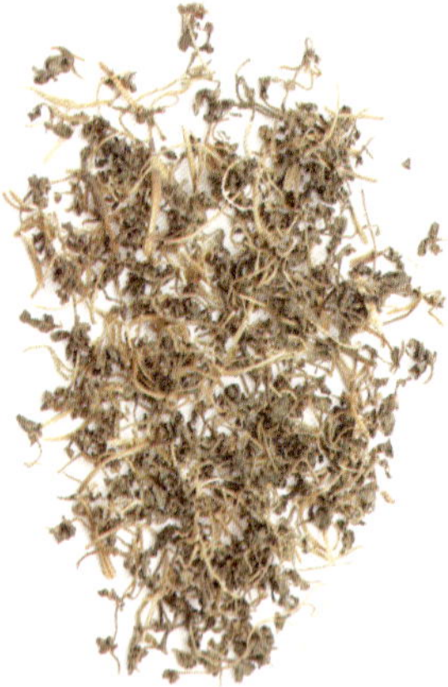

马齿苋

别名： 酸苋、马齿草、长命菜、马齿菜、马齿龙芽。**药性：** 酸，寒。归肝、大肠经。**功效：** 清热解毒，凉血止血，止痢。**主治：** 热毒血痢，痈肿疔疮，湿疹，丹毒，蛇虫咬伤，便血，痔血，崩漏下血。**用量用法：** 9～15克。外用适量，捣敷患处。**使用注意：** 脾胃虚寒、肠滑作泄者忌用。

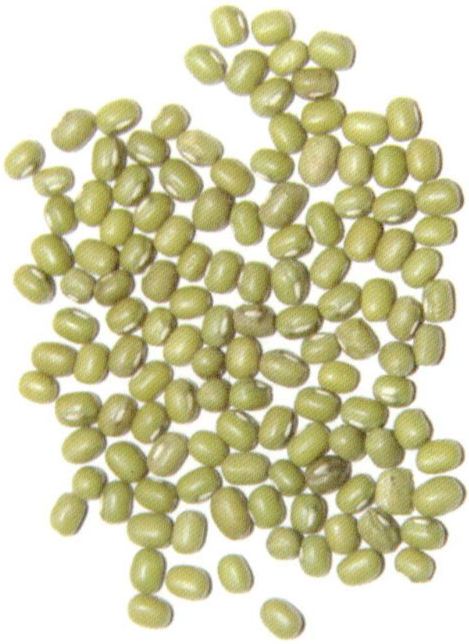

绿豆

别名： 青小豆。**药性：** 甘，寒。归心、肝、胃经。**功效：** 清热消暑，利水解毒。**主治：** 暑热烦渴，感冒发热，霍乱吐泻，痰热哮喘，头痛目赤，口舌生疮，水肿尿少，疮疡肿毒，风疹丹毒，药物及食物中毒。**用量用法：** 15～30克，大剂量可用120克；或生研绞汁。外用适量，研末调敷。**使用注意：** 药用不可去皮。脾胃虚寒滑泄者慎用。

委陵菜

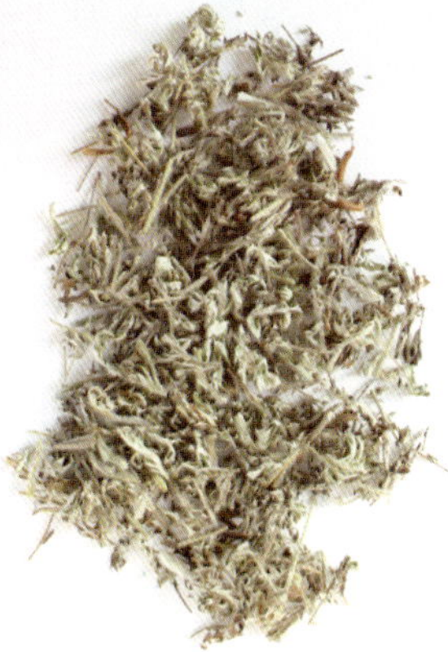

别名： 翻白菜、根头菜、白头翁、龙牙草、痢疾草、天青地白。**药性：** 苦，寒。归肝、大肠经。**功效：** 清热解毒，凉血止痢。**主治：** 赤痢腹痛，久痢不止，痔疮出血，痈肿疮毒。**用量用法：** 9～15克。外用适量，煎水洗；或捣烂敷患处。**使用注意：** 慢性腹泻伴体虚者慎用。

木棉花

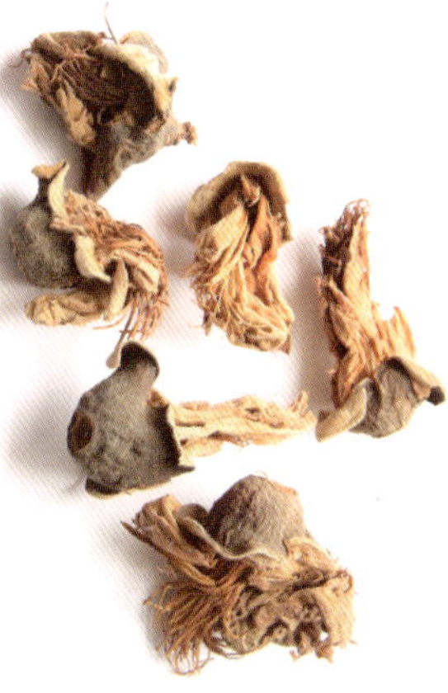

别名： 吉贝、烽火、斑芝树、英雄树、攀枝花。**药性：** 甘、淡，凉。归大肠经。**功效：** 清热利湿，解毒。**主治：** 泄泻，痢疾，痔疾出血。**用量用法：** 6～9克。**使用注意：** 无。

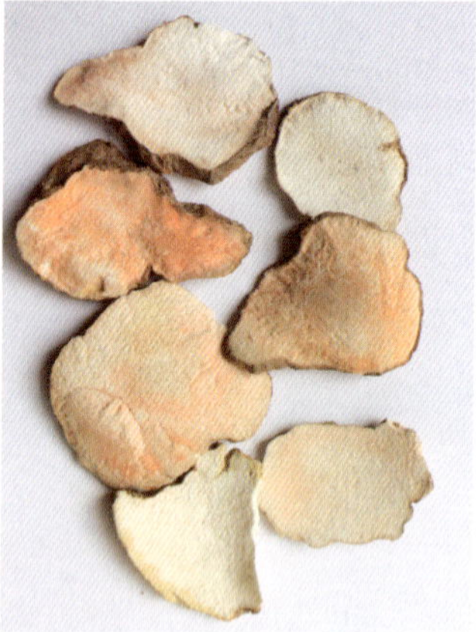

土茯苓

别名： 刺猪苓、过山龙、冷饭团、山归来、久老薯、红土苓。**药性：** 甘、淡，平。归肝、胃经。**功效：** 解毒，除湿，通利关节。**主治：** 筋骨疼痛，湿热淋浊，带下，痈肿，瘰疬，疥癣。**用量用法：** 15～60克。**使用注意：** 服药期间忌饮茶，否则可致脱发。

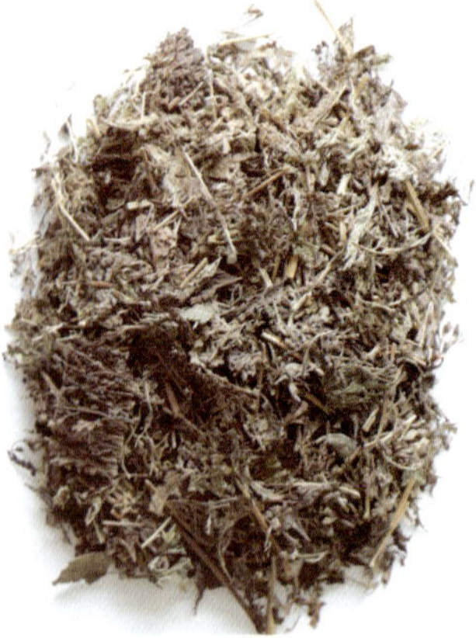

乌韭

别名： 野黄连、擎天蕨、地柏枝。**药性：** 微苦，寒。归肝、肺、大肠经。**功效：** 清热解毒，利湿，止血。**主治：** 感冒发热，咳嗽，咽喉肿痛，肠炎，痢疾，肝炎，湿热带下，痈疮肿毒，痄腮，外伤出血。**用量用法：** 15～30克，鲜品30～60克，煎汤；或绞汁。外用适量，捣敷；或研末外敷；或煎汤洗。**使用注意：** 无。

葫芦茶

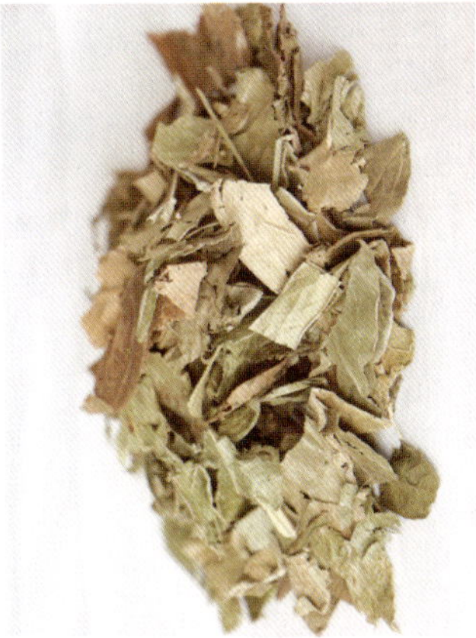

别名： 牛虫草、迫颈草、百劳舌、地马庄、金腰带、三脚虎。**药性：** 苦、涩，凉。归肺、胆经。**功效：** 清热解毒，利湿退黄，消积杀虫。**主治：** 中暑烦渴，感冒发热，咽喉肿痛，肺病咳血，肾炎，黄疸，泄泻，风湿关节痛，小儿疳积，钩虫病，疥疮。**用量用法：** 15～60克。外用适量，捣汁涂；或煎水洗。**使用注意：** 无。

蛇莓

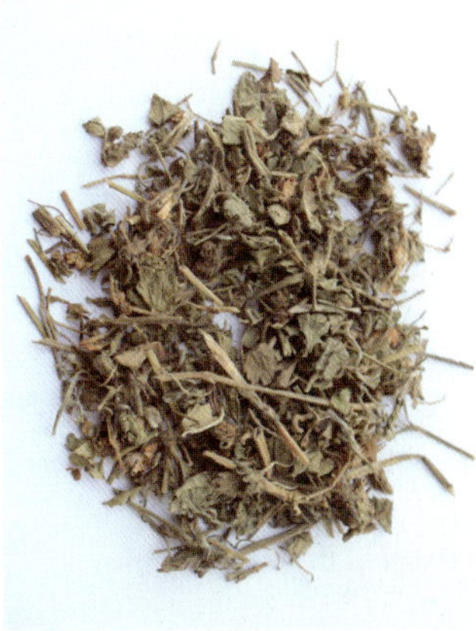

别名： 蚕莓、鸡冠果、野杨梅、麻蛇果、龙吐珠、血疔草。**药性：** 甘、苦，寒。归心、肝经。**功效：** 清热解毒，凉血止血，散瘀消肿。**主治：** 热病，惊痫，感冒，痢疾，黄疸，疖肿，月经不调，烫火伤，跌打肿痛。**用量用法：** 9～15克，鲜品30～60克；或捣汁饮。外用适量，捣敷；或研末撒。**使用注意：** 无。

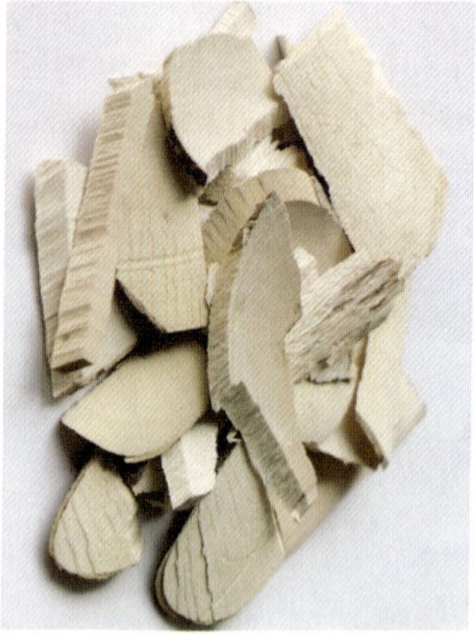

三叉苦

别名： 三脚赶、三椏苦、三椏虎、铁打王、三岔叶。**药性：** 苦，寒。归肺、心、肝经。**功效：** 清热解毒，祛风除湿，消肿止痛。**主治：** 感冒发热，流脑，乙脑，胃痛，咽喉肿痛，风湿痹痛，跌打损伤，湿疹，疮疖肿毒。**用量用法：** 9～15克。外用适量，捣敷；或煎水洗。**使用注意：** 虚寒者慎用。

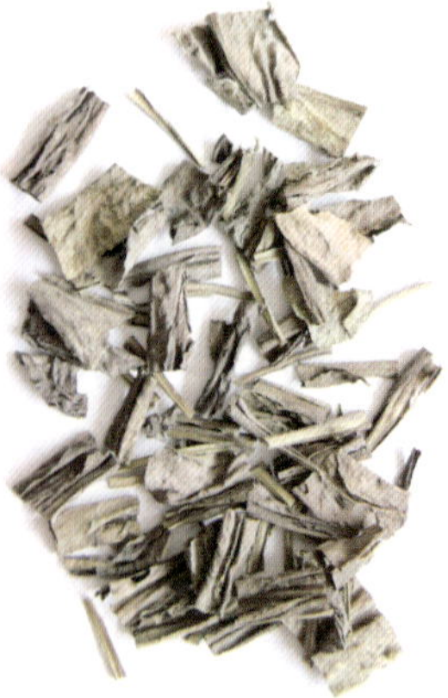

大青叶

别名： 蓝叶、蓝菜。**药性：** 苦，寒。归心、胃、肝、肺经。**功效：** 清热解毒，凉血消斑。**主治：** 温热病高热烦渴，神昏，斑疹，吐血，衄血；黄疸，泻痢，丹毒，喉痹，口疮，痄腮。**用量用法：** 10～15克，鲜品30～60克；或捣汁服。外用适量，捣敷；或煎水洗。**使用注意：** 脾胃虚寒者禁用。

山芝麻

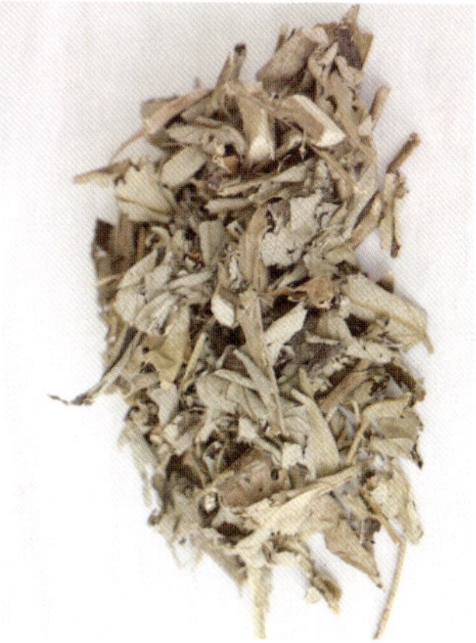

别名： 岗油麻、岗脂麻、田油麻、坡油麻、坡片公。**药性：** 苦，凉；有小毒。归肺、大肠经。**功效：** 清热解毒。**主治：** 感冒发热，肺热咳嗽，咽喉肿痛，麻疹，痄腮，肠炎，痢疾，痈肿，瘰疬，痔疮，毒蛇咬伤。**用量用法：** 9～15克，鲜品30～60克。外用适量，鲜品捣敷。**使用注意：** 孕妇及虚寒证慎用，不宜内服过量。

马槟榔

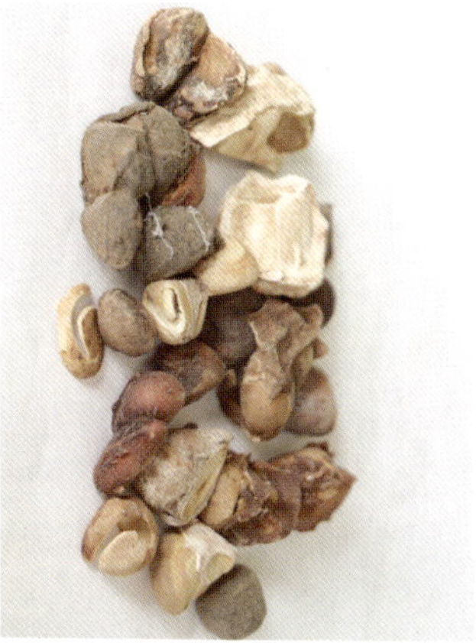

别名： 马金囊、马金南、水槟榔、太极子、紫槟榔、山槟榔、屈头鸡。**药性：** 甘，寒。归肺、脾经。**功效：** 清热解毒，生津止渴，催生断产。**主治：** 伤寒热病，暑热口渴，喉炎喉痛，食积胀满，麻疹肿毒。**用量用法：** 1～2枚，生嚼；或3～6克，煎汤。外用适量，捣敷。**使用注意：** 未婚未育女性慎久用，孕妇禁用。

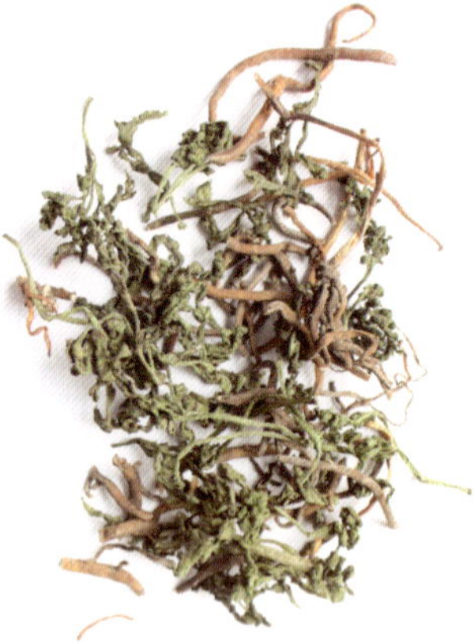

阴地蕨

别名：一朵云、黄连七。**药性：**甘、苦，微寒。归肺、肝经。**功效：**清热解毒，平肝息风，止咳止血，明目去翳。**主治：**小儿高热惊搐，肺热咳嗽，咯血，瘰疬，毒蛇咬伤，目赤火眼，目生翳障。**用量用法：**6～12克，鲜品15～30克。外用适量，捣烂敷。**使用注意：**虚汗、体弱及腹泻者慎用。

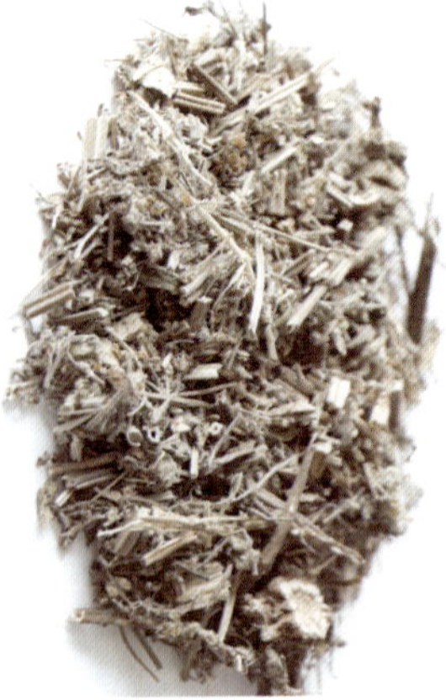

荔枝草

别名：水羊耳、过冬青、天明精、野猪菜、雪见草。**药性：**苦、辛，凉。归肺、胃经。**功效：**清热解毒，凉血散瘀，利水消肿。**主治：**感冒发热，咽喉肿痛，肺热咳嗽，咳血吐血，尿血，崩漏，痔疮出血，湿疹瘙痒，跌打损伤，蛇虫咬伤。**用量用法：**9～30克，煎汤；或捣汁饮。外用适量。**使用注意：**无。

金莲花

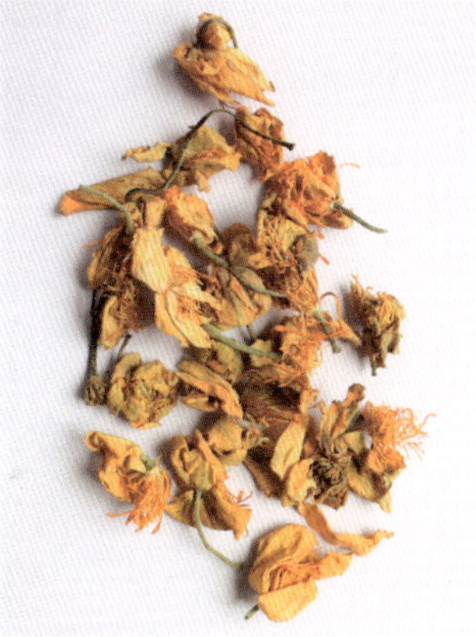

别名：旱地莲、金芙蓉、旱金莲、金疙瘩。**药性：**苦，微寒。归肺、胃经。**功效：**清热解毒，消肿，明目。**主治：**感冒发热，咽喉肿痛，口疮，牙龈肿痛出血，目赤肿痛，疔疮肿毒，急性鼓膜炎，急性淋巴管炎。**用量用法：**3～6克，代茶饮。外用适量，煎水含漱。**使用注意：**无。

岗梅根

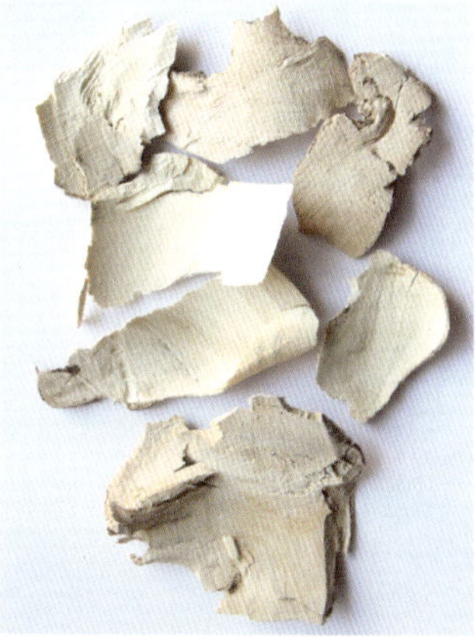

别名：糟楼星、金包银、土甘草、点称根、秤星树根、天星根、七星藤、山梅根、乌皮柴、西解柴。**药性：**苦、甘，寒。归肺、胃经。**功效：**清热生津，散瘀解毒。**主治：**感冒，头痛，眩晕，热病烦渴，痧气，热泻，肺痈，百日咳，咽喉肿痛，痔血，淋病，疔疮肿毒，跌打损伤。**用量用法：**30～60克。外用适量，捣敷。**使用注意：**无。

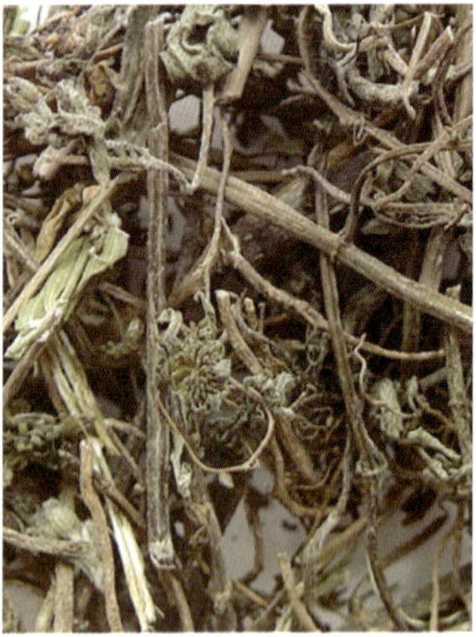

蟛蜞菊

别名：路边菊、马兰草、蟛蜞花、鹿舌草、龙舌草。**药性：**微苦、甘，凉。归肺、肝经。**功效：**清热解毒，凉血散瘀。**主治：**感冒发热，咽喉炎，肺结核咯血，鼻衄，尿血，传染性肝炎，痢疾，痔疮，疔疮肿毒。**用量用法：**15～30克，鲜品30～60克。外用适量，捣敷；或捣汁含漱。**使用注意：**孕妇慎用。

爵床

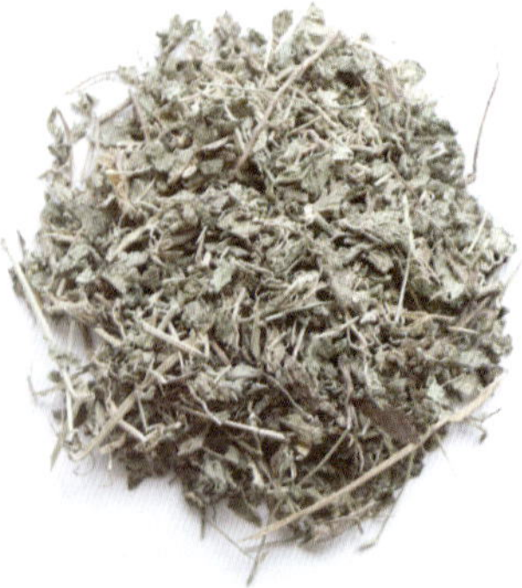

别名：香苏、爵卿、赤眼、癞子草。**药性：**苦、咸、辛，寒。归肺、肝、膀胱经。**功效：**清热解毒，利湿消积，活血止痛。**主治：**感冒发热，咳嗽，咽喉肿痛，目赤肿痛，疳积，湿热泻痢，筋骨疼痛，跌打损伤，痈疽疔疮，湿疹。**用量用法：**10～15克，鲜品30～60克，煎汤；或捣汁；或研末。外用鲜品适量，捣敷；或煎水洗浴。**使用注意：**脾胃虚寒者禁用。

水蔓青

别名： 狼尾拉花、气管炎草、一枝香、斩龙剑、蜈蚣草、追风草、一支香、哮喘草。**药性：** 苦，寒。归肺经。**功效：** 清热解毒，化痰止咳。**主治：** 肺热咳喘，肺脓疡，咳吐脓血，疮疖肿毒，皮肤湿疹，风疹瘙痒。**用量用法：** 10~15克。外用适量，煎水洗。**使用注意：** 无。

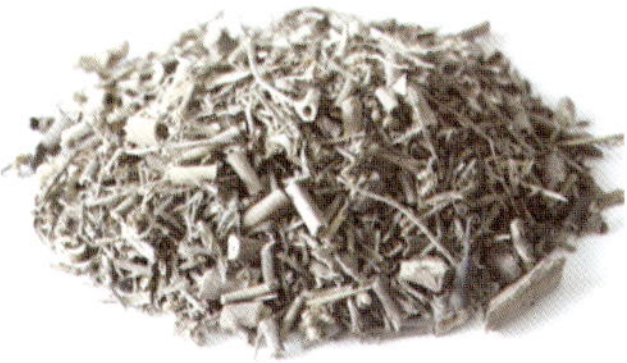

白花蛇舌草

别名： 蛇舌草、矮脚白花蛇利草、蛇针草、竹叶草奶沙尔。**药性：** 苦、甘，寒。归心、肺、肝、大肠经。**功效：** 清热解毒，利湿。**主治：** 肺热咳嗽，咽喉肿痛，肠痈，疖肿疮疡，毒蛇咬伤。**用量用法：** 15~30克，大剂量可用至60克，煎汤；或捣汁。外用适量，捣敷。**使用注意：** 孕妇慎用。

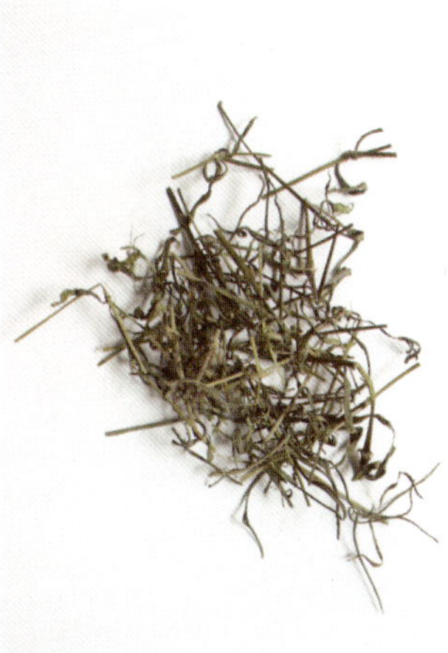

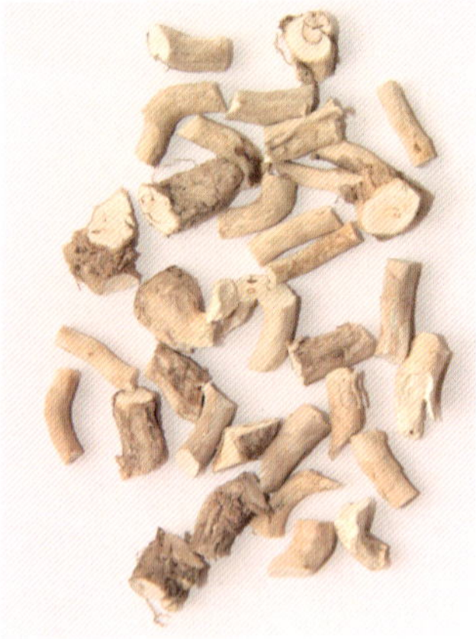

白马骨

别名： 路边金、千年矮、满天星、鸡骨头柴。**药性：** 淡、苦，辛，凉。归肺、肝经。**功效：** 祛风利湿，清热解毒。**主治：** 感冒，黄疸型肝炎，肾炎水肿，咳嗽，喉痛，角膜炎，肠炎，痢疾，腰腿疼痛，风火牙痛，痈疽肿毒，跌打损伤。**用量用法：** 10～15克，鲜品30～60克。外用适量。**使用注意：** 阴疽者禁用。

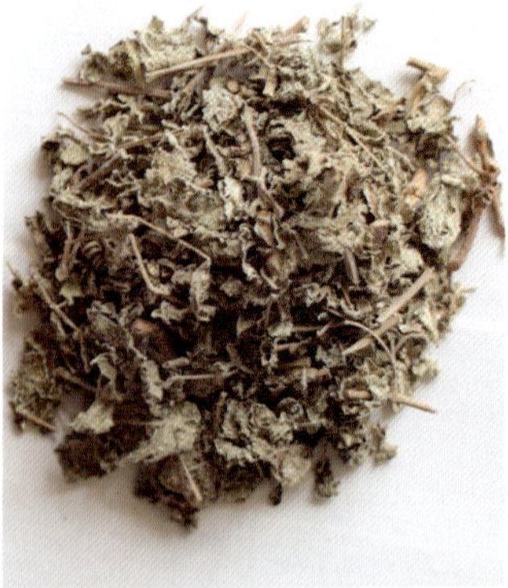

茅梅

别名： 黑龙骨、三月泡、红梅消、红琐梅、过江龙、倒筑伞。**药性：** 苦、涩，凉。归肺、大肠经。**功效：** 清热解毒，散瘀止血，杀虫疗疮。**主治：** 感冒发热，咳嗽痰血，痢疾，跌打损伤，产后腹痛，疥疮，疖肿，外伤出血。**用量用法：** 10～15克，煎汤；或浸酒。外用适量，捣敷；或煎水熏洗；或研末撒。**使用注意：** 无。

薰衣草

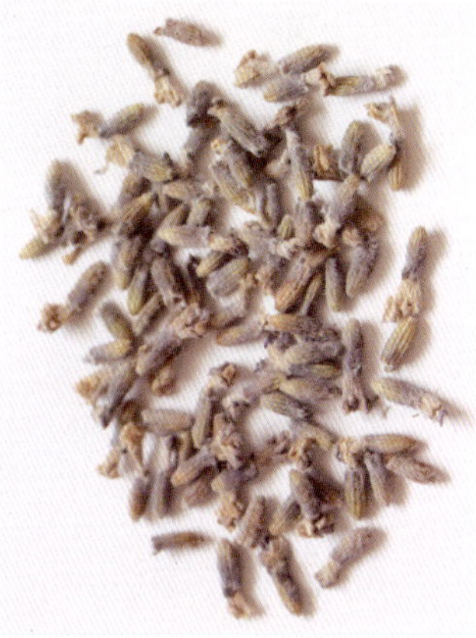

别名：无。**药性：**辛，凉。归心经。**功效：**清热解毒，散风止痒。**主治：**头痛，头晕，口舌生疮，咽喉红肿，水火烫伤，风疹，疥癣。**用量用法：**3～9克。外用适量，捣敷。**使用注意：**无。

毛冬青

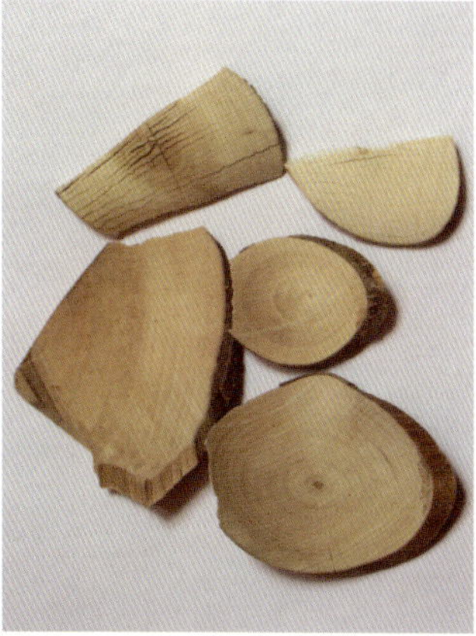

别名：乌尾丁、痈树、六月霜、细叶冬青、茶叶冬青、水火药。**药性：**苦、涩，寒。归心、肺经。**功效：**清热解毒，活血通络。**主治：**风热感冒，肺热喘咳，咽痛，乳蛾，牙龈肿痛，胸痹心痛，中风偏瘫，血栓闭塞性脉管炎，丹毒，烧烫伤，痈疽，中心性视网膜炎。**用量用法：**10～30克。外用适量，煎汁涂或浸泡。**使用注意：**孕妇、出血性疾病及月经过多者慎用。

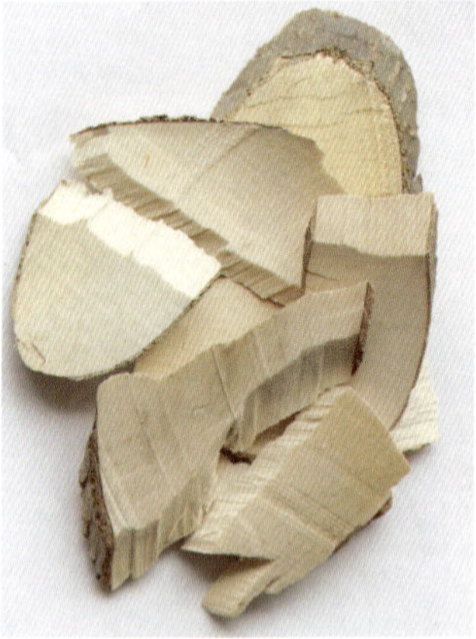

茅梅根

别名：托盘根、米花托盘根。**药性：**甘、苦，凉。归肺、大肠经。**功效：**清热解毒，祛风利湿，活血凉血。**主治：**感冒发热，咽喉肿痛，风湿痹痛，肝炎，结石，跌打损伤，咯血，吐血，崩漏，疔疮肿毒，腮腺炎。**用量用法：**6～15克，煎汤；或浸酒。外用适量，捣敷或煎汤熏洗，或研末调敷。**使用注意：**孕妇禁用。

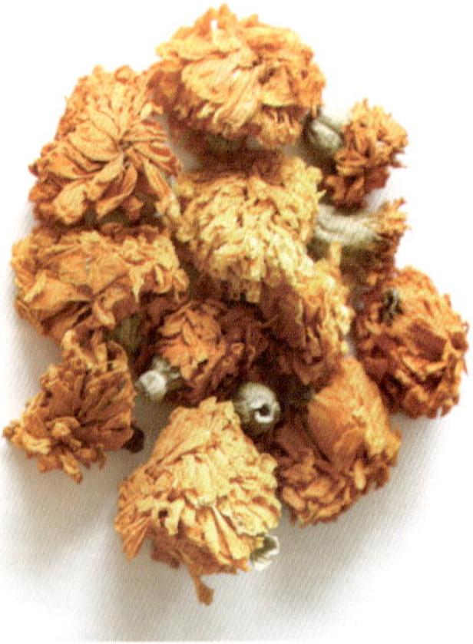

万寿菊

别名：臭芙蓉、金菊、黄菊、柏花、金鸡菊。**药性：**苦、微辛，凉。归肺、肝经。**功效：**清热解毒，化痰止咳。**主治：**上呼吸道感染，百日咳，结膜炎，口腔炎，牙痛，咽炎，眩晕，小儿惊风，闭经，血瘀腹痛，疮痈肿毒。**用量用法：**3～9克。外用适量，煎水熏洗；或研粉调敷；或鲜品捣敷。**使用注意：**无。

一点红

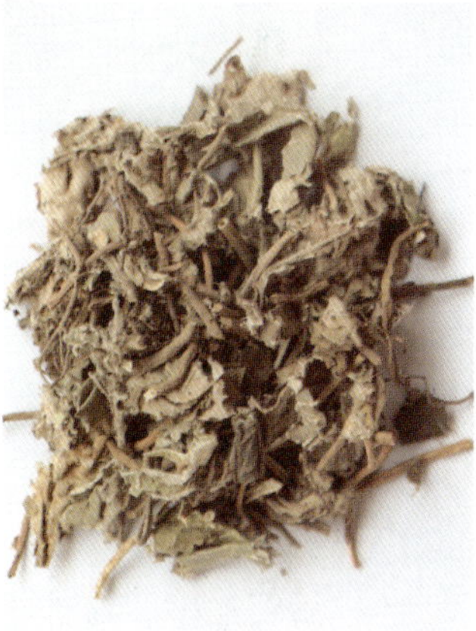

别名： 羊蹄草、紫背草、红背草、假芥蓝、叶下红。**药性：** 苦，凉。归肺经。**功效：** 清热解毒，散瘀消肿。**主治：** 上呼吸道感染，口腔溃疡，肺炎，乳腺炎，脑炎，细菌性痢疾，尿路感染，疮疖臃肿，湿疹，跌打损伤。**用量用法：** 9～15克，煎汤；或泡酒。外用适量，捣敷或煎水含漱。**使用注意：** 无。

红药子

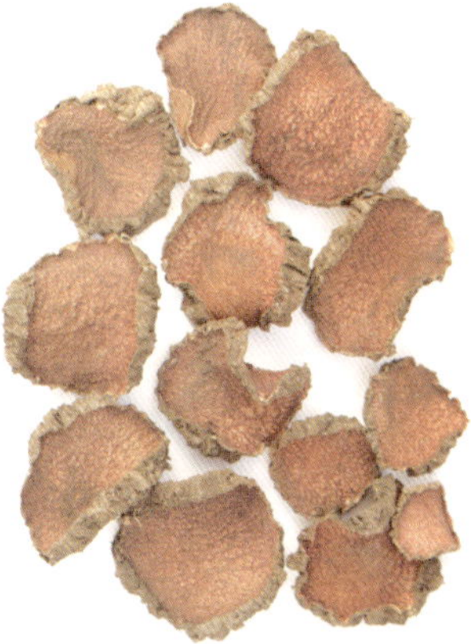

别名： 红药、赤药、朱砂七、黄药子。**药性：** 苦、微涩，凉。归肺、大肠、肝经。**功效：** 清热解毒，凉血活血。**主治：** 上呼吸道感染，扁桃体炎，急性细菌性痢疾，急性肠炎，泌尿系统感染，多种出血，跌打损伤，月经不调，风湿痹痛，热毒疮疡，烧伤。**用量用法：** 3～5克，煎汤；1～2克，研粉。外用适量，研粉敷。**使用注意：** 孕妇慎用。

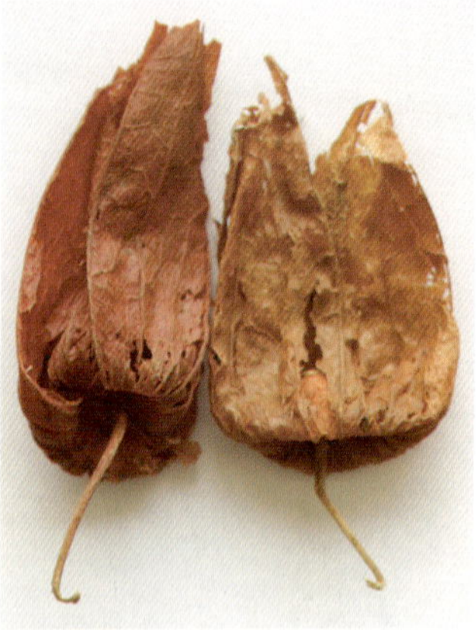

锦灯笼

别名： 醋浆、酢浆、灯笼草、金灯草、打朴草、红娘子、野木瓜，**药性：** 酸、苦，寒。归肺、脾经。**功效：** 清热毒，利咽喉，通利二便。**主治：** 咽喉肿痛，肺热咳嗽，黄疸，痢疾，水肿，小便淋涩，大便不通，黄水疮。**用量用法：** 9～15克，煎汤；或捣汁、研末。外用适量，煎水洗或研末调敷。**使用注意：** 孕妇及脾虚泄泻者禁用。

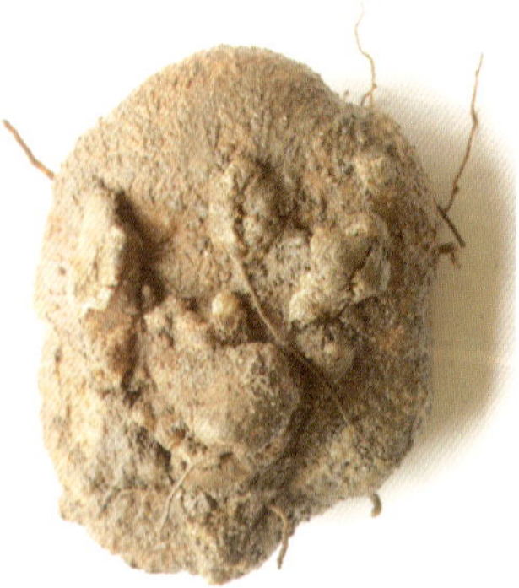

雪胆

别名： 金盆、金鱼莲、白味莲、盘莲。**药性：** 苦，寒，小毒。归心、肺、大肠经。**功效：** 清热解毒，利湿消肿，止痛止血。**主治：** 咽喉肿痛，牙痛，目赤肿痛，胃痛，细菌性痢疾，前列腺炎，痔疮，子宫颈炎，痈肿疔疮，外伤出血。**用量用法：** 6～9克，煎汤；0.5～1克，研末服。外用适量，捣敷或研末调敷。**使用注意：** 脾胃虚寒者慎用。

望江南

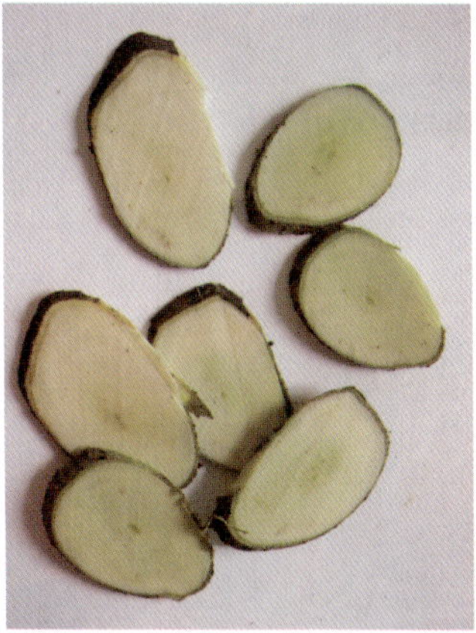

别名： 金豆子、羊角豆、野扁豆、头晕菜、假决明。**药性：** 苦，寒；有小毒。归肺、肝经。**功效：** 肃肺清肝，利尿通便，解毒消肿。**主治：** 咳嗽气喘，头痛目赤，小便血淋，大便秘结，痈肿疮毒，蛇虫咬伤。**用量用法：** 6～9克，鲜品15～30克。外用适量，鲜叶捣敷。**使用注意：** 体虚者慎用。

白药子

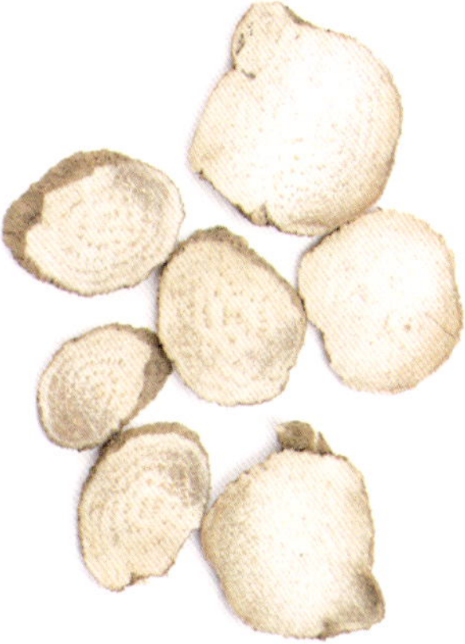

别名： 白药、山药根、山乌龟。**药性：** 苦、辛，凉；有小毒。归肺、胃经。**功效：** 清热解毒，祛风止痛，凉血止血。**主治：** 咽喉肿痛，热毒痈肿，风湿痹痛，腹痛，泻痢，吐血，衄血，外伤出血。**用量用法：** 9～15克，煎汤；或入丸、散。外用适量，捣敷或研末敷。**使用注意：** 脾虚及泄泻者慎用。

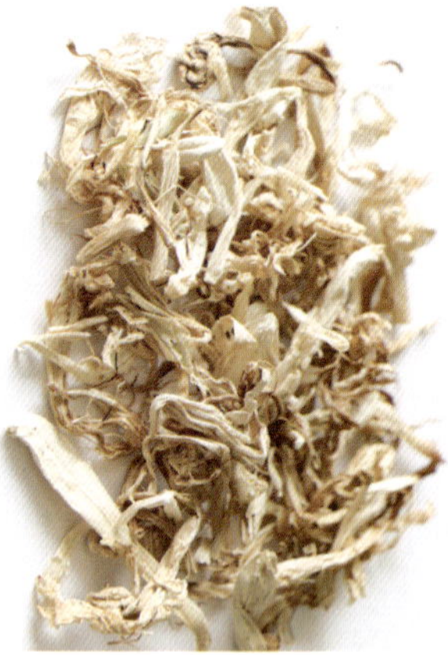

玉簪花

别名： 内消花、白鹤花、白鹤仙、白萼、玉泡花、银净花。**药性：** 苦、甘，凉；有小毒。归肺经。**功效：** 清热解毒，利水通经。**主治：** 咽喉肿痛，疮痈肿痛，小便不利，经闭。**用量用法：** 3~6克。外用适量，捣敷。**使用注意：** 无。

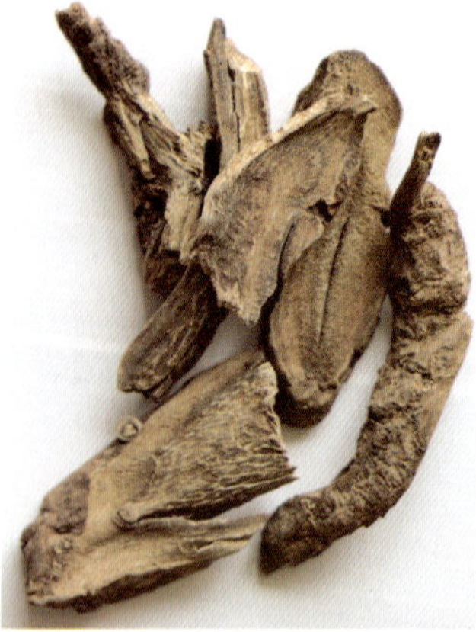

虎掌草

别名： 见风青、见风蓝、乌骨鸡、破牛膝。**药性：** 苦、辛，温；有小毒。归肺经。**功效：** 清热解毒，活血舒筋，消肿止痛。**主治：** 咽喉肿痛，痄腮，瘰疬结核，痈疽肿毒，疟疾，咳嗽，胃痛，牙痛，跌打损伤。**用量用法：** 9~15克，煎汤；或浸酒。外用适量。**使用注意：** 本品对皮肤刺激性大，接触时间过长可致发疱。

千金藤

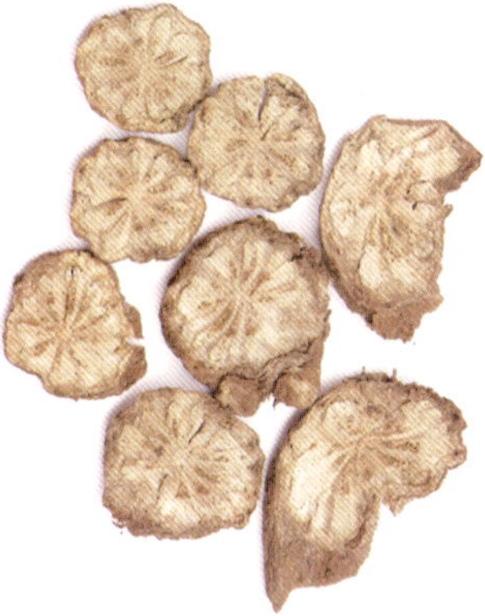

别名：金钱吊乌龟、公老鼠藤、野桃草、合跤草、天膏药。**药性：**苦、辛，寒。归肺、膀胱经。**功效：**清热解毒，祛风止痛，利水消肿。**主治：**咽喉肿痛，痈肿疮疖，毒蛇咬伤，风湿痹痛，胃痛，脚气水肿。**用量用法：**9~15克，煎服；1~1.5克，研末服。外用适量，研末撒或鲜品捣敷。**使用注意：**服用过量可致呕吐。

繁缕

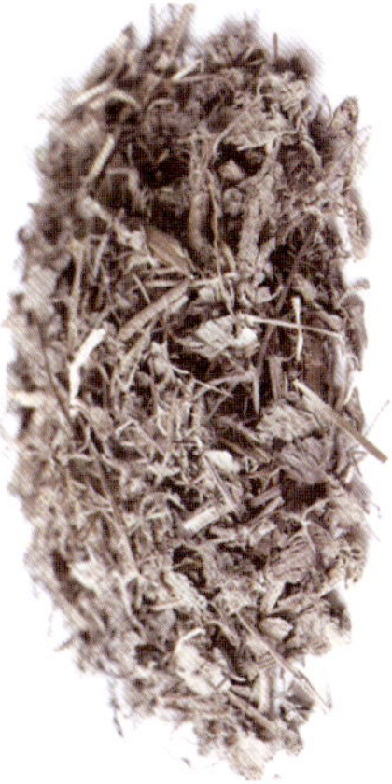

别名：滋草、鹅肠菜、鹅儿肠菜、五爪龙、狗菜、和尚菜、乌云草。**药性：**微苦、甘、酸，凉。归肝、大肠经。**功效：**清热解毒，凉血消痈，活血止痛，下乳。**主治：**痢疾，肠痈，肺痈，乳痈，疔疮肿毒，痔疮肿痛，乳汁不下。**用量用法：**15~30克，鲜品30~60克，煎汤；或捣汁。外用适量，捣敷或烧存性研末调敷。**使用注意：**孕妇慎用。

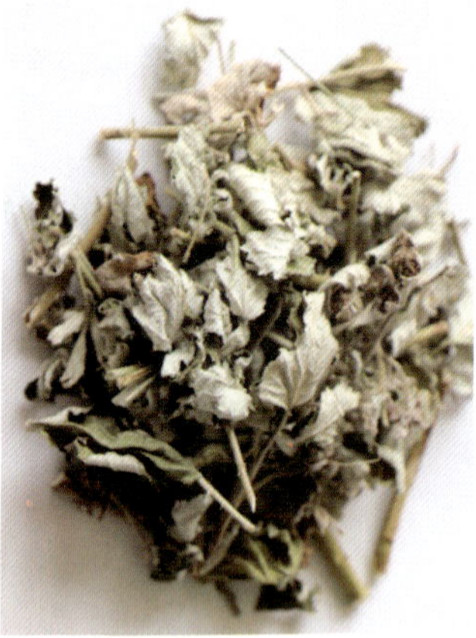

藤茶

别名： 霉茶叶。**药性：** 甘、淡，凉。归肝、肺经。**功效：** 清热解毒，祛风利湿。**主治：** 急性结膜炎，黄疸肝炎，感冒风热，咽喉肿痛，痈疖。**用量用法：** 15～60克。外用治急性结膜炎，鲜全株水煎熏洗。**使用注意：** 无。

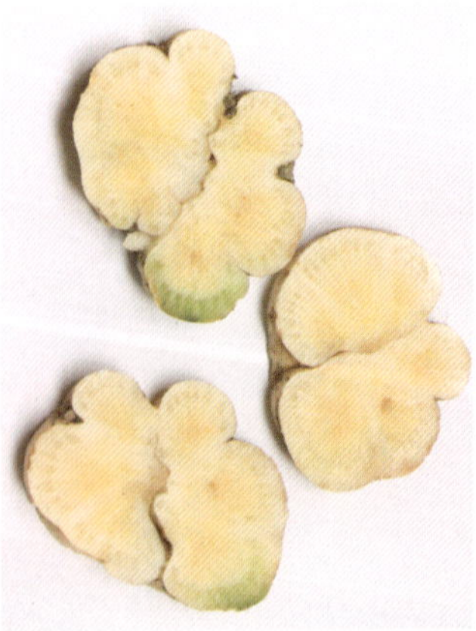

南瓜

别名： 麦瓜、癞瓜、番南瓜、番瓜、倭瓜、阴瓜、北瓜、金冬瓜、伏瓜、窝瓜、饭瓜。**药性：** 甘，平。归肺、脾、胃经。**功效：** 解毒消肿。**主治：** 肺痈，哮证，痈肿，烫伤，毒蜂蜇伤。**用量用法：** 适量，蒸煮或生捣汁。外用适量，捣敷。**使用注意：** 气滞湿阻者慎用。

叶下珠

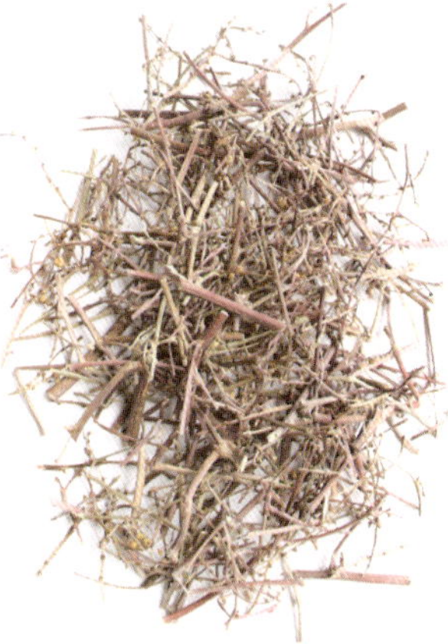

别名：日开夜闭、珍珠草、阴阳草、真珠草、夜盲草、山皂角。**药性**：微苦，凉。归肝、脾、肾经。**功效**：清热解毒，利水消肿，明目消积。**主治**：痢疾，泄泻，黄疸，水肿，热淋，石淋，目赤，夜盲，疳积，痈肿，毒蛇咬伤。**用量用法**：15～30克。外用适量，捣敷。**使用注意**：无。

倒提壶

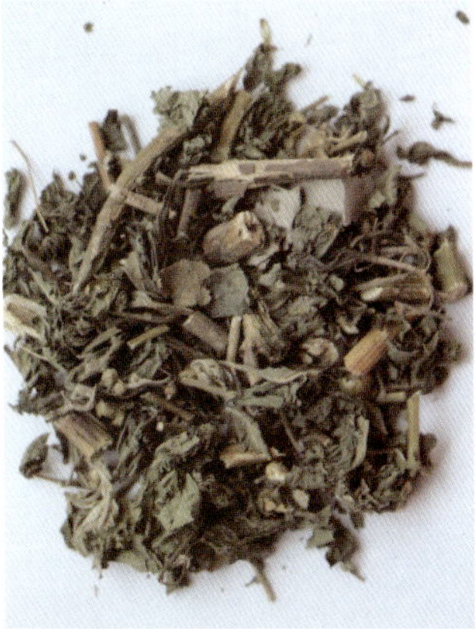

别名：都拉高孜弯。**药性**：甘，平。归肝经。**功效**：清热解毒，降压清脑。**主治**：头痛头晕，高血压，记忆力差，易咳嗽，神经衰弱等症。**用量用法**：6～12克。**使用注意**：无。

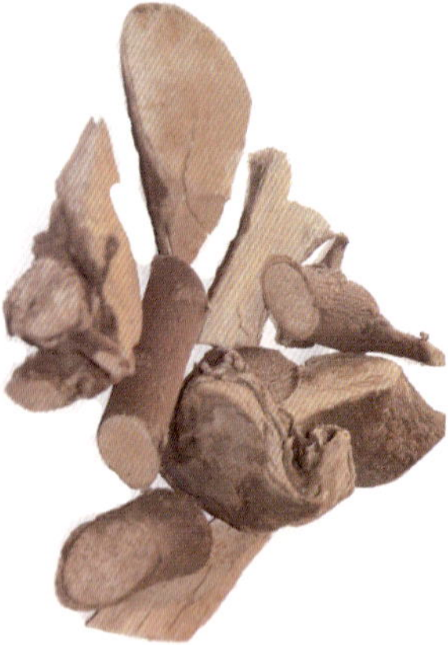

了哥王

别名：金腰带、埔银、地锦。**药性：**苦、辛，寒；有毒。归肺、肝经。**功效：**清热解毒，化痰散结，消肿止痛。**主治：**痈肿疮毒，瘰疬，风湿痛，跌打损伤，蛇虫咬伤。**用量用法：**6～9克，煎汤（需久煎4小时以上）。外用适量，捣敷，研末调敷或煎水洗。**使用注意：**体质虚弱者慎用，孕妇禁用。

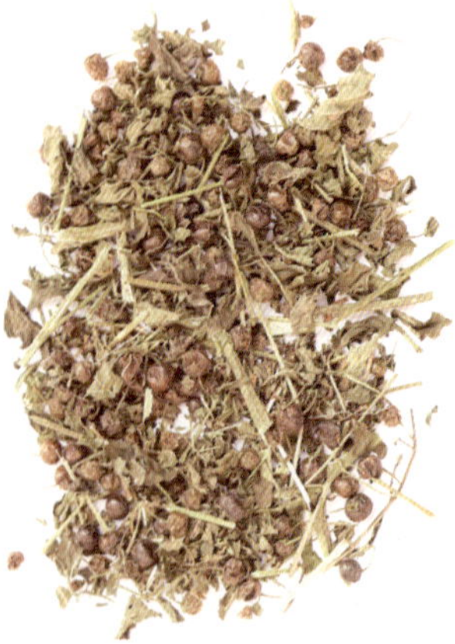

龙葵

别名：苦葵、苦菜、天茄子、救儿草、后红子、老鸦眼睛草、野辣蓼、飞天龙。**药性：**苦，寒。归肺、肾经。**功效：**清热解毒，活血消肿。**主治：**疔疮，痈肿，丹毒，跌打扭伤，慢性气管炎，肾炎水肿。**用量用法：**15～30克。外用适量，捣敷；或煎水洗。**使用注意：**无。

败酱草

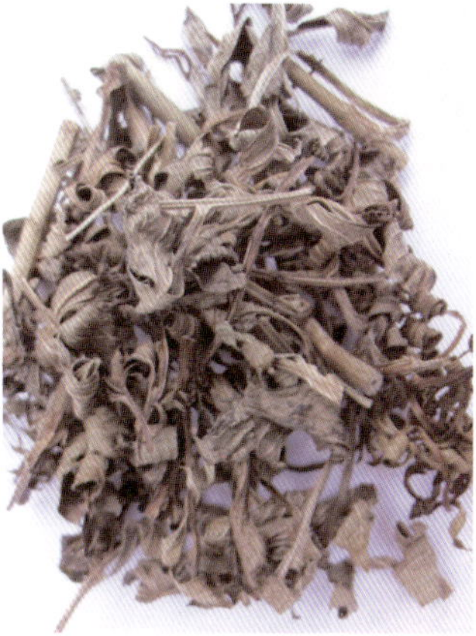

别名： 鹿肠、鹿首、马草、泽败、鹿酱、苦菜、豆豉草、观音菜、女郎花、苦叶菜。**药性：** 辛、苦，微寒。归胃、大肠、肝经。**功效：** 清热解毒，活血排脓。**主治：** 肠痈，肺痈，痈肿，痢疾，产后瘀滞腹痛。**用量用法：** 10～15克。外用适量，鲜品捣敷患处。**使用注意：** 脾胃虚弱者及孕妇慎用。

糯米藤

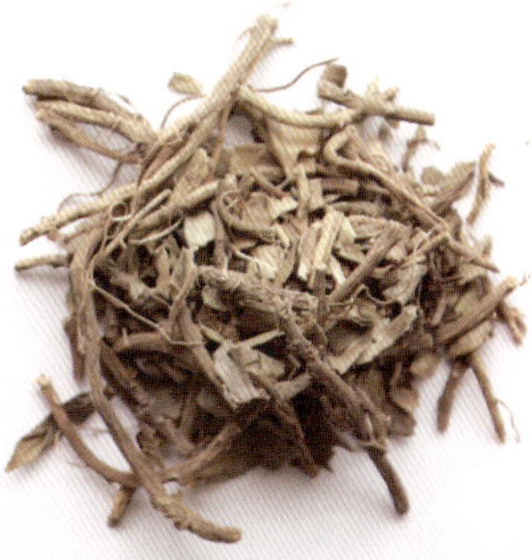

别名： 捆仙绳、糯米菜、蔓苎麻、糯米草、红米藤。**药性：** 甘、微苦，凉。归胃、脾经。**功效：** 清热解毒，健脾消积，利湿消肿，散瘀止血。**主治：** 乳痈，食积腹痛，疳积，带下，水肿，小便不利，痛经，外伤出血。**用量用法：** 10～30克，鲜品加倍。外用适量，捣敷。**使用注意：** 无。

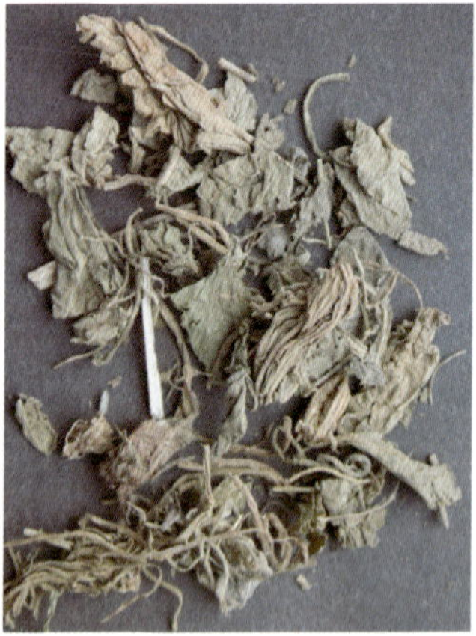

甜地丁

别名： 米布袋、地丁、小丁黄、痒痒草、地米菜。**药性：** 甘、苦，寒。归心、肝经。**功效：** 清热解毒，凉血消肿。**主治：** 痈肿疔疮，丹毒，肠痈，瘰疬，毒虫咬伤，黄疸，肠炎，痢疾。**用量用法：** 6～30克。外用适量，鲜品捣敷；或煎水洗。**使用注意：** 无。

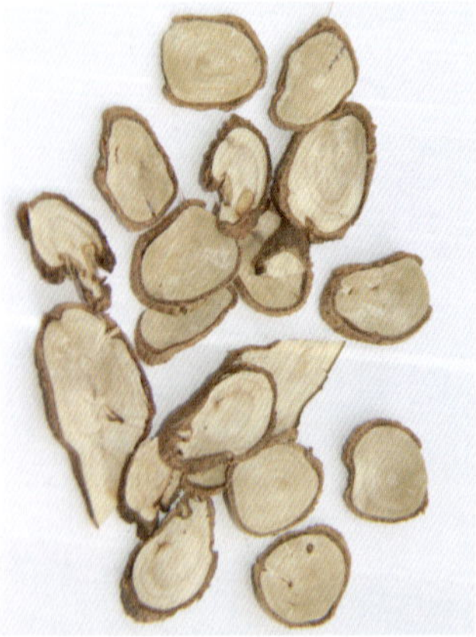

臭牡丹

别名： 大红袍、臭八宝、矮童子、臭珠桐、臭脑壳。**药性：** 辛，温；有小毒。归心、大肠经。**功效：** 清热解毒，活血消肿。**主治：** 痈疽疔疮，乳腺炎，关节炎，湿疹，牙痛，痔疮脱肛。**用量用法：** 9～15克，捣汁；或入丸、散。外用捣敷，研末调敷；或煎水熏洗。**使用注意：** 无。

匍伏堇

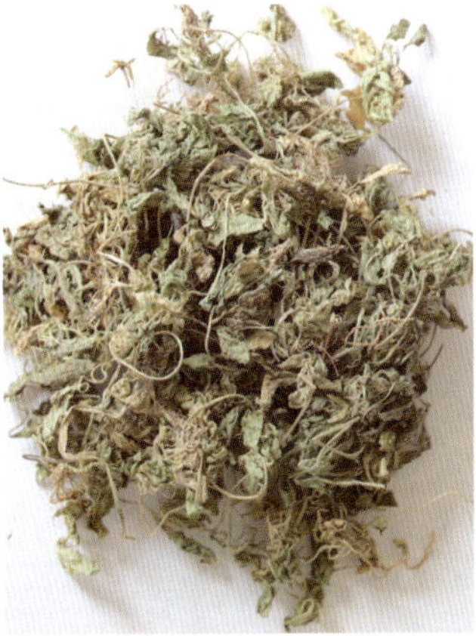

别名：地白草、七星莲、白菜仔、黄瓜草、雪里青。**药性：**微苦，凉。归肝、肺经。**功效：**清热解毒，散瘀消肿，止咳。**主治：**疮疡肿毒，眼结膜炎，肺热咳嗽，百日咳，黄疸型肝炎，带状疱疹，水火烫伤，跌打损伤，骨折，毒蛇咬伤。**用量用法：**9～15克，鲜品加倍。外用捣敷。**使用注意：**无。

向天盏

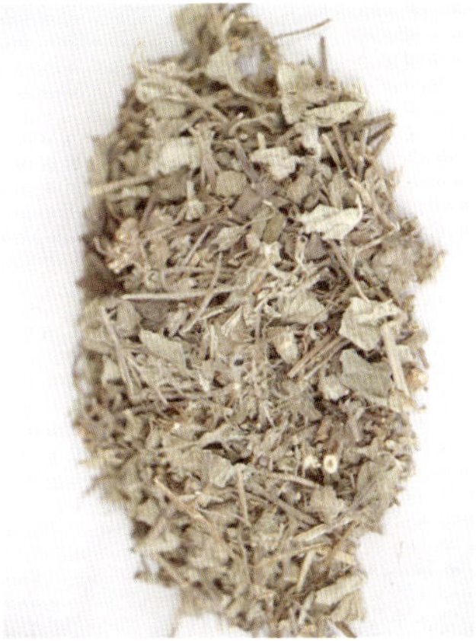

别名：韩信草、金茶匙、合耳花。**药性：**辛、苦，寒。归心、肝、肺经。**功效：**清热解毒，活血止痛，止血消肿。**主治：**痈肿疔毒，肺痈，肠痈，瘰疬，毒蛇咬伤，肺热咳喘，牙痛，喉痹，跌打损伤，创伤出血，皮肤瘙痒。**用量用法：**10～15克，煎汤，鲜品30～60克；或捣汁或浸酒。外用适量，捣敷；或煎汤洗。**使用注意：**孕妇慎用。

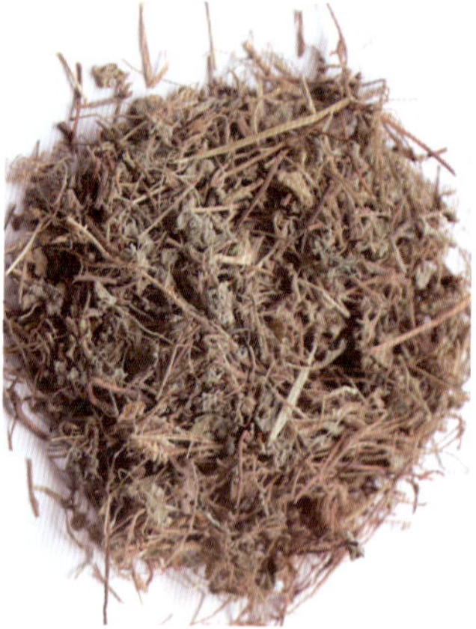

酢浆草

别名： 酸浆草、酸酸草、钩钩草。**药性：** 酸，寒。归肝、肺、膀胱经。**功效：** 清热利湿，凉血散瘀，解毒消肿。**主治：** 湿热泄泻，痢疾，黄疸，淋证，带下，月经不调，跌打损伤，咽喉肿痛，痈肿疔疮，丹毒，麻疹，烫火伤，蛇虫咬伤。**用量用法：** 9~15克，煎汤，鲜品30~60克。外用适量，煎水洗、捣烂敷、捣汁涂或煎水漱口。**使用注意：** 孕妇及体虚者慎用。

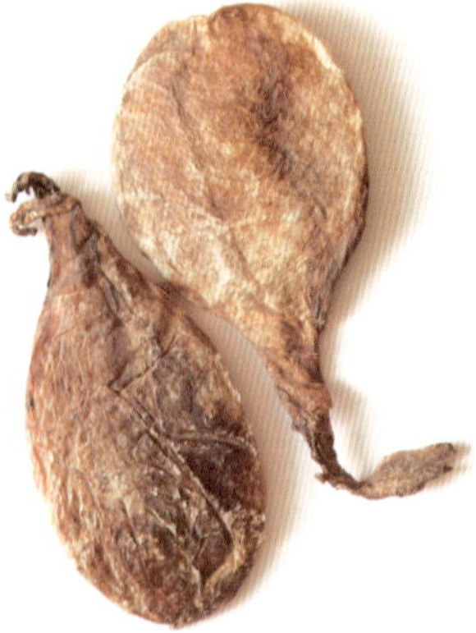

熊胆

别名： 金胆、墨胆、铁胆、云胆、东胆、罴熊胆。**药性：** 苦，寒。归肝、胆、心、胃经。**功效：** 清热解毒，清肝明目，杀虫止血。**主治：** 湿热黄疸，暑湿泻痢，热病惊痫，目赤翳障，喉痹，鼻蚀，疔疮痔漏，疳积，蛔虫，多种出血。**用量用法：** 0.2~0.5克。外用适量，研末调敷或点眼。**使用注意：** 虚证患者禁用。

农吉利

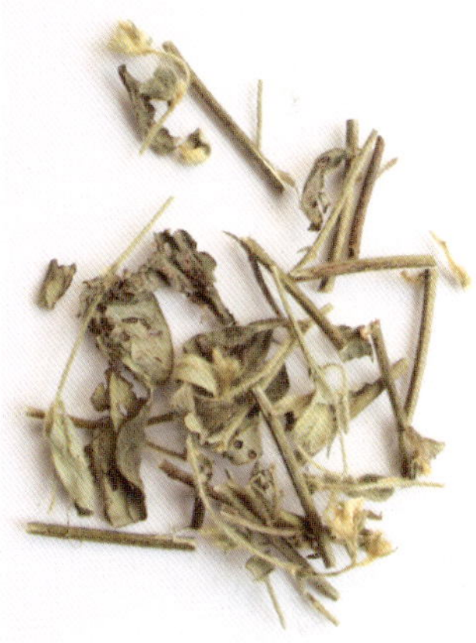

别名： 佛指甲、山油麻、野芝麻、羊屎蛋。**药性：** 甘、淡，平。归大肠、膀胱、肺经。**功效：** 清热解毒，利湿消积。**主治：** 痢疾，热淋，喘咳，风湿痹痛，疔疮疖肿，毒蛇咬伤，小儿疳积，恶性肿瘤。**用量用法：** 5～60克。外用适量，捣敷或研末调敷。**使用注意：** 本品有毒，内服宜慎。肝肾疾病患者禁用。

光枝勾儿茶

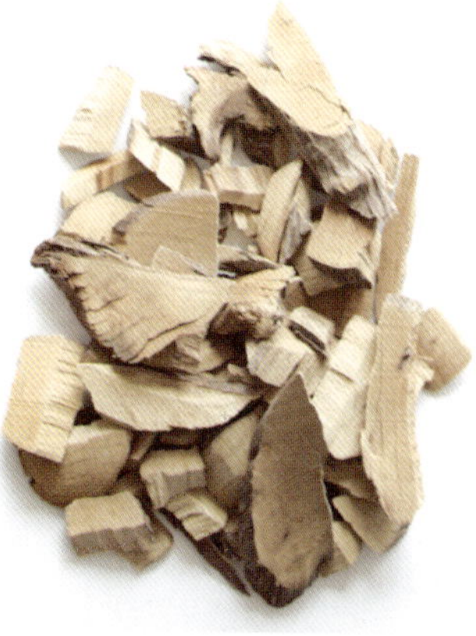

别名： 提云草、小桃花、老鼠草、乌石米。**药性：** 平，苦，微涩。归肝、肺经。**功效：** 消肿解毒，止血镇痛，祛风除湿。**主治：** 痈疽疔肿，咳嗽咯血，消化道出血，跌打损伤，烫伤，风湿骨痛，风火牙痛。**用量用法：** 15～30克，鲜品30～60克。外用适量，捣敷。**使用注意：** 无。

五、清热凉血药

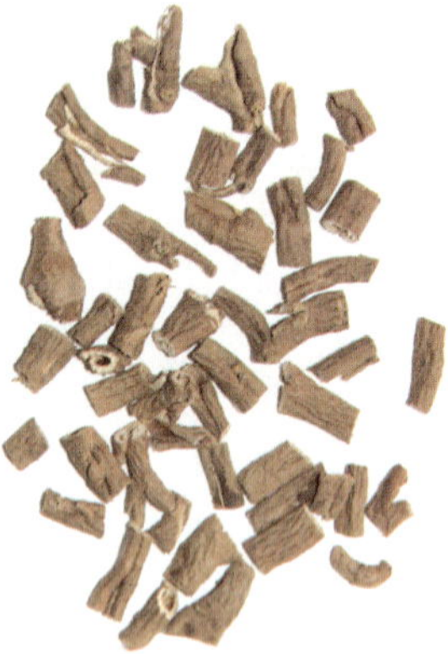

牡丹皮

别名： 丹皮、丹根、牡丹根皮。**药性：** 苦、辛，微寒。归心、肝、肾经。**功效：** 清热凉血，活血化瘀。**主治：** 热入营血，温毒发斑，吐血衄血，无汗骨蒸，经闭痛经，跌仆伤痛，痈肿疮毒。**用量用法：** 6～12克。**使用注意：** 孕妇慎用。

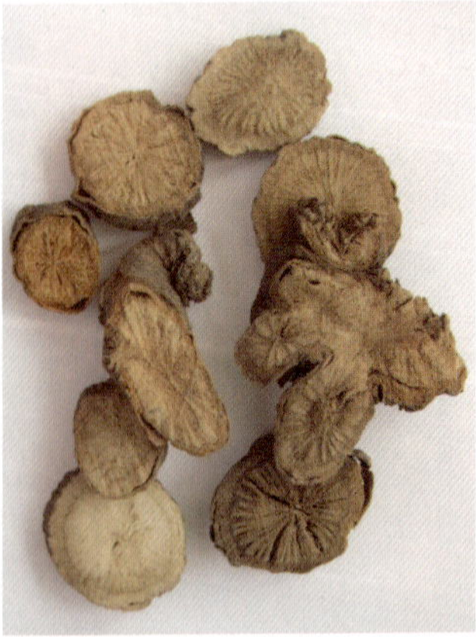

赤芍

别名： 赤芍、木芍药、红芍药。**药性：** 苦，微寒。归肝经。**功效：** 清热凉血，散瘀止痛。**主治：** 热入营血，温毒发斑，吐血衄血，目赤肿痛，肝郁胁痛，经闭痛经，癥瘕腹痛，跌仆损伤，痈肿疮疡。**用量用法：** 6～12克。**使用注意：** 不宜与藜芦同用。

地黄

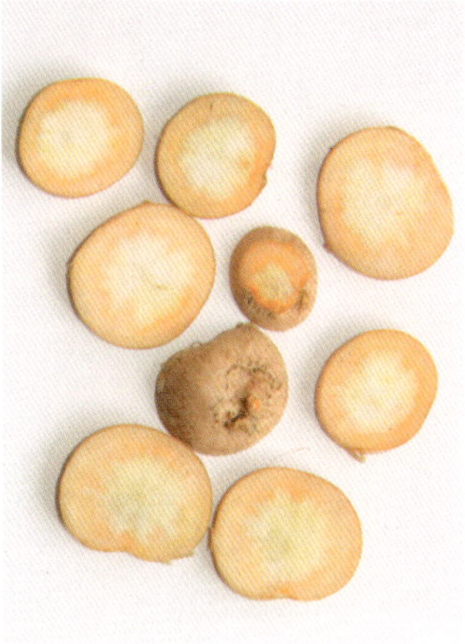

别名： 鲜生地、山烟根。**药性：** 甘，寒。归心、肝、肾经。**功效：** 清热凉血，养阴生津。**主治：** 温毒发斑，吐血衄血，热病伤阴，舌绛烦渴，津伤便秘，阴虚发热，骨蒸劳热，内热消渴。**用量用法：** 10～15克。**使用注意：** 本品性寒滞腻，脾虚腹满便溏及胸闷食少者不宜用。

玄参

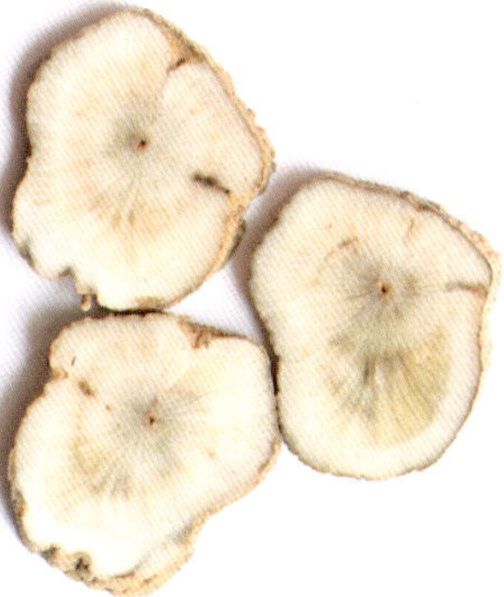

别名： 元参、黑参、鹿肠、玄台、乌元参、野脂麻。**药性：** 甘、苦、咸，微寒。归肺、胃、肾经。**功效：** 清热凉血，滋阴降火，解毒散结。**主治：** 热入营血，温毒发斑，热病伤阴，目赤，咽痛，白喉，瘰疬，痈肿疮毒。**用量用法：** 9～15克。**使用注意：** 不宜与藜芦同用。

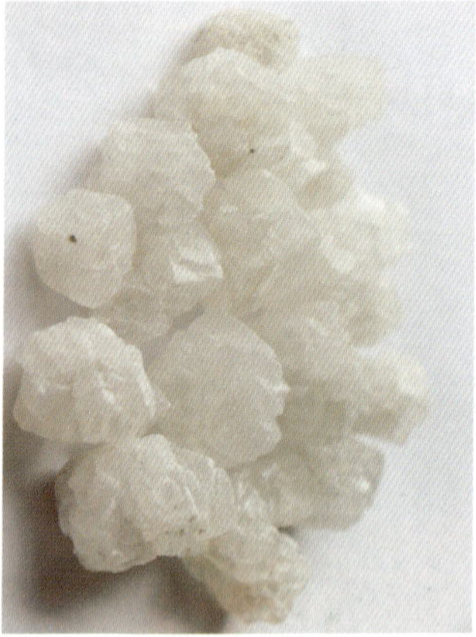

大青盐

别名： 青盐、石盐、戎盐。**药性：** 咸，寒。归心、肾、膀胱经。**功效：** 清热，凉血，明目。**主治：** 吐血，尿血，牙龈肿痛出血，目赤肿痛，风眼烂弦。**用量用法：** 1.2～2.5克；或多入丸、散用。外用适量，研末擦牙或水化漱口、洗目。**使用注意：** 水肿者慎用。

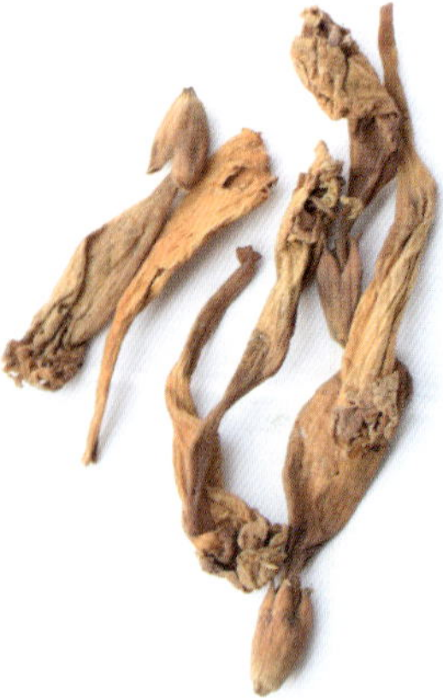

凌霄花

别名： 紫葳、中国霄、大花凌霄。**药性：** 甘、酸，寒。归肝、心包经。**功效：** 活血通经，凉血祛风。**主治：** 月经不调，经闭癥瘕，产后乳肿，风疹发红，皮肤瘙痒，痤疮。**用量用法：** 5～9克。**使用注意：** 孕妇慎用。

紫草

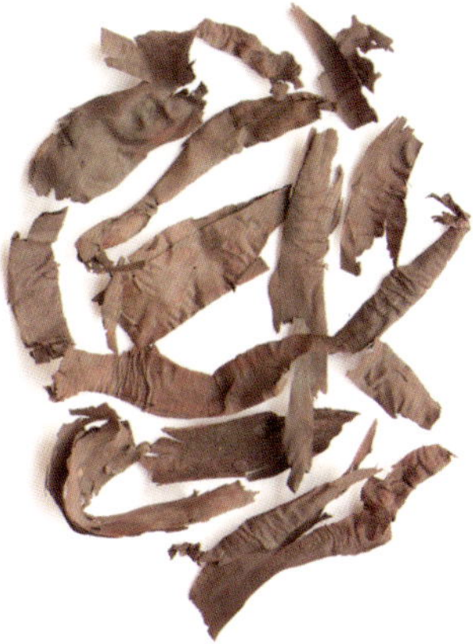

别名：紫丹、紫根、紫草茸、山紫草。**药性：**甘、咸，寒。归心、肝经。**功效：**清热凉血，活血解毒，透疹消斑。**主治：**血热毒盛，斑疹紫黑，麻疹不透，疮疡，湿疹，水火烫伤。**用量用法：**5～10克。外用适量，熬膏或用植物油浸泡涂搽。**使用注意：**胃肠虚弱者、大便滑泄者慎用。

水牛角

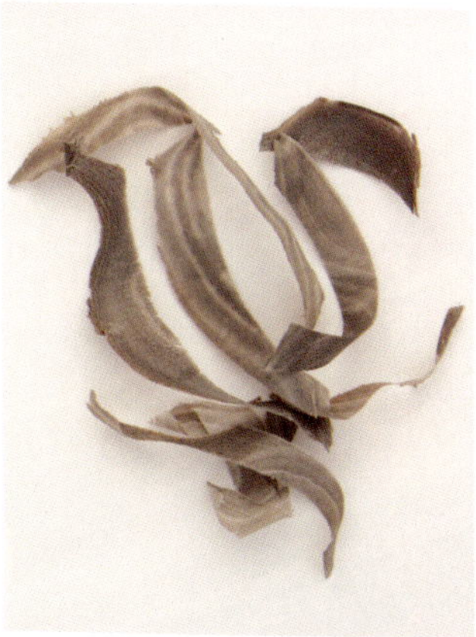

别名：牛角尖。**药性：**苦，寒。归心、肝经。**功效：**清热凉血，解毒，定惊。**主治：**温病高热，神昏谵语，发斑发疹，吐血衄血，惊风，癫狂。**用量用法：**15～30克，宜先煎3小时以上。**使用注意：**脾胃虚寒者不宜用。

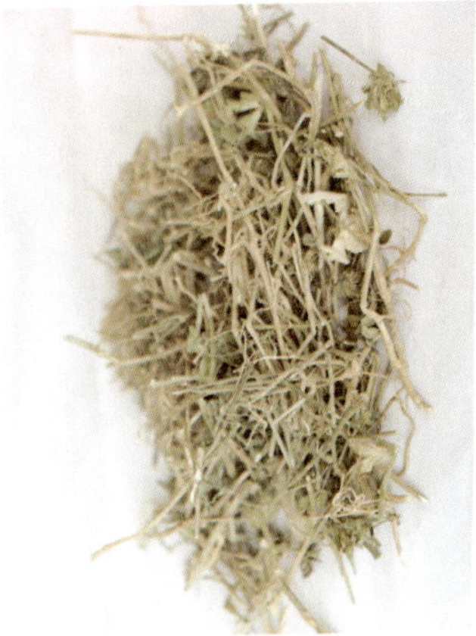

狗肝菜

别名： 四籽马蓝、华九头狮子草。**药性：** 苦，寒。归心、肾经。**功效：** 解毒疗疮，清热解毒凉血，生津利尿。**主治：** 实热内结之热毒斑疹、便血、小便不利、肿毒疔疮；外用主跌打损伤，红肿出血。**用量用法：** 15～30克。外用捣敷患处。**使用注意：** 无。

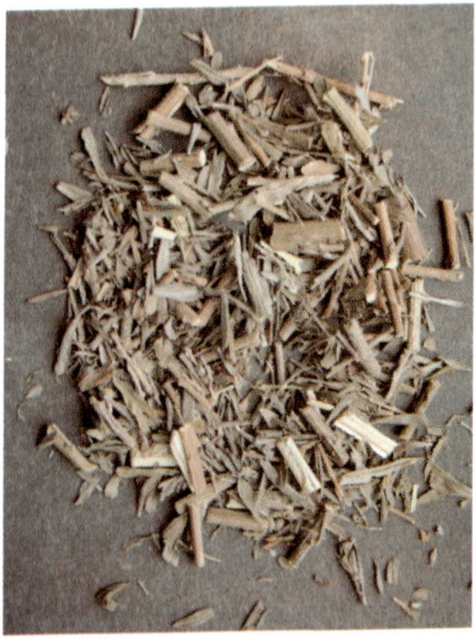

含羞草

别名： 知羞草、怕羞草、喝呼草、感应草。**药性：** 甘、涩、微苦，微寒；有小毒。**功效：** 凉血解毒，清热利湿，镇静安神。**主治：** 感冒，小儿高热，支气管炎，水肿，劳伤咳血，鼻衄，血尿，神经衰弱。**用量用法：** 15～30克，煎汤，鲜品30～60克；或炖肉。外用适量，捣敷。**使用注意：** 本品有麻醉作用，内服不宜过量。孕妇忌用。

六、清虚热药

地骨皮

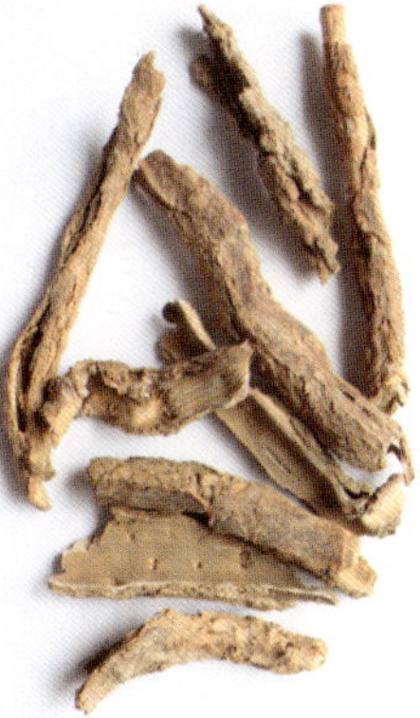

别名： 杞根、地辅、地骨、地节、枸杞根、枸杞根皮。**药性：** 甘，寒。归肺、肝、肾经。**功效：** 凉血除蒸，清肺降火。**主治：** 阴虚潮热，骨蒸盗汗，肺热咳嗽，咯血，衄血，内热消渴。**用量用法：** 9～15克。**使用注意：** 外感风寒发热及脾虚便溏者不宜用。

银柴胡

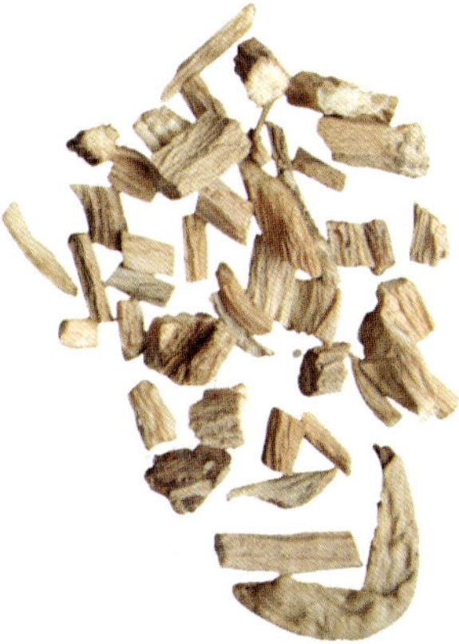

别名： 土参、银胡、山菜根、沙参儿、牛肚根、银夏柴胡。**药性：** 甘，微寒。归肝、胃经。**功效：** 退虚热，除疳热。**主治：** 阴虚发热，骨蒸劳热，小儿疳热。**用量用法：** 3～10克。**使用注意：** 外感风寒、血虚无热者忌用。

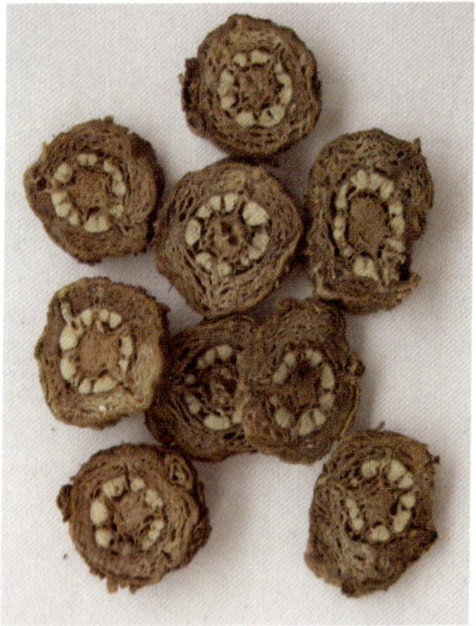

胡黄连

别名： 胡连、割孤露泽、西藏胡黄连。**药性：** 苦，寒。归肝、胃、大肠经。**功效：** 退虚热，除疳热，清湿热。**主治：** 骨蒸潮热，小儿疳热，湿热泻痢，黄疸尿赤，痔疮肿痛。**用量用法：** 3～10克。**使用注意：** 外感风寒、血虚无热者忌用。

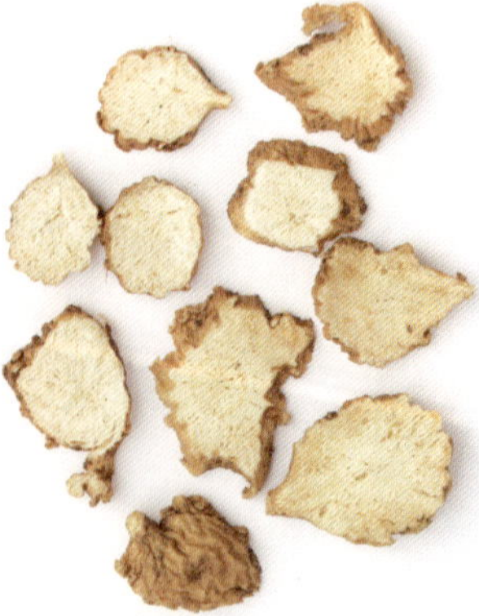

珠子参

别名： 鸡腰参、珠儿参、白地瓜、大金线吊葫芦。**药性：** 苦、甘，微寒。归肝、肺、胃经。**功效：** 补肺养阴，祛瘀止痛，止血。**主治：** 气阴两虚，烦热口渴，虚劳咳嗽，跌仆损伤，关节痹痛，咳血，吐血，衄血，崩漏，外伤出血。**用量用法：** 3～9克。外用适量，研末敷患处。**使用注意：** 无。

青蒿

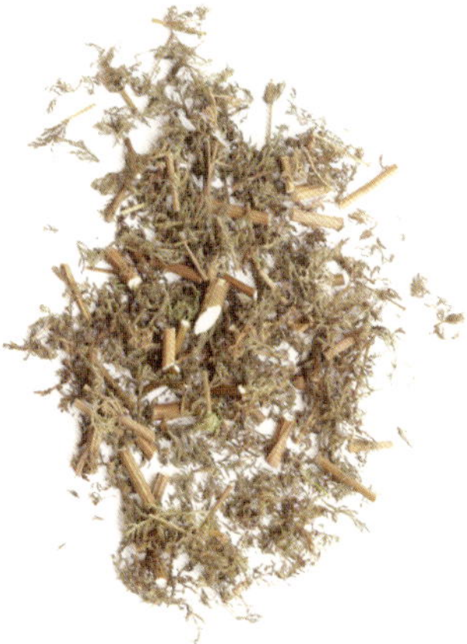

别名：草蒿、廪蒿、邪蒿、香蒿。**药性：**苦、辛，寒。归肝、胆经。**功效：**清虚热，除骨蒸，解暑热，截疟，退黄。**主治：**温邪伤阴，阴虚发热，骨蒸劳热，暑邪发热，疟疾寒热，湿热黄疸。**用量用法：**6～12克，后下。**使用注意：**不宜久煎。脾胃虚弱、肠滑泄泻者忌用。

白薇

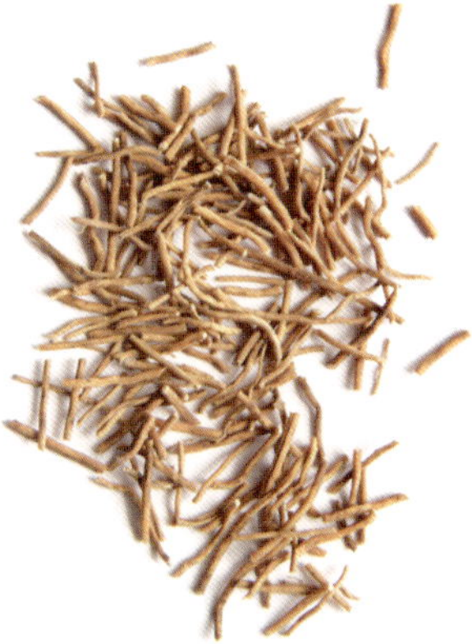

别名：春草、芒草、白微、白幕、薇草、骨美、龙胆白薇。**药性：**苦、咸，寒。归胃、肝、肾经。**功效：**清热凉血，利尿通淋，解毒疗疮。**主治：**温邪伤营发热，阴虚发热，骨蒸劳热，产后血虚发热，热淋，血淋，痈疽肿毒。**用量用法：**5～10克。**使用注意：**脾胃虚寒、食少便溏者不宜用。

泻下药

一、攻下药

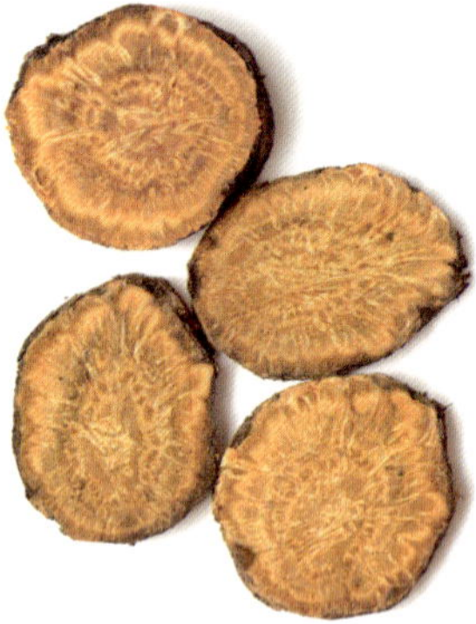

大黄

别名： 将军、川军、锦纹大黄、雅黄。**药性：** 苦，寒。归脾、胃、大肠、肝、心包经。**功效：** 泻下攻积，清热泻火，凉血解毒，逐瘀通经，利湿退黄。**主治：** 实热积滞便秘，血热吐衄，目赤咽肿，痈肿疔疮，肠痈腹痛，瘀血经闭，产后瘀阻。**用量用法：** 3～15克，用于泻下不宜久煎。外用适量。**使用注意：** 孕妇及月经期、哺乳期妇女慎用。

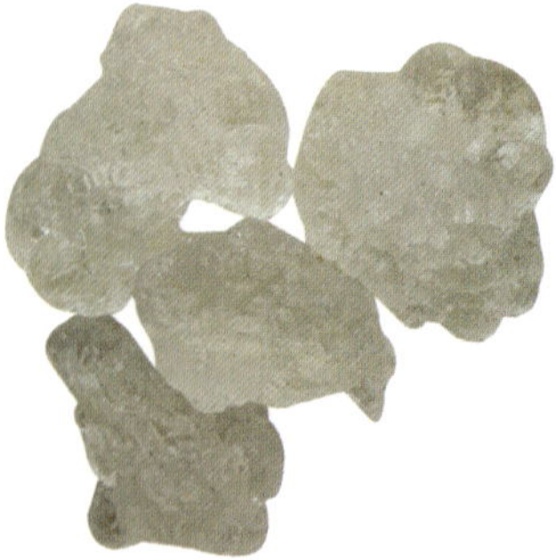

芒硝

别名： 朴硝、英消、盆消、马牙消。**药性：** 咸、苦，寒。归胃、大肠经。**功效：** 泻下通便，润燥软坚，清火消肿。**主治：** 实热积滞，腹满胀痛，大便燥结，肠痈肿痛。**用量用法：** 6～12克，一般不入煎剂，待汤剂煎得后，溶入汤液中服用。外用适量。**使用注意：** 孕妇慎用。不宜与硫黄、三棱同用。

芦荟

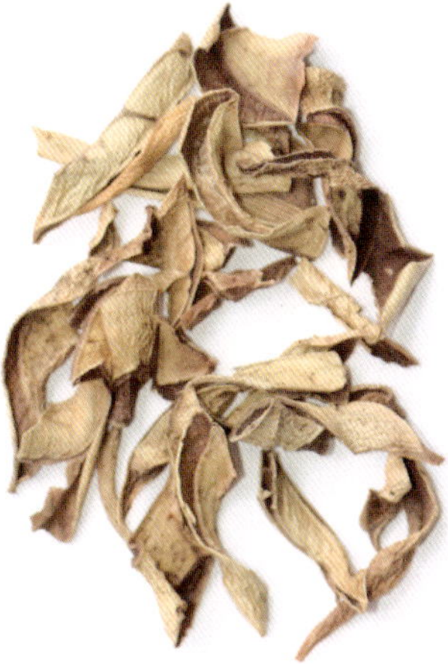

别名：卢会、象胆、讷会、奴会、劳伟。**药性：**苦，寒。归肝、胃、大肠经。**功效：**泻下通便，清肝泻火，杀虫疗疳。**主治：**热结便秘，惊痫抽搐，小儿疳积。外治癣疮。**用量用法：**2～5克，宜入丸、散。外用适量，研末敷患处。**使用注意：**孕妇慎用。

番泻叶

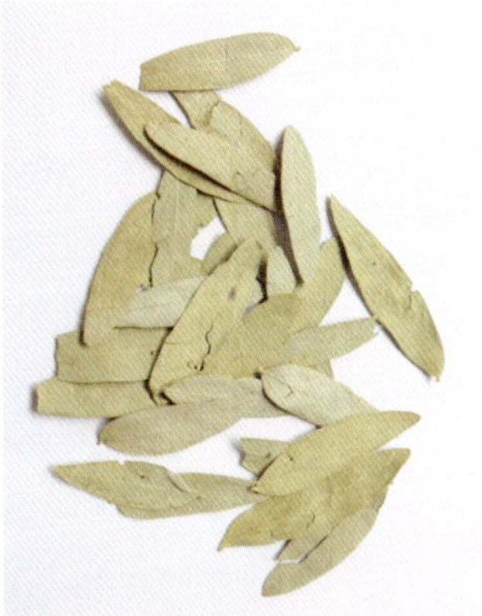

别名：泻叶。**药性：**甘、苦，寒。归大肠经。**功效：**泄热行滞，通便，利水。**主治：**热结积滞，便秘腹痛，水肿胀满。**用量用法：**2～6克，后下；或开水泡服。**使用注意：**孕妇慎用。

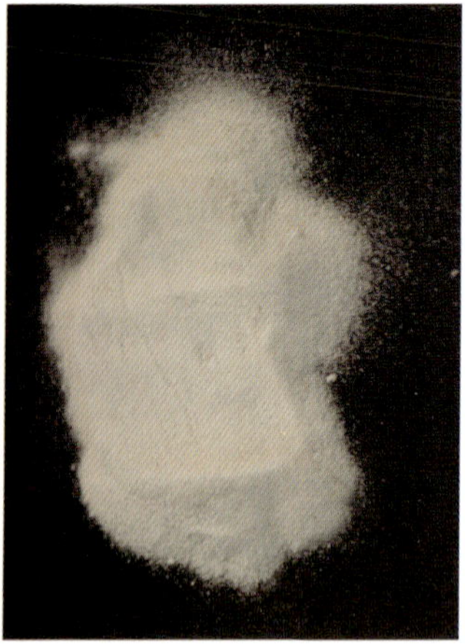

玄明粉

别名： 白龙粉、风化硝、元明粉。**药性：** 咸、苦，寒。归胃、大肠经。**功效：** 泻下通便，润燥软坚，清火消肿。**主治：** 实热积滞，大便燥结，腹满胀痛。外治咽喉肿痛，口舌生疮，牙龈肿痛，目赤，痈肿，丹毒。**用量用法：** 3～9克，溶入煎好的汤液中服用。外用适量。**使用注意：** 孕妇慎用。不宜与硫黄、三棱同用。

二、润下药

郁李仁

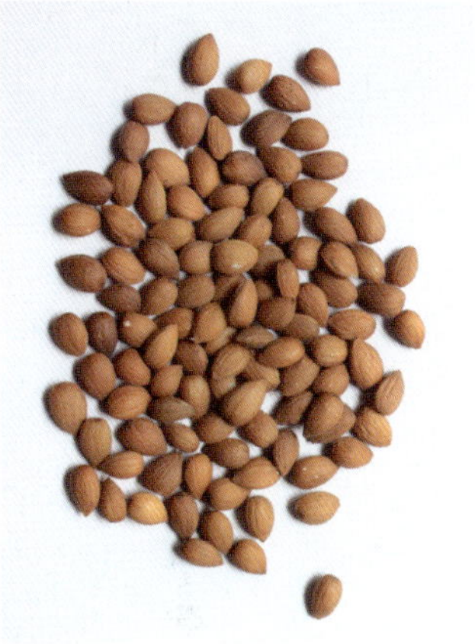

别名： 郁子、山梅子、小李仁、郁里仁、李仁肉。**药性：** 辛、苦、甘，平。归脾、大肠、小肠经。**功效：** 润肠通便，下气利水。**主治：** 津枯肠燥，食积气滞，腹胀便秘，水肿，脚气，小便不利。**用量用法：** 6～10克。**使用注意：** 孕妇慎用。

亚麻子

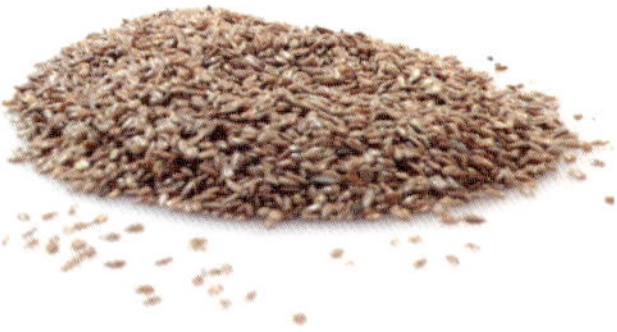

别名： 胡麻子、壁虱胡麻、亚胡麻、大胡麻、胡麻仁。**药性：** 甘，平。归肝、肺、大肠经。**功效：** 养血祛风，润燥通便。**主治：** 麻风，皮肤干燥，瘙痒，脱发，疮疡湿疹，肠燥便秘。**用量用法：** 5～10克，煎汤；或入丸、散。外用适量，榨油涂。**使用注意：** 大便滑泄者禁用，孕妇慎用。

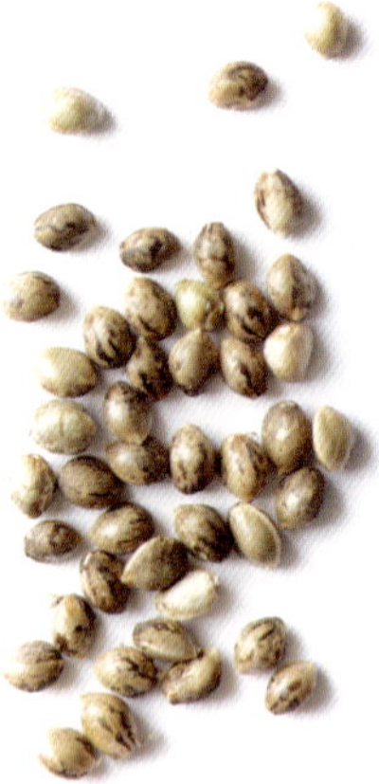

火麻仁

别名：火麻、大麻仁、线麻子。**药性：**甘，平。归脾、胃、大肠经。**功效：**润肠通便。**主治：**血虚津亏，肠燥便秘。**用量用法：**10~15克。**使用注意：**本品大量食入，可引起中毒。

三、峻下逐水药

红大戟

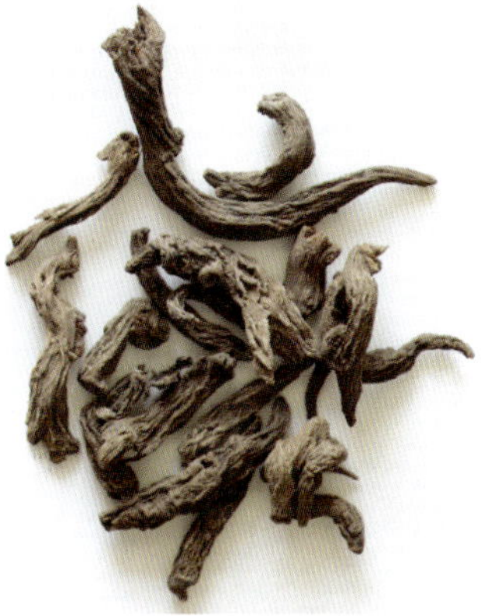

别名： 土人参、紫大戟、广大戟、云南大戟。**药性：** 苦，寒；有小毒。归肺、脾、肾经。**功效：** 泻水逐饮，消肿散结。**主治：** 水肿胀满，胸腹积水，痰饮积聚，气逆咳喘，二便不利，痈肿疮毒，瘰疬痰核。**用量用法：** 1.5～3克，入丸、散服，每次1克；内服醋制用。外用适量，生用。**使用注意：** 体虚者及孕妇禁用。

芫花

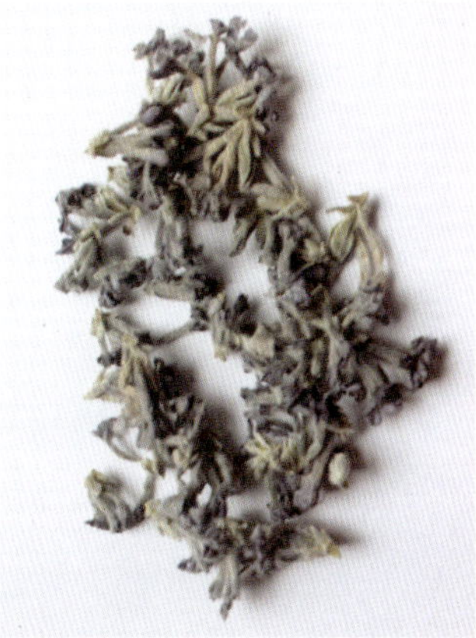

别名： 莞花、南芫花、芫花条、药鱼草。**药性：** 苦、辛，温；有毒。归肺、脾、肾经。**功效：** 泻水逐饮。外用杀虫疗疮。**主治：** 水肿胀满，胸腹积水，痰饮积聚，气逆咳喘，二便不利。外治疥癣秃疮，痈肿，冻疮。**用量用法：** 1.5～3克。外用适量。**使用注意：** 孕妇禁用。不宜与甘草同用。

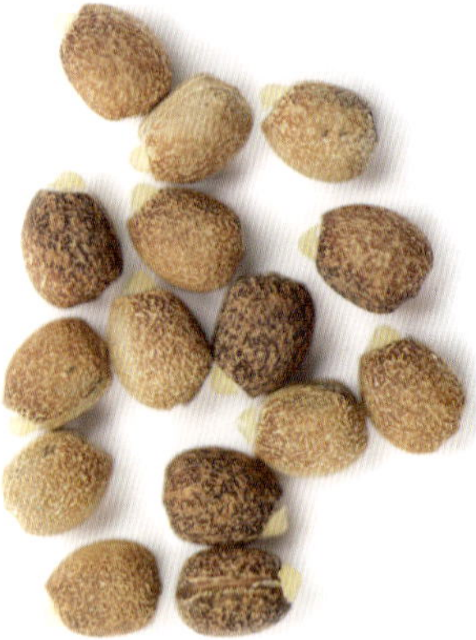

千金子

别名： 续随子、打鼓子、一把伞、小巴豆、看园老。**药性：** 辛，温；有毒。归肝、肾、大肠经。**功效：** 泻下逐水，破血消癥。外用疗癣蚀疣。**主治：** 二便不通，水肿，痰饮，积滞胀满，血瘀经闭。外治顽癣，赘疣。**用量用法：** 1～2克，去壳，去油用，多入丸、散。外用适量，捣烂敷患处。**使用注意：** 孕妇及体虚便溏者忌用。

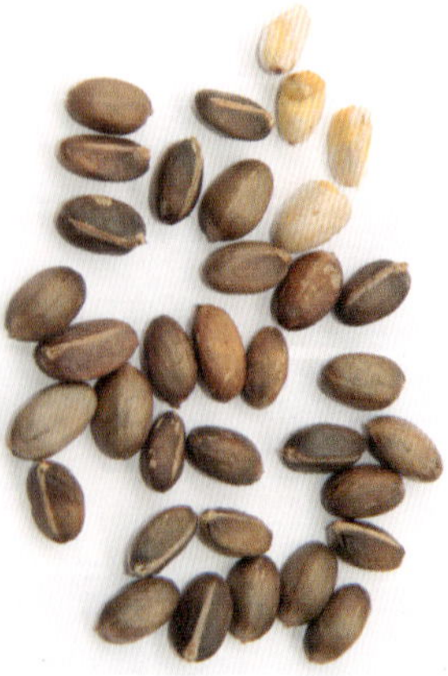

巴豆

别名： 巴果、巴米、刚子、江子、老阳子、双眼龙、猛子仁。**药性：** 辛，热；有大毒。归胃、大肠经。**功效：** 外用蚀疮。**主治：** 恶疮疥癣，疣痣。**用量用法：** 外用适量，研末涂患处；或捣烂以纱布包，擦患处。**使用注意：** 孕妇禁用。不宜与牵牛子同用。生品不作内服。

甘遂

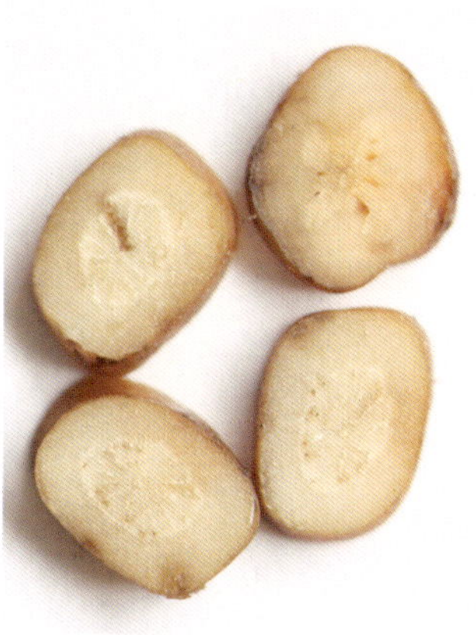

别名：甘泽、猫儿眼、化骨丹、肿手花、萱根子。**药性：**苦，寒；有毒。归肺、肾、大肠经。**功效：**泻水逐饮，消肿散结。**主治：**水肿胀满，胸腹积水，痰饮积聚，气逆咳喘，二便不利，风痰癫痫，痈肿疮毒。**用量用法：**0.5～1.5克，炮制后多入丸、散用。外用适量，生用。**使用注意：**孕妇禁用。不宜与甘草同用。生品不宜内服。

京大戟

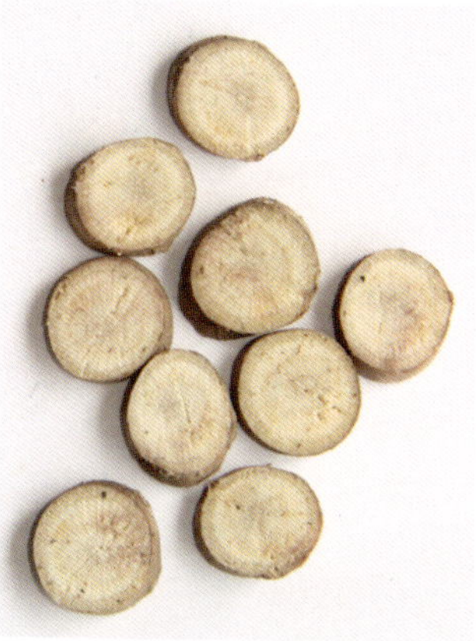

别名：大戟、龙虎草、膨胀草、将军草、震天雷、天平一枝香。**药性：**苦，寒；有毒。归肺、脾、肾经。**功效：**泻水逐饮，消肿散结。**主治：**水肿胀满，胸腹积水，痰饮积聚，气逆咳喘，二便不利，痈肿疮毒，瘰疬痰核。**用量用法：**1.5～3克；入丸、散，每次1克。外用适量，生用。**使用注意：**孕妇禁用。不宜与甘草同用。

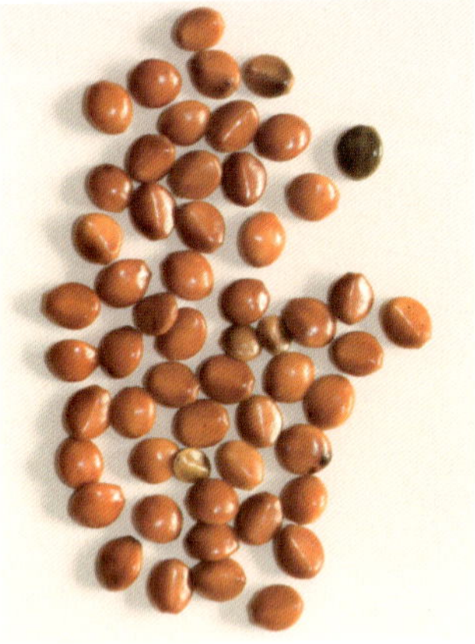

枳椇子

别名： 木蜜、树蜜、木饧、木珊瑚、鸡爪子、白石枣、拐枣、金钩子、枳枣。**药性：** 甘，平。归胃经。**功效：** 解酒毒，止渴除烦，止呕，利大小便。**主治：** 醉酒，烦渴，呕吐，二便不利。**用量用法：** 6～15克，煎汤；或泡酒。**使用注意：** 脾胃虚寒者禁用。

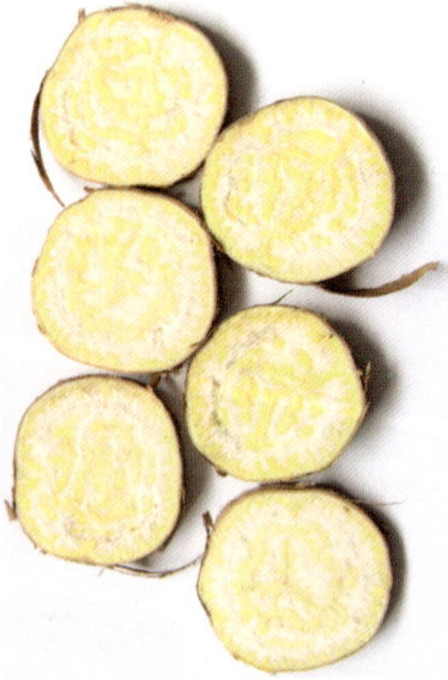

狼毒

别名： 断肠草、拔萝卜、燕子花、馒头花、瑞香狼毒。**药性：** 辛，平；有毒。归肝、脾经。**功效：** 散结，杀虫。外用于淋巴结结核、皮癣。**用量用法：** 熬膏外敷。**使用注意：** 不宜与密陀僧同用。

商陆

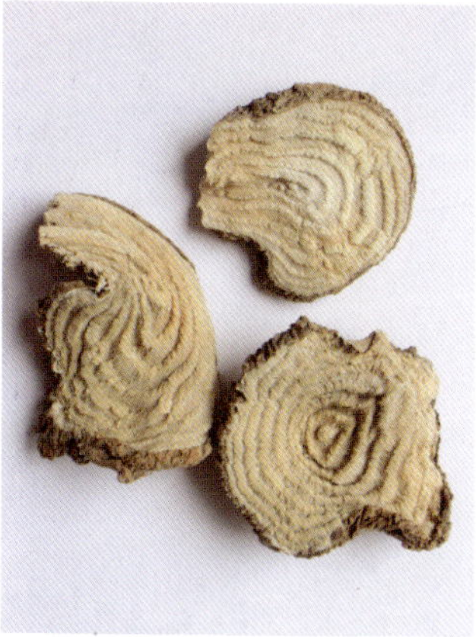

别名： 当陆、章陆、山萝卜、章柳根、见肿消。**药性：** 苦，寒；有毒。归肺、脾、肾、大肠经。**功效：** 逐水消肿，通利二便。外用解毒散结。**主治：** 水肿胀满，二便不通。外治痈肿疮毒。**用量用法：** 3～9克。外用适量，煎汤熏洗。**使用注意：** 孕妇禁用。

牵牛子

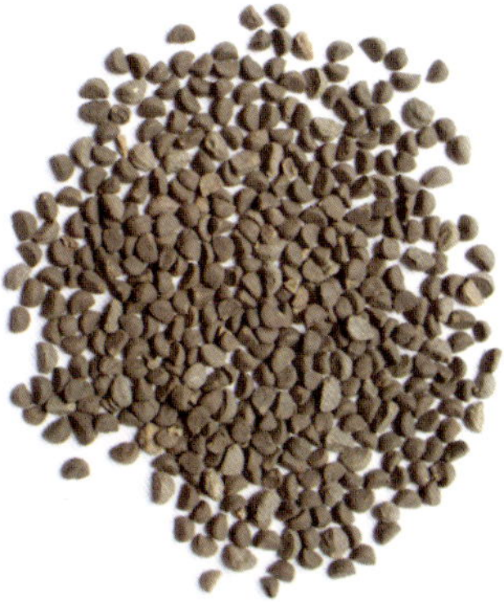

别名： 黑丑、白丑、二丑、喇叭花。**药性：** 苦，寒；有毒。归肺、肾、大肠经。**功效：** 泻水通便，消痰涤饮，杀虫攻积。**主治：** 水肿胀满，二便不通，痰饮积聚，气逆喘咳，虫积腹痛。**用量用法：** 3～9克，煎服；入丸、散，每次1.5～3克。**使用注意：** 孕妇禁用。不宜与巴豆、巴豆霜同用。

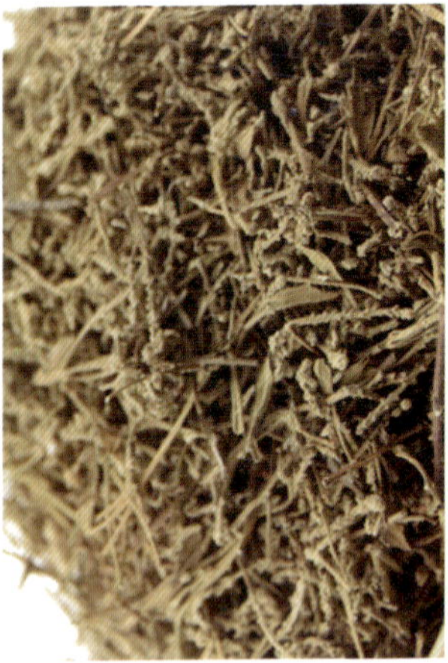

黄芫花

别名：绛州芫花、北芫花、黄闷头花、叩皮花、痒眼花。**药性：**辛，温；有小毒。归肾、肺经。**功效：**泻下逐水，涤痰。**主治：**水肿，脘腹胀满，痰饮，咳逆喘满，传染性肝炎，精神分裂症，癫痫。**用量用法：**1.5～3克，研末用；3～6克，煎汤服。**使用注意：**体质虚弱者、溃疡病及孕妇禁用。反甘草。

祛风湿药

一、祛风湿止痛药

独活

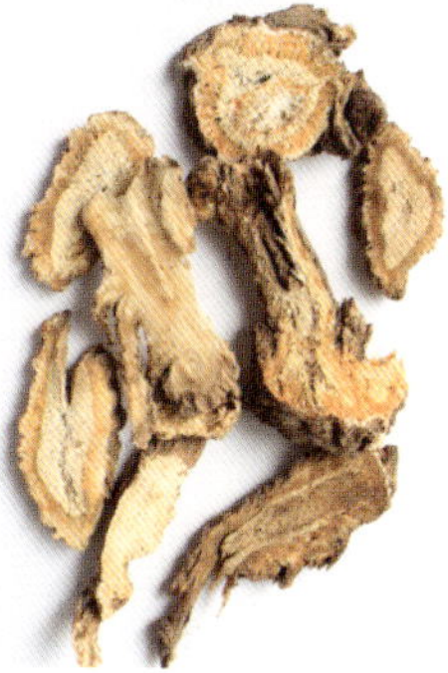

别名： 大活、独滑、山独活、长生草、胡王使者。**药性：** 辛、苦，微温。归肾、膀胱经。**功效：** 祛风除湿，通痹止痛。**主治：** 风寒湿痹，腰膝疼痛，少阴伏风头痛，风寒挟湿头痛。**用量用法：** 3～10克。**使用注意：** 凡非风寒湿邪而属气血不足之痹证者忌用。

威灵仙

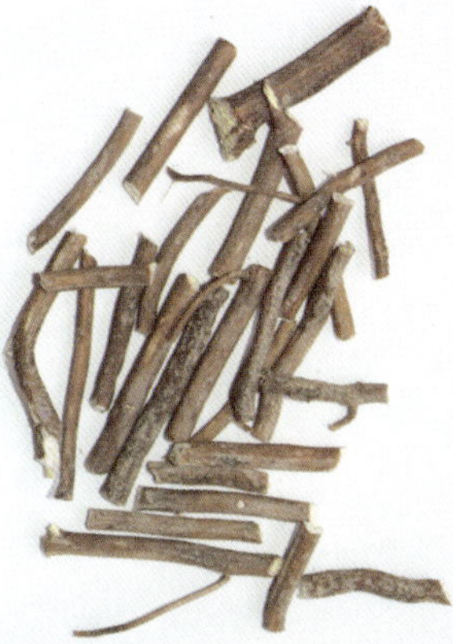

别名： 百条根、老虎须、铁扇扫、铁脚威灵仙。**药性：** 辛、咸，温。归膀胱经。**功效：** 祛风湿，通经络。**主治：** 风湿痹痛，肢体麻木，筋脉拘挛，屈伸不利。**用量用法：** 6～10克。**使用注意：** 本品走散力强，能耗散气血，故气血虚弱、胃溃疡者慎用。

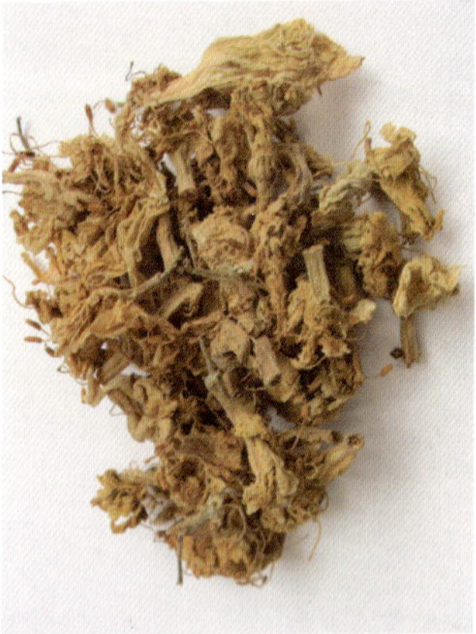

闹羊花

别名： 羊踯躅、黄杜鹃、黄色映山红。**药性：** 辛，温；有大毒。归肝经。**功效：** 祛风除湿，散瘀定痛。**主治：** 风湿痹痛，偏正头痛，跌仆肿痛，顽癣。**用量用法：** 0.6～1.5克，水煎；或浸酒；或入丸、散。外用适量，煎水洗。**使用注意：** 不宜多服、久服。体虚者及孕妇禁用。

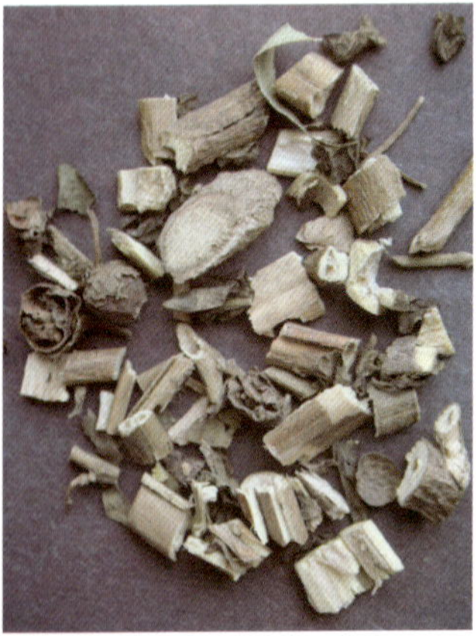

蓍草

别名： 蓍、蜈蚣草、乱头发、羽衣草、一枝蒿、飞天蜈蚣。**药性：** 苦、酸，平。归肺、脾、膀胱经。**功效：** 解毒利湿，活血止痛。**主治：** 乳蛾咽痛，泄泻痢疾，肠痈腹痛，热淋涩痛，湿热带下，蛇虫咬伤。**用量用法：** 15～45克，必要时每日服2剂。**使用注意：** 孕妇慎用。

丁公藤

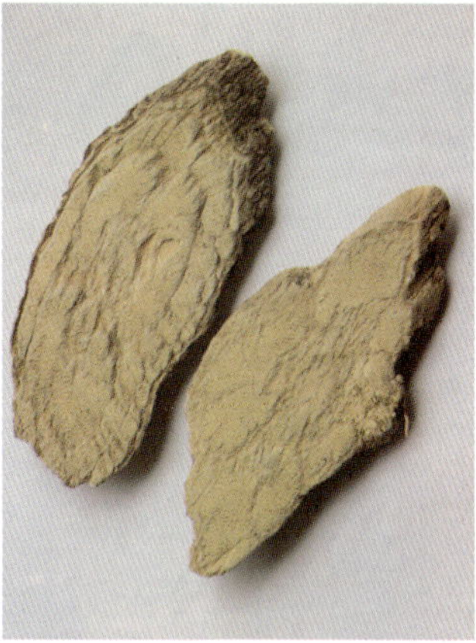

别名：麻辣子。**药性：**辛，温；有小毒。归肝、脾、胃经。**功效：**祛风除湿，消肿止痛。**主治：**风湿痹痛，半身不遂，跌仆肿痛。**用量用法：**3~6克，用于配制酒剂，内服或外搽。**使用注意：**本品有强烈的发汗作用，故虚弱者慎用。孕妇禁用。

川乌

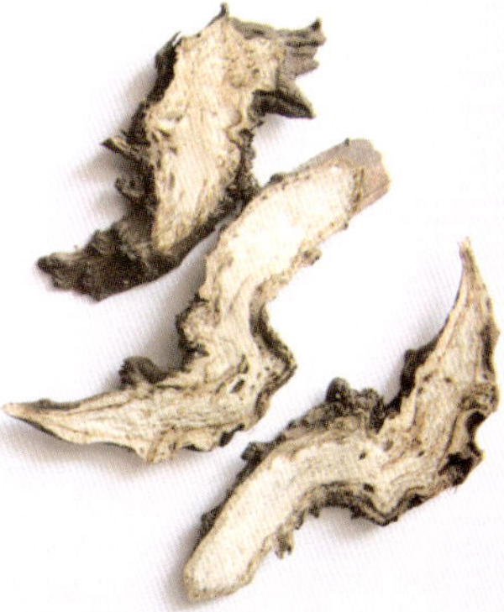

别名：铁花、五毒、鹅儿花。**药性：**辛、苦，热；有大毒。归心、肝、肾、脾经。**功效：**祛风除湿，温经止痛。**主治：**风寒湿痹，关节疼痛，心腹冷痛，寒疝疼痛及麻醉止痛。**用量用法：**一般炮制后用。**使用注意：**生品内服宜慎。孕妇禁用。不宜与半夏、瓜蒌、瓜蒌子、瓜蒌皮、天花粉、贝母、白蔹、白及同用。

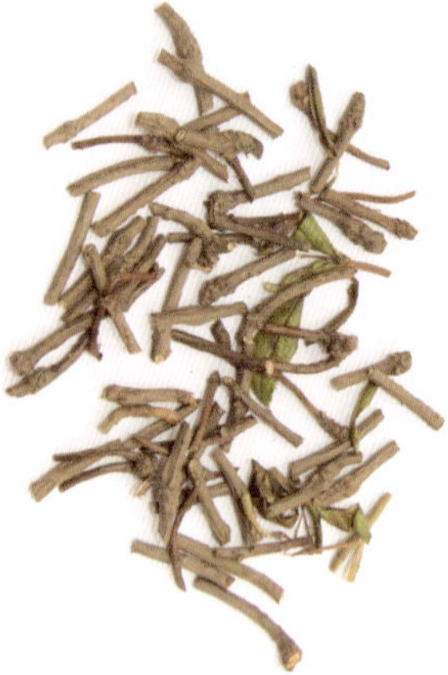

石吊兰

别名： 黑乌骨、石豇豆、石泽兰、小泽兰、岩泽兰、肺红草、接骨生。**药性：** 苦，温。归肺经。**功效：** 化痰止咳，软坚散结。**主治：** 咳嗽痰多，瘰疬痰核。**用量用法：** 9～15克。外用适量，捣敷；或煎水外洗。**使用注意：** 孕妇慎用。

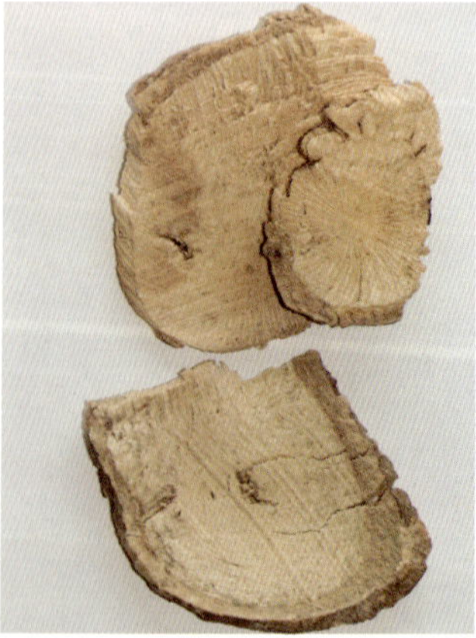

石钻子

别名： 铁牛钻石、钻石风、青木香。**药性：** 辛，温。归肝、肺经。**功效：** 祛风活血，化痰止咳。**主治：** 风湿痹痛，跌打损伤，腰痛，慢性咳喘。**用量用法：** 15～30克，煎汤；或研末；或浸酒。**使用注意：** 无。

松 节

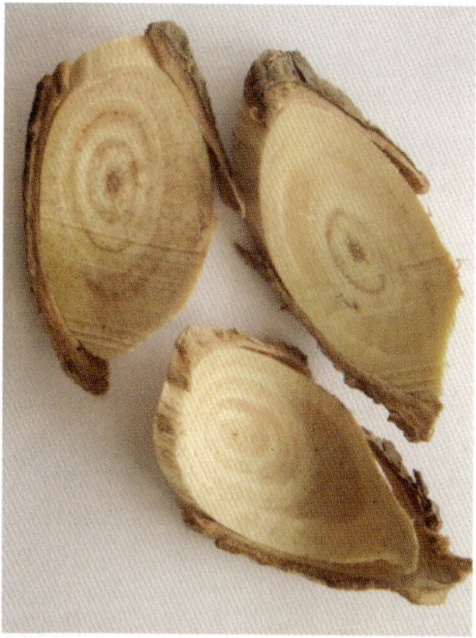

别名： 油松节、松郴头、黄松木节。**药性：** 苦、辛，温。入肝、肾经。**功效：** 祛风除湿，通络止痛。**主治：** 风寒湿痹，历节风痛，转筋挛急，跌打伤痛。**用量用法：** 9～15克。**使用注意：** 阴虚血燥者慎用。

地枫皮

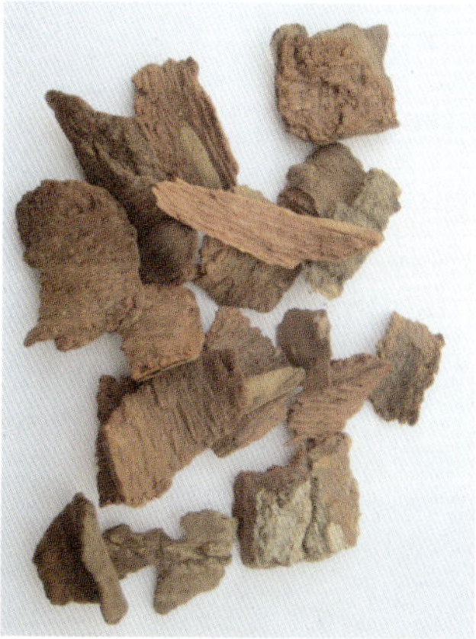

别名： 地风、追地风、钻地风、南宁地枫皮。**药性：** 微辛、涩，温；有小毒。归膀胱、肾经。**功效：** 祛风除湿，行气止痛。**主治：** 风湿痹痛，劳伤腰痛。**用量用法：** 6～9克。外用适量，研粉酒调敷。**使用注意：** 孕妇慎用。

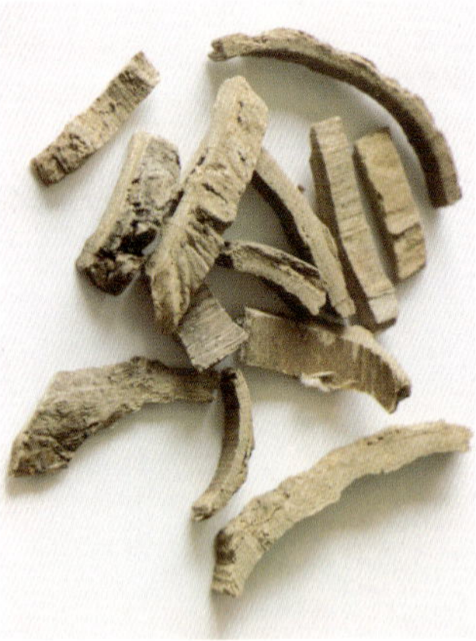

川桐皮

别名： 丁桐皮、钉皮、棘楸树皮、山上虎、狼牙棒、海桐皮、刺五加。**药性：** 平，微苦。归脾、胃经。**功效：** 祛风除湿，通络止痛。**主治：** 类风湿关节炎，腰膝疼痛。外用治跌打损伤。**用量用法：** 9～15克，煎汤；或泡酒。外用适量，煎水洗或捣敷，或研末调敷。**使用注意：** 孕妇慎用。

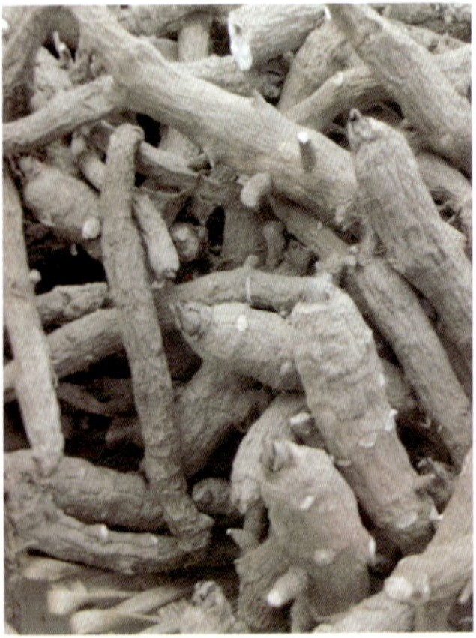

雪上一枝蒿

别名： 一支蒿、铁棒槌、三转半、铁牛七。**药性：** 苦、辛，温；有大毒。归肝经。**功效：** 祛风除湿，活血止痛。**主治：** 风湿骨痛，跌打损伤，肢体疼痛，牙痛，疮疡肿毒，癌性疼痛。**用量用法：** 0.02克，研末；或浸酒。外用酒磨敷。**使用注意：** 本品剧毒，未经炮制，不宜内服；孕妇、老弱、婴幼儿及心脏病、溃汤病患者均禁用。

徐长卿

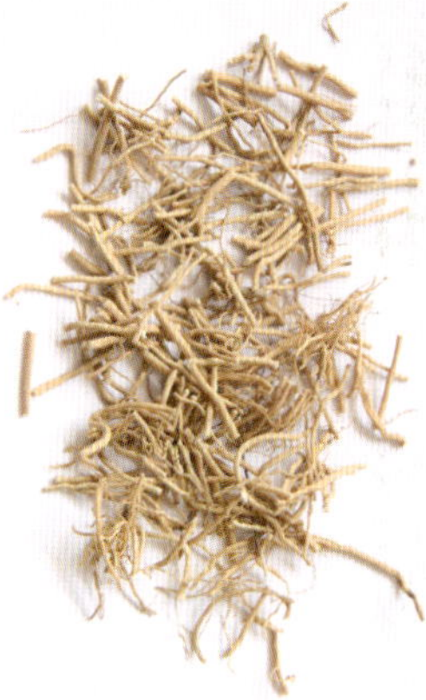

别名： 寮刁竹、逍遥竹、遥竹逍、对节莲、铜锣草、一枝香、英雄草、竹叶细辛。**药性：** 辛，温。归肝、胃经。**功效：** 祛风，化湿，止痛，止痒。**主治：** 风湿痹痛，胃痛胀满，牙痛，腰痛，跌仆伤痛，风疹，湿疹。**用量用法：** 3～12克，后下。**使用注意：** 本品气味芳香，入汤剂不宜久煎。

枫香脂

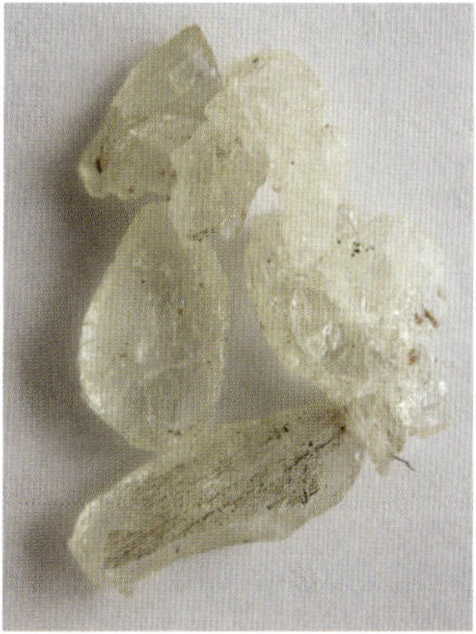

别名： 枫脂、白胶、芸香、胶香、白胶香、伯依嘎尔（蒙药名）。**药性：** 辛、微苦，平。归肺、脾经。**功效：** 活血止痛，解毒生肌，凉血止血。**主治：** 跌仆损伤，外伤出血。**用量用法：** 1～3克，宜入丸、散。外用适量。**使用注意：** 孕妇禁用。

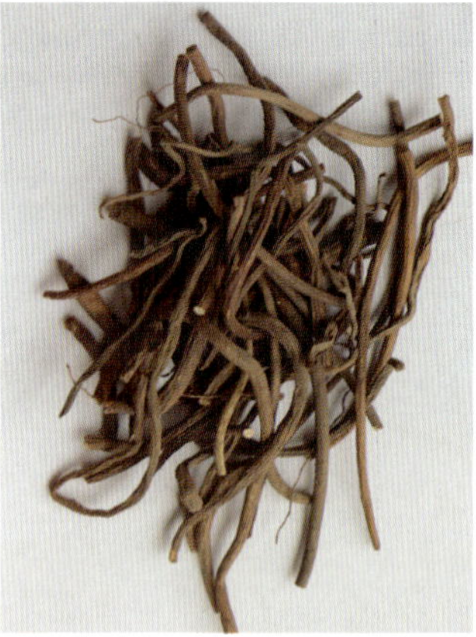

桃儿七

别名： 桃耳七、小叶莲、鬼臼、奥莫色、羊蒿爪。**药性：** 苦、微辛，温；有毒。归脾、肝、肺经。**功效：** 祛风除湿，活血止痛，祛痰止咳。**主治：** 风湿痹痛，跌打损伤，月经不调，痛经，脘腹疼痛，咳嗽。**用量用法：** 1.5～6克，煎汤；或研末；或泡酒。**使用注意：** 忌生冷和酸味食物。

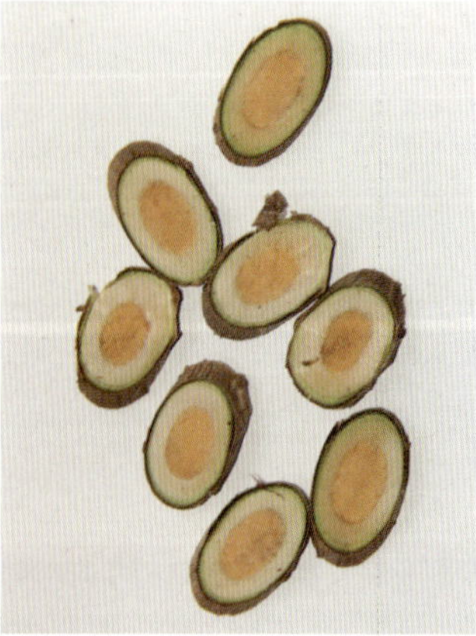

接骨木

别名： 公道老、扦扦活、大接骨丹、铁骨散、七叶金、舒金树。**药性：** 甘、苦，平。归肝经。**功效：** 祛风，利湿，活血，止痛。**主治：** 风湿筋骨痛，腰痛，水肿，风疹，瘾疹，产后血晕，跌打肿痛，骨折，创伤出血。**用量用法：** 15～30克，煎汤；或入丸、散。外用适量，捣敷；或煎汤熏洗；或研末撒。**使用注意：** 孕妇禁用。

小叶莲

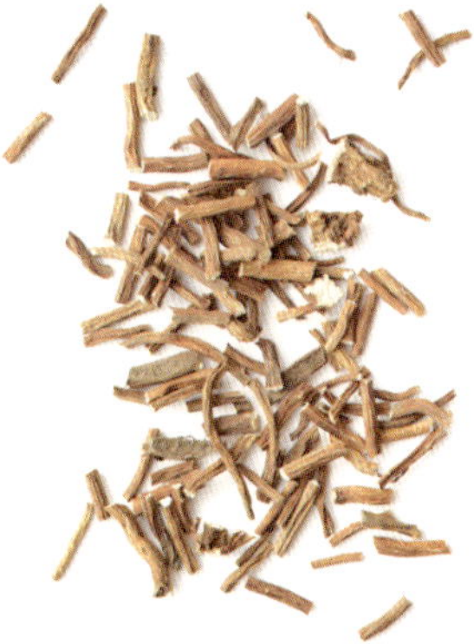

别名： 铜筷子、桃耳七、鸡素苔、奥勒莫色罗玛琼瓦（藏名）。**药性：** 甘，平；有小毒。**功效：** 调经活血。**主治：** 血瘀经闭，难产，死胎及胎盘不下。**用量用法：** 3～9克，多入丸、散。**使用注意：** 凡病属阳、阳盛热极及烦惑、失魂妄见者不可用。孕妇忌用。

寻骨风

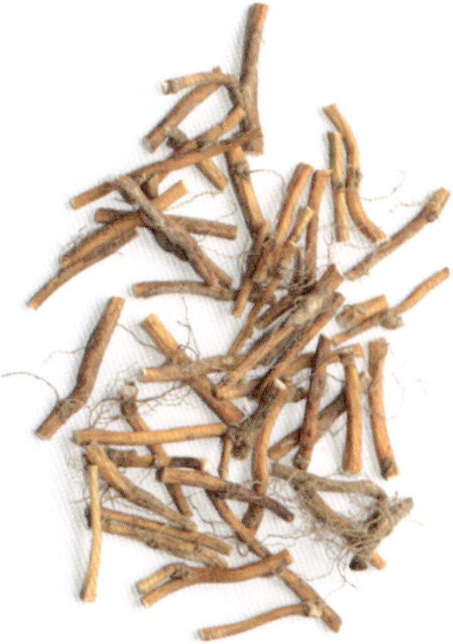

别名： 清骨风、猫耳朵、毛风草。**药性：** 辛、苦，平。归肝、胃经。**功效：** 祛风通络，止痛。**主治：** 风湿痹痛，胃痛，睾丸肿痛，跌打伤痛等症。**用量用法：** 10～20克，煎汤；或浸酒。**使用注意：** 阴虚内热者忌用。

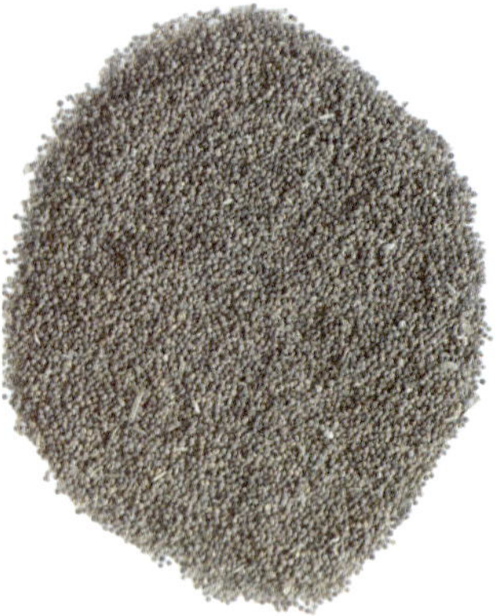

白花菜子

别名：臭菜子、臭花菜子、羊角菜子。**药性：**苦、辛，温；有小毒。归脾、肾经。**功效：**祛风散寒，活血止痛。**主治：**风寒筋骨麻木，肩酸背痛，腰痛，腿寒，外伤瘀肿疼痛，骨结核，痔疮瘘管。**用量用法：**9～15克。外用适量，捣烂外敷或煎水洗患处。**使用注意：**本品有小毒，慎久用、多用。

雷公藤

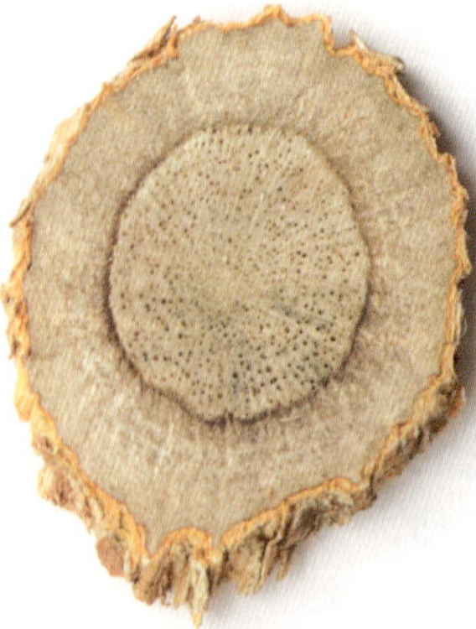

别名：震龙根、蒸龙草、莽草、大茶草、黄藤木。**药性：**苦、辛，凉；有大毒。归肝、肾经。**功效：**祛风除湿，活血通络，消肿止痛，杀虫解毒。**主治：**类风湿关节炎，风湿性关节炎，肾小球肾炎，肾病综合征，红斑狼疮，口眼干燥综合征，白塞病，湿疹，银屑病，麻风病，疥疮，顽癣。**用量用法：**去皮根木质部分15～25克，煎汤；带皮根10～12克。**使用注意：**凡有心、肝、肾器质性病变及白细胞减少者慎用。孕妇禁用。

凤仙透骨草

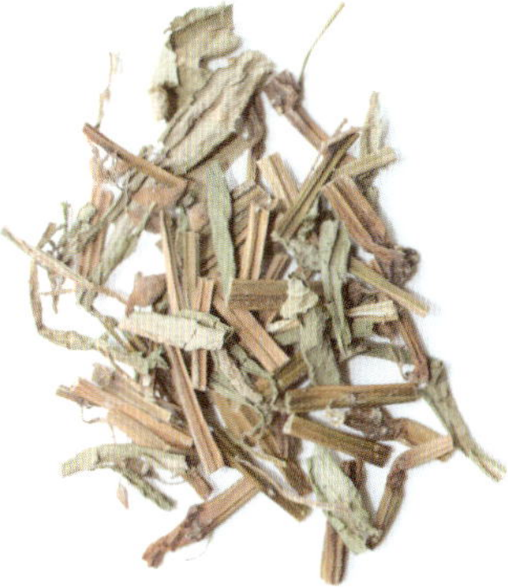

别名：透骨草、凤仙梗、凤仙花梗。**药性**：苦、辛，温；小毒。归肝、肾经。**功效**：祛风湿，活血止痛，解毒。**主治**：风湿痹痛，跌打肿痛，闭经痛经，痈肿丹毒，鹅掌风，蛇虫咬伤。**用量用法**：3~9克。外用适量，鲜品捣敷；或煎汤熏洗。**使用注意**：孕妇禁用。

七叶莲

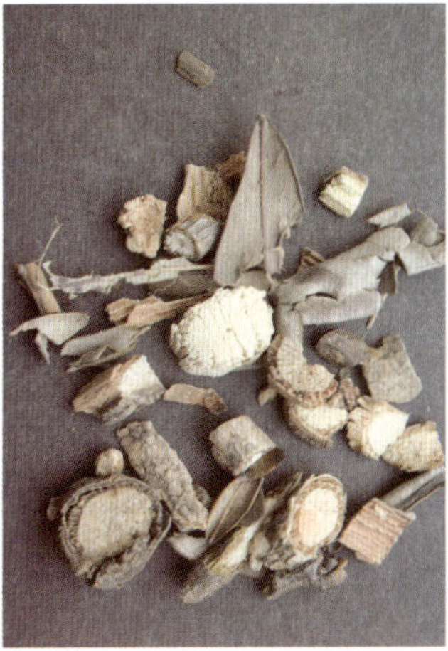

别名：小叶鸭脚木、汉桃叶、七叶烂、七叶藤。**药性**：辛、微苦，温。归肝、胃经。**功效**：祛风止痛，活血消肿。**主治**：风湿痹痛，头痛，牙痛，脘腹疼痛，痛经，产后腹痛，跌打肿痛，骨折，疮肿。**用量用法**：9~15克，煎汤；或泡酒。外用适量，煎汤洗；或鲜品捣敷。**使用注意**：孕妇忌用。

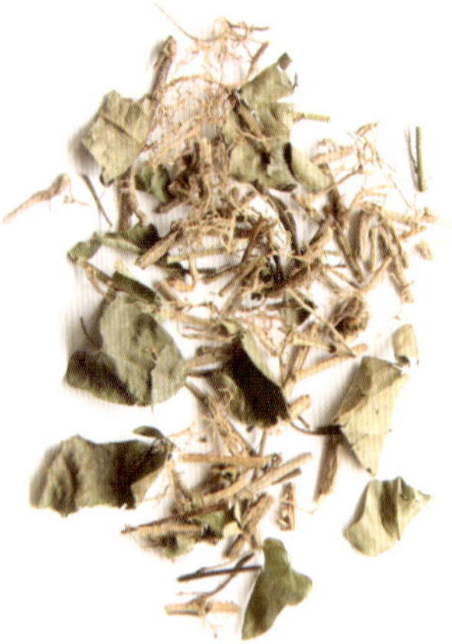

常春藤

别名： 土鼓藤、三角藤、三角风、三角尖、山树蜈蚣。**药性：** 苦、辛，平。归肝、脾、肺经。**功效：** 祛风利湿，和血解毒。**主治：** 风湿痹痛，瘫痪，口眼㖞斜，衄血，月经不调，跌打损伤，咽喉肿痛，疔疖痈肿，肝炎，蛇虫咬伤。**用量用法：** 6～15克，煎汤；或研末；或浸酒，捣汁。外用适量，捣敷；或煎水洗。**使用注意：** 脾虚便溏者禁用。

二、祛风湿通络药

蕲蛇

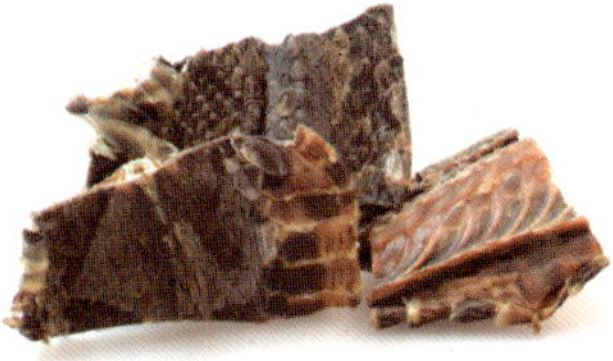

别名： 棋盘蛇、五步蛇、百步蛇、大白花蛇。**药性：** 甘、咸，温；有毒。归肝经。**功效：** 祛风，通络，止痉。**主治：** 风湿顽痹，麻木拘挛，中风口眼㖞斜，半身不遂，抽搐痉挛，破伤风，麻风，疥癣。**用量用法：** 3～9克。**使用注意：** 阴亏血虚或内热生风者忌用。

木瓜

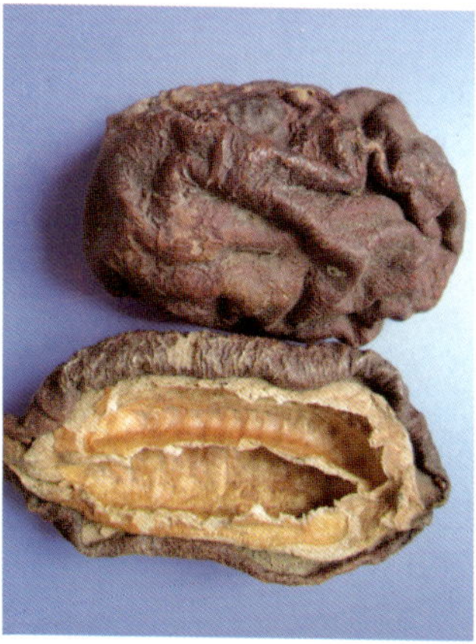

别名： 木梨、木李、楂、木瓜花、木瓜海棠、光皮木瓜。**药性：** 酸，温。归肝、脾经。**功效：** 舒筋活络，和胃化湿。**主治：** 湿痹拘挛，腰膝关节酸重疼痛，暑湿吐泻，转筋挛痛，脚气水肿。**用量用法：** 6～9克。**使用注意：** 本品味酸收敛，凡表证未解、痢疾初期，或胃酸过多者不宜用。

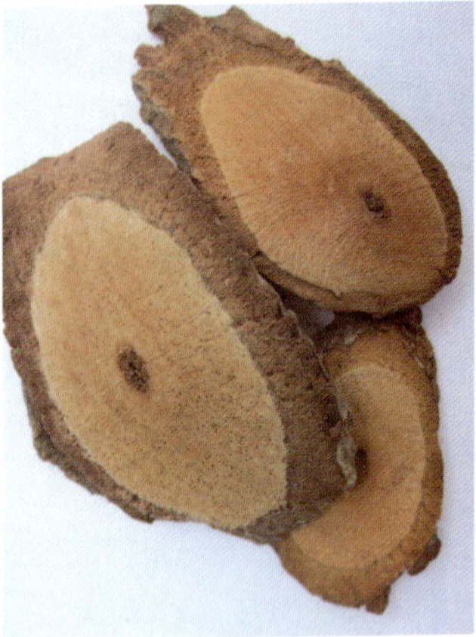

海风藤

别名：老藤、满坑香、大风藤、岩胡椒。**药性：**辛、苦，微温。归肝经。**功效：**祛风湿，通经络，止痹痛。**主治：**风寒湿痹，肢节疼痛，筋脉拘挛，屈伸不利。**用量用法：**6～12克。**使用注意：**心脏病患者及孕妇忌用。

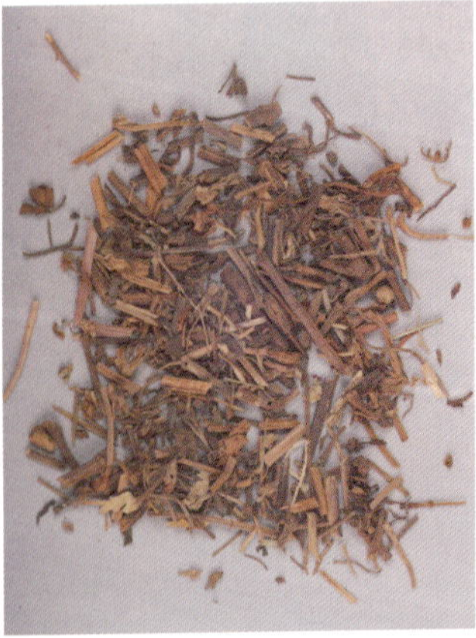

老鹳草

别名：贯筋、老鹳嘴、老鸦嘴、老贯筋、老牛筋、老观草。**药性：**辛、苦，平。归肝、肾、脾经。**功效：**祛风湿，通经络，止泻痢。**主治：**风湿痹痛，麻木拘挛，筋骨酸痛，泄泻痢疾。**用量用法：**9～15克。**使用注意：**无。

乌梢蛇

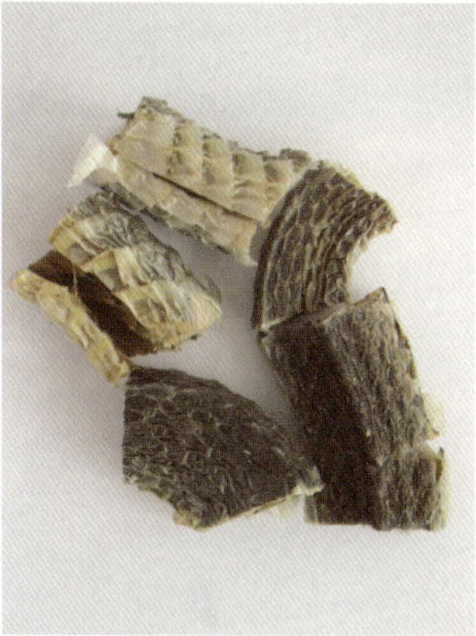

别名： 乌蛇、南蛇、乌花蛇、黑风蛇、剑脊蛇、黄风蛇、剑脊乌梢蛇。**药性：** 甘，平。归肝经。**功效：** 祛风，通络，止痉。**主治：** 风湿顽痹，麻木拘挛，中风口眼㖞斜，半身不遂，抽搐痉挛，破伤风，麻风，疥癣。**用量用法：** 6～12克。**使用注意：** 阴亏血虚或内热生风者，应慎用。

野木瓜

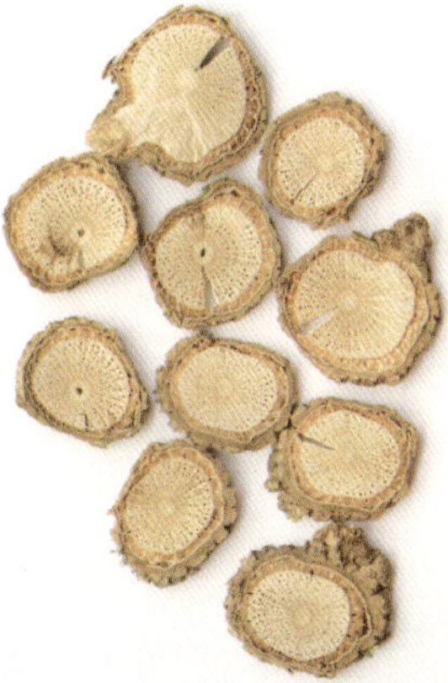

别名： 木莲、乌藤、假荔枝、绕绕藤、八月挪、五爪金龙。**药性：** 微苦，平。归肝、胃经。**功效：** 祛风止痛，舒筋活络。**主治：** 风湿痹痛，腰腿疼痛，头痛，牙痛，痛经，跌打伤痛。**用量用法：** 9～15克。**使用注意：** 无。

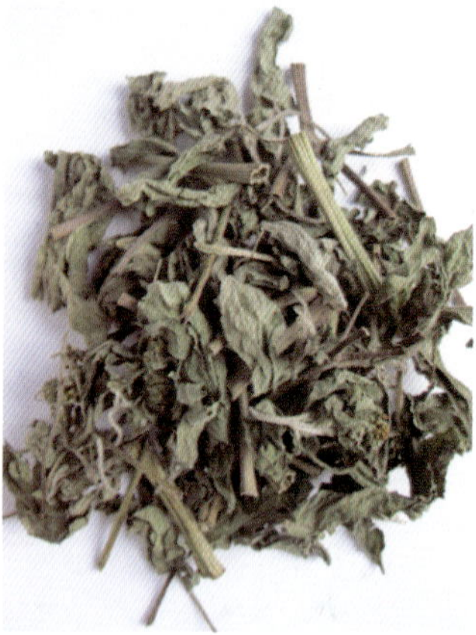

豨莶草

别名：豨莶、狗膏、珠草、猪膏草、棉苍狼、粘金强子。**药性：**苦、辛，寒。归肝、肾经。**功效：**祛风湿，利关节，解毒。**主治：**风湿痹痛，筋骨无力，腰膝酸软，四肢麻痹，半身不遂，风疹湿疮。**用量用法：**9～12克。**使用注意：**阴血不足者忌用。

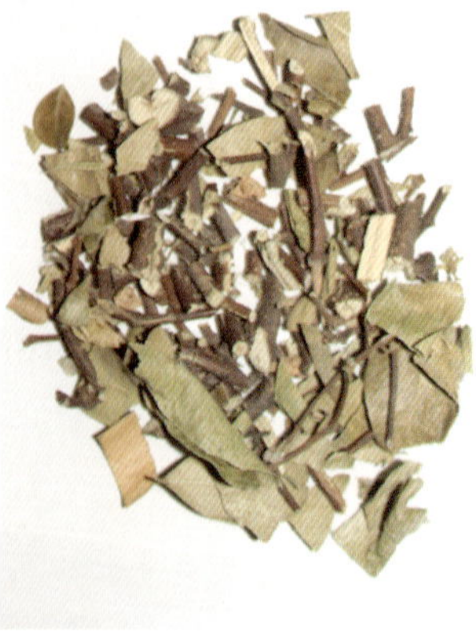

络石藤

别名：络石、爬山虎、石龙藤、钻骨风、白花藤、沿壁藤。**药性：**苦，微寒。归心、肝、肾经。**功效：**祛风通络，凉血消肿。**主治：**风湿热痹，筋脉拘挛，腰膝酸痛，喉痹，痈肿，跌仆损伤。**用量用法：**6～12克。**使用注意：**阳虚畏寒、便溏者慎用。

路路通

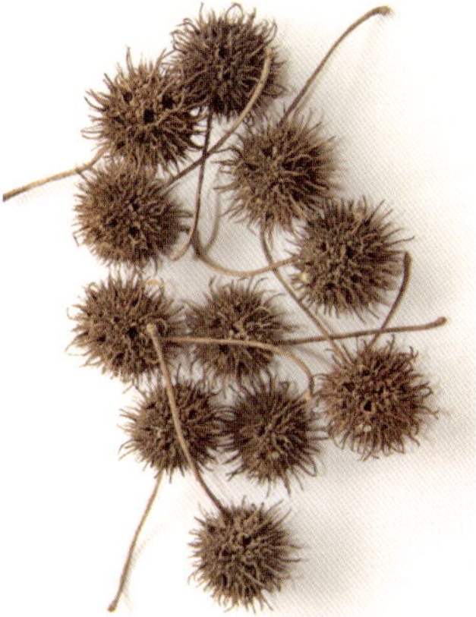

别名： 枫果、狼眼、枫球、枫木上球。**药性：** 苦，平。归肝、肾经。**功效：** 祛风活络，利水通经。**主治：** 关节痹痛，麻木拘挛，水肿胀满，乳少，经闭。**用量用法：** 5～10克。**使用注意：** 孕妇忌用。

秦艽

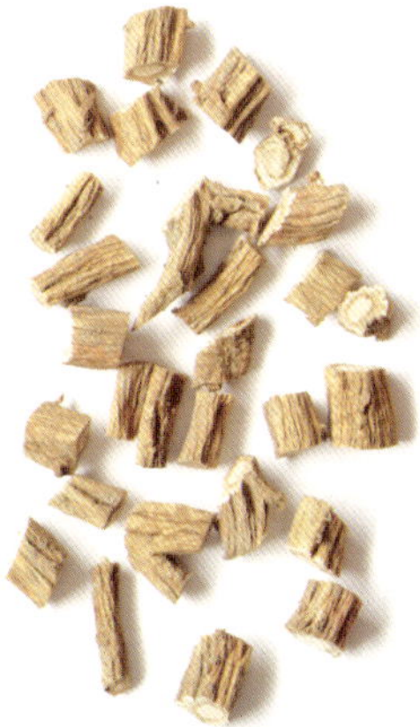

别名： 秦胶、大艽、左扭、左秦艽、西秦艽、萝卜艽。**药性：** 辛、苦，平。归胃、肝、胆经。**功效：** 祛风湿，清湿热，止痹痛，退虚热。**主治：** 风湿痹痛，中风半身不遂，筋脉拘挛，骨节酸痛，湿热黄疸，骨蒸潮热，小儿疳积发热。**用量用法：** 3～10克。**使用注意：** 久痛虚羸、溲多、便溏者忌用。

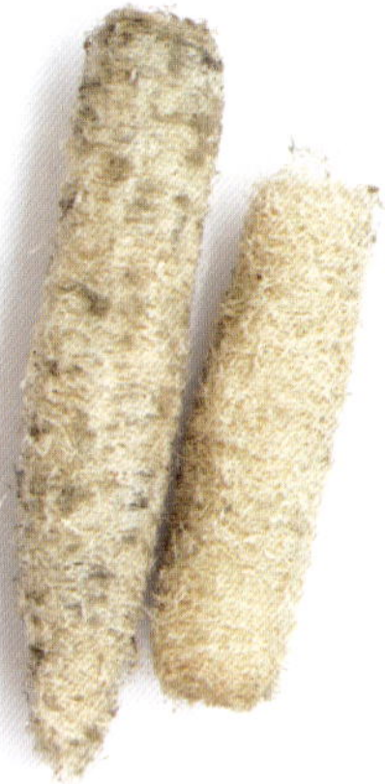

丝瓜络

别名： 瓜络、丝瓜筋、丝瓜布、天萝筋、丝瓜网、丝瓜壳、絮瓜瓤、丝瓜瓤。**药性：** 甘，平。归肺、胃、肝经。**功效：** 祛风通络，活血下乳。**主治：** 痹痛拘挛，胸胁胀痛，乳汁不通，乳痈肿痛。**用量用法：** 5～12克。**使用注意：** 寒嗽、寒痰者慎用。

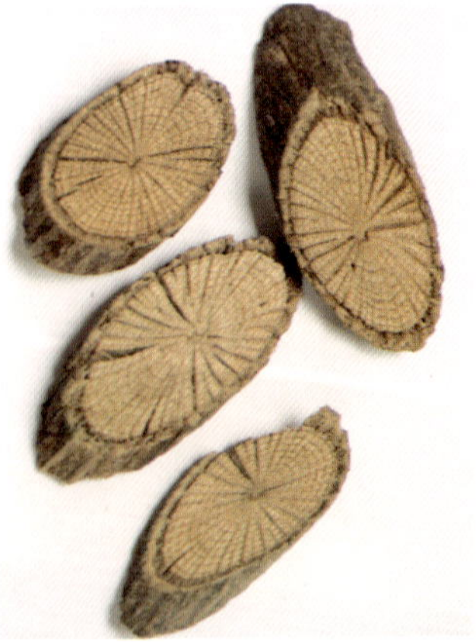

青风藤

别名： 青藤、寻风藤、清风藤、滇防己、青防己、大青木香。**药性：** 苦、辛，平。归肝、脾经。**功效：** 祛风湿，通经络，利小便。**主治：** 风湿痹痛，关节肿胀，麻痹瘙痒。**用量用法：** 6～12克。**使用注意：** 脾胃虚寒者慎用。

穿山龙

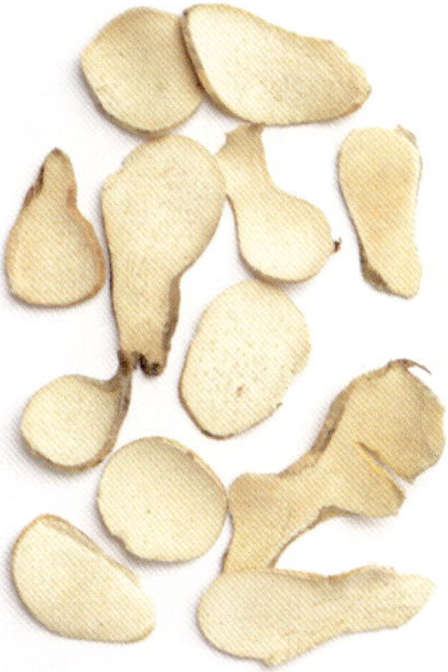

别名：龙萆、野山药、地龙骨、串地龙、鸡骨头、穿龙薯蓣。**药性：**甘、苦，温。归肝、肾、肺经。**功效：**祛风除湿，舒筋通络，活血止痛，止咳平喘。**主治：**风湿痹病，关节肿胀，疼痛麻木，跌仆损伤，闪腰岔气，咳嗽气喘。**用量用法：**9～15克；也可制成酒剂用。**使用注意：**粉碎加工时，注意防护，以免发生过敏反应。

桑枝

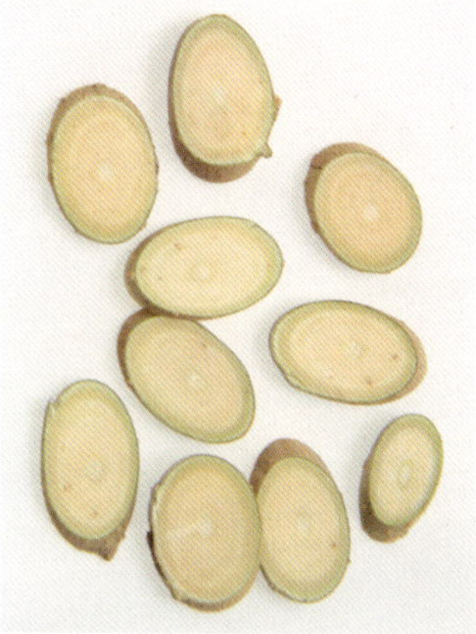

别名：桑条。**药性：**微苦，平。归肝经。**功效：**祛风湿，利关节。**主治：**风湿痹痛，肩臂、关节酸痛麻木。**用量用法：**9～15克。**使用注意：**本品性寒，不宜用于风寒湿所致的关节冷痛、肌肉酸痛，也不宜用于肝肾亏损所致的虚劳骨痛、腰膝酸软、乏力。

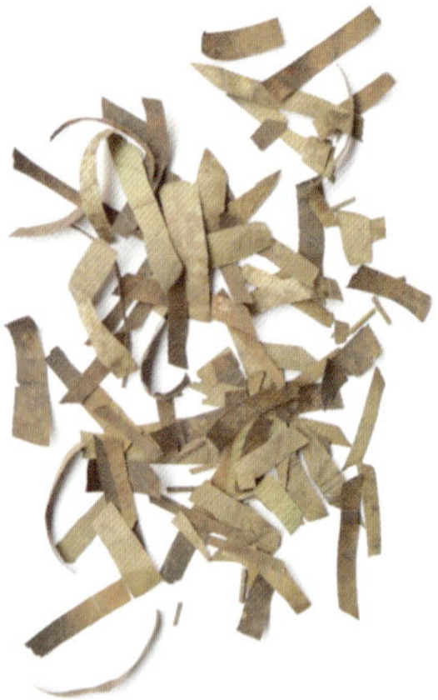

臭梧桐

别名：臭桐、八角梧桐、海州常山。**药性：**辛、苦，寒。归肝经。**功效：**祛风除湿。**主治：**风湿痹痛，半身不遂，高血压病，偏头痛，疟疾，痢疾，痔疮，痈疽疮疥。**用量用法：**9～15克，煎汤，鲜品加倍；或浸酒；或入丸、散。外用煎水洗；研末调敷；或捣敷。**使用注意：**无。

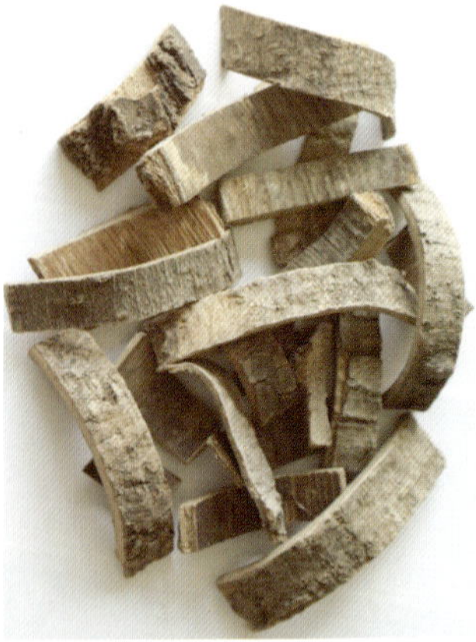

浙桐皮

别名：海桐皮、木满天星、鼓钉柴。**药性：**辛、微苦，平。归肝、脾经。**功效：**祛风除湿，通络止痛，利小便。**主治：**风寒湿痹，腰膝疼痛，跌打损伤，腹痛腹泻，小便不利，齿痛，湿疹，疥癣。**用量用法：**9～15克。外用适量，捣敷；研末调敷；或点水洗。**使用注意：**孕妇忌用。

夏天无

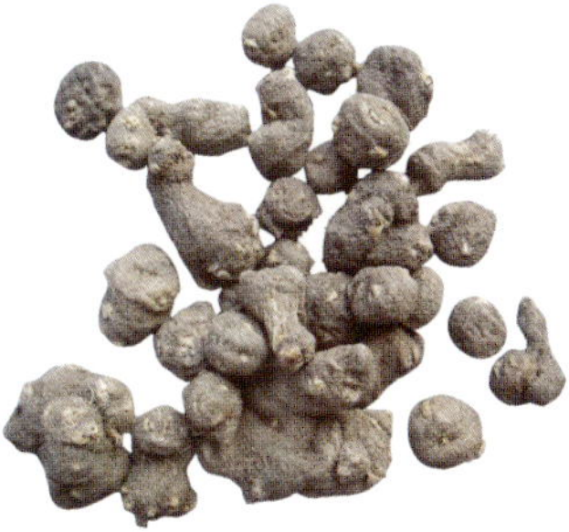

别名：野延胡、落水珠、一粒金丹、洞里神仙、飞来牡丹、伏地延胡索。**药性：**苦、微辛，温。归肝经。**功效：**活血止痛，舒筋活络，祛风除湿。**主治：**中风偏瘫，头痛，跌仆损伤，风湿痹痛，腰腿疼痛。**用量用法：**6～12克，研末分3次服。**使用注意：**无。

两面针

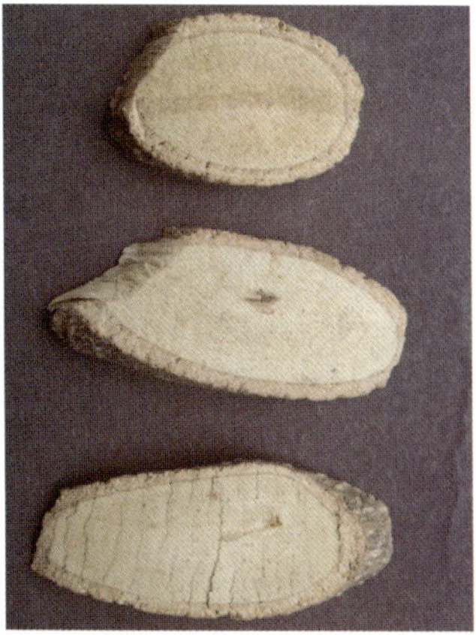

别名：两背针、双面针、双面刺、叶下穿针、入地金牛、红心刺刁根。**药性：**苦、辛，平；有小毒。归肝、胃经。**功效：**活血化瘀，行气止痛，祛风通络，解毒消肿。**主治：**跌仆损伤，胃痛，牙痛，风湿痹痛，毒蛇咬伤；外用治烧烫伤。**用量用法：**5～10克。外用适量，研末调敷或煎水洗患处。**使用注意：**不能过量服用。忌与酸味食物同用。

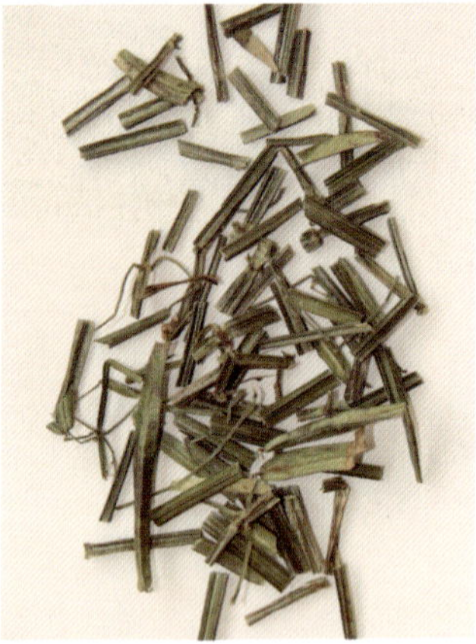

四方藤

别名： 红四方藤、翼枝白粉藤、宽筋藤、红宽筋藤、春根藤、伸筋藤、蚂蝗藤、软筋藤、风藤、方藤。**药性：** 微酸、涩，平。归肝、脾经。**功效：** 祛风湿，舒经络。**主治：** 风湿痹痛，关节胀痛，腰肌劳损，筋络拘急。**用量用法：** 10～30克，水煎；或浸酒内服外搽。**使用注意：** 无。

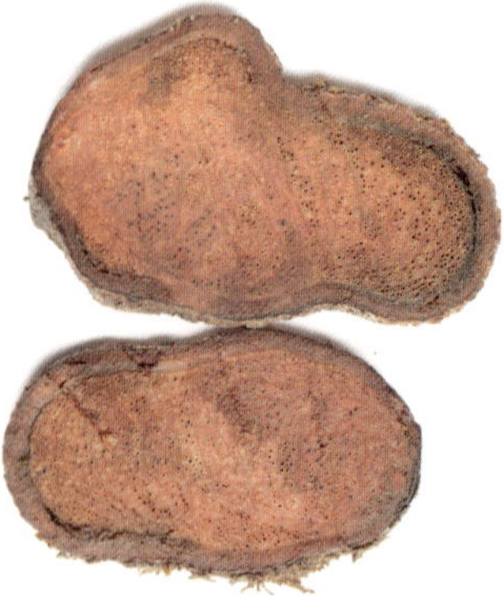

过岗龙

别名： 爬树龙、过山龙、青竹标、当年见、石蛇。**药性：** 微苦、涩，平；有毒。归肝、脾经。**功效：** 祛风除湿，活血通络。**主治：** 风湿性关节炎，跌打损伤，四肢麻木。**用量用法：** 6～15克，水煎服；或浸酒服。外用煎水洗患处。**使用注意：** 服用种仁，必须煮熟或炒熟，不可过量，否则有中毒的危险。

八角枫

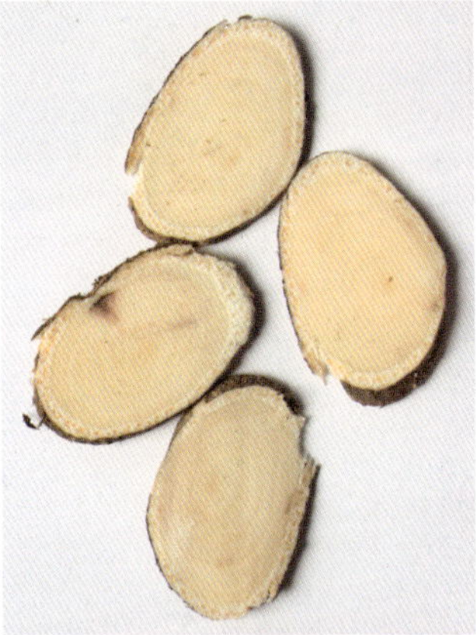

别名：白金条、白龙须、八角梧桐、花冠木。**药性**：辛、苦，温；有小毒。归肝、肾、心经。**功效**：祛风除湿，舒筋活络，散瘀止痛。**主治**：风湿痹痛，肢体麻木，跌打损伤。**用量用法**：侧根3～9克，用量由小逐渐加大，切勿过量；须根一般不超过3克，宜在饭后服用。**使用注意**：本品有毒，慎用。

蚕沙

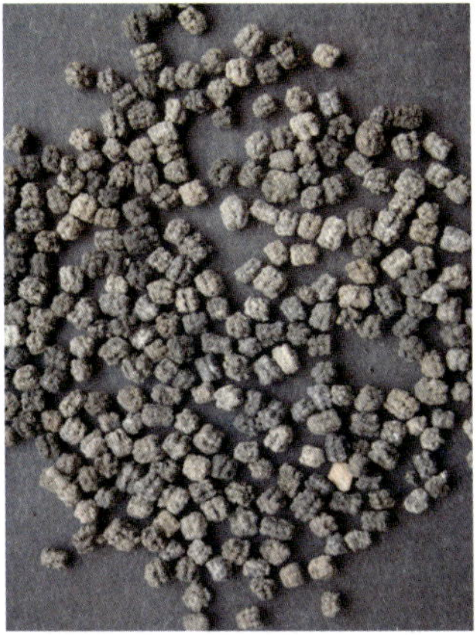

别名：原蚕屎、晚蚕沙、蚕砂。**药性**：辛、甘，温。归胃、脾、肝经。**功效**：祛风除湿，和胃化浊，活血通经。**主治**：风湿痹痛，肢体不遂，风疹瘙痒，吐泻转筋，闭经，崩漏。**用量用法**：5～15克，宜布包入煎。外用适量。**使用注意**：无。

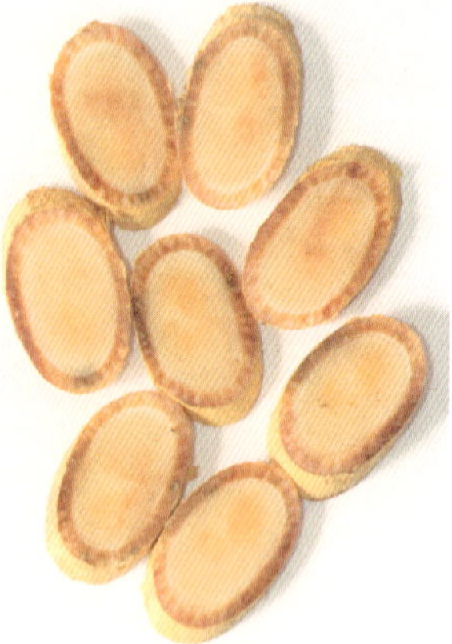

穿破石

别名： 萁芝、金蝉、柘根、川破石、千重皮。**药性：** 淡、微苦，凉。归肝、肺经。**功效：** 祛风利湿，活血通经。**主治：** 风湿关节疼痛，黄疸，淋浊，蛊胀，闭经，劳伤咳血，跌打损伤，疔疮痈肿。**用量用法：** 9～30克，煎汤；或浸酒。外用捣敷。**使用注意：** 孕妇忌用。

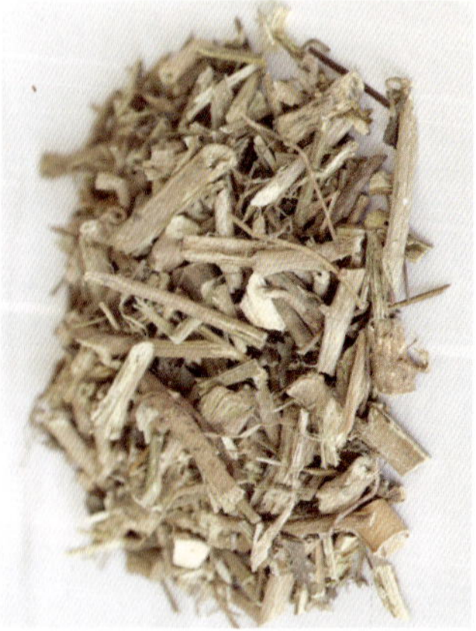

荨麻

别名： 蕁草、蕁麻、蝎子草、螫麻。**药性：** 苦、辛，温；有毒。归肝经。**功效：** 祛风通络，平肝定惊，消积通便，解毒。**主治：** 风湿痹痛，产后抽风，小儿惊风，小儿麻痹后遗症，高血压，消化不良，大便不通，荨麻疹，跌打损伤，虫蛇咬伤。**用量用法：** 5～10克。外用适量，捣汁擦；或捣烂外敷；或煎水洗。**使用注意：** 内服不宜过量。脾胃虚弱者慎用。

透骨草

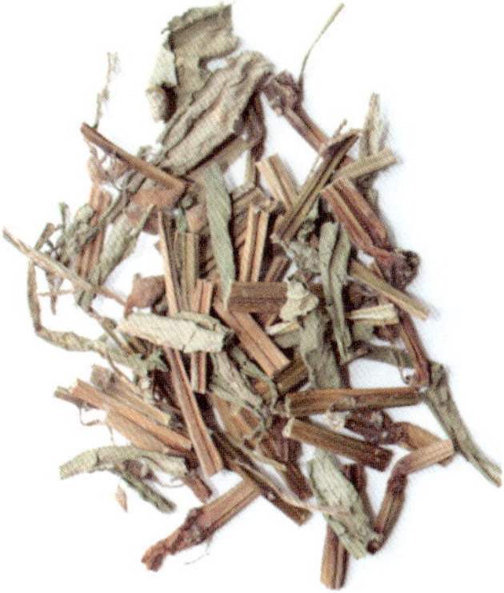

别名：珍珠透骨草、竹格叉、吉盖草、枸皮草。**药性：**辛，温。归肝、肾经。**功效：**祛风除湿，舒筋活血，散瘀消肿，解毒止痛。**主治：**风湿痹痛，筋骨挛缩，寒湿脚气，腰部扭伤，闭经。**用量用法：**9～15克。外用适量，煎水熏洗；或捣敷。**使用注意：**孕妇禁用。

扶芳藤

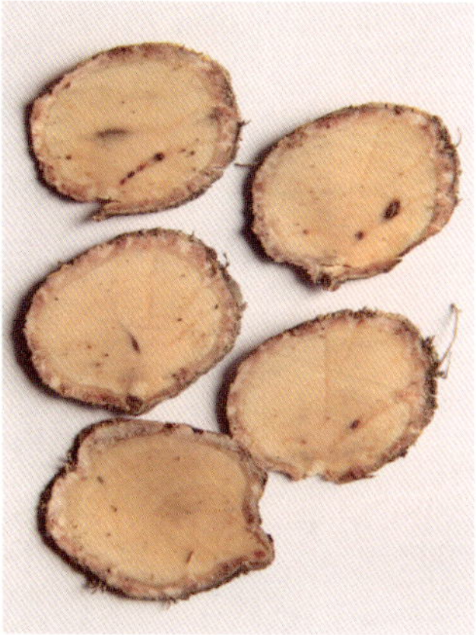

别名：金线风、九牛造、靠墙风、爬墙虎。**药性：**苦，温。归肝、肾、胃经。**功效：**舒筋活络，止血消瘀。**主治：**腰肌劳损，风湿痹痛，咯血，血崩，月经不调，跌打骨折，创伤出血。**用量用法：**15～30克，煎汤；或浸酒；或入丸、散。外用适量，研粉调敷；或捣敷；或煎水熏洗。**使用注意：**无。

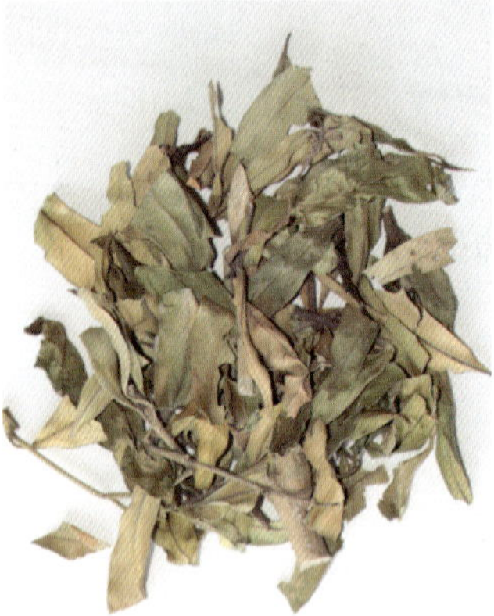

驳骨丹

别名： 接骨草、四季花、小还魂、百节芒。**药性：** 辛、苦，平；有小毒。归肺、肝、肾经。**功效：** 祛风湿，散瘀血，续筋骨。**主治：** 风湿痹痛，月经不调，产后腹痛，跌打肿痛，骨折。**用量用法：** 15～30克，煎汤；或研末；或泡酒。外用适量，鲜品捣敷；或研末调敷；或煎汤熏洗。**使用注意：** 孕妇慎用。

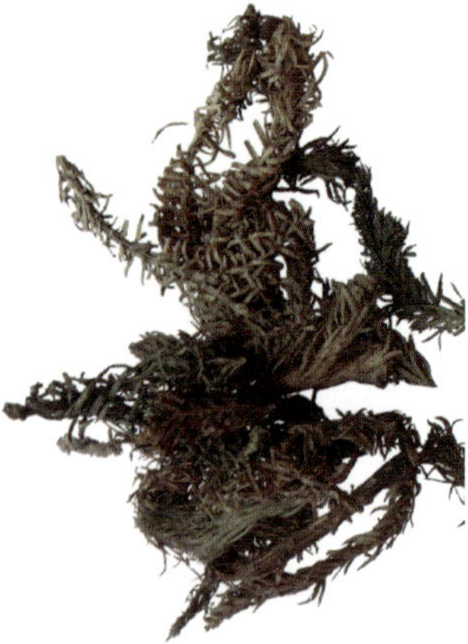

伸筋草

别名： 牛尾菜、水摇竹、大伸筋、百部伸筋、大顺筋藤。**药性：** 微苦、辛，温。归肝、脾、肾经。**功效：** 祛风除湿，舒筋活络。**主治：** 关节酸痛，屈伸不利。**用量用法：** 3～12克。**使用注意：** 孕妇及出血过多者忌用。

祖师麻

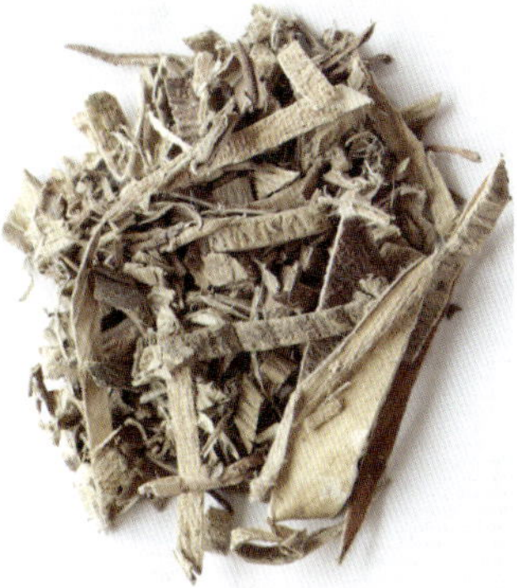

别名： 祖司麻、走司马、走丝麻、大救驾、黄杨皮、爬岩香、金腰带。**药性：** 辛、苦，温；有小毒。归心、肝经。**功效：** 祛风通络，散瘀止痛。**主治：** 风湿痹痛，四肢麻木，头痛，胃痛，腰痛，跌打损伤。**用量用法：** 3～6克，煎汤；或泡酒。**使用注意：** 孕妇禁用。

陆英

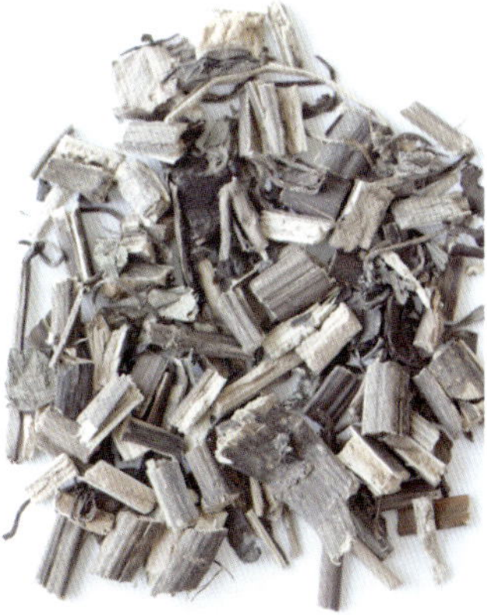

别名： 蒴藋、接骨草、排风藤、铁篱笆。**药性：** 甘、微苦，平。归肝、肾经。**功效：** 祛风，利湿，舒筋，活血。**主治：** 风湿痹痛，腰腿痛，水肿，黄疸，跌打损伤，产后恶露不尽。**用量用法：** 9～15克，煎汤，鲜品60～120克。外用适量。**使用注意：** 孕妇禁用。

三、祛风湿强筋骨药

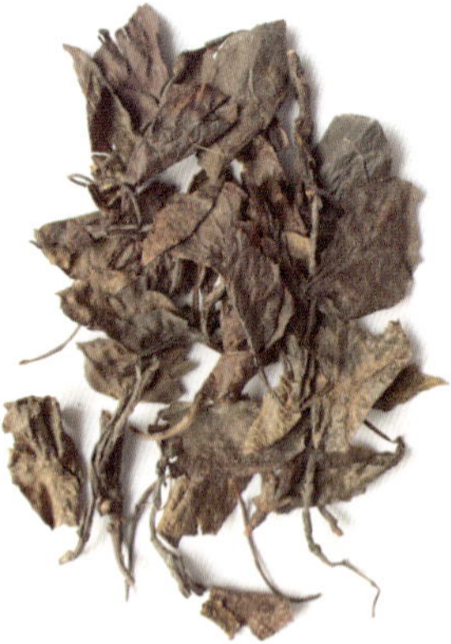

鹿衔草

别名：鹿蹄草、破血丹、鹿安茶、纸背金牛草。**药性：**甘、苦，温。归肝、肾经。**功效：**祛风湿，强筋骨，止血，止咳。**主治：**风湿痹痛，肾虚腰痛，腰膝无力，月经过多，久咳劳嗽。**用量用法：**9～15克。**使用注意：**孕妇忌用。

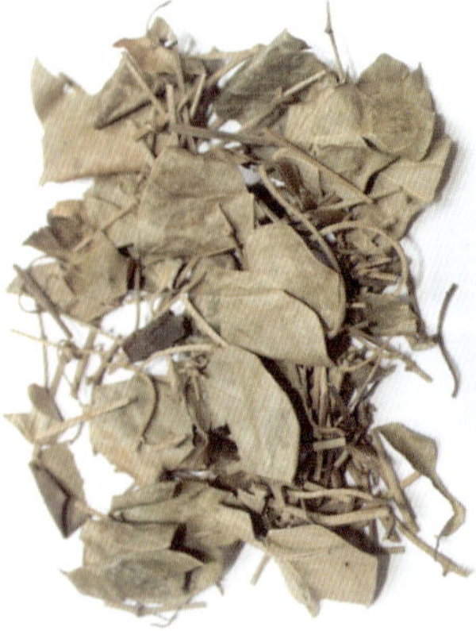

石楠叶

别名：石眼树叶、老少年叶、凿树、石纲。**药性：**辛、苦，平；有小毒。归肝、肾经。**功效：**祛风，通络，益肾。**主治：**风湿痹痛，腰背酸痛，足膝无力，偏头痛。**用量用法：**4.5～9克。**使用注意：**无。

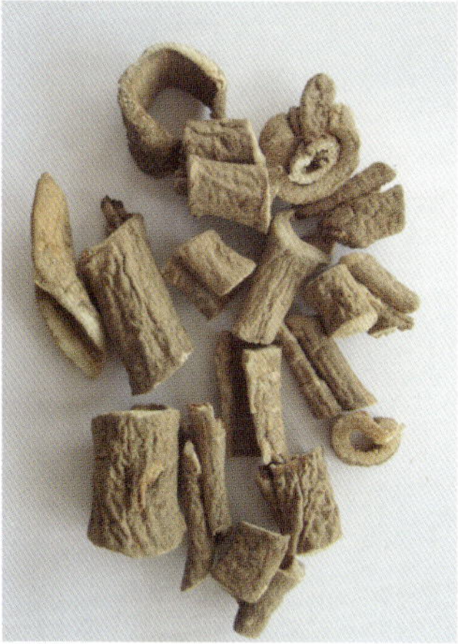

五加皮

别名：五谷皮、南五加皮、红五加皮。**药性：**辛、苦，温。归肝、肾经。**功效：**祛风除湿，补益肝肾，强筋壮骨，利水消肿。**主治：**风湿痹病，筋骨痿软，小儿行迟，体虚乏力，水肿，脚气。**用量用法：**5～10克。**使用注意：**阴虚火旺者慎用。

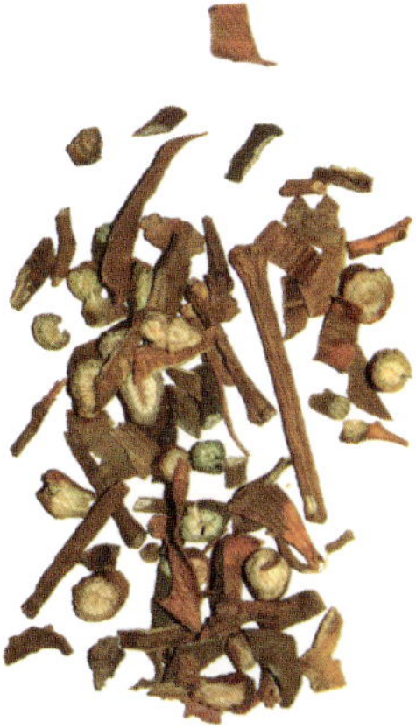

桑寄生

别名：茑、寓木、宛童、寄生树、寄生草、桑上寄生。**药性：**苦、甘，平。归肝、肾经。**功效：**祛风湿，补肝肾，强筋骨，安胎元。**主治：**风湿痹痛，腰膝酸软，筋骨无力，崩漏经多，妊娠漏血，胎动不安，头晕目眩。**用量用法：**9～15克。**使用注意：**无。

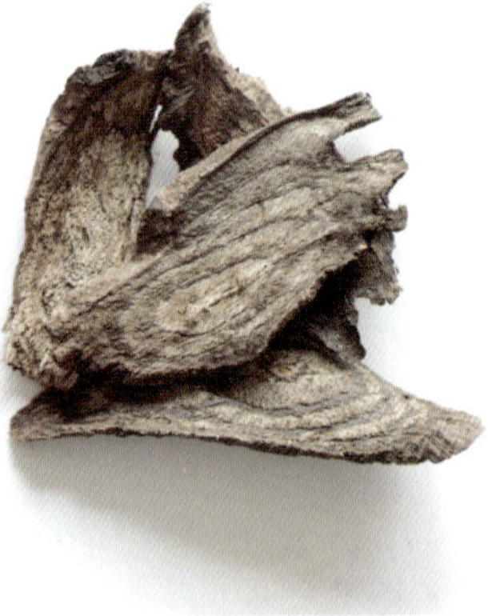

黑风藤

别名： 通气香、香藤根、大力丸、牛耳风。**药性：** 辛，温。归肝、肾经。**功效：** 祛风湿，强筋骨，活血止痛，调经。**主治：** 小儿麻痹后遗症，风湿性关节炎，类风湿关节炎，跌打肿痛，月经不调。**用量用法：** 10~15克，煎汤；或浸酒。**使用注意：** 孕妇禁用。

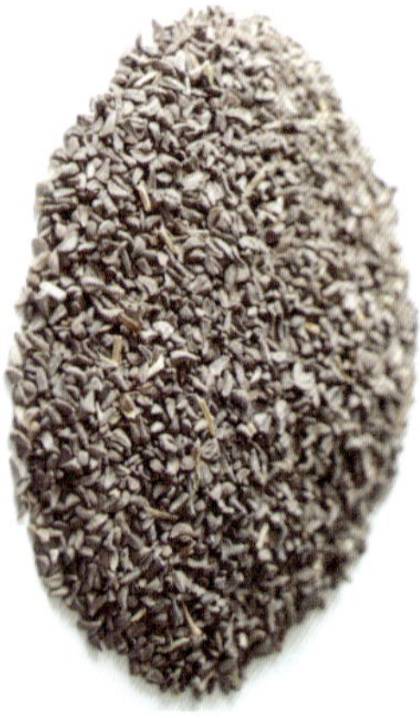

骆驼蓬子

别名： 阿德热斯曼、欧如合、吐胡米、伊斯番德。**药性：** 苦，温。归肝、肾经。**功效：** 祛风止痛，健体壮阳，强筋补神，镇咳平喘，温身通窍。**主治：** 关节疼痛，坐骨神经痛，体瘦阳痿，瘫痪，面瘫，咳嗽气喘，精神郁闷，健忘。**用量用法：** 2~6克。外用适量。**使用注意：** 多与蜂蜜等甜剂调用或装入胶囊内吞服。该药多引起头痛，故多与酸石榴等酸味食物同用。

千年健

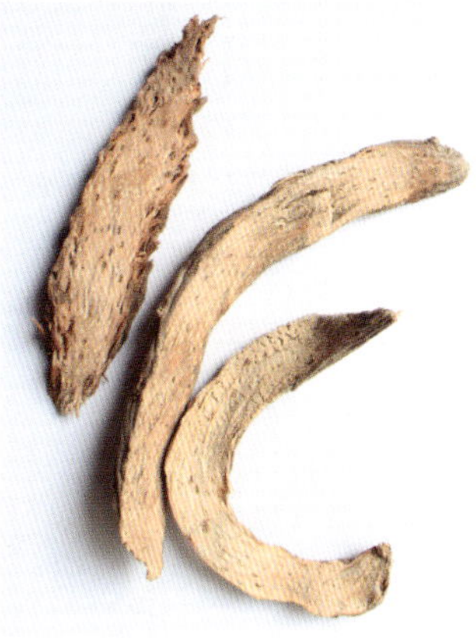

别名： 一包针、千颗针、千年见、丝棱线。**药性：** 苦、辛，温。归肝、肾经。**功效：** 祛风湿，壮筋骨。**主治：** 风寒湿痹，腰膝冷痛，拘挛麻木，筋骨痿软。**用量用法：** 5～10克。**使用注意：** 本品味辛性温，故阴虚内热者不宜用。

狗脊

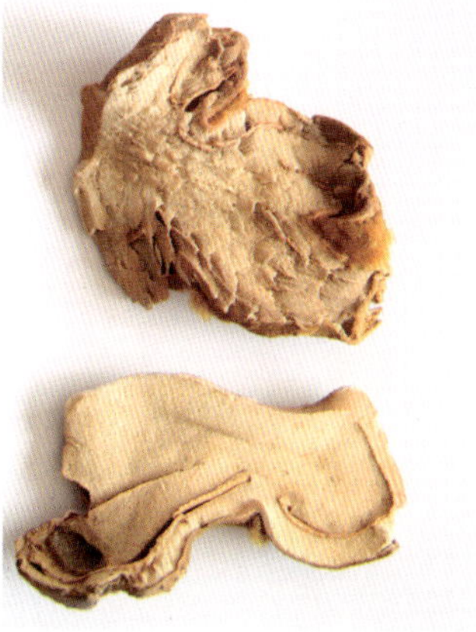

别名： 金毛狗、金狗脊、猴毛头、黄狗头、金毛狗脊、金毛狮子。**药性：** 苦、甘，温。归肝、肾经。**功效：** 祛风湿，补肝肾，强腰膝。**主治：** 风湿痹痛，腰膝酸软，下肢无力。**用量用法：** 6～12克。**使用注意：** 肾虚有热、小便不利或短涩赤黄、口苦舌干者，均忌用。

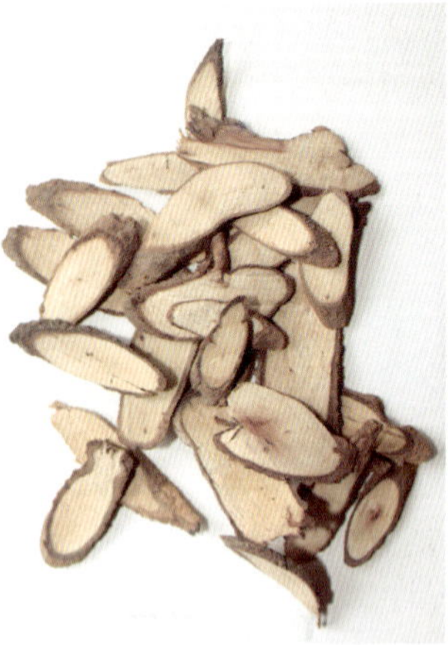

千斤拔

别名： 金鸡落地、土黄鸡、老鼠尾。**药性：** 甘、涩，平。归肺、肾、膀胱经。**功效：** 祛风除湿，舒筋活络，强筋壮骨，消炎止痛。**主治：** 手足痹痛，腰部风湿作痛，跌打损伤，风湿骨痛，四肢酸软无力，黄疸。**用量用法：** 15~30克。外用适量，磨汁涂；或研末调敷。**使用注意：** 无。

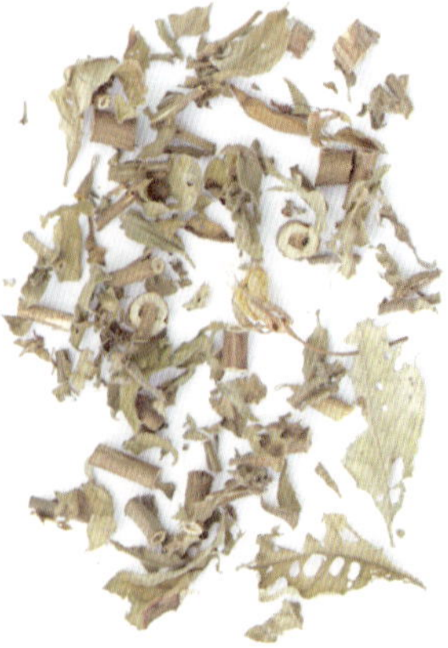

月见草

别名： 夜来香、山芝麻。**药性：** 甘、苦，温。归肝、肾经。**功效：** 祛风湿，强筋骨。**主治：** 主风寒湿痹，筋骨酸软。**用量用法：** 5~15克。**使用注意：** 无。

四、祛风湿消肿药

松节油

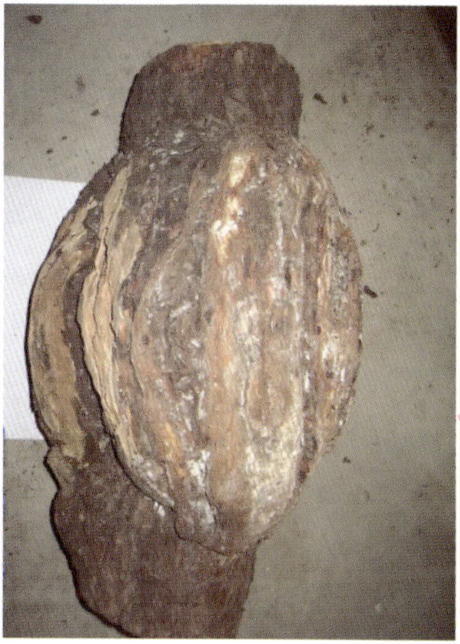

别名： 沥油。**药性：** 苦，温。归肝、肾经。**功效：** 活血通络，消肿止痛。**主治：** 关节肿痛，肌肉痛，跌打损伤。**用量用法：** 外用适量，涂擦。**使用注意：** 无。

虎刺

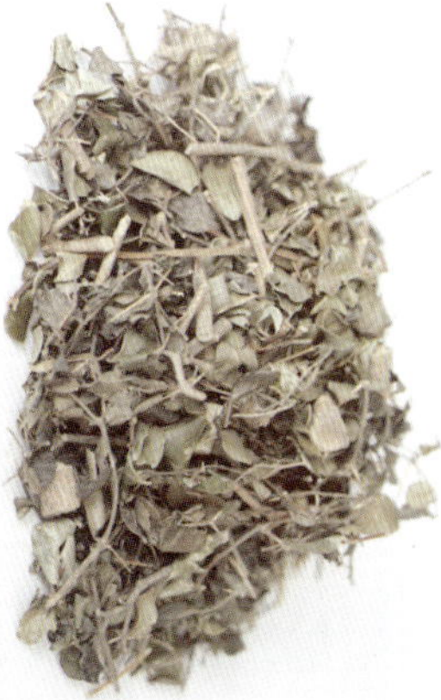

别名： 刺虎、伏牛花、绣花针、黄脚鸡、鸟不宿。**药性：** 苦、甘，平。归肺、肝经。**功效：** 祛风利湿，活血消肿。**主治：** 痛风，风湿痹痛，痰饮咳嗽，肺痈，水肿，痞块，黄疸，妇女经闭，小儿疳积，荨麻疹，跌打损伤。**用量用法：** 9～15克，煎汤；或入散剂。外用捣敷、捣汁涂；或研末撒。**使用注意：** 无。

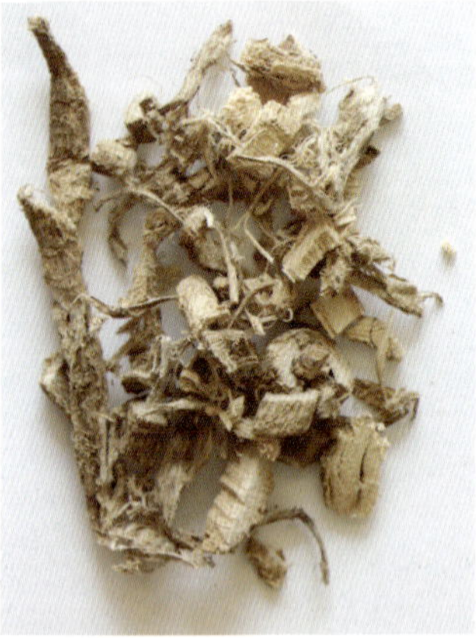

丢了棒

别名： 刁了棒、大叶大青、咸鱼头。**药性：** 辛、微苦，平。归脾、肾经。**功效：** 祛风除湿，消肿止痛。**主治：** 风湿性关节炎，腰腿痛，跌打肿痛，脚气水肿。**用量用法：** 9～18克，鲜品15～30克。外用适量。**使用注意：** 孕妇忌用。

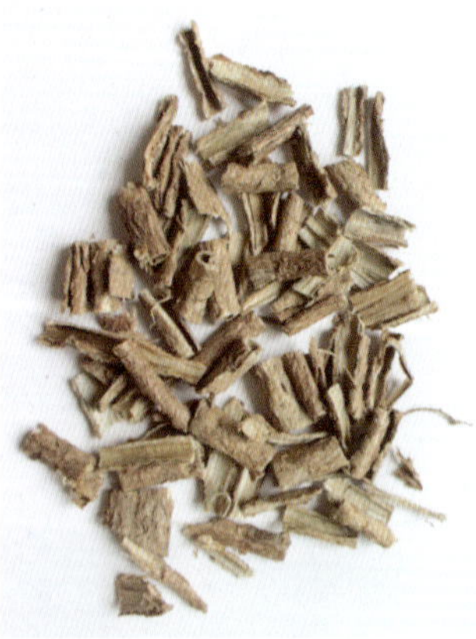

楤木

别名： 鹊不踏、虎阳刺、海桐皮、刺嫩芽。**药性：** 辛、苦，平。归肝、胃、肾经。**功效：** 祛风除湿，利水和中，活血解毒。**主治：** 风湿关节痛，腰腿酸痛，肾虚水肿，消渴，胃脘痛，跌打损伤，骨折，吐血，衄血，疟疾，漆疮，骨髓炎，深部脓疡。**用量用法：** 15～30克，煎汤；或泡酒。外用适量，捣敷；或酒浸外涂。**使用注意：** 孕妇慎用。

两头尖

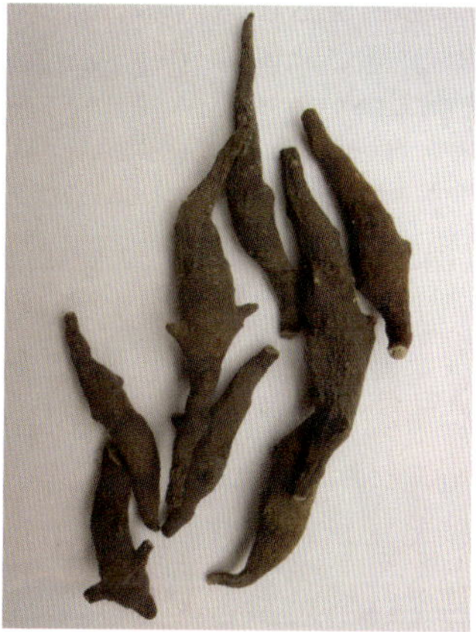

别名： 风花、银莲花、草乌喙、复活节花、竹节香附。**药性：** 辛，热；有毒。归脾经。**功效：** 祛风湿，消痈肿。**主治：** 风寒湿痹，四肢拘挛，骨节疼痛，痈肿溃烂。**用量用法：** 1～3克。外用适量。**使用注意：** 孕妇禁用。

菝葜

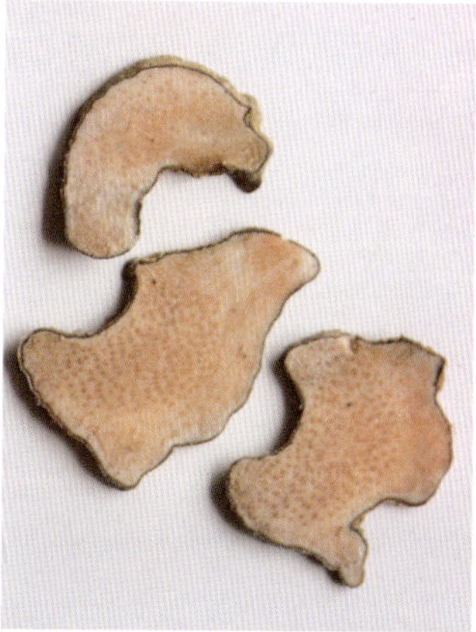

别名： 金刚刺、金刚藤、乌鱼刺、铁菱角、马加勒。**药性：** 甘、微苦、涩，平。归肝、肾经。**功效：** 利湿去浊，祛风除痹，解毒散瘀。**主治：** 小便淋浊，带下量多，风湿痹痛，疔疮痈肿。**用量用法：** 10～15克。**使用注意：** 忌茶、醋。

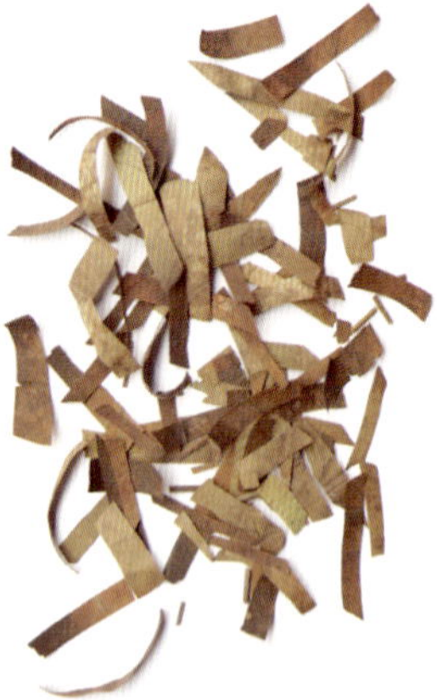

梧桐叶

别名： 无。**药性：** 苦，寒。归肝、胃经。**功效：** 祛风除湿，解毒消肿，降血压。**主治：** 风湿痹痛，跌打损伤，痈疮肿毒，痔疮，小儿疳积，泻痢，高血压病。**用量用法：** 10～30克。外用适量，鲜叶敷贴；或煎水洗；或研末调敷。**使用注意：** 无。

芳香化湿药

佩兰

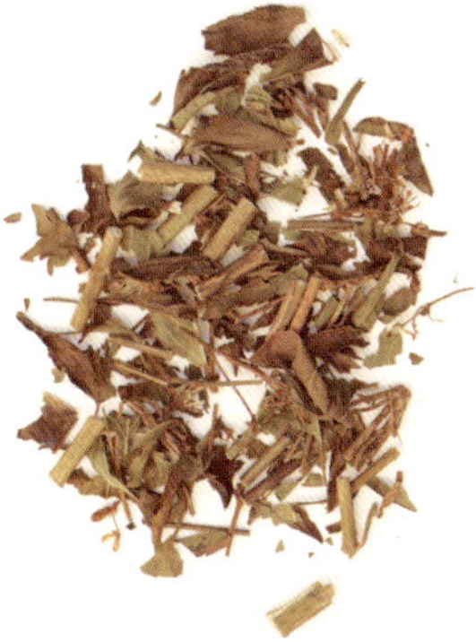

别名：兰草、水香、大泽兰、燕尾香、都梁香、针尾凤。**药性**：辛，平。归脾、胃、肺经。**功效**：芳香化湿，醒脾开胃，发表解暑。**主治**：湿浊中阻，脘痞呕恶，口中甜腻，口臭，多涎，暑湿表证，湿温初起，发热倦怠，胸闷不舒。**用量用法**：3~10克。**使用注意**：阴虚血燥、气虚者慎用。

苍术

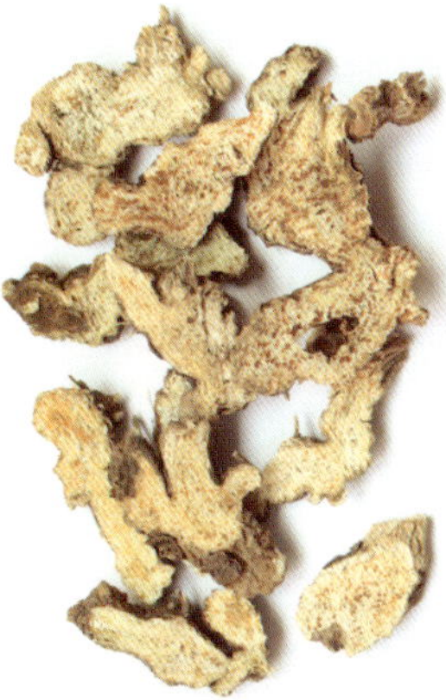

别名：赤术、青术、仙术。**药性**：辛、苦，温。归脾、胃、肝经。**功效**：燥湿健脾，祛风散寒，明目。**主治**：湿阻中焦，脘腹胀满，泄泻，水肿，脚气痿躄，风湿痹痛，风寒感冒，夜盲，眼目昏涩。**用量用法**：3~9克。**使用注意**：阴虚内热、津液亏虚、表虚多汗者禁用。

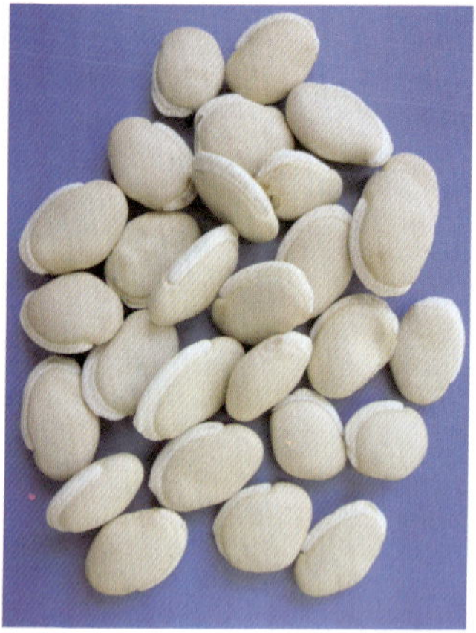

白扁豆

别名： 眉豆、树豆、藤豆、沿篱豆、蛾眉豆、火镰扁豆。**药性：** 甘，微温。归脾、胃经。**功效：** 健脾化湿，和中消暑。**主治：** 脾胃虚弱，食欲不振，大便溏泻，白带过多，暑湿吐泻，胸闷腹胀。**用量用法：** 9～15克。**使用注意：** 多食能壅气，伤寒邪热炽者勿用。患疟者忌用。生用有毒。

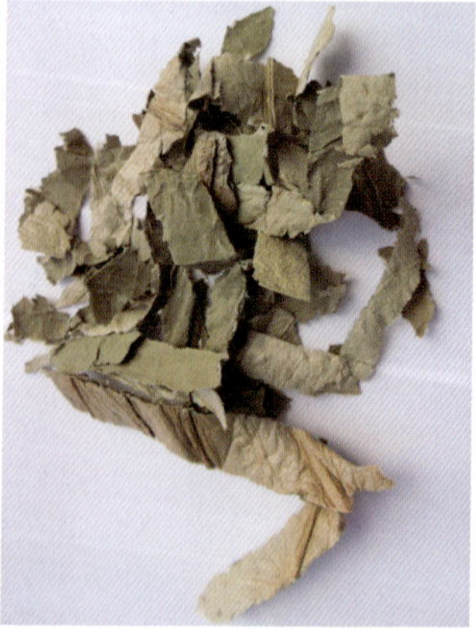

荷叶

别名： 蕸、莲叶、鲜荷叶、干荷叶、荷叶炭。**药性：** 苦，平。归肝、脾、胃经。**功效：** 清暑化湿，升发清阳，凉血止血。**主治：** 暑热烦渴，暑湿泄泻，脾虚泄泻，血热吐衄，便血崩漏。**用量用法：** 1.3～10克。**使用注意：** 胃酸过多、消化性溃疡和龋齿者，以及服用滋补药品期间忌用。

砂仁

别名： 缩砂仁、缩砂蜜、阳春砂、春砂仁、蜜砂仁。**药性：** 辛，温。归脾、胃、肾经。**功效：** 化湿开胃，温脾止泻，理气安胎。**主治：** 湿浊中阻，脘痞不饥，脾胃虚寒，呕吐泄泻，妊娠恶阻，胎动不安。**用量用法：** 3～6克，后下。**使用注意：** 阴虚内热者禁用。

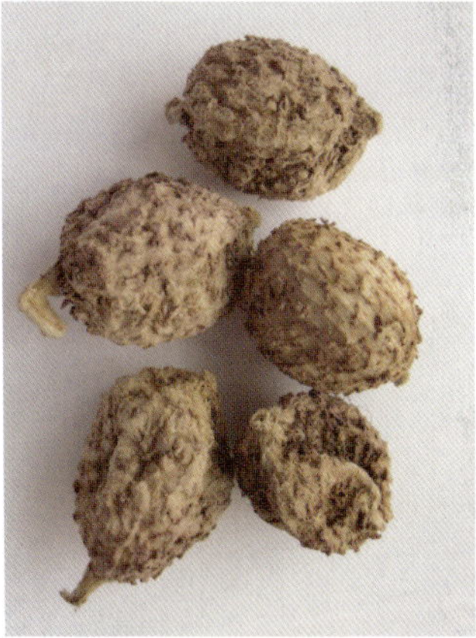

草果

别名： 草果仁、草果子。**药性：** 辛，温。归脾、胃经。**功效：** 燥湿温中，截疟除痰。**主治：** 寒湿内阻，脘腹胀痛，痞满呕吐，疟疾寒热，瘟疫发热。**用量用法：** 3～6克。**使用注意：** 去壳用，体弱者慎用。

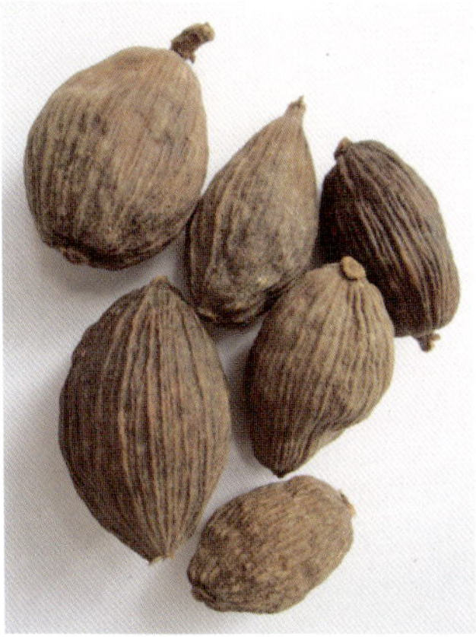

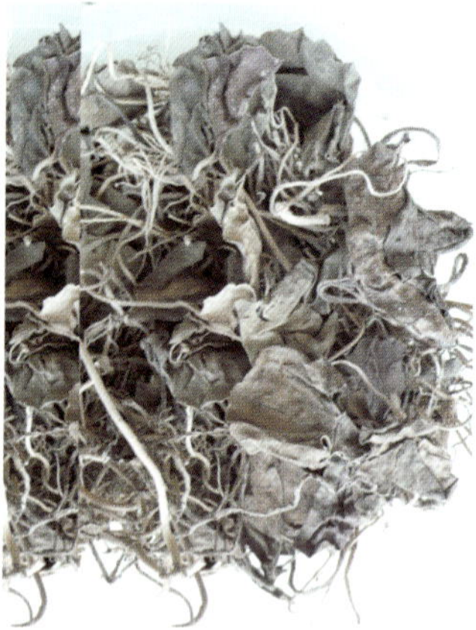

人参叶

别名：参叶。**药性：**苦、甘，寒。归肺、胃经。**功效：**补气益肺，祛暑生津。**主治：**气虚咳嗽，暑热烦躁，津伤口渴，头目不清，四肢倦乏。**用量用法：**3～9克。**使用注意：**不宜与藜芦、五灵脂同用。

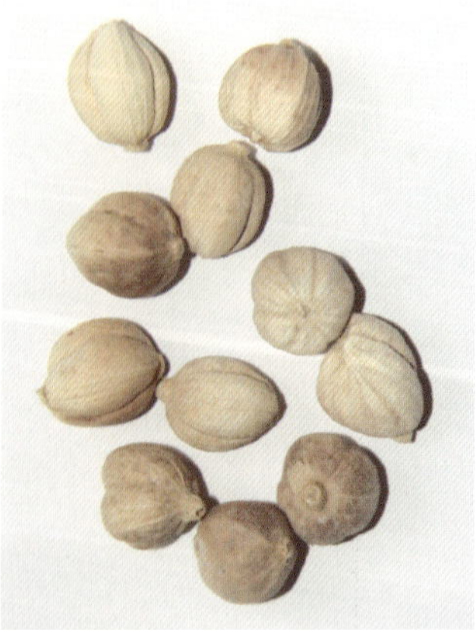

白豆蔻

别名：多骨、壳蔻、白蔻、百叩、叩仁。**药性：**辛，微温。归脾、胃、肺经。**功效：**化湿行气，温中止呕，开胃消食。**主治：**湿阻气滞，脾胃不和，脘腹胀满，不思饮食，湿温初起，胸闷不饥，胃寒呕吐，食积不消。**用量用法：**5～10克，不宜久煎。外用适量，煎水含漱；或浸泡患部。**使用注意：**无。

广藿香

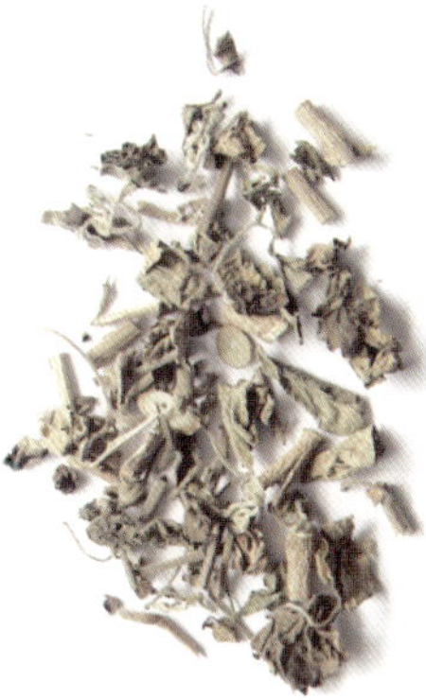

别名：土藿香、山茴香、水排香草、兜娄婆香、大叶薄荷、猫尾巴香。**药性：**辛，微温。归脾、胃、肺经。**功效：**芳香化浊，和中止呕，发表解暑。**主治：**湿浊中阻，脘痞呕吐，暑湿表症，湿温初起，发热倦怠，胸闷不舒，寒湿闭暑，腹痛吐泻，鼻渊头痛。**用量用法：**3～10克。**使用注意：**阴虚者禁用。

厚朴

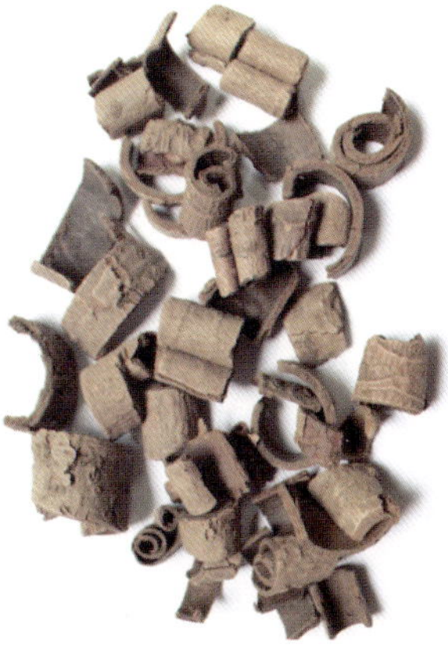

别名：厚皮、重皮、赤朴、烈朴、川朴、紫油厚朴。**药性：**苦、辛，温。归脾、胃、肺、大肠经。**功效：**燥湿消痰，下气除满。**主治：**湿滞伤中，脘痞吐泻，食积气滞，腹胀便秘，痰饮喘咳。**用量用法：**3～10克。**使用注意：**本品味苦辛温燥湿，易耗气伤津，故气虚津亏者及孕妇慎用。

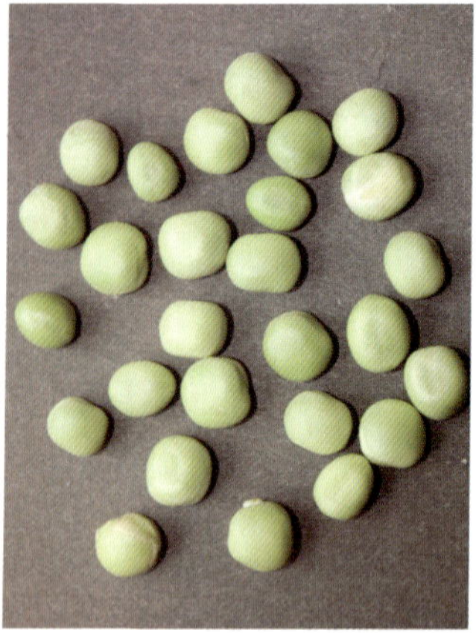

豌豆

别名：豍豆、荜豆、寒豆、麦豆、雪豆、兰豆。**药性：**甘，平。归脾、胃经。**功效：**和中下气，通乳利水，解毒。**主治：**消渴，吐逆，泄痢腹胀，霍乱转筋，乳少，脚气水肿，疮痈。**用量用法：**60~125克，煎汤；或煮食。外用适量，煎水洗；或研末调涂。**使用注意：**多食发气痰。

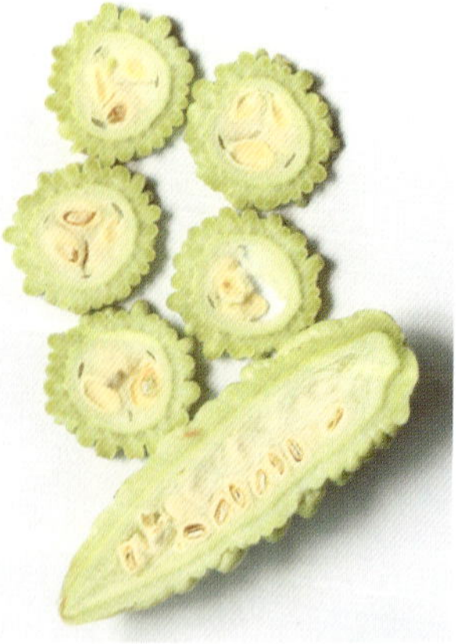

苦瓜

别名：锦荔枝、癞葡萄、红姑娘、凉瓜、癞瓜、红羊。**药性：**苦，寒。归心、脾、肺经。**功效：**祛暑涤热，明目，解毒。**主治：**暑热烦渴，消渴，赤眼疼痛，痢疾，疮痈肿毒。**用量用法：**6~15克，煎汤，鲜品30~60克；或煅存性研末。外用适量，鲜品捣敷；或取汁涂。**使用注意：**脾胃虚寒者慎用。

草豆蔻

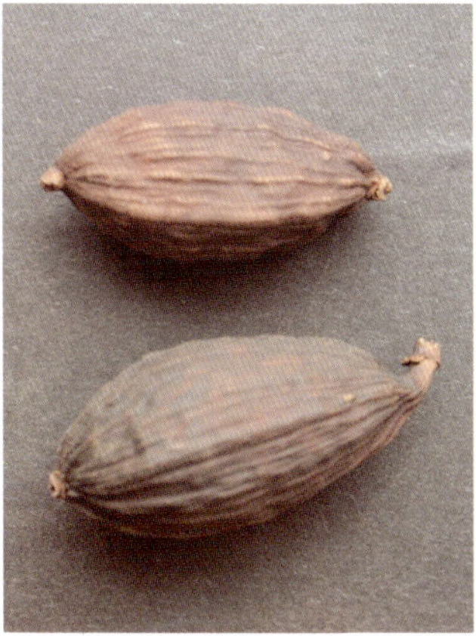

别名：偶子、草蔻、草蔻仁。**药性：**辛，温。归脾、胃经。**功效：**燥湿行气，温中止呕。**主治：**寒湿内阻，脘腹胀满冷痛，嗳气呕逆，不思饮食。**用量用法：**3~6克。**使用注意：**阴虚血少者禁用。

红豆蔻

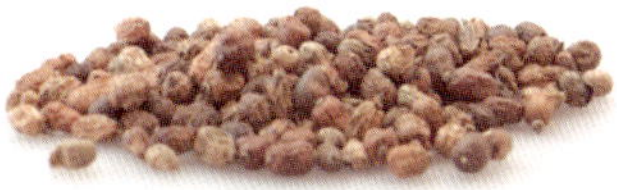

别名：红豆、红扣、良姜子。**药性：**辛，温。归脾、肺经。**功效：**散寒燥湿，醒脾消食。**主治：**脘腹冷痛，食积胀满，呕吐泄泻，饮酒过多。**用量用法：**3~6克。**使用注意：**阴虚有热者禁用。

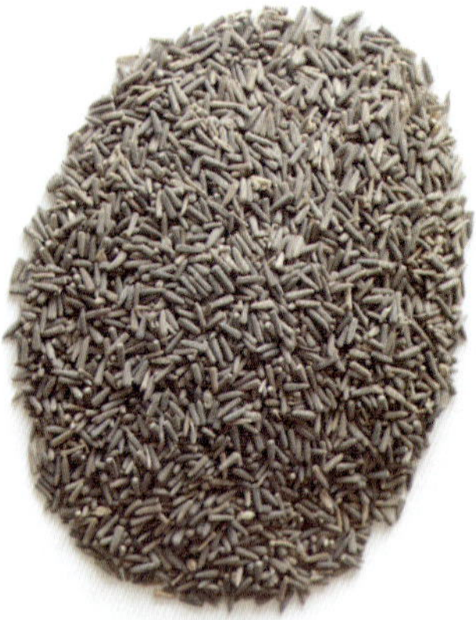

驱虫斑鸠菊

别名：野茴香。**药性：**苦，凉。归胃经。**功效：**祛风活血，杀虫解毒。**主治：**白癜风，蛔虫，蛲虫，疮疖肿痛。**用量用法：**2～4克，入丸、散。外用适量，研细粉调敷。**使用注意：**对肾、肺及热性体质者有害，若用需配野薄荷。

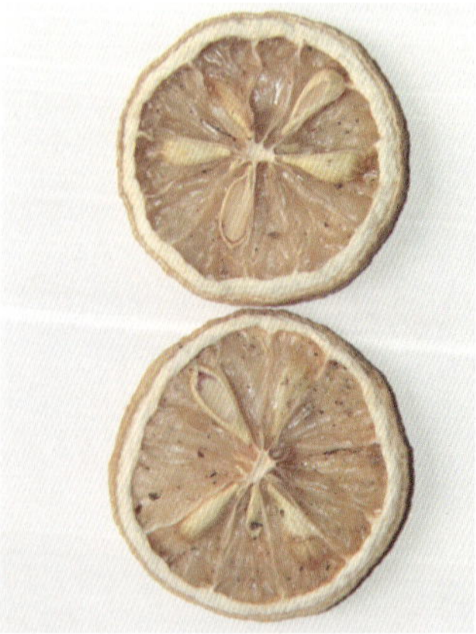

柠檬

别名：黎朦子、黎檬子、宜母子、里木子、黎檬干、药果、檬子、梦子、宜檬子、宜母果、柠果。**药性：**酸、甘，凉。归胃、肺经。**功效：**生津解暑，和胃安胎。**主治：**胃热伤津，中暑烦渴，食欲不振，脘腹痞胀，肺燥咳嗽，妊娠呕吐。**用量用法：**适量，绞汁饮；或生食。**使用注意：**无。

蔷薇花

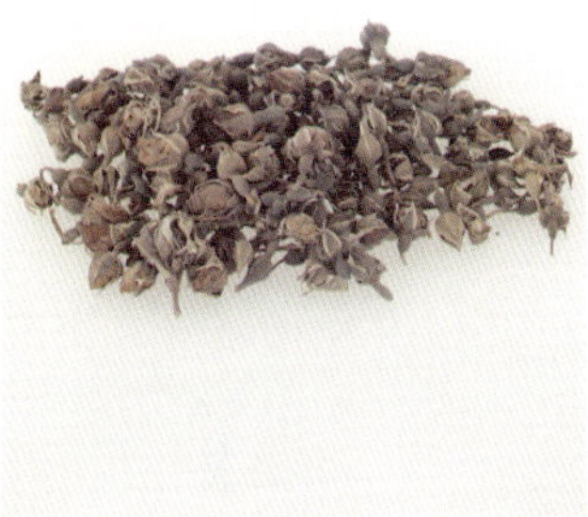

别名：刺花、白残花、紫米米花。**药性：**苦、涩，凉。归胃经。**功效：**清暑和胃，活血止血，解毒。**主治：**暑热烦渴，胃脘胀闷，吐血衄血，口疮痈疖，月经不调。**用量用法：**3～6克。**使用注意：**无。

葛花

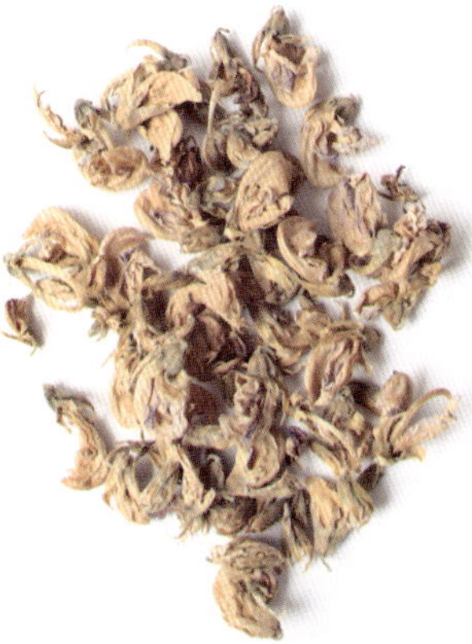

别名：葛条花。**药性：**甘，凉。归脾、胃经。**功效：**解酒醒脾，止血。**主治：**伤酒烦热口渴，头痛头晕，脘腹胀满，呕逆吐酸，不思饮食，吐血，肠风下血。**用量用法：**3～9克，煎汤；或入丸、散。**使用注意：**无酒毒者不可用。

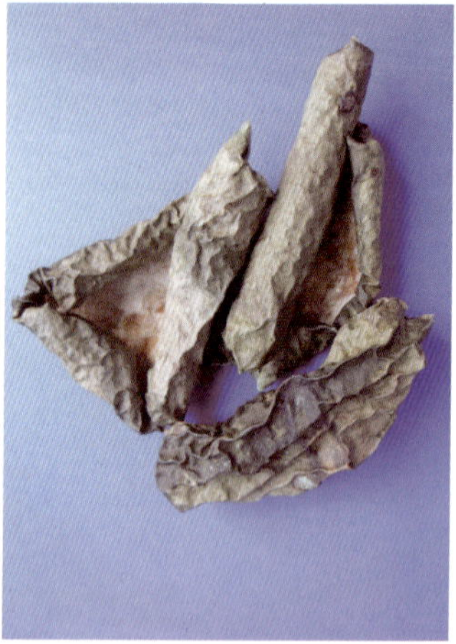

西瓜皮

别名：西瓜青、西瓜翠衣、西瓜翠。**药性：**甘，凉。归心、胃、膀胱经。**功效：**清热，解渴，利尿。**主治：**暑热烦渴，小便短少，水肿，口舌生疮。**用量用法：**9～30克，煎汤；或焙干研末。外用适量，烧存性研末撒。**使用注意：**中寒湿盛者忌用。

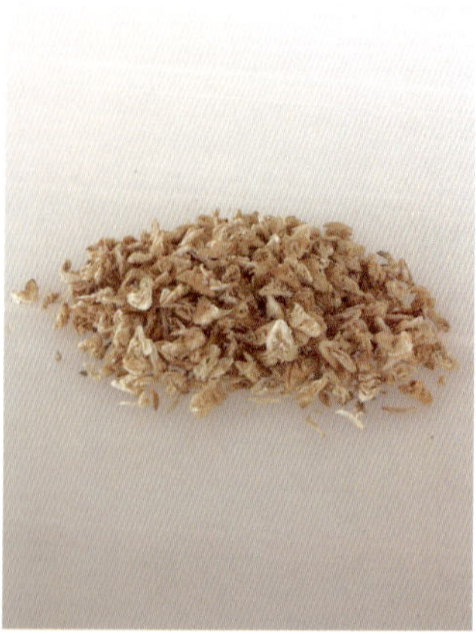

扁豆花

别名：南豆花。**药性：**甘，平。归脾、胃经。**功效：**解暑化湿，和中健脾。**主治：**夏伤暑湿，发热，泄泻，痢疾，赤白带下，跌打伤肿。**用量用法：**3～9克，煎汤；或研末；或捣汁。外用适量，捣敷。**使用注意：**无。

利水渗湿药

一、利水消肿药

茯苓

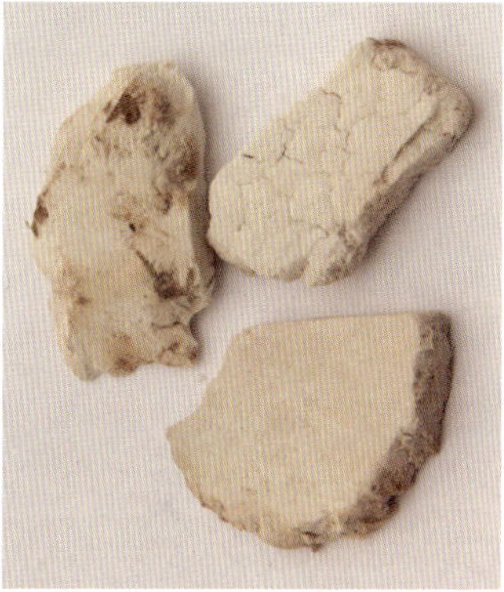

别名： 茯菟、茯灵、茯蕶、云苓、茯兔、伏苓、伏菟、松腴。**药性：** 甘、淡，平。归心、肺、脾、肾经。**功效：** 利水渗湿，健脾，宁心。**主治：** 水肿尿少，痰饮眩悸，脾虚食少，便溏泄泻，心神不安，惊悸失眠。**用量用法：** 10～15克。**使用注意：** 虚寒精滑、气虚下陷者慎用。入药宜切制成薄片，以利药力溶出。

猪苓

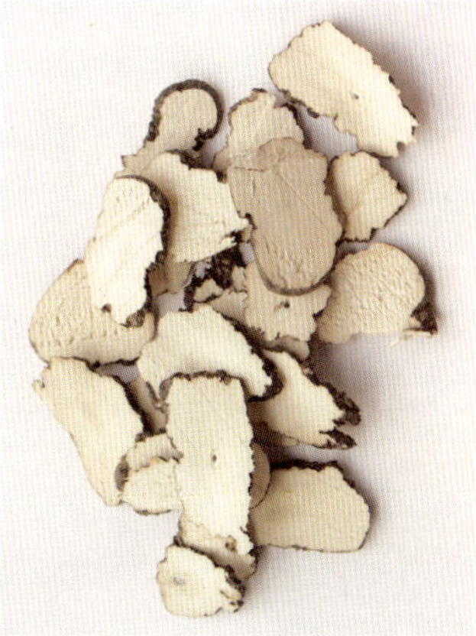

别名： 猪茯苓、野猪食、地乌桃、猪屎苓。**药性：** 甘、淡，平。归肾、膀胱经。**功效：** 利水渗湿。**主治：** 小便不利，水肿，泄泻，淋浊，带下。**用量用法：** 6～12克。**使用注意：** 利水渗湿力强，易于伤阴，无水湿者忌用。

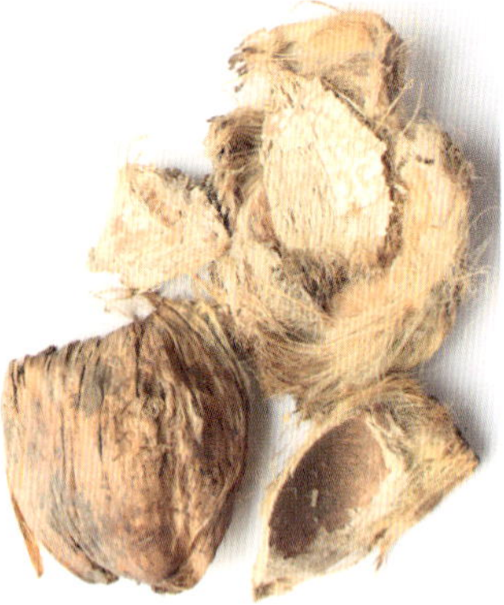

大腹皮

别名： 茯毛、槟榔皮、大腹毛、槟榔衣、大腹绒。**药性：** 辛，微温。归脾、胃、大肠、小肠经。**功效：** 行气宽中，利水消肿。**主治：** 湿阻气滞，脘腹胀闷，大便不爽，水肿胀满，脚气浮肿，小便不利。**用量用法：** 5～10克。**使用注意：** 本品味辛散耗气，气虚者慎用。

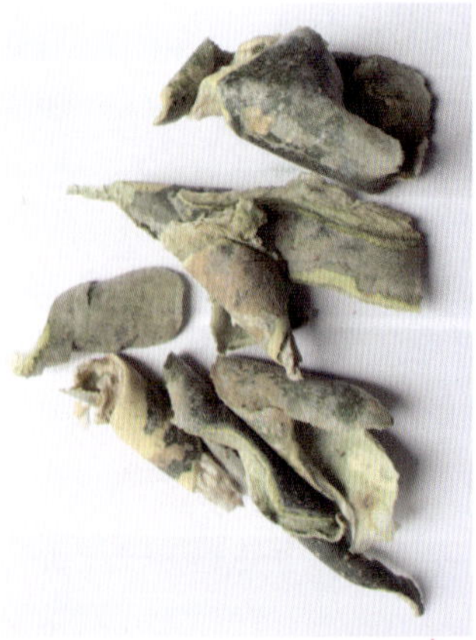

冬瓜皮

别名： 白瓜皮、白东瓜皮。**药性：** 甘，凉。归脾、小肠经。**功效：** 利尿消肿。**主治：** 水肿胀满，小便不利，暑热口渴，小便短赤。**用量用法：** 9～30克。**使用注意：** 因营养不良所致虚肿者慎用。

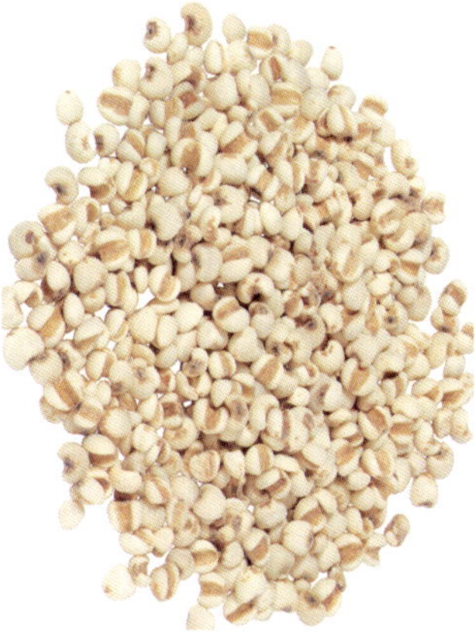

薏苡仁

别名： 解蠡、起英、赣米、感米、薏珠子、回回米、草珠儿。**药性：** 甘、淡，凉。归脾、胃、肺经。**功效：** 利水渗湿，健脾止泻，除痹，排脓，解毒散结。**主治：** 水肿，脚气，小便不利，脾虚泄泻，湿痹拘挛，肺痈，肠痈，赘疣，癌肿。**用量用法：** 9～30克。**使用注意：** 孕妇慎用。

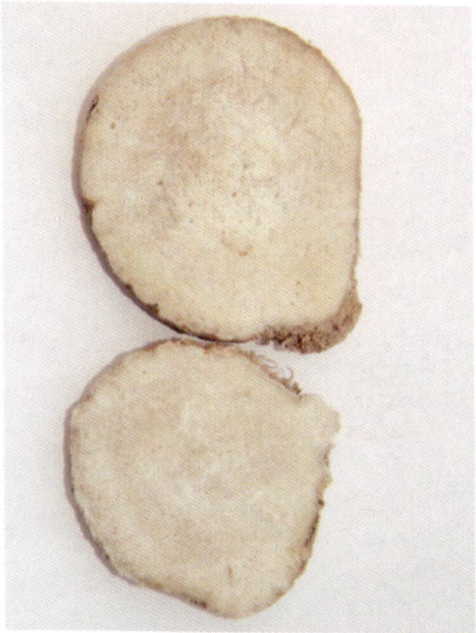

泽泻

别名： 水泻、芒芋、鹄泻、泽芝、及泻、天秃、禹孙、天鹅蛋。**药性：** 甘、淡，寒。归肾、膀胱经。**功效：** 利水渗湿，泄热，化浊降脂。**主治：** 小便不利，水肿胀满，泄泻尿少，痰饮眩晕，热淋涩痛，高脂血症。**用量用法：** 6～10克。**使用注意：** 肾虚精滑者慎用。

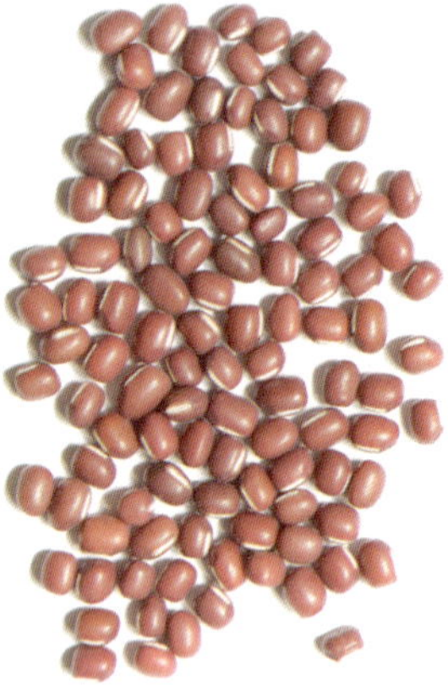

赤小豆

别名：赤豆、红小豆、野赤豆。**药性：**甘、酸，平。归心、小肠经。**功效：**利水消肿，解毒排脓。**主治：**水肿胀满，脚气浮肿，黄疸尿赤，风湿热痹，痈肿疮毒，肠痈腹痛。**用量用法：**9~30克。外用适量，研末调敷。**使用注意：**阴虚而无湿热者及小便清长者忌用。

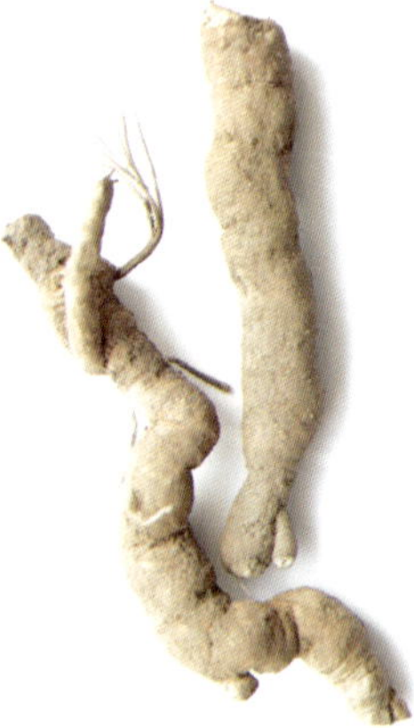

粉防己

别名：汉防己、土防己、石蟾蜍、蟾蜍薯、猪大肠。**药性：**苦，寒。归膀胱、肺经。**功效：**祛风止痛，利水消肿。**主治：**风湿痹痛，水肿脚气，小便不利，湿疹疮毒。**用量用法：**5~10克。外用鲜根适量，捣烂敷患处。**使用注意：**无。

香加皮

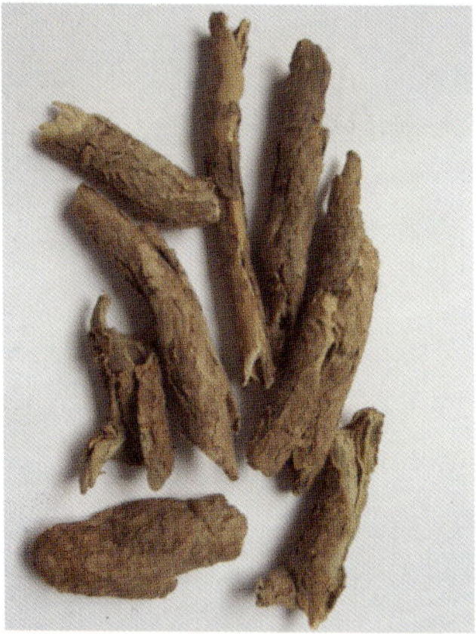

别名：臭槐、羊奶条、羊角槐、羊交叶、狭叶萝。**药性：**辛、苦，温；有毒。归肝、肾、心经。**功效：**利水消肿，祛风湿，强筋骨。**主治：**下肢浮肿，心悸气短，风寒湿痹，腰膝酸软。**用量用法：**3～6克。**使用注意：**不宜过量服用。

天仙藤

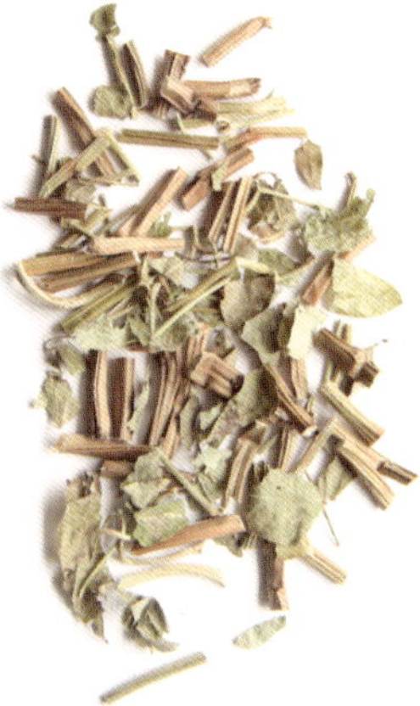

别名：香藤、都淋藤、兜铃苗、长痧藤、马兜铃藤、青木香藤、三百两银。**药性：**苦，温。归肝、脾、肾经。**功效：**行气活血，通络止痛。**主治：**脘腹刺痛，风湿痹痛。**用量用法：**3～6克。**使用注意：**本品含马兜铃酸，可引起肾脏损害等不良反应。儿童及老年人慎用。孕妇、婴幼儿及肾功能不全者禁用。

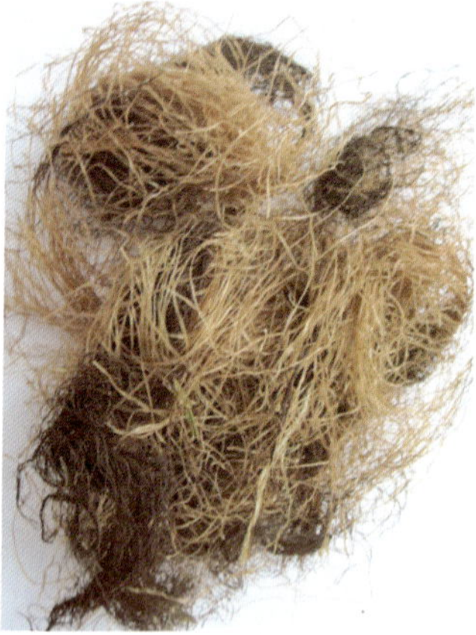

玉米须

别名： 玉麦须、玉蜀黍须、蜀黍须、包谷须。**药性：** 甘、淡，平。归肾、胃、肝、胆经。**功效：** 利尿消肿，清肝利胆。**主治：** 水肿，小便淋沥，黄疸，胆囊炎，胆结石，高血压，糖尿病，乳汁不通。**用量用法：** 15~30克。**使用注意：** 无。

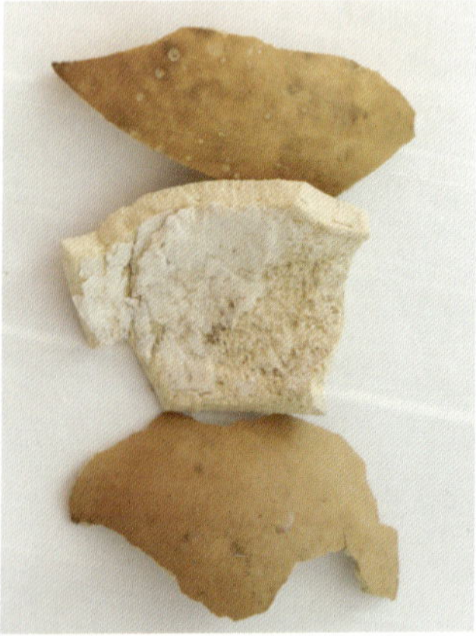

葫芦

别名： 匏、瓠、甜瓠、瓠匏、嘎贝哲布（藏名）、葫芦壳、抽葫芦、壶芦、蒲芦。**药性：** 甘、淡，平。归肺、脾、肾经。**功效：** 利水消肿，通淋散结。**主治：** 水肿腹水，黄疸，消渴，淋证，痈肿。**用量用法：** 9~30克，煎汤；或煅存性研末。**使用注意：** 脾胃虚寒者禁用。

菥蓂

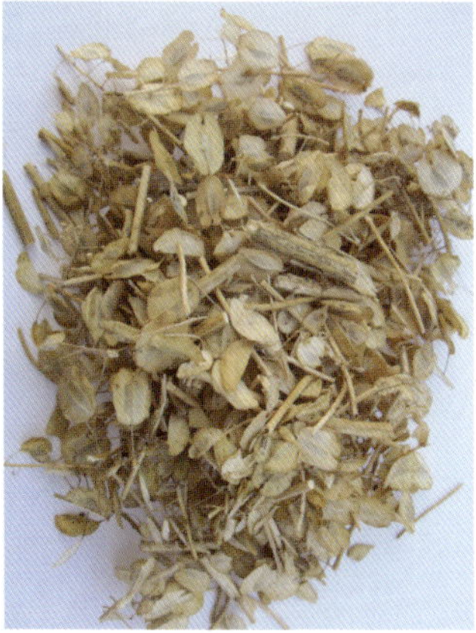

别名：大荠、蔑菥、大蕺、析目、老荠、遏蓝菜、花叶荠。**药性：**辛，微寒。归肝、胃、大肠经。**功效：**清肝明目，和中利湿，解毒消肿。**主治：**目赤肿痛，脘腹胀痛，胁痛，肠痈，水肿，带下，疮疖痈肿。**用量用法：**9~15克。**使用注意：**无。

泽漆

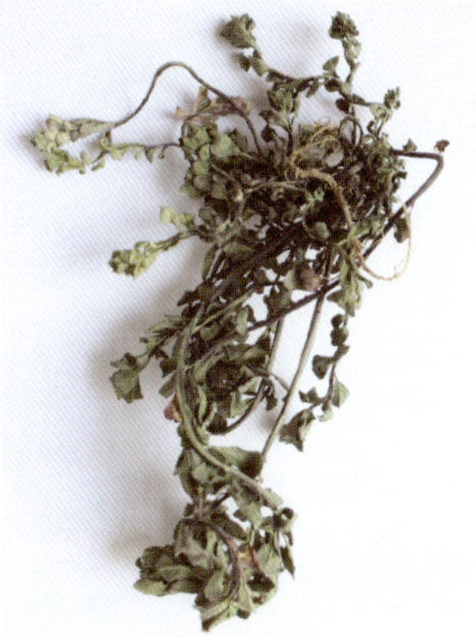

别名：五朵云、猫眼草、五凤草。**药性：**辛、苦，微寒。归肺、小肠、大肠经。**功效：**行水消肿，化痰止咳，解毒杀虫。**主治：**水气肿满，痰饮喘咳疟疾，菌痢，瘰疬，结核性瘘管，骨髓炎。**用量用法：**9~15克。外用适量。**使用注意：**恶薯蓣。

二、利尿通淋药

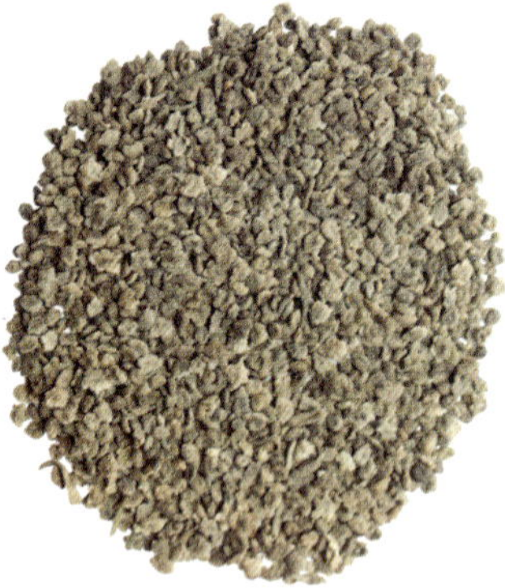

地肤子

别名：扫帚子、扫帚菜子。**药性：**辛、苦，寒。归肾、膀胱经。**功效：**清热利湿，祛风止痒。**主治：**小便涩痛，阴痒带下，风疹，湿疹，皮肤瘙痒。**用量用法：**9～15克。外用适量，煎汤熏洗。**使用注意：**不宜与螵蛸同用。

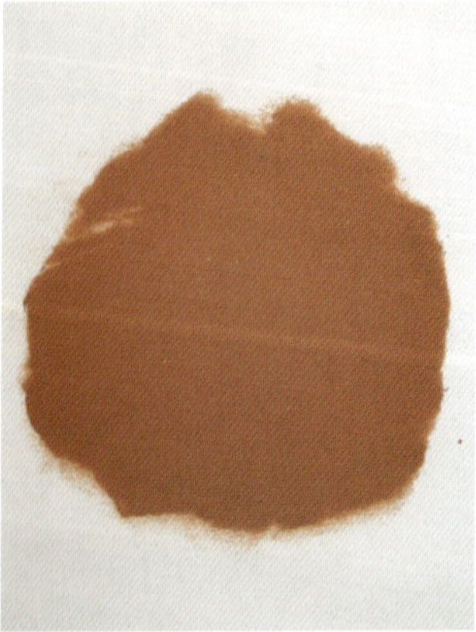

海金沙

别名：铁蜈蚣、金砂截、罗网藤、铁线藤、蛤唤藤、左转藤。**药性：**甘、咸，寒。归膀胱、小肠经。**功效：**清利湿热，通淋止痛。**主治：**热淋，石淋，血淋，膏淋，尿道涩痛。**用量用法：**6～15克，包煎。**使用注意：**无。

车前子

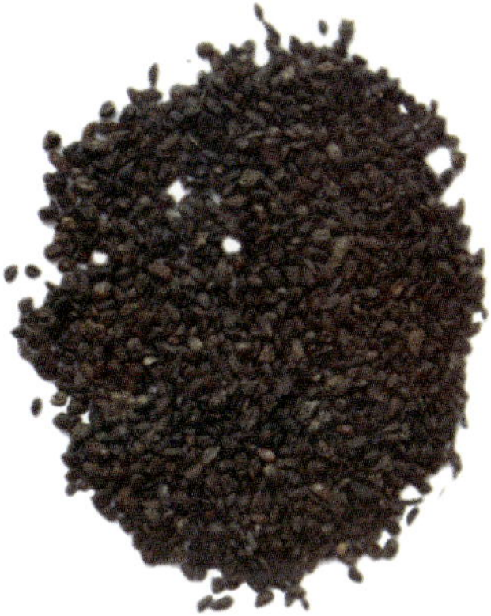

别名：车前实、虾蟆衣子、凤眼前仁、猪耳朵穗子。**药性：**甘，寒。归肝、肾、肺、小肠经。**功效：**清热利尿通淋，渗湿止泻，明目，祛痰。**主治：**热淋涩痛，淋浊带下，水肿胀满，暑湿泄泻，目赤肿痛，痰热咳嗽。**用量用法：**9～15克，包煎。**使用注意：**内伤劳倦、阳气下陷、肾虚精滑、内无湿热者慎用。

车前草

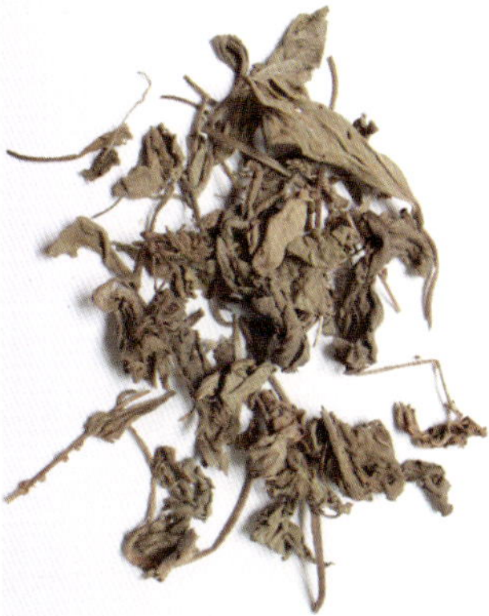

别名：车轮菜、猪肚菜、灰盆草、车轱辘菜。**药性：**甘，寒。归肝、肾、肺、小肠经。**功效：**清热利尿通淋，祛痰，凉血，解毒。**主治：**热淋涩痛，水肿尿少，暑湿泄泻，痰热咳嗽，吐血衄血，痈肿疮毒。**用量用法：**9～30克。**使用注意：**内伤劳倦、阳气下陷、肾虚精滑及内无湿热者慎用。

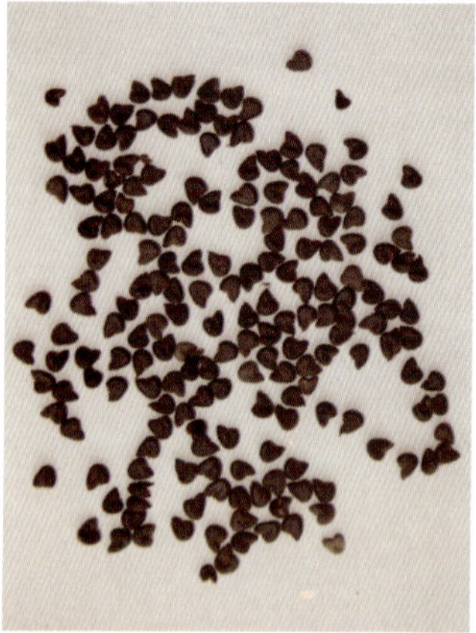

冬葵果

别名： 葵子、葵菜子、冬葵子。**药性：** 甘、涩，凉。**功效：** 清热利尿，消肿。**主治：** 尿闭，水肿，口渴，尿路感染。**用量用法：** 3~9克。**使用注意：** 脾虚便溏者忌用。孕妇慎用。

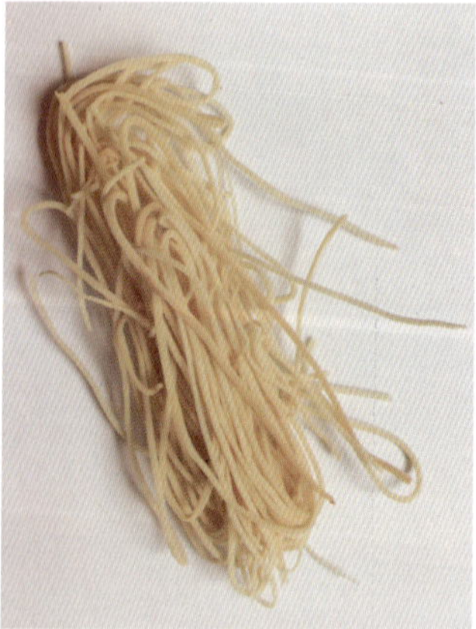

灯心草

别名： 蔺草、灯芯草、龙须草、野席草、马棕根、野马棕。**药性：** 甘、淡，微寒。归心、肺、小肠经。**功效：** 清心火，利小便。**主治：** 心烦失眠，尿少涩痛，口舌生疮。**用量用法：** 1~3克。**使用注意：** 气虚小便不禁者忌用。

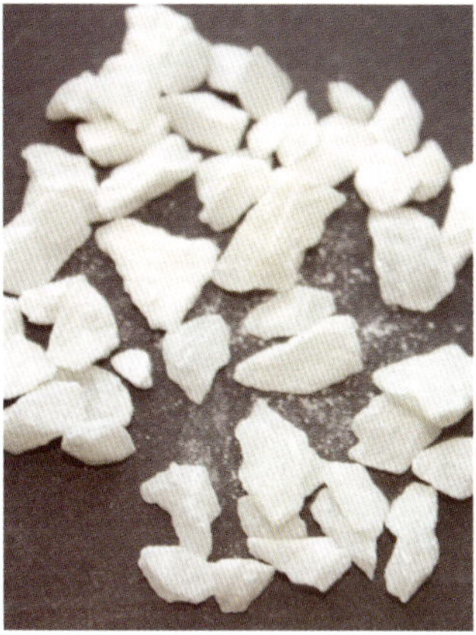

滑石

别名： 画石、番石、共石、夕冷。**药性：** 甘、淡，寒。归膀胱、肺、胃经。**功效：** 利尿通淋，清热解暑。外用祛湿敛疮。**主治：** 热淋，石淋，尿热涩痛，暑湿烦渴，湿热水泻。外治湿疹，湿疮，痱子。**用量用法：** 10～20克，先煎。外用适量。**使用注意：** 脾虚、热病伤津者及孕妇忌用。

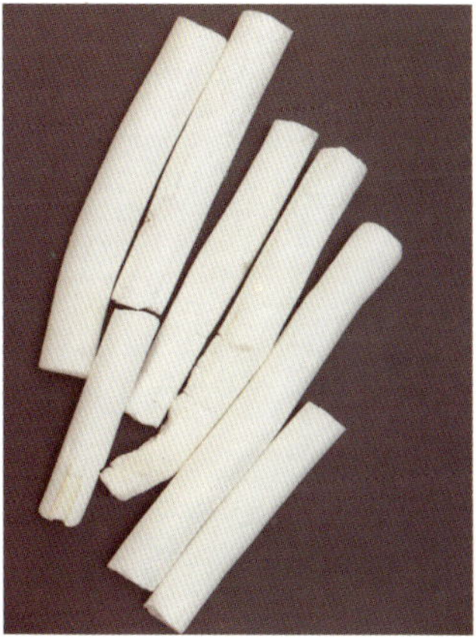

通草

别名： 寇脱、活克、离南、倚商、通脱木、白通草。**药性：** 甘、淡，微寒。归肺、胃经。**功效：** 清热利湿，通气下乳。**主治：** 湿热淋证，水肿尿少，乳汁不下。**用量用法：** 3～5克。**使用注意：** 孕妇慎用。

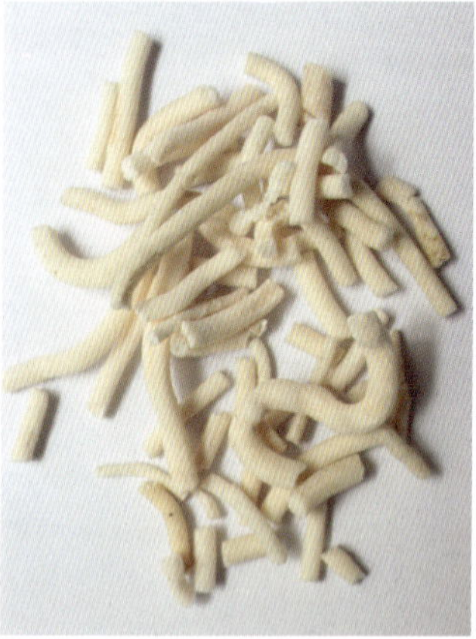

小通草

别名： 小通花、鱼泡通、通草树、通条树、喜马拉雅旌节花。**药性：** 甘、淡，寒。归肺、胃经。**功效：** 清热，利尿，下乳。**主治：** 小便不利，热淋，乳汁不下。**用量用法：** 3~6克。**使用注意：** 气虚无湿热者及孕妇慎用。

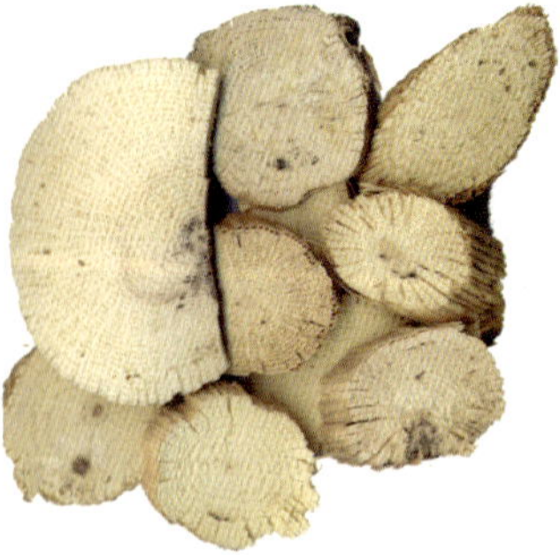

川木通

别名： 花木通、油木通、白木通、山铁线莲。**药性：** 苦，寒。归心、小肠、膀胱经。**功效：** 利尿通淋，清心除烦，通经下乳。**主治：** 淋证，水肿，心烦尿赤，口舌生疮，经闭乳少，湿热痹痛。**用量用法：** 3~6克。**使用注意：** 精滑遗尿、小便过多者及孕妇禁用。

瞿 麦

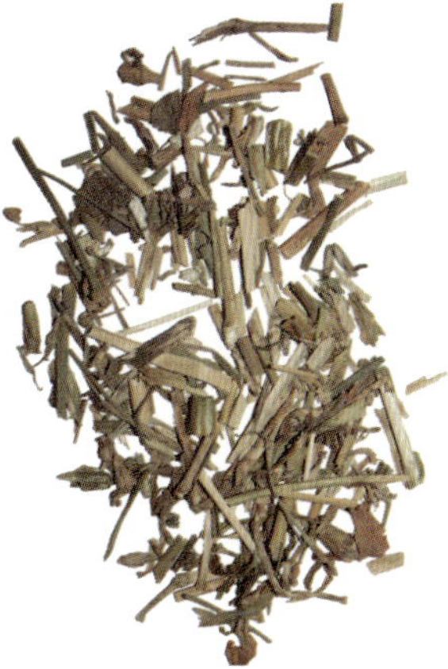

别名： 大兰、野麦、巨句麦、山瞿麦、石竹子花、洛阳花、十样景花。**药性：** 苦，寒。归心、小肠经。**功效：** 利尿通淋，活血通经。**主治：** 热淋，血淋，石淋，小便不通，淋沥涩痛，经闭瘀阻。**用量用法：** 9～15克。**使用注意：** 孕妇慎用。

萹 蓄

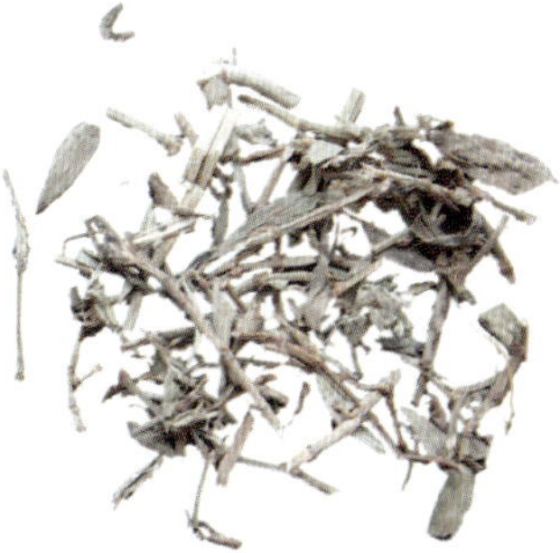

别名： 萹竹、竹节草、地萹蓄、萹蓄蓼、大蓄片。**药性：** 苦，微寒。归膀胱经。**功效：** 利尿通淋，杀虫，止痒。**主治：** 热淋涩痛，小便短赤，虫积腹痛，皮肤湿疹，阴痒带下。**用量用法：** 9～15克。外用适量，煎洗患处。**使用注意：** 脾虚者慎用。

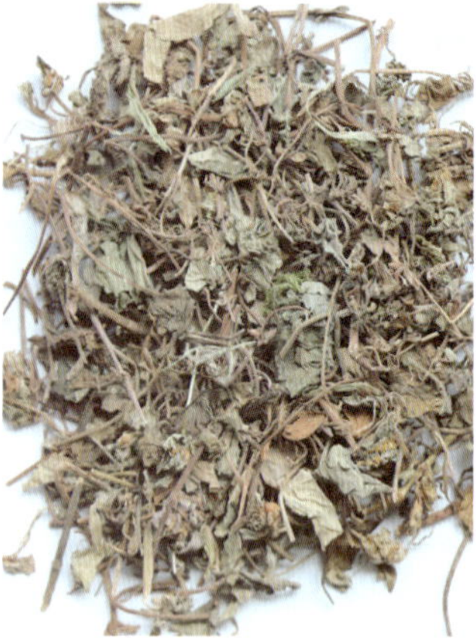

活血丹

别名：金钱艾、也蹄草、透骨消、透骨风、过墙风。**药性：**苦、辛，凉。归肝、胆、膀胱经。**功效：**利湿通淋，清热解毒，散瘀消肿。**主治：**热淋石淋，湿热黄疸，疮痈肿痛，跌仆损伤。**用量用法：**15～30克，煎汤；或浸酒；或捣汁。外用适量，捣敷；或绞汁涂敷。**使用注意：**无。

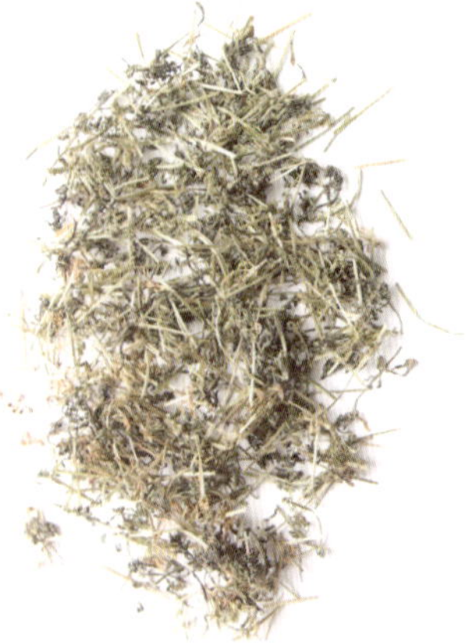

猪殃殃

别名：拉拉藤、爬拉殃、八仙草。**药性：**辛、苦，微寒。归肺、膀胱经。**功效：**清热解毒，利尿通淋，消肿止痛。**主治：**痈疽肿毒，乳腺炎，阑尾炎，水肿，感冒发热，痢疾，尿路感染，尿血，牙龈出血，外伤出血。**用量用法：**15～30克。**使用注意：**肾阴亏虚、遗精滑精者慎用。

石韦

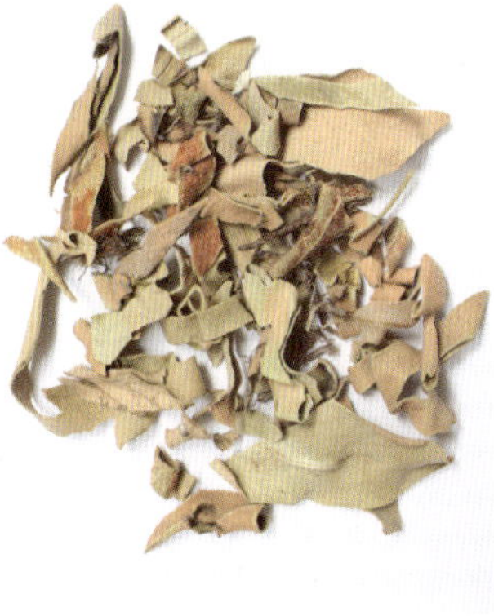

别名：石皮、石剑、潭剑、金星草、生扯拢、虹霓剑草。**药性：**甘、苦，微寒。归肺、膀胱经。**功效：**利尿通淋，清肺止咳，凉血止血。**主治：**热淋，血淋，石淋，小便不通，淋沥涩痛，肺热喘咳，吐血，衄血，尿血，崩漏。**用量用法：**6～12克。**使用注意：**阴虚及无湿热者忌用。

三白草

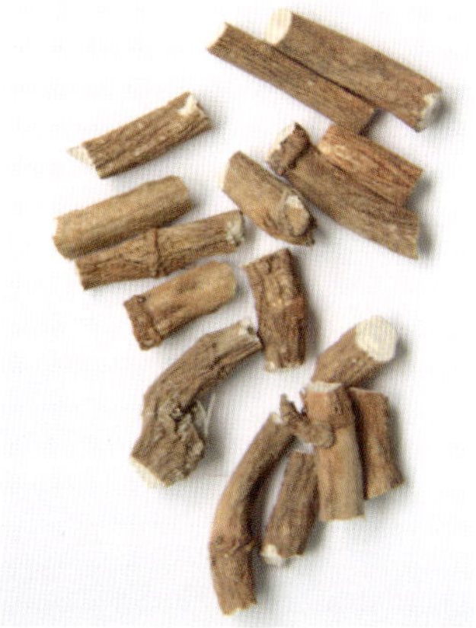

别名：田三白、白黄脚、白面姑、三点白、白叶莲、水木通、白花照水莲。**药性：**甘、辛，寒。归肺、膀胱经。**功效：**利尿消肿，清热解毒。**主治：**水肿，小便不利，淋沥涩痛，带下，脚气；外治疮疡肿毒，湿疹。**用量用法：**15～30克。外用鲜品适量，捣烂敷患处。**使用注意：**脾胃虚寒者慎用。

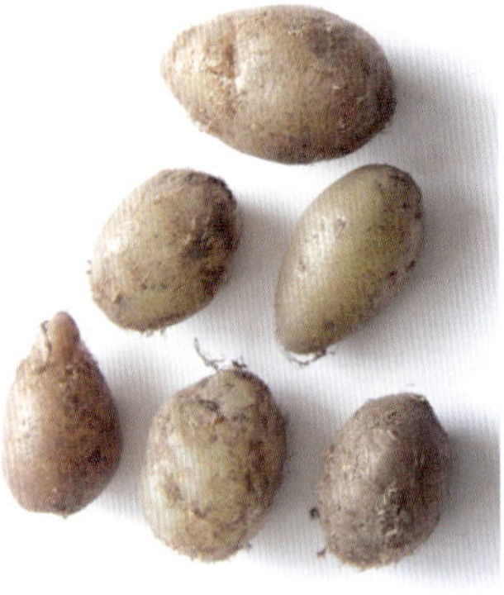

肾蕨

别名： 蜈蚣草、圆羊齿、天鹅抱蛋。**药性：** 甘、淡、微涩，凉。归肺、肝经。**功效：** 清热利湿，通淋止咳，消肿解毒。**主治：** 感冒发热，肺热咳嗽，黄疸，淋浊，小便涩痛，泄泻，痢疾，带下，疝气，乳痈，瘰疬，烫伤，刀伤，淋巴结炎，体癣，睾丸炎。**用量用法：** 6～15克，煎汤，鲜品30～60克。外用适量，鲜全草或根茎捣敷。**使用注意：** 忌吃酸、辣、萝卜等食物。

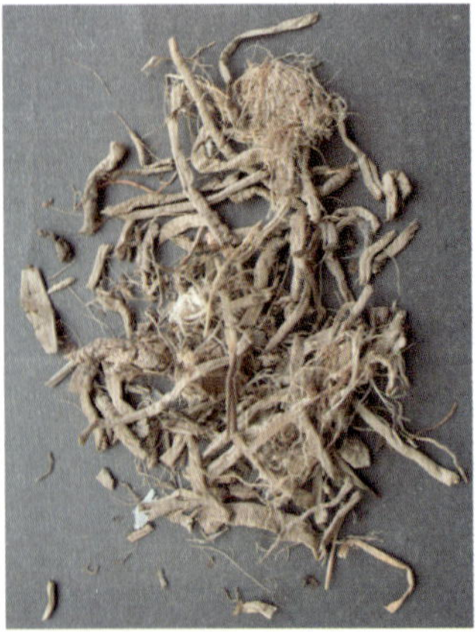

金针菜

别名： 萱草花、川草花、宜男花、鹿葱花、萱萼。**药性：** 甘，凉。归胆、膀胱经。**功效：** 清热利湿，宽胸解郁，凉血解毒。**主治：** 小便短赤，黄疸，胸闷心烦，少寐，痔疮便血，疮痈。**用量用法：** 15～30克，煎汤；或煮汤、炒菜。外用适量，捣敷；或研末调蜜涂敷。**使用注意：** 鲜品有毒，需晒干用。内服须热透，慎多食。

田螺

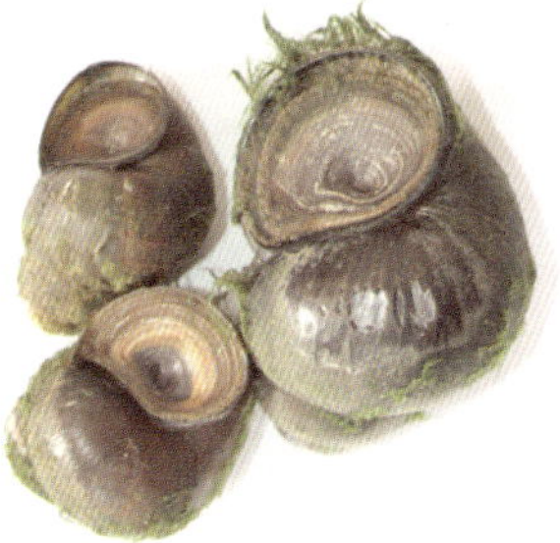

别名： 田中螺、黄螺。**药性：** 甘、咸，寒。归肝、脾、膀胱经。**功效：** 清热利水，止渴解毒。**主治：** 小便赤涩，目赤肿痛，黄疸，脚气，浮肿，消渴，痔疮，疔疮肿毒。**用量用法：** 内服：适量，煎汤；取涎；或煅存性研末。外用适量，取涎涂或调敷。**使用注意：** 无。

黄蜀葵花

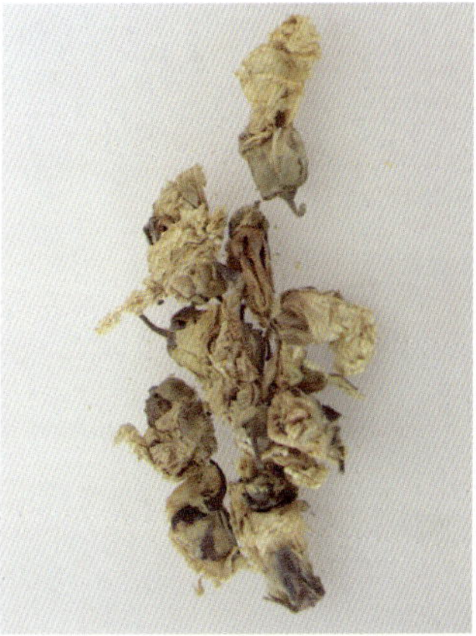

别名： 黄葵、秋葵、棉花葵、侧金盏、黄秋葵、金花捷报。**药性：** 甘，寒。归肾、膀胱经。**功效：** 清利湿热，消肿解毒。**主治：** 湿热壅遏，淋浊水肿。外治痈疽肿毒，水火烫伤。**用量用法：** 10～30克，煎服；3～5克，研末。外用适量，研末调敷。**使用注意：** 孕妇慎用。

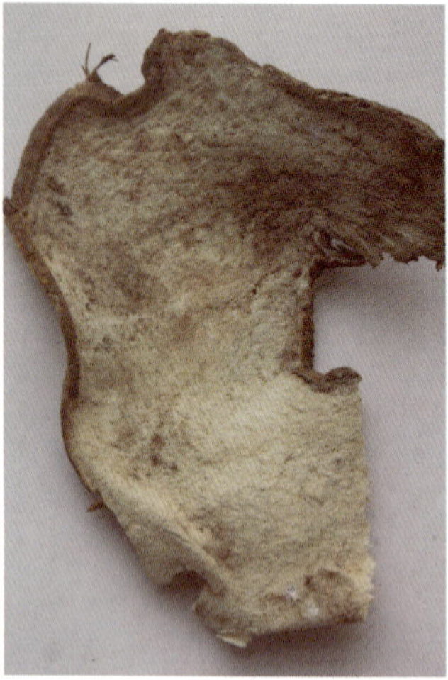

萆薢

别名：粉萆薢、绵萆薢、黄姜。**药性：**苦，平。归肾、胃经。**功效：**利湿去浊，祛风除痹。**主治：**膏淋，白浊，白带过多，风湿痹痛，关节不利，腰膝疼痛。**用量用法：**9～15克。**使用注意：**肾阴亏虚、遗精滑精者慎用。

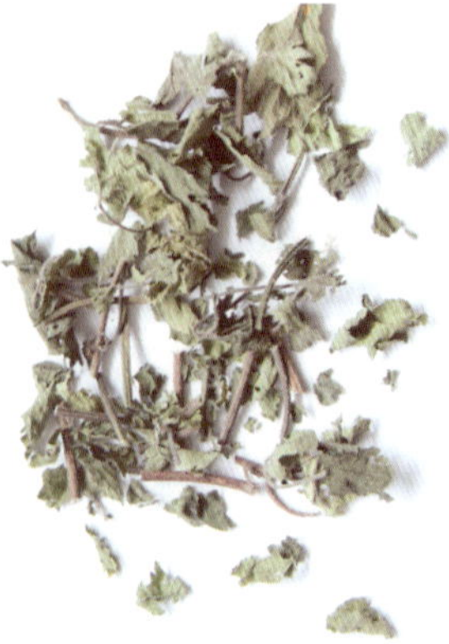

葎草

别名：勒草、黑草、葛葎蔓、葛勒蔓、来毒草。**药性：**甘、苦，寒。归肺、肾经。**功效：**清热解毒，利尿通淋。**主治：**肺热咳嗽，肺痈，虚热烦渴，热淋，水肿，小便不利，湿热泻痢，热毒疮疡，皮肤瘙痒。**用量用法：**10～15克，煎汤，鲜品30～60克；或捣汁。外用适量，捣敷；或煎水熏洗。**使用注意：**非热病者慎用。

三、利湿退黄药

毛茛

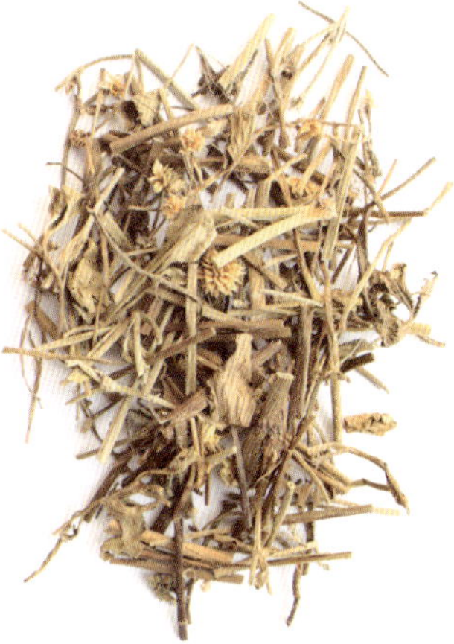

别名： 水茛、毛建、毛建草、猴蒜。**药性：** 辛，温；有毒。归肝、肺经。**功效：** 退黄定喘，截疟，镇痛，消翳。**主治：** 黄疸，哮喘，疟疾，偏头痛，牙痛，鹤膝风，风湿关节痛，目生翳膜，瘰疬，痈疮肿毒。**用量用法：** 外用适量，捣敷患处或穴位，使局部发赤起疱时除去；或煎水洗。**使用注意：** 本品有毒，一般不作内服，皮肤有破损及过敏者禁用，孕妇慎用。

广金钱草

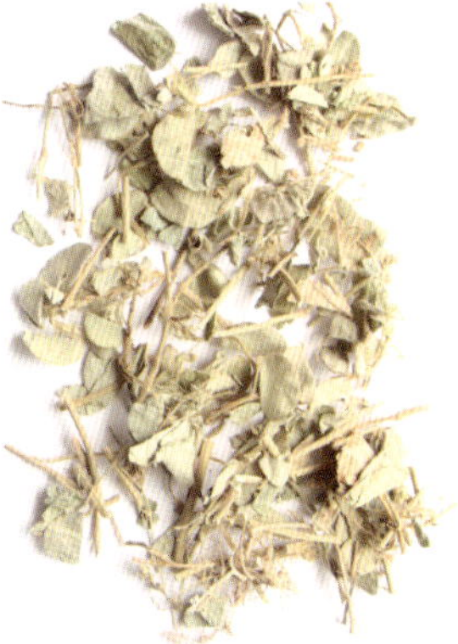

别名： 假花生、山地豆、落地金钱草。**药性：** 甘、淡，凉。归肝、肾、膀胱经。**功效：** 利湿退黄，利尿通淋。**主治：** 黄疸尿赤，热淋，石淋，小便涩痛，水肿尿少。**用量用法：** 15～30克。**使用注意：** 孕妇忌用。

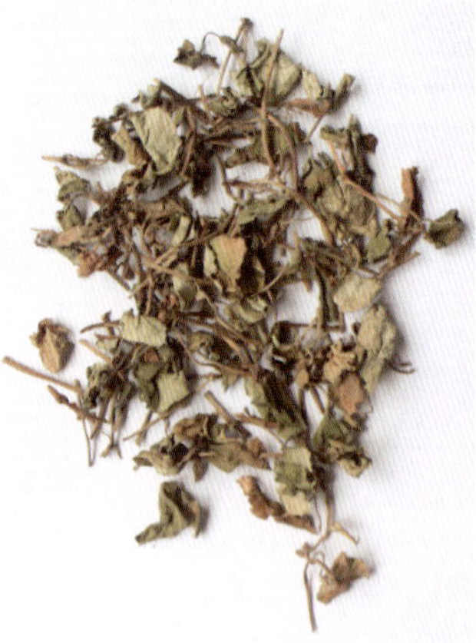

金钱草

别名： 对座草、过路黄、对叶金钱草、大叶金钱草。**药性：** 甘、咸，微寒。归肝、胆、肾、膀胱经。**功效：** 利湿退黄，利尿通淋，解毒消肿。**主治：** 湿热黄疸，胆胀胁痛，石淋，热淋，小便涩痛，痈肿疔疮，蛇虫咬伤。**用量用法：** 15~60克。**使用注意：** 凡阴疽诸毒、脾虚泄泻者，忌捣汁生用。

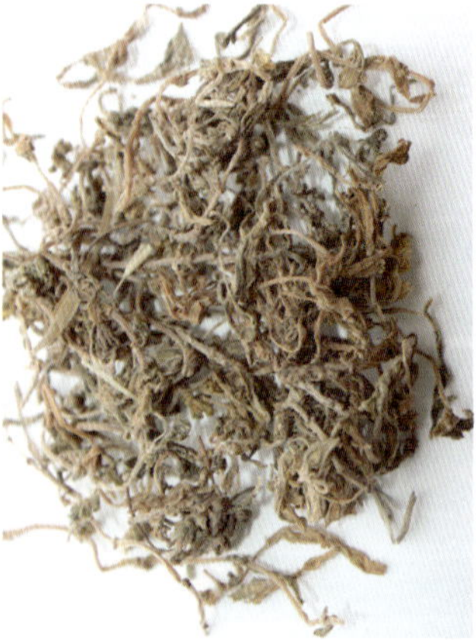

垂盆草

别名： 狗牙齿、狗牙菜、半枝莲、三叶佛甲草。**药性：** 甘、淡，凉。归肝、胆、小肠经。**功效：** 利湿退黄，清热解毒。**主治：** 湿热黄疸，小便不利，痈肿疮疡。**用量用法：** 15~30克。**使用注意：** 脾胃虚寒者慎用。

虎杖

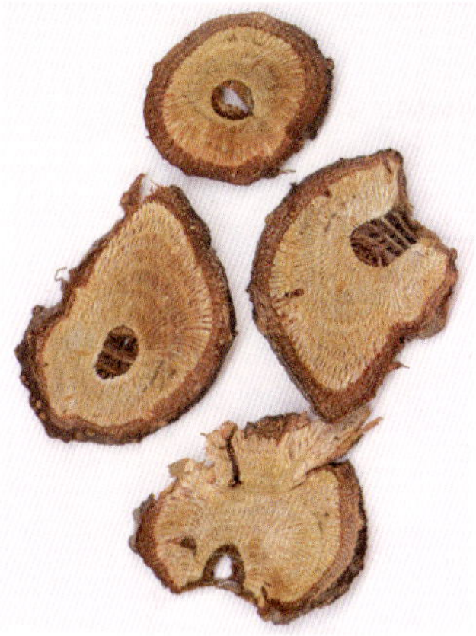

别名： 斑庄、花斑竹、酸筒杆、酸桶笋。**药性：** 微苦，微寒。归肝、胆、肺经。**功效：** 利湿退黄，清热解毒，散瘀止痛，止咳化痰。**主治：** 湿热黄疸，淋浊，带下，风湿痹痛，痈肿疮毒，水火烫伤，经闭，癥瘕，跌打损伤，肺热咳嗽。**用量用法：** 9～15克。外用适量，制成煎液或油膏涂敷。**使用注意：** 孕妇忌用。

鸡骨草

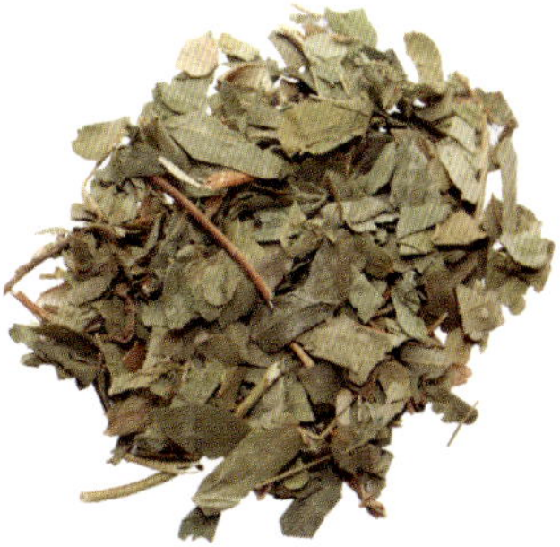

别名： 大黄草、石门坎、黄食草、红母鸡草、细叶龙鳞草。**药性：** 甘、微苦，凉。归肝、胃经。**功效：** 利湿退黄，清热解毒，疏肝止痛。**主治：** 湿热黄疸，胁肋不舒，胃脘胀痛，乳痈肿痛。**用量用法：** 15～30克。**使用注意：** 本品种子有毒，不能入药，用时必须把豆荚全部摘除。

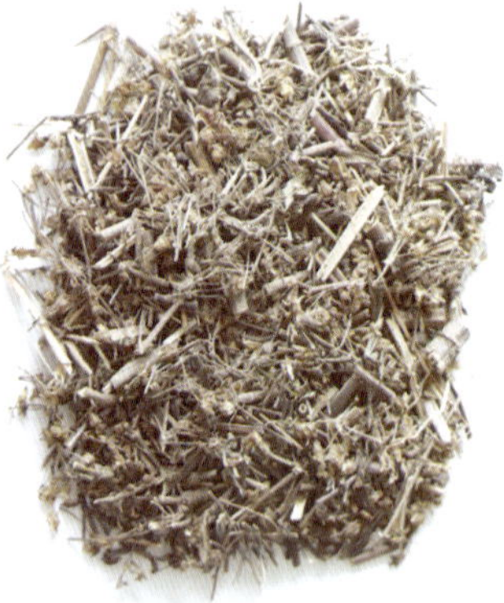

青叶胆

别名：肝炎草、七疸药、小青鱼胆。**药性：**苦、甘，寒。归肝、胆、膀胱经。**功效：**清肝利胆，清热利湿。**主治：**肝胆湿热，黄疸尿赤，胆胀胁痛，热淋涩痛。**用量用法：**10～15克。**使用注意：**虚寒者慎用。

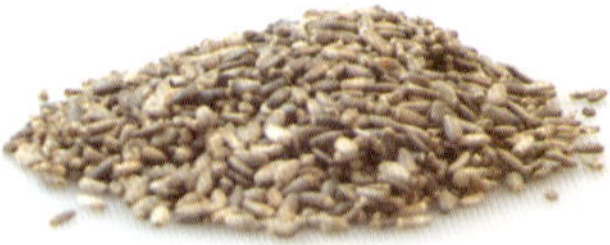

水飞蓟

别名：奶蓟、水飞雉、老鼠勒。**药性：**苦，凉。归肝、胆经。**功效：**清热解毒，疏肝利胆。**主治：**肝胆湿热，胁痛，黄疸。**用量用法：**供配制成药用。**使用注意：**无。

地耳草

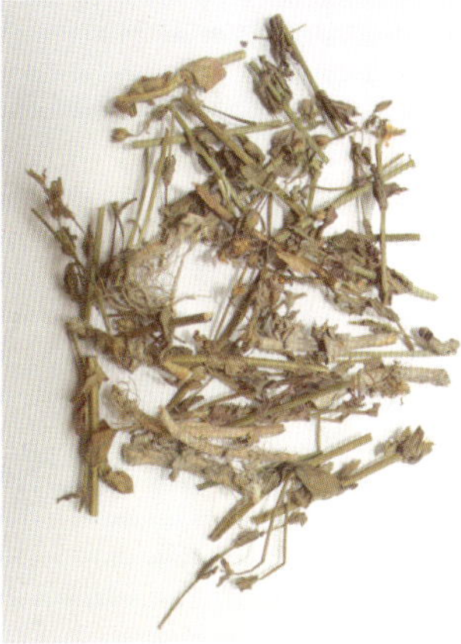

别名：田鸡黄、斑鸠窝、雀舌草、蛇喳口。**药性：**甘、苦，凉。归肝、胆、大肠经。**功效：**清热利湿，解毒，散瘀消肿，止痛。**主治：**湿热黄疸，泄泻，痢疾，肠痈，肺痈，痈疖肿毒，乳蛾，口疮，目赤肿痛，毒蛇咬伤，跌打损伤。**用量用法：**15～30克，煎汤，鲜品加倍，大剂量可加三倍；或捣汁。外用适量，捣烂外敷；或煎水洗。**使用注意：**无。

阴行草

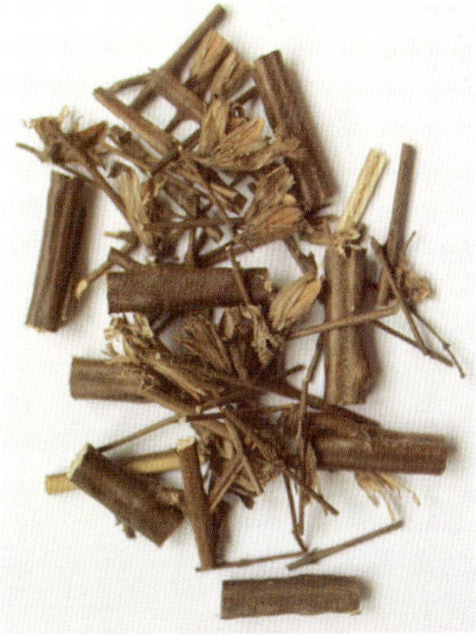

别名：铃茵陈、金钟茵陈、黄花茵陈。**药性：**苦，凉。归脾、胃、肝、胆经。**功效：**清热利湿，凉血止血，祛瘀止痛。**主治：**湿热黄疸，肠炎痢疾，小便淋浊，痈疽丹毒，尿血便血，外伤出血，痛经。瘀血经闭，跌打损伤，关节炎。**用量用法：**9～15克，煎汤，鲜品30～60克；或研末。外用适量，研末调敷。**使用注意：**无。

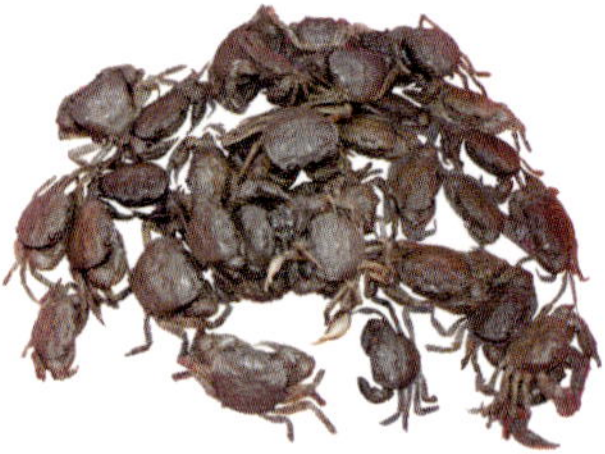

蟹

别名： 郭索、无肠公子、螃蟹、横行介士。**药性：** 咸，寒。归肝、胃经。**功效：** 清热散瘀，消肿解毒。**主治：** 湿热黄疸，产后瘀滞腹痛，筋骨损伤，痈肿疔毒，漆疮，烫伤。**用量用法：** 5~10克，烧存性研末；或入丸剂。外用适量，鲜品捣敷；或绞汁滴耳；或焙干研末调敷。**使用注意：** 无。

温里药

附子

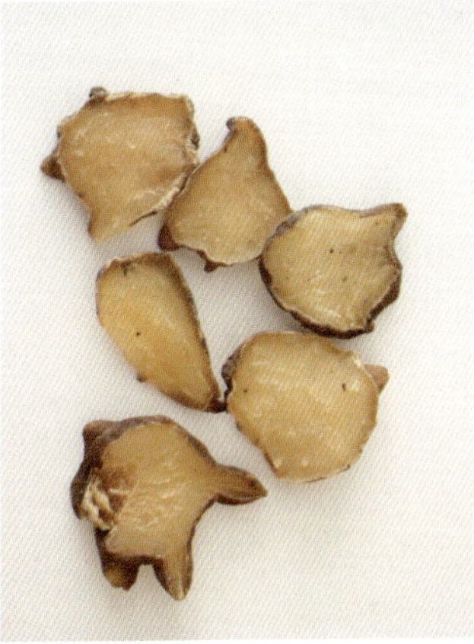

别名：侧子、刁附、虎掌、漏篮子、黑附子。**药性：**辛、甘，大热；有毒。归心、肾、脾经。**功效：**回阳救逆，补火助阳，散寒止痛。**主治：**亡阳虚脱，肢冷脉微，心阳不足，胸痹心痛，虚寒吐泻，脘腹冷痛，肾阳虚衰。**用量用法：**3～15克，先煎，久煎。**使用注意：**孕妇慎用。反半夏、瓜蒌、瓜蒌子、瓜蒌皮、天花粉、贝母类、白蔹、白及。

干姜

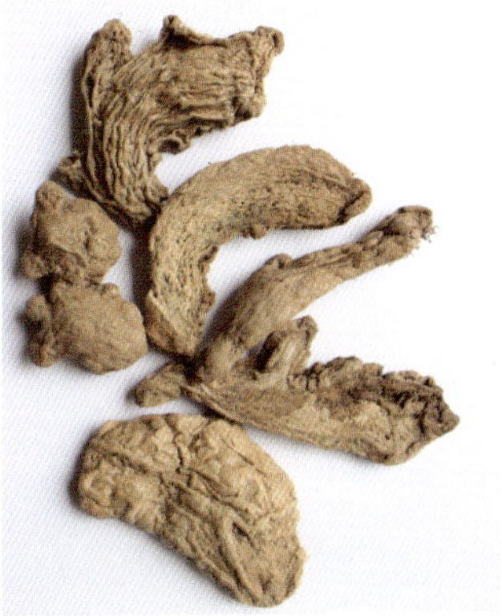

别名：白姜、均姜、干生姜。**药性：**辛，热。归脾、胃、肾、心、肺经。**功效：**温中散寒，回阳通脉，温肺化饮。**主治：**脘腹冷痛，呕吐泄泻，肢冷脉微，寒饮喘咳。**用量用法：**3～10克。**使用注意：**阴虚内热、血热妄行者忌用。孕妇慎用。

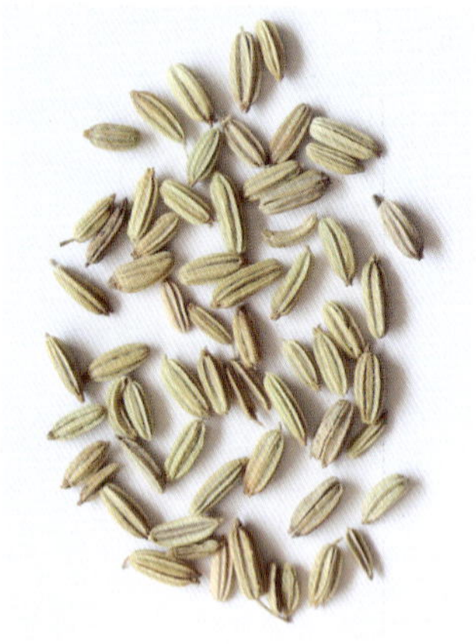

小茴香

别名： 茴香、谷茴、土茴香、香丝菜、野茴香、谷茴香。**药性：** 辛，温。归肝、肾、脾、胃经。**功效：** 散寒止痛，理气和胃。**主治：** 寒疝腹痛，睾丸偏坠，少腹冷痛，脘腹胀痛，食少吐泻。**用量用法：** 3～6克。**使用注意：** 阴虚火旺者慎用。

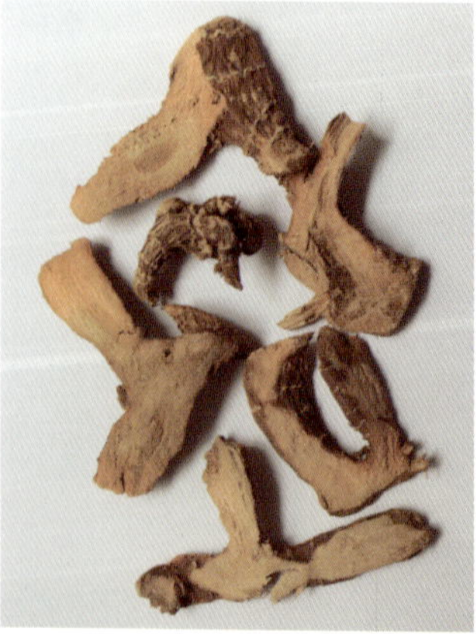

高良姜

别名： 风姜、良姜、蛮姜、小良姜、高凉姜、佛手根、海良姜。**药性：** 辛，热。归脾、胃经。**功效：** 温胃止呕，散寒止痛。**主治：** 脘腹冷痛，胃寒呕吐，嗳气吞酸。**用量用法：** 3～6克。**使用注意：** 阴虚有热者忌用。

肉桂

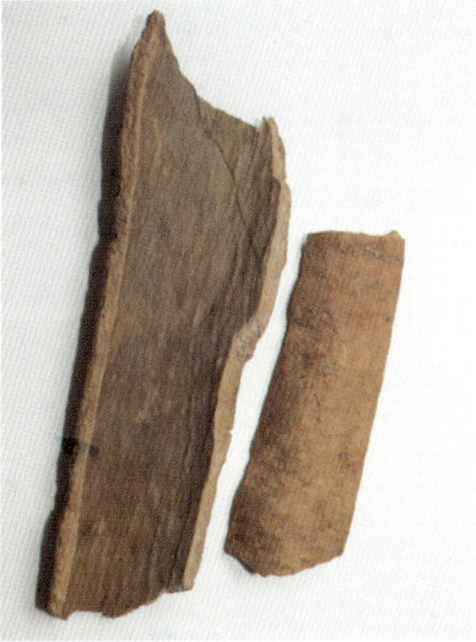

别名：玉桂、牡桂、菌桂、筒桂、大桂、辣桂。**药性：**辛、甘，大热。归肾、脾、心、肝经。**功效：**补火助阳，引火归元，散寒止痛，温通经脉。**主治：**阳痿宫冷，腰膝冷痛，肾虚作喘，虚阳上浮，眩晕目赤，心腹冷痛，虚寒吐泻，寒疝腹痛，痛经经闭。**用量用法：**1～5克。**使用注意：**有出血倾向者及孕妇慎用。不宜与赤石脂同用。

吴茱萸

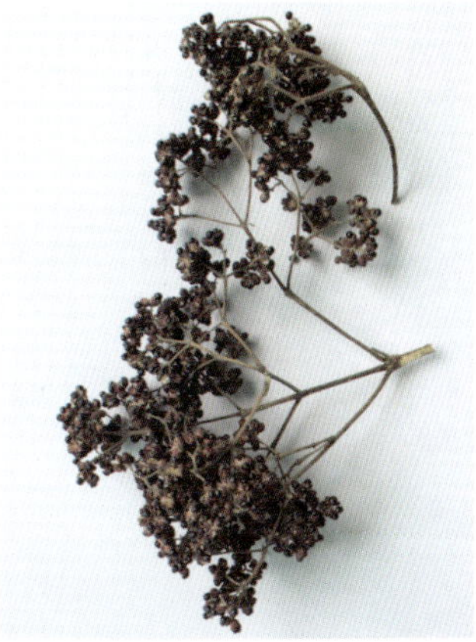

别名：吴萸、茶辣、漆辣子、米辣子、臭辣子树、左力纯幽子。**药性：**辛、苦，热；有小毒。归肝、脾、胃、肾经。**功效：**散寒止痛，降逆止呕，助阳止泻。**主治：**厥阴头痛，寒疝腹痛，寒湿脚气，经行腹痛，脘腹胀痛，呕吐吞酸，五更泄泻。**用量用法：**2～5克。外用适量。**使用注意：**不宜多用久服，阴虚有热者忌用。

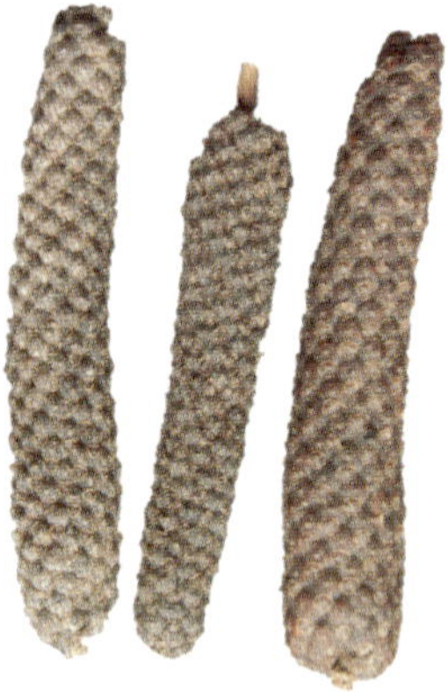

荜茇

别名： 荜拨、椹圣、蛤蒌、鼠尾、荜拨梨、阿梨诃他。**药性：** 辛，热。归胃、大肠经。**功效：** 温中散寒，下气止痛。**主治：** 脘腹冷痛，呕吐，泄泻，寒凝气滞，胸痹心痛，头痛，牙痛。**用量用法：** 1～3克。外用适量，研末塞龋齿孔中。**使用注意：** 阴虚火旺者忌用。

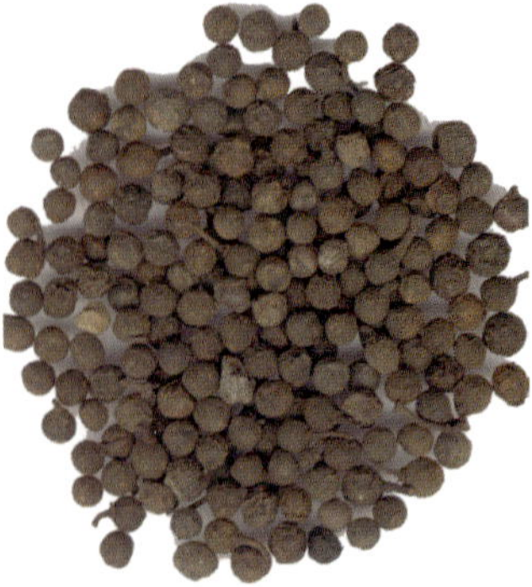

荜澄茄

别名： 澄茄、毕茄、毕澄茄、山鸡椒、野胡椒、毗陵茄子。**药性：** 辛，温。归脾、胃、肾、膀胱经。**功效：** 温中散寒，行气止痛。**主治：** 胃寒呕逆，脘腹冷痛，寒疝腹痛，寒湿郁滞，小便浑浊。**用量用法：** 1～3克。**使用注意：** 辛温助火、阴虚有热及热证者忌用。

花椒

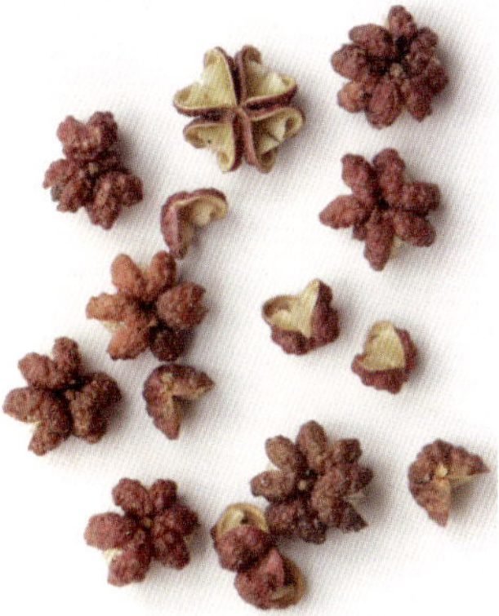

别名：香椒、青椒、山椒、蜀椒、红椒、大花椒、青花椒、红花椒、大红袍。**药性：**辛，温。归脾、胃、肾经。**功效：**温中止痛，杀虫止痒。**主治：**脘腹冷痛，呕吐泄泻，虫积腹痛。外治湿疹，阴痒。**用量用法：**3～6克。外用适量，煎汤熏洗。**使用注意：**阴虚火旺者及孕妇忌用。

丁香

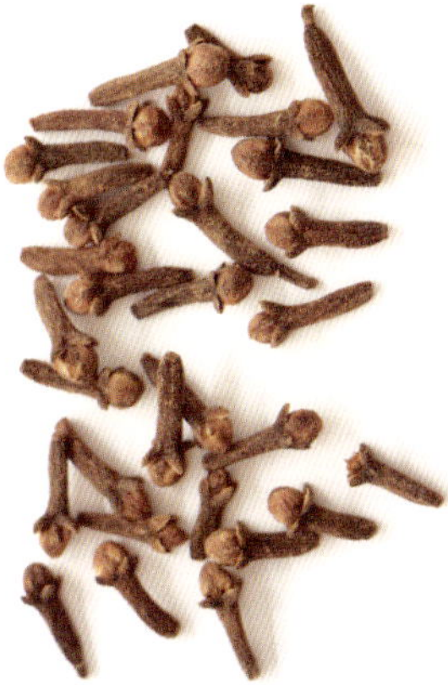

别名：公丁香、丁子香、母丁香。**药性：**辛，温。归脾、胃、肺、肾经。**功效：**温中降逆，补肾助阳。**主治：**脾胃虚寒，呃逆呕吐，食少吐泻，心腹冷痛，肾虚阳痿。**用量用法：**1～3克，煎汤；或研末外敷。**使用注意：**不宜与郁金同用。

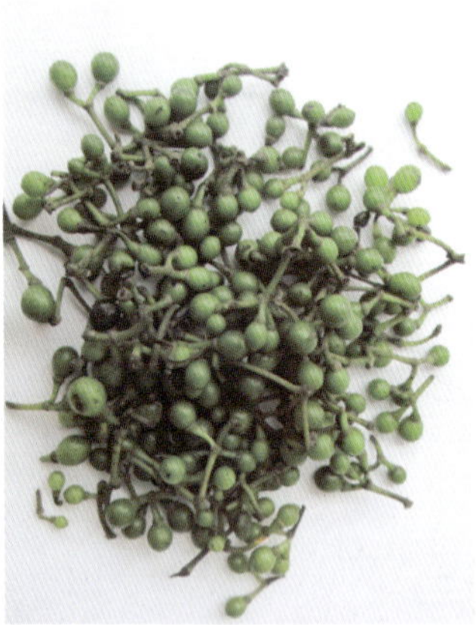

木姜子

别名：山胡椒、木香子、木樟子、山姜子。**药性：**辛、苦，温。归脾、胃经。**功效：**温中行气止痛，燥湿健脾消食，解毒消肿。**主治：**胃寒腹痛，暑湿吐泻，食滞饱胀，痛经，疝痛，疟疾，疮疡肿痛。**用量用法：**3~10克，煎汤；研粉每次1~1.5克。外用适量，捣敷；或研粉调敷。**使用注意：**热证患者忌用。

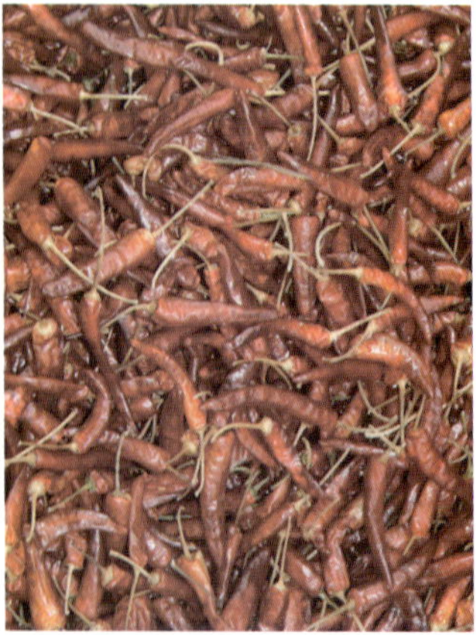

辣椒

别名：番椒、辣茄、辣虎、腊茄、海椒、辣角、鸡嘴椒、红海椒。**药性：**辛，热。归心、脾经。**功效：**温中散寒，开胃消食。**主治：**寒滞腹痛，呕吐，泻痢，冻疮。**用量用法：**0.9~2.4克。外用适量。**使用注意：**无。

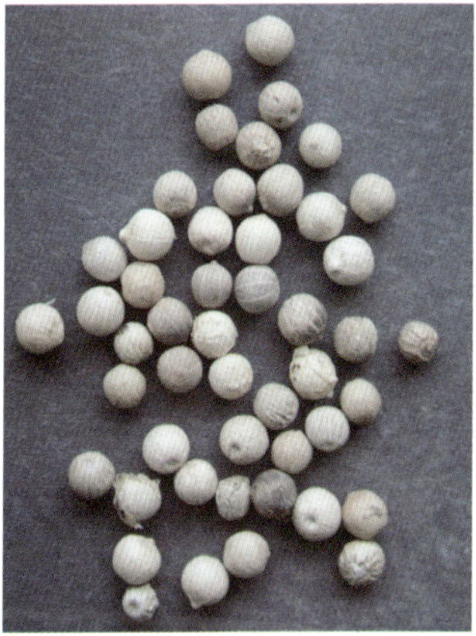

胡椒

别名：浮椒、玉椒、味履支。**药性：**辛，热。归胃、大肠经。**功效：**温中止痛，下气，消痰。**主治：**胃寒呕吐，腹痛泄泻，食欲不振，癫痫痰多。**用量用法：**0.6～1.5克，研粉吞服。外用适量。**使用注意：**胃热或胃阴虚者忌用。

八角茴香

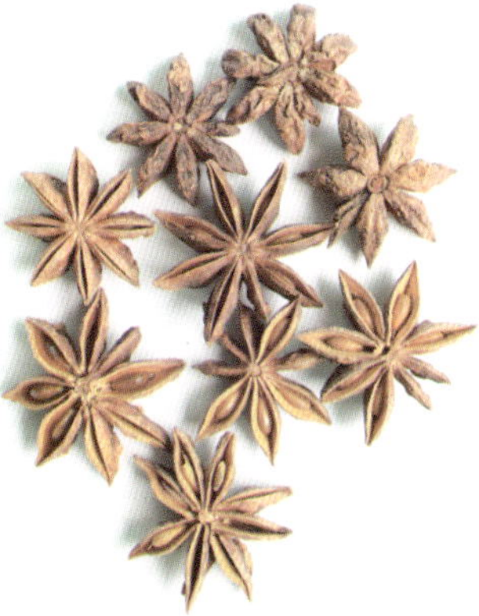

别名：大料、八角、舶茴香、八角香、八角大茴、舶上茴香。**药性：**辛，温。归肝、肾、脾、胃经。**功效：**温阳散寒，理气止痛。**主治：**寒疝腹痛，肾虚腰痛，胃寒呕吐，脘腹冷痛。**用量用法：**3～6克；或入丸、散。**使用注意：**阴虚火旺者慎用。

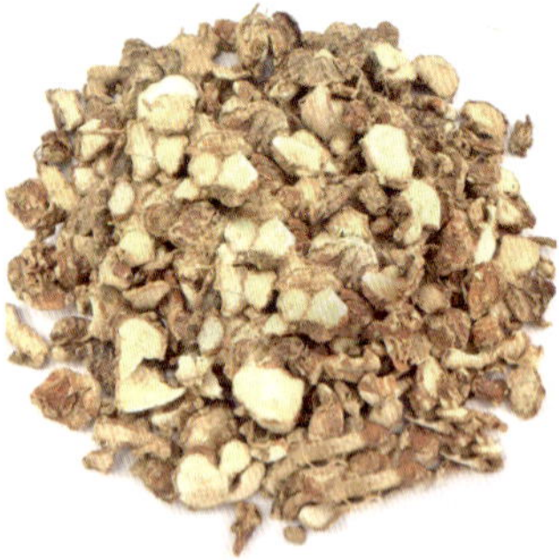

山柰

别名： 三赖、山辣、沙姜、三柰子。**药性：** 辛，温。归胃经。**功效：** 行气温中，消食，止痛。**主治：** 胸膈胀满，脘腹冷痛，饮食不消。**用量用法：** 6～9克。**使用注意：** 阴虚血亏、胃有郁火者忌用。

理气药

陈皮

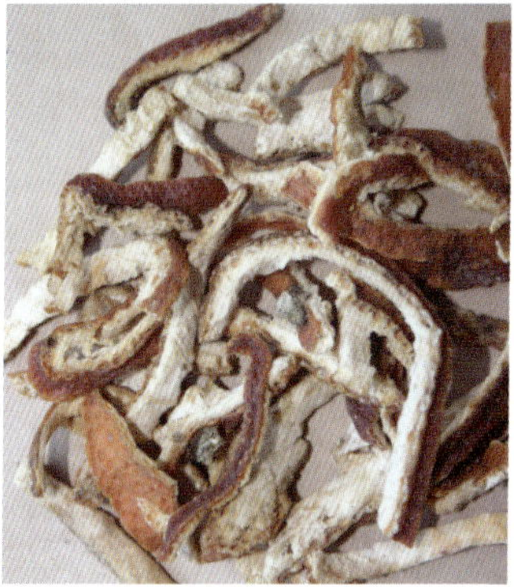

别名： 橘皮、贵老、柑皮、红皮、黄橘皮、广橘皮、新会皮、广陈皮。**药性：** 苦、辛，温。归肺、脾经。**功效：** 理气健脾，燥湿化痰。**主治：** 脘腹胀满，食少吐泻，咳嗽痰多。**用量用法：** 3～10克。**使用注意：** 气虚体燥、阴虚燥咳、吐血及内有实热者慎用。

青皮

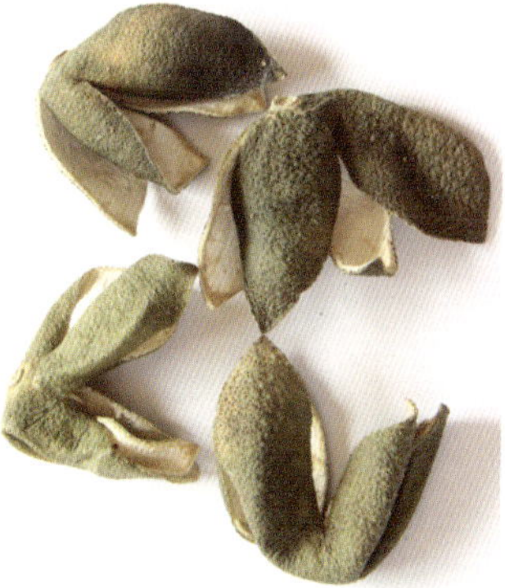

别名： 个青皮、青皮子、四花青皮。**药性：** 苦、辛，温。归肝、胆、胃经。**功效：** 疏肝破气，消积化滞。**主治：** 胸胁胀痛，疝气疼痛，乳癖，乳痈，食积气滞，脘腹胀痛。**用量用法：** 3～10克。**使用注意：** 本品性峻烈，易耗损正气，故气虚者慎用。

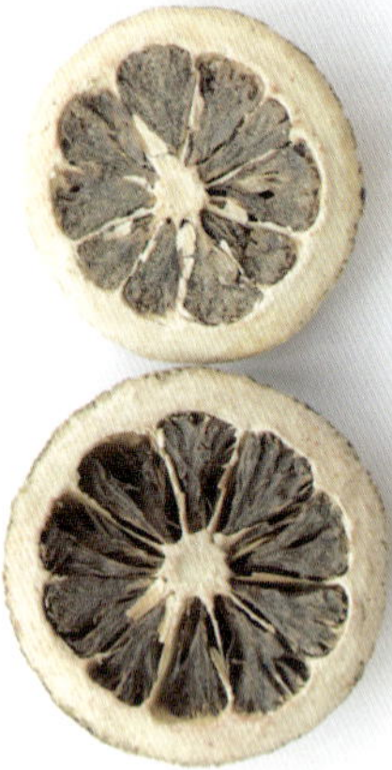

枳实

别名：臭橙、香橙、枸头橙。**药性：**苦、辛、酸，微寒。归脾、胃经。**功效：**破气消积，化痰散痞。**主治：**积滞内停，痞满胀痛，泻痢后重，大便不通，痰滞气阻，胸痹，结胸，脏器下垂。**用量用法：**3～10克。**使用注意：**孕妇慎用。

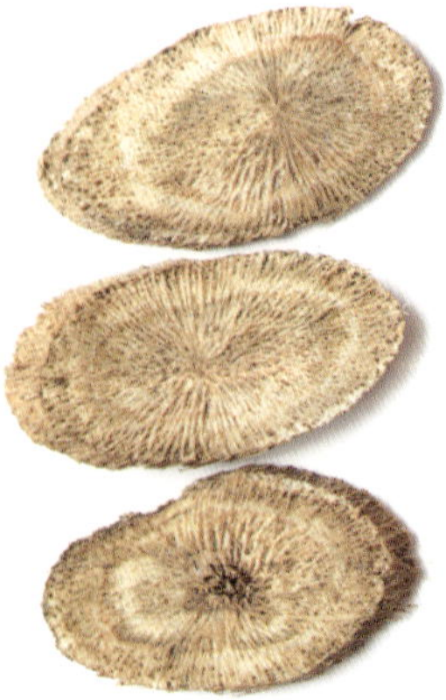

木香

别名：蜜香、五香、五木香。**药性：**辛、苦，温。归脾、胃、大肠、三焦、胆经。**功效：**行气止痛，健脾消食。**主治：**胸胁、脘腹胀痛，泻痢后重，食积不消，不思饮食。**用量用法：**3～6克。**使用注意：**阴虚、津液不足者慎用。

沉香

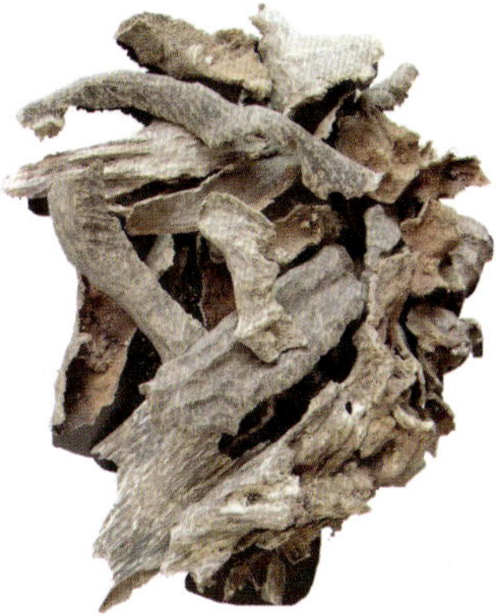

别名：蜜香、沉水香。**药性：**辛、苦，微温。归脾、胃、肾经。**功效：**行气止痛，温中止呕，纳气平喘。**主治：**胸腹胀闷疼痛，胃寒呕吐呃逆，肾虚气逆喘急。**用量用法：**1～5克，后下。**使用注意：**阴虚火旺、气虚下陷者慎用。

檀香

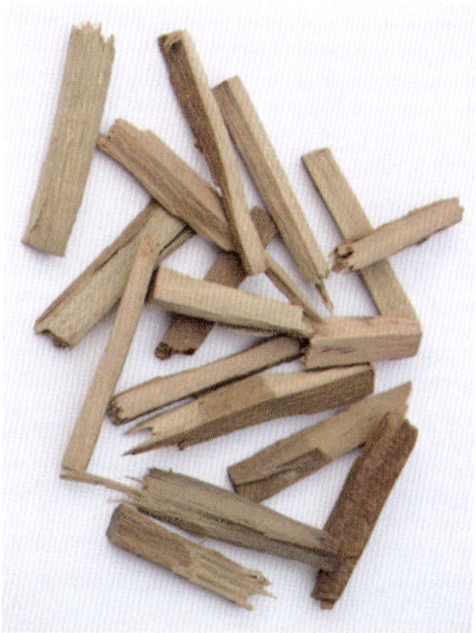

别名：旃檀、真檀、白檀、檀香木。**药性：**辛，温。归脾、胃、心、肺经。**功效：**行气温中，开胃止痛。**主治：**寒凝气滞，胸膈不舒，胸痹心痛，脘腹疼痛，呕吐食少。**用量用法：**2～5克。**使用注意：**阴虚火旺、气热吐衄者慎用。

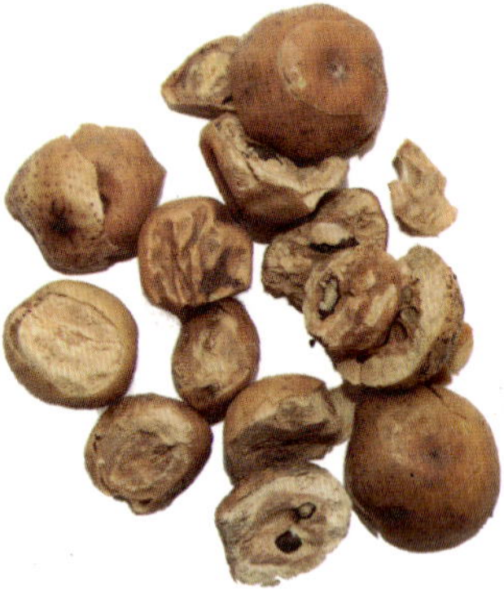

川楝子

别名： 楝实、楝子、仁枣、金铃子。**药性：** 苦，寒；有小毒。归肝、小肠、膀胱经。**功效：** 疏肝泄热，行气止痛，杀虫。**主治：** 肝郁化火，胸胁、脘腹胀痛，疝气疼痛，虫积腹痛。**用量用法：** 5～10克。外用适量，研末调涂。**使用注意：** 本品有毒，不宜过量或持续服用。脾胃虚寒者慎用。

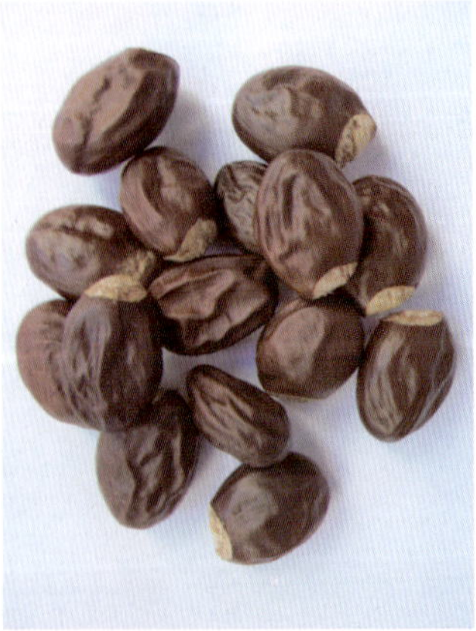

荔枝核

别名： 荔核、枝核、荔支、丹荔、丽枝、荔仁、大荔核。**药性：** 甘、微苦，温。归肝、肾经。**功效：** 行气散结，祛寒止痛。**主治：** 寒疝腹痛，睾丸肿痛。**用量用法：** 5～10克。**使用注意：** 无寒湿气滞者慎用。

香附

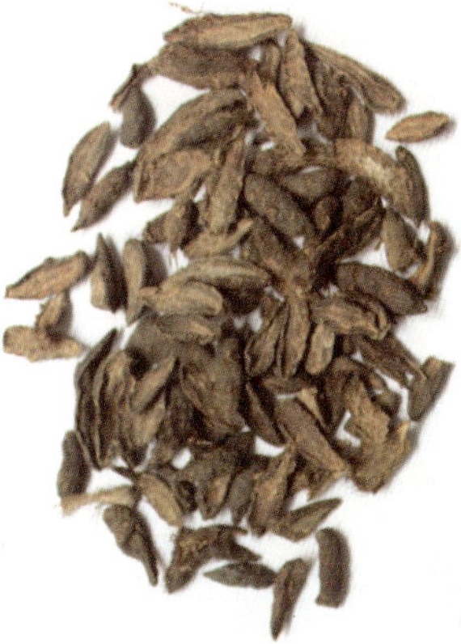

别名： 香头草、回头青、雀头香、莎草根。**药性：** 辛、微苦、微甘，平。归肝、脾、三焦经。**功效：** 疏肝解郁，理气宽中，调经止痛。**主治：** 肝郁气滞，胸胁胀痛，疝气疼痛，乳房胀痛，脾胃气滞，脘腹痞闷，月经不调，经闭痛经。**用量用法：** 6～10克。**使用注意：** 血虚气弱者不宜单用，阴虚血热者慎用。

乌药

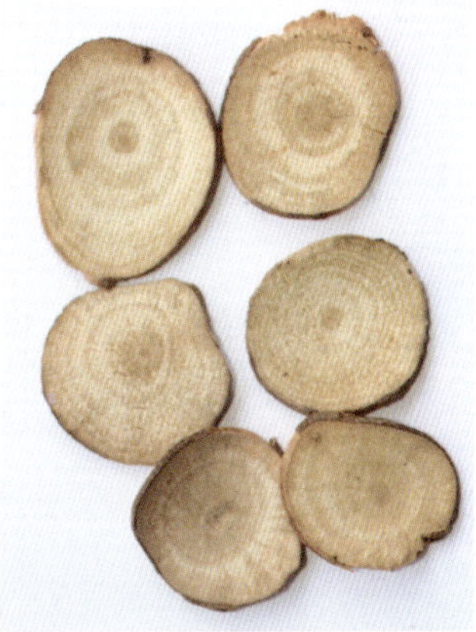

别名： 香叶子、细叶樟、铜钱树、斑皮柴、白背树、天台乌药。**药性：** 辛，温。归肺、脾、肾、膀胱经。**功效：** 行气止痛，温肾散寒。**主治：** 寒凝气滞，胸腹胀痛，气逆喘急，膀胱虚冷，遗尿尿频，疝气疼痛，经寒腹痛。**用量用法：** 6～10克。**使用注意：** 气血虚而有内热者不宜用。

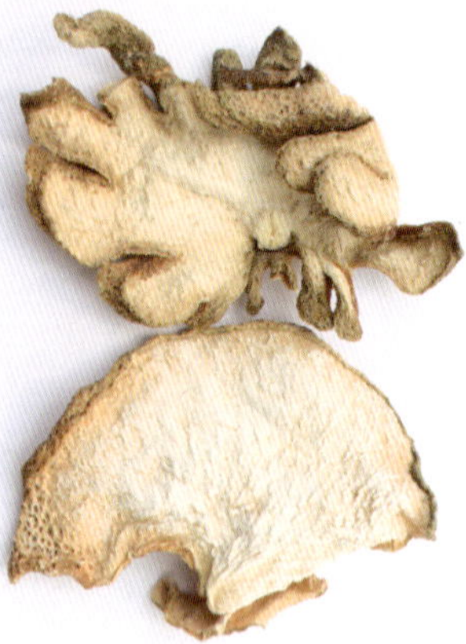

佛手

别名：九爪木、五指橘、佛手柑。**药性：**辛、苦、酸，温。归肝、脾、胃、肺经。**功效：**疏肝理气，和胃止痛，燥湿化痰。**主治：**肝胃气滞，胸胁胀痛，胃脘痞满，食少呕吐，咳嗽痰多。**用量用法：**3～10克。**使用注意：**阴虚有火、无气滞者慎用。

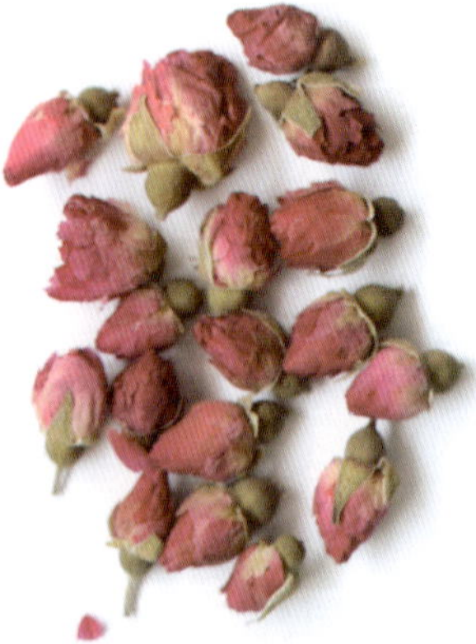

玫瑰花

别名：刺客、徘徊花、穿心玫瑰。**药性：**甘、微苦，温。归肝、脾经。**功效：**行气解郁，和血，止痛。**主治：**肝胃气痛，食少呕恶，月经不调，跌仆伤痛。**用量用法：**3～6克。**使用注意：**阴虚火旺者慎用。

香橼

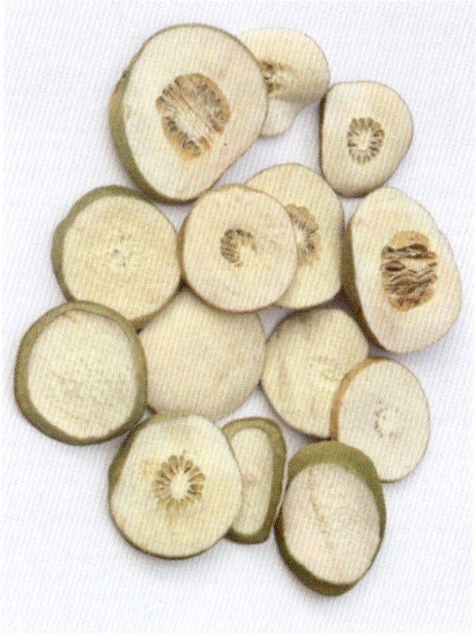

别名： 枸橼、香圆、钩橼子、香泡树、香橼柑。**药性：** 辛、苦、酸，温。归肝、脾、胃、肺经。**功效：** 疏肝理气，宽中，化痰。**主治：** 肝胃气滞，胸胁胀痛，脘腹痞满，呕吐噫气，痰多咳嗽。**用量用法：** 3～10克。**使用注意：** 阴虚血燥者及气虚孕妇慎用。

薤白

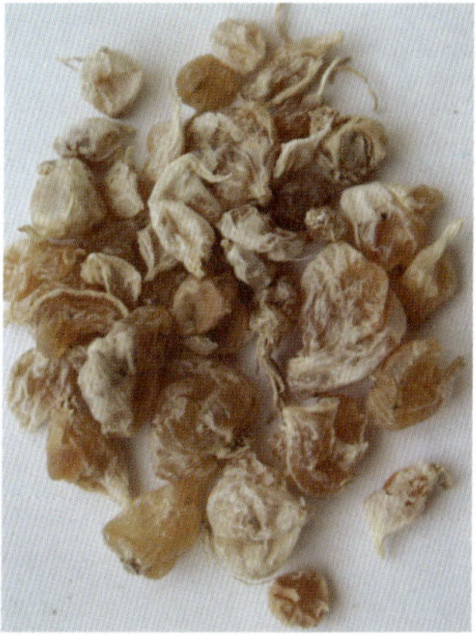

别名： 薤根、藠子、野蒜、小独蒜、薤白头。**药性：** 辛、苦，温。归心、肺、胃、大肠经。**功效：** 通阳散结，行气导滞。**主治：** 胸痹心痛，脘腹痞满胀痛，泻痢后重。**用量用法：** 5～10克。**使用注意：** 气虚者慎用。

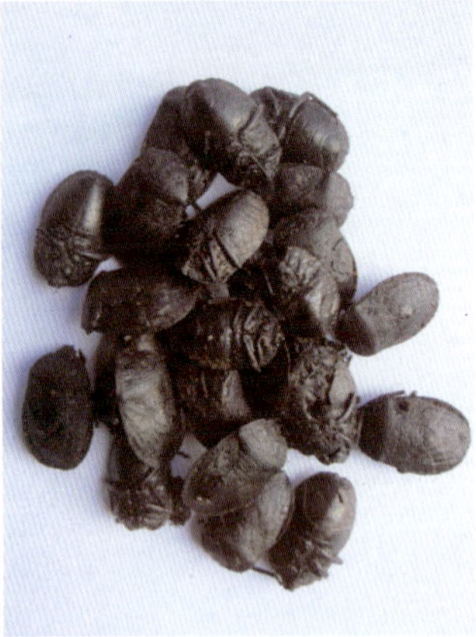

九香虫

别名： 黑兜虫、瓜黑蝽、屁板虫、打屁虫、屁巴虫。**药性：** 咸，温。归肝、脾、肾经。**功效：** 理气止痛，温中助阳。**主治：** 胃寒胀痛，肝胃气痛，肾虚阳痿，腰膝酸痛。**用量用法：** 3～9克；或入丸、散。**使用注意：** 阴虚内热者禁用。

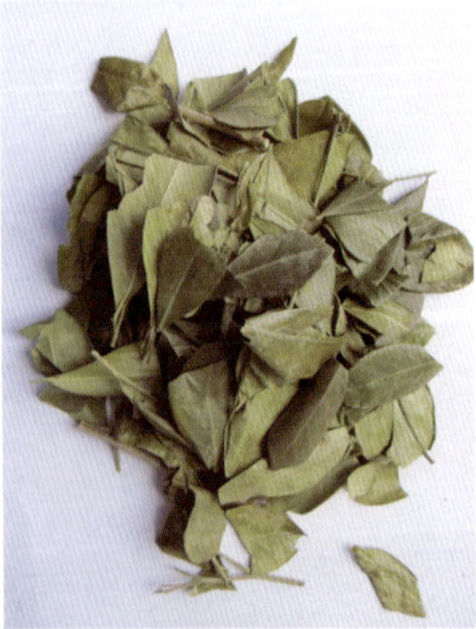

九里香

别名： 石辣椒、九秋香、九树香、万里香、山黄皮、千只眼。**药性：** 辛、微苦，温；有小毒。归肝、胃经。**功效：** 行气止痛，活血散瘀。**主治：** 胃痛，风湿痹痛。外治牙痛，跌仆肿痛，虫蛇咬伤。**用量用法：** 6～12克。外用鲜品适量，捣烂敷患处。**使用注意：** 阴虚火亢者忌用。

柿蒂

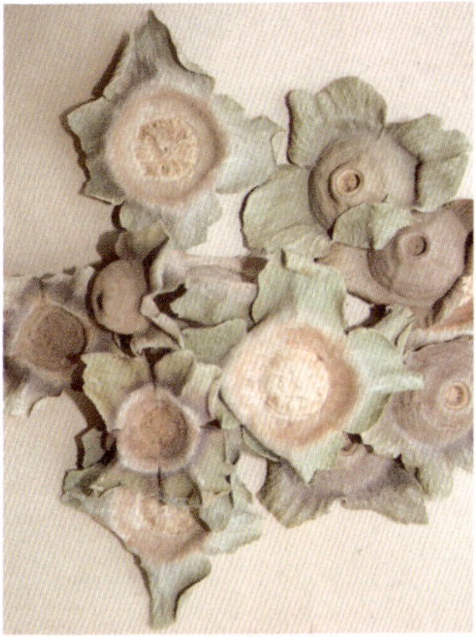

别名：柿钱、柿萼、柿丁、柿子把。**药性：**苦、涩，平。归胃经。**功效：**降气止呃。**主治：**呃逆。**用量用法：**5～10克。**使用注意：**脾胃泄泻、便溏、体弱多病、外感风寒者忌用。

刀豆

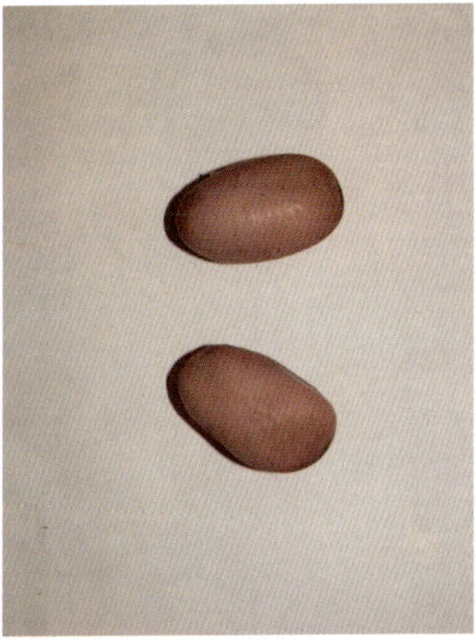

别名：葛豆、挟剑豆、刀豆角、大弋豆、关刀豆、马刀豆、野刀板藤。**药性：**甘，温。归胃、肾经。**功效：**温中下气，止呃。**主治：**虚寒呃逆，呕吐。**用量用法：**6～9克。**使用注意：**胃热盛者慎用。

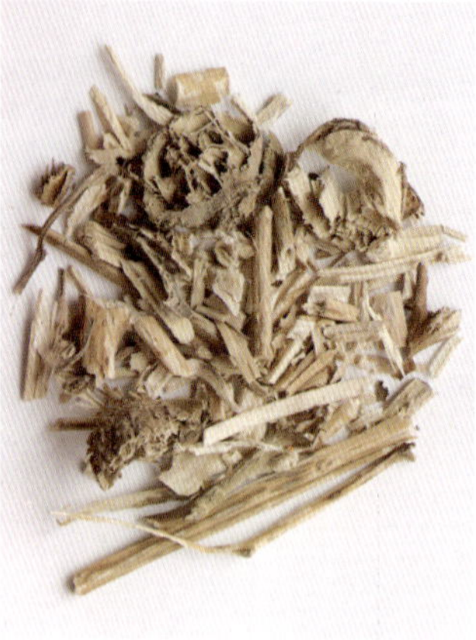

颠茄草

别名：美女草、别拉多娜草。**药性：**微苦、辛；有毒。**功效：**解痉止痛，抑制分泌。**主治：**胃及十二指肠溃疡，胆绞痛，呕恶，盗汗，流涎。**用量用法：**多制成酊剂或片剂内服。**使用注意：**青光眼患者禁用。

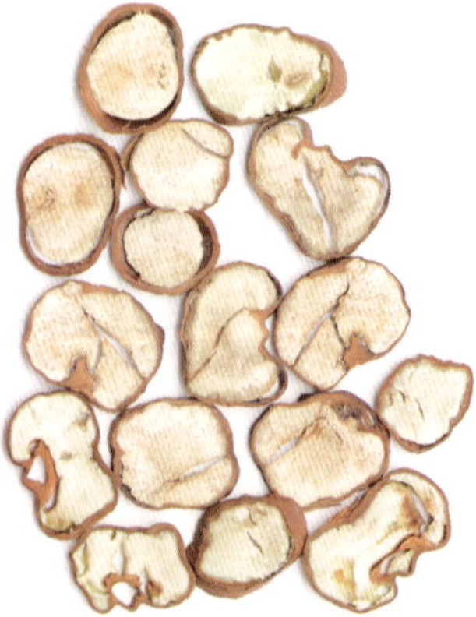

娑罗子

别名：开心果、苏罗子、梭椤子、索罗果。**药性：**甘，温。归肝、胃经。**功效：**疏肝理气，和胃止痛。**主治：**肝胃气滞，胸腹胀闷，胃脘疼痛。**用量用法：**3～9克。**使用注意：**气虚及阴虚者忌用。

甘松

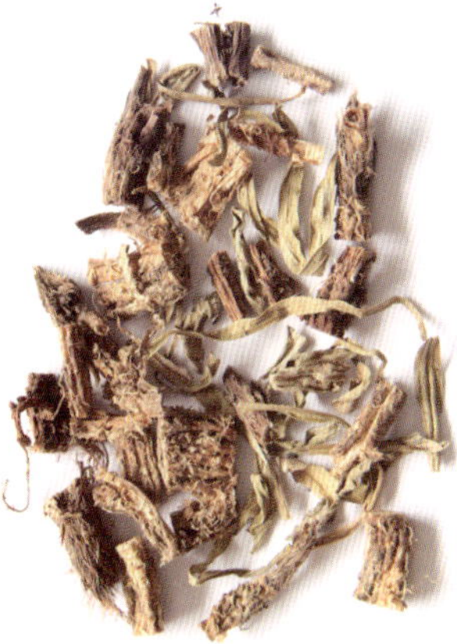

别名：香松、甘松香。**药性：**辛、甘，温。归脾、胃经。**功效：**理气止痛，开郁醒脾。外用祛湿消肿。**主治：**脘腹胀满，食欲不振，呕吐。外用治牙痛，脚气肿毒。**用量用法：**3～6克。外用适量，泡汤漱口；或煎汤洗脚；或研末敷患处。**使用注意：**气虚血热者忌用。

预知子

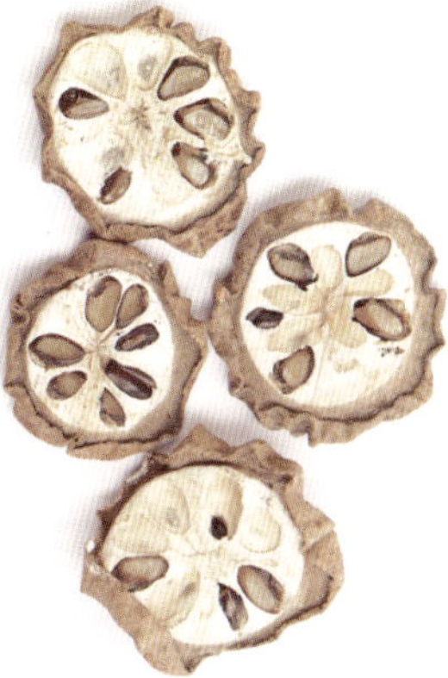

别名：八月炸、八月扎、野香蕉。**药性：**苦，寒。归肝、胆、胃、膀胱经。**功效：**疏肝理气，活血止痛，散结，利尿。**主治：**脘胁胀痛，痛经经闭，痰核痞块，小便不利。**用量用法：**3～9克。**使用注意：**凡脾虚泄泻者禁用。

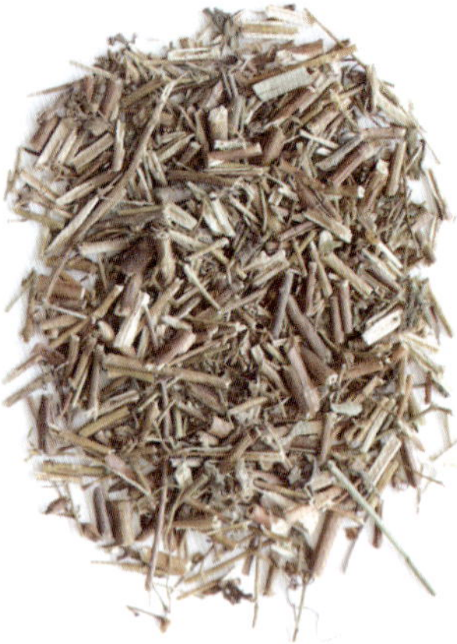

贯叶金丝桃

别名： 胡法里浑、胡帕日混。**药性：** 辛，寒。归肝经。**功效：** 疏肝解郁，清热利湿，消肿通乳。**主治：** 肝气郁结，情志不畅，心胸郁闷，乳痈，乳少。**用量用法：** 2～3克。**使用注意：** 对热性体质者有害，矫正药为寒湿性药物。

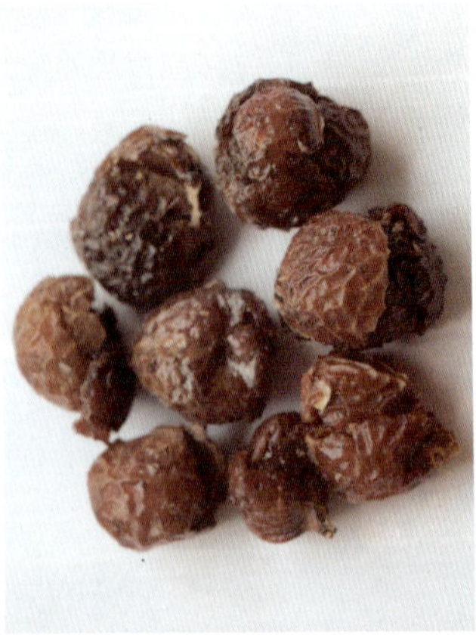

无患子

别名： 圆肥皂、桂圆肥皂、木患子。**药性：** 苦、辛，寒。归心、肺经。**功效：** 清热，祛痰，消积，杀虫。**主治：** 喉痹肿痛，肺热咳喘，音哑，食滞，疳积，蛔虫腹痛，滴虫性阴道炎，癣疾，肿毒。**用量用法：** 3～6克，煎汤；或研末。外用适量，烧灰；或研末吹喉、擦牙；或煎汤洗；或熬膏涂。**使用注意：** 脾胃虚寒者慎用。

梅花

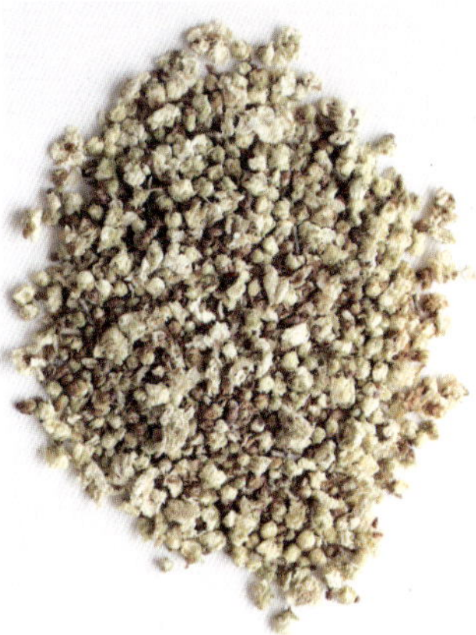

别名： 酸梅、黄仔、合汉梅。**药性：** 微酸，平。归肝、胃、肺经。**功效：** 疏肝和中，化痰散结。**主治：** 肝胃气痛，郁闷心烦，梅核气，瘰疬疮毒。**用量用法：** 3～5克。**使用注意：** 无。

蜘蛛香

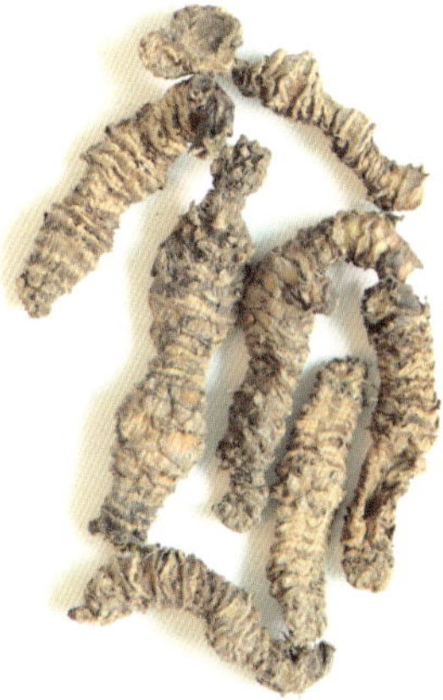

别名： 臭药、乌参、大救驾、马蹄香。**药性：** 微苦、辛，温。归心、脾、胃经。**功效：** 理气止痛，消食止泻，祛风除湿，镇惊安神。**主治：** 脘腹胀痛，食积不化，腹泻痢疾，风湿痹痛，腰膝酸软，失眠。**用量用法：** 3～6克。**使用注意：** 阳虚气弱者及孕妇忌用。

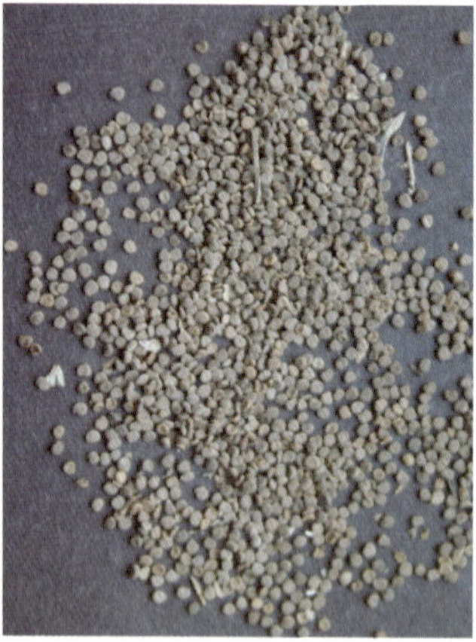

天仙子

别名： 莨菪子。**药性：** 苦、辛，温；有大毒。归心、胃、肝经。**功效：** 解痉止痛，平喘，安神。**主治：** 胃脘挛痛，喘咳，癫狂。**用量用法：** 0.06～0.6克。**使用注意：** 本品大毒，内服宜慎重，不能过量或持续服用。心脏病、心动过速、青光眼患者及孕妇禁用。

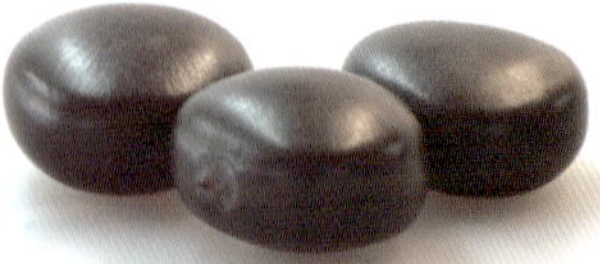

木腰子

别名： 榼藤子、象豆、合子、眼睛豆。**药性：** 甘、涩，平；有毒。归脾、胃经。**功效：** 行气止痛，利湿消肿。**主治：** 脘腹胀痛，黄疸，脚气水肿，痢疾，痔疮，脱肛，喉痹。**用量用法：** 1～3克，烧存性研末；或煎汤。外用适量，捣敷；或研末调敷。**使用注意：** 本品有毒，内服不可过量。

青木香

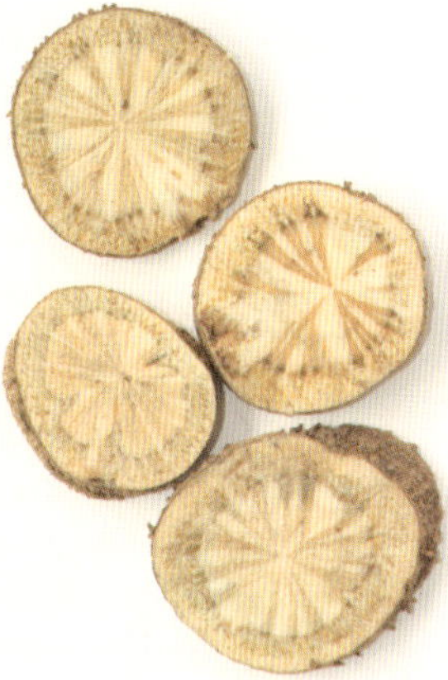

别名： 土青木香、青藤香。**药性：** 辛、苦，寒。归肝、胃经。**功效：** 平肝止痛，解毒消肿。**主治：** 眩晕头痛，胸腹胀痛，痈肿疔疮，蛇虫咬伤。**用量用法：** 3～9克，煎服；散剂1.5～2克，开水送服。外用适量，研末敷患处。**使用注意：** 体质虚寒者慎用，胃弱者忌用。

桃金娘根

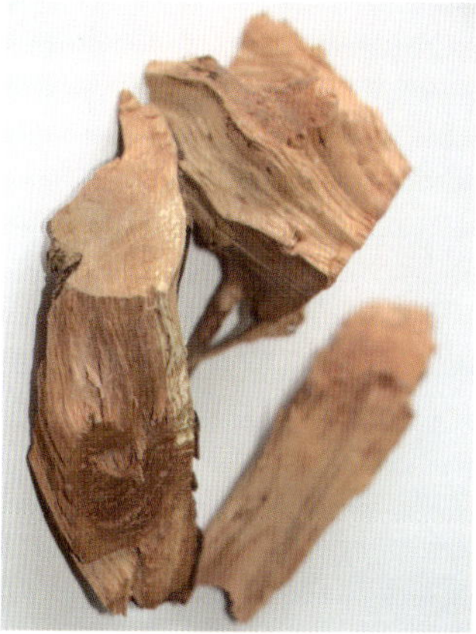

别名： 岗稔、山稔、稔子、当梨、山乳。**药性：** 甘、涩，平。归脾、胃、肝经。**功效：** 养血祛风，通络收敛。**主治：** 肝炎，风湿痹痛，腰肌劳损，崩漏。外用治烫伤。**用量用法：** 15～30克。外用适量。**使用注意：** 无。

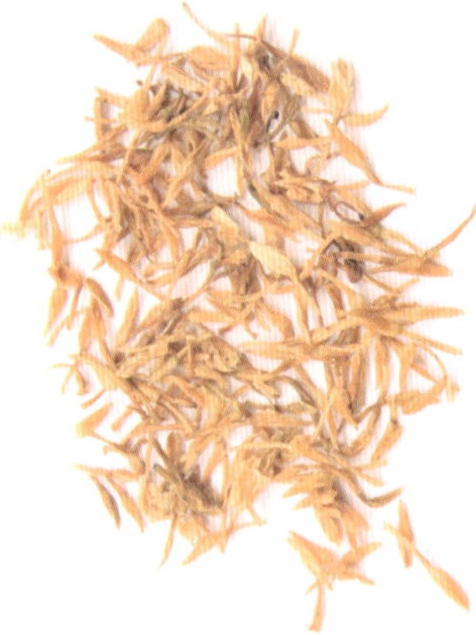

素馨花

别名：耶悉茗花、野悉蜜、玉芙蓉。**药性：**微苦，平。归肝经。**功效：**疏肝解郁，行气止痛。**主治：**肝郁气滞所致的胁肋脘腹作痛，下痢腹痛。**用量用法：**5～10克，煎汤；或代茶饮。**使用注意：**无。

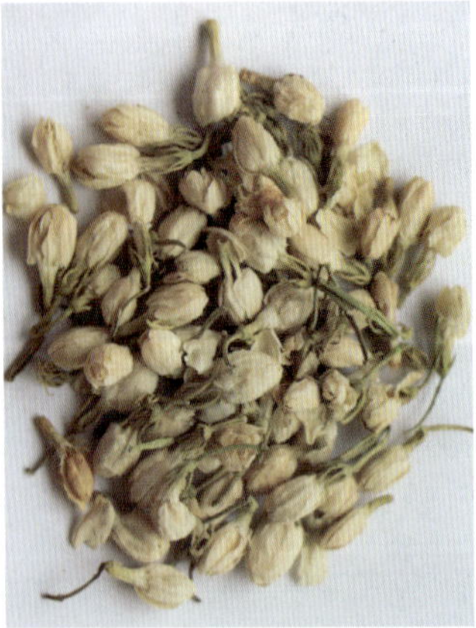

茉莉花

别名：白末利、小南强、奈花、末梨花。**药性：**辛、微甘，温。归脾、胃、肝经。**功效：**理气止痛，辟秽开郁。**主治：**湿浊中阻，胸膈不舒，泻痢腹痛，头晕头痛，目赤疮毒。**用量用法：**3～10克，煎汤；或代茶饮。外用适量，煎水洗目；或菜油浸滴耳。**使用注意：**无。

玳玳花

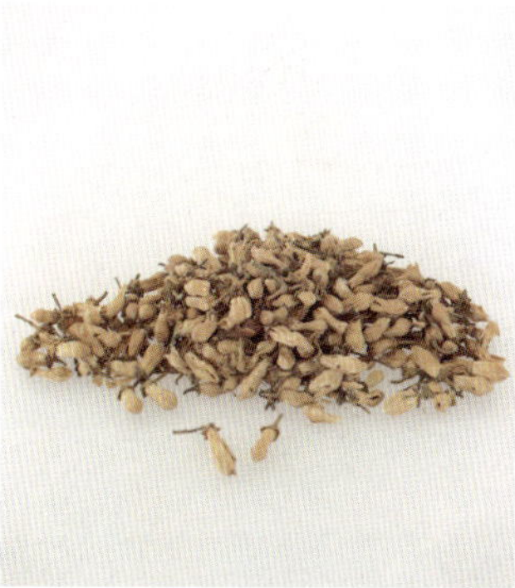

别名： 代代花、枳壳花、酸橙花。**药性：** 辛、甘、微苦，平。归脾、胃经。**功效：** 理气宽胸，和胃止呕。**主治：** 胸中痞闷，脘腹胀痛，不思饮食，恶心呕吐。**用量用法：** 1.5～2.5克，煎汤；或代茶饮。**使用注意：** 无。

黑老虎根

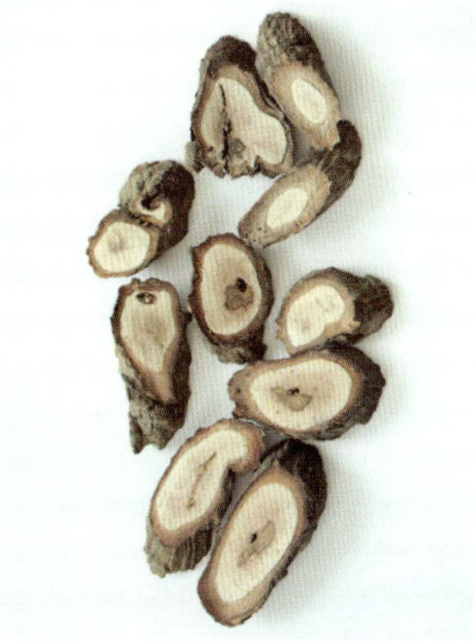

别名： 过山风、风沙藤、钻地风、透地连珠。**药性：** 辛、苦，温。归胃、肝经。**功效：** 行气止痛，散瘀通络。**主治：** 胃、十二指肠溃疡，慢性胃炎，急性肠胃炎，风湿痹痛，跌打损伤，骨折，痛经，产后瘀血腹痛，疝气痛。**用量用法：** 藤茎9～15克，煎汤；或研粉0.9～1.5克；或浸酒。外用适量，研末撒；或捣敷；或煎水洗。**使用注意：** 孕妇慎用。

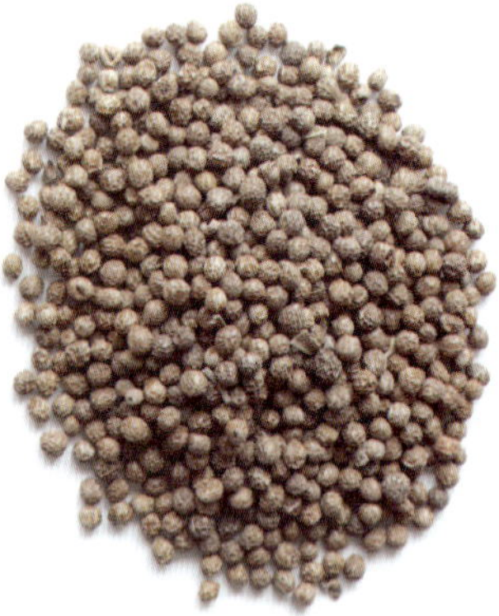

梧桐子

别名： 飘儿果、铜麻豌、风眼果、红花果。**药性：** 甘、平。归心、肺、肾经。**功效：** 顺气和胃，健脾消食，止血。**主治：** 胃脘疼痛，伤食腹泻，疝气，须发早白，小儿口疮，鼻衄。**用量用法：** 3~9克，煎汤；或2~3克，研末。外用适量，煅存性研末敷。**使用注意：** 无。

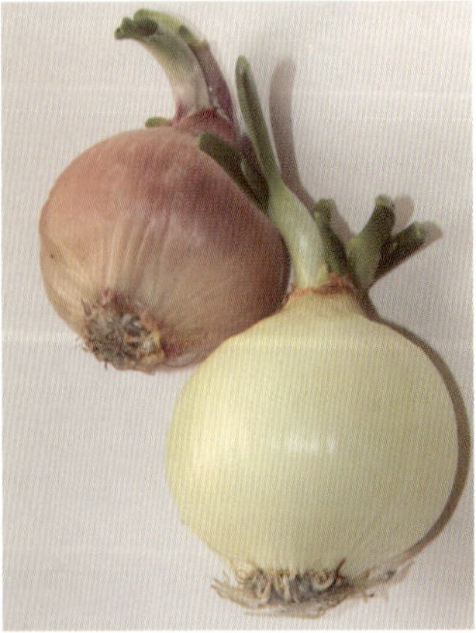

洋葱

别名： 玉葱、浑提葱、洋葱头。**药性：** 辛、甘，温。归胃经。**功效：** 健胃理气，解毒杀虫，降血脂。**主治：** 食少腹胀，创伤，溃疡，滴虫性阴道炎，高脂血症。**用量用法：** 30~120克，做菜生食或熟食。外用适量，调敷；或捣汁涂。**使用注意：** 无。

孜然

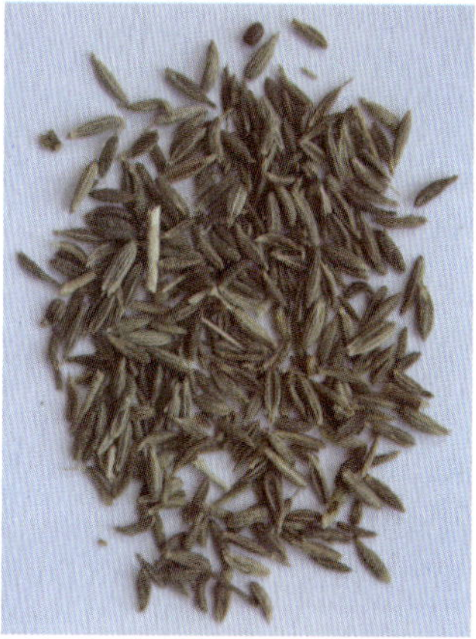

别名：孜热、即刺、开木尼。**药性：**辛、温。归肺、脾经。**功效：**温热开胃，通气止痛，燥湿止泻，痛经利尿。**主治：**湿寒性胃虚，胃胀，腹痛，肠虚，腹泻，闭尿，小儿疝气。**用量用法：**2~6克。外用适量。可入消食、散剂、蜜膏、敷剂等制剂。**使用注意：**本品对肺脏有害，矫正药为西黄芪胶。

烟草

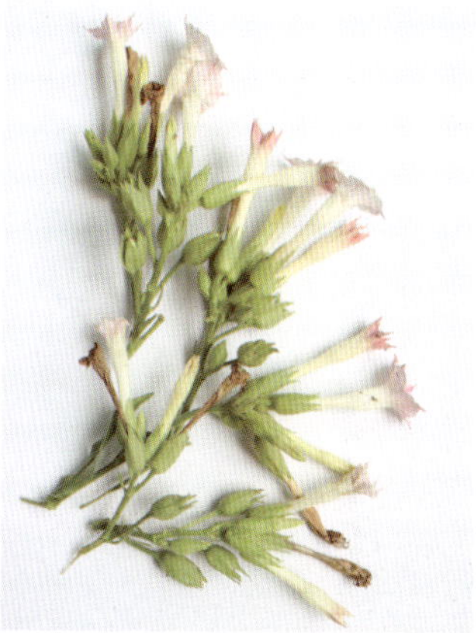

别名：野烟、淡巴菰、担不归、金丝烟。**药性：**辛，温；有大毒。归胃、肺经。**功效：**行气止痛，燥湿消肿，解毒杀虫。**主治：**食滞饱胀，气结疼痛，关节痹痛，痈疽，疥癣，湿疹，毒蛇咬伤，扭挫伤。**用量用法：**鲜叶9~15克，煎汤；或点燃吸烟。外用适量，煎水洗；或捣敷；或研末调敷。**使用注意：**气虚、阴虚者不宜吸烟。咳嗽、血证及一切喉症患者禁用。

消食药

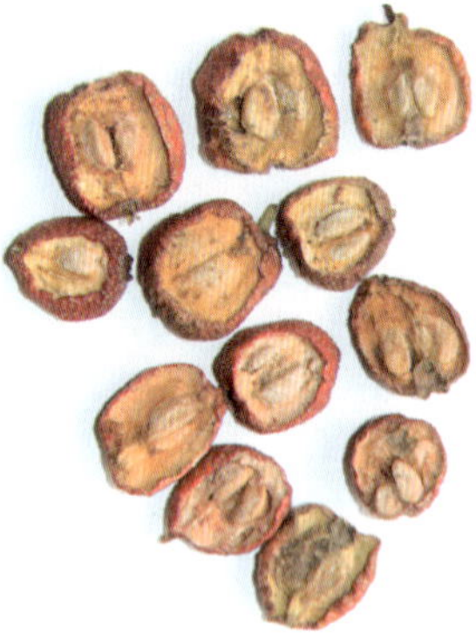

山楂

别名：山梨、酸查、山查、鼠楂、羊梂。**药性：**酸、甘，微温。归脾、胃、肝经。**功效：**消食健胃，行气散瘀，化浊降脂。**主治：**肉食积滞，胃脘胀满，泻痢腹痛，瘀血经闭，产后瘀阻，心腹刺痛，胸痹心痛，疝气疼痛，高脂血症。**用量用法：**9～12克。**使用注意：**对胃酸过多、胃溃疡患者慎用。脾胃虚弱无积滞者慎用。

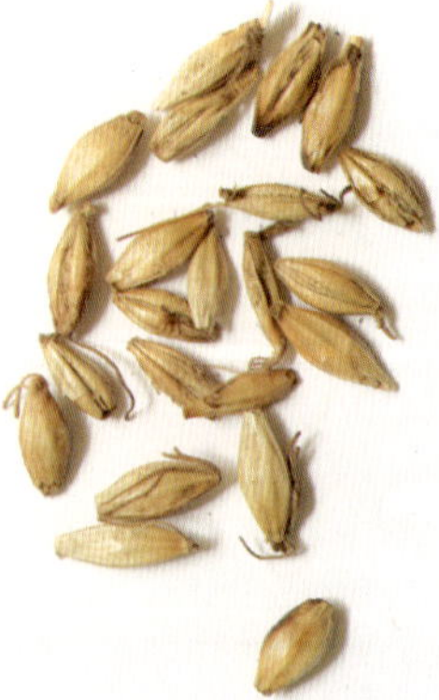

麦芽

别名：麦蘖、大麦蘖、大麦芽、大麦毛。**药性：**甘，平。归脾、胃经。**功效：**行气消食，健脾开胃，回乳消胀。**主治：**食积不消，脘腹胀痛，脾虚食少，乳汁郁积，乳房胀痛。**用量用法：**10～15克；回乳炒用，60克。**使用注意：**哺乳期妇女慎用。

莱菔子

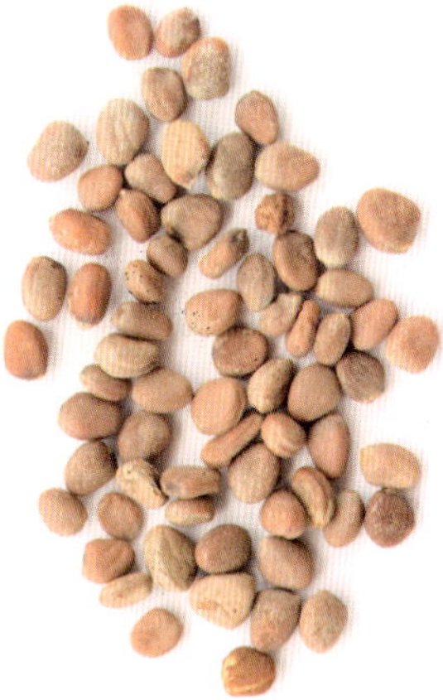

别名： 萝卜子、萝白子、菜头子。**药性：** 辛、甘，平。归脾、胃、肺经。**功效：** 消食除胀，降气化痰。**主治：** 饮食停滞，脘腹胀痛，大便秘结，积滞泻痢，痰壅喘咳。**用量用法：** 5～12克。**使用注意：** 本品味辛散耗气，气虚及无积滞者忌用。不宜与人参同用。

鸡内金

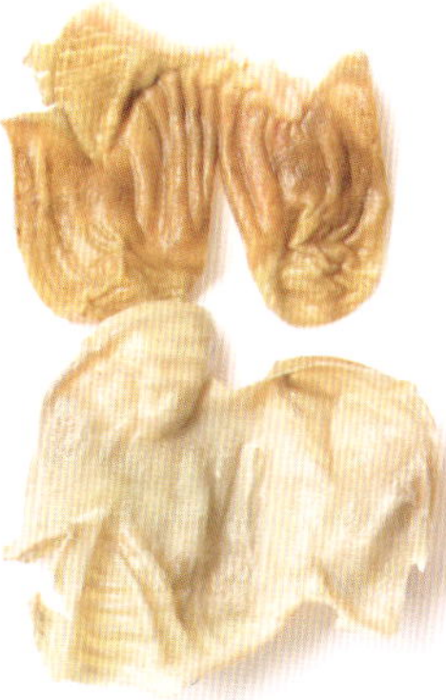

别名： 鸡肫、鸡胗、鸡肫皮、鸡黄皮。**药性：** 甘，平。归脾、胃、小肠、膀胱经。**功效：** 健脾消食，固精止遗，通淋化石。**主治：** 食积不消，呕吐泻痢，小儿疳积，遗尿，遗精，石淋涩痛，胆胀胁痛。**用量用法：** 3～10克。**使用注意：** 脾虚无积滞者慎用。

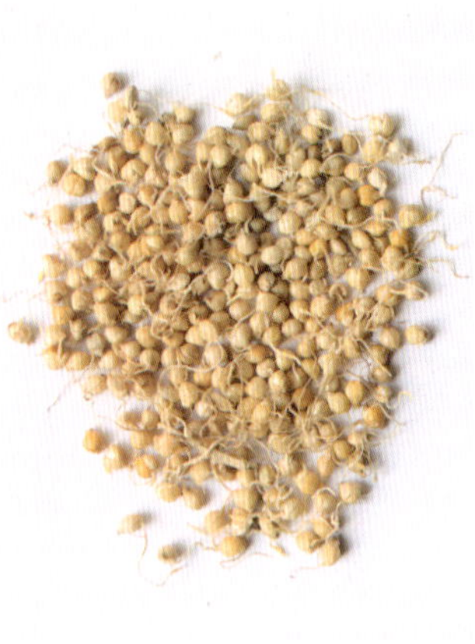

谷芽

别名： 蘖米、谷蘖、稻蘖、稻芽。**药性：** 甘，温。归脾、胃经。**功效：** 消食和中，健脾开胃。**主治：** 食积不消，腹胀口臭，脾胃虚弱，不饥食少。**用量用法：** 9～15克。**使用注意：** 胃下垂者忌用。

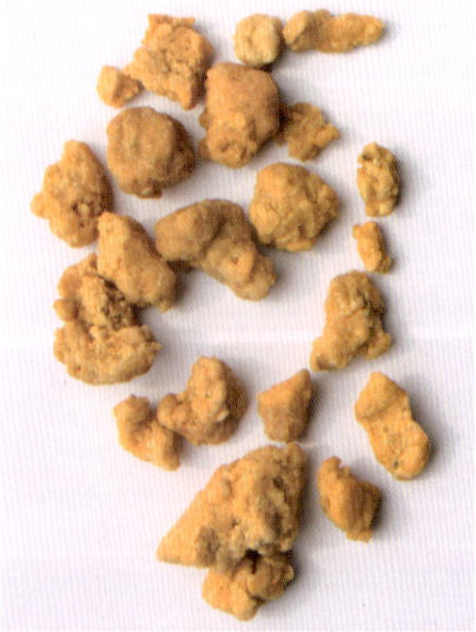

阿魏

别名： 阿虞、薰渠、哈昔尼。**药性：** 苦、辛，温。归脾、胃经。**功效：** 消积，化癥，散痞，杀虫。**主治：** 肉食积滞，瘀血癥瘕，腹中痞块，虫积腹痛。**用量用法：** 1～1.5克，多入丸、散和外用膏药。**使用注意：** 孕妇忌用。

鸡矢藤

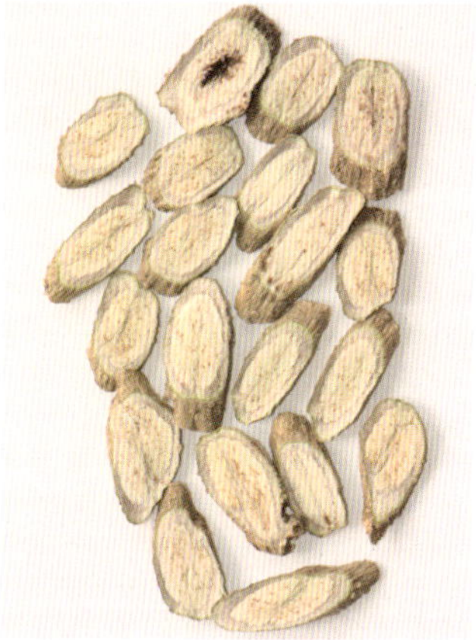

别名：鸡矢藤、牛皮冻、臭藤。**药性：**甘、酸，平。归心、肝、脾、肾经。**功效：**祛风利湿，消食化积，止咳，止痛。**主治：**风湿筋骨痛，跌打损伤，外伤性疼痛，腹泻，痢疾，消化不良，小儿疳积，肺痨咯血。**用量用法：**15～30克。外用适量，捣烂敷患处。**使用注意：**无。

刺梨根

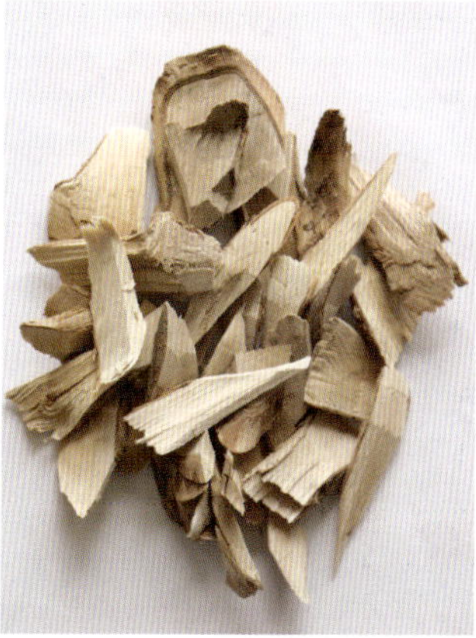

别名：茨藜子根、茨藜根。**药性：**甘、酸，平。归胃、肾经。**功效：**健胃，消食，止泻，涩精。**主治：**胃痛，泄泻，痢疾，遗精，崩漏，带下，久咳。**用量用法：**9～15克。**使用注意：**无。

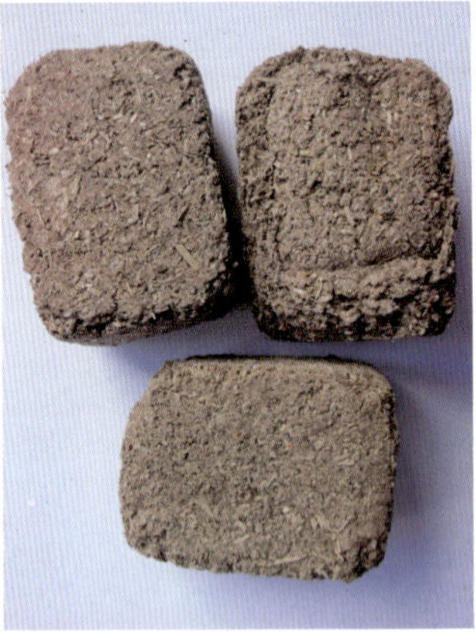

神曲

别名：六神曲、六曲。**药性：**甘、辛，温。归脾、胃经。**功效：**健脾和胃，消食化积。**主治：**饮食停滞，消化不良，脘腹胀满，食欲不振，呕吐泻痢。**用量用法：**6～15克，煎服；消食宜炒用。**使用注意：**无。

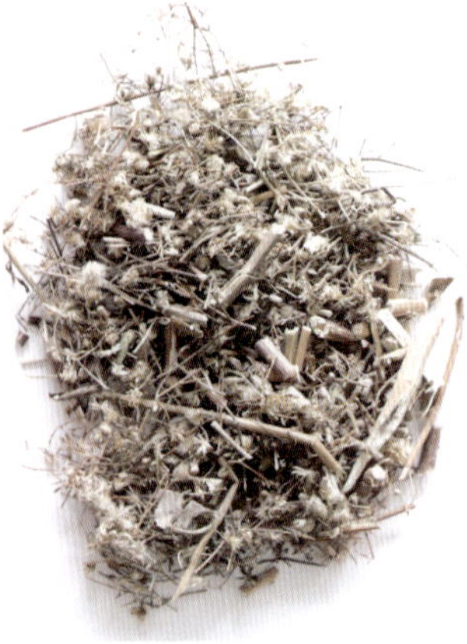

一年蓬

别名：女菀、野蒿、牙肿消、牙根消、千张草。**药性：**甘、苦，凉。归胃、大肠经。**功效：**消食止泻，清热解毒，截疟。**主治：**消化不良，胃肠炎，齿龈炎，疟疾，毒蛇咬伤。**用量用法：**30～60克。外用适量，捣敷。**使用注意：**无。

芜菁

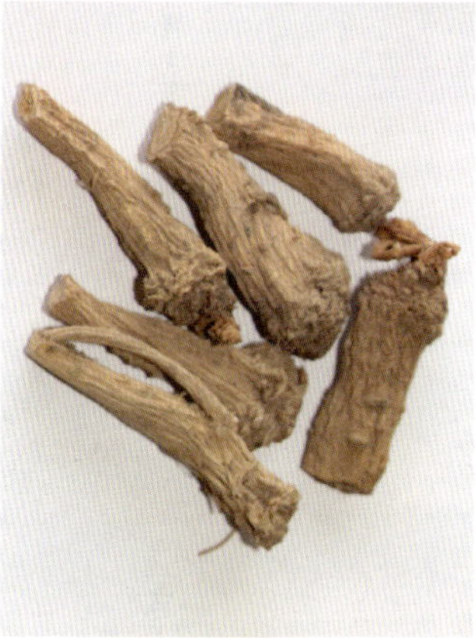

别名：大芥、蔓菁、诸葛菜、大头菜、圆菜头、圆根、盘菜、恰玛古。**药性：**辛、甘、苦，温。归胃、肝经。**功效：**消食下气，解毒消肿。**主治：**宿食不化，心腹冷痛，咳嗽，疔毒痈肿。**用量用法：**适量，煮食或捣汁饮。外用适量，捣敷。**使用注意：**不可多食，否则令人气胀。

啤酒花

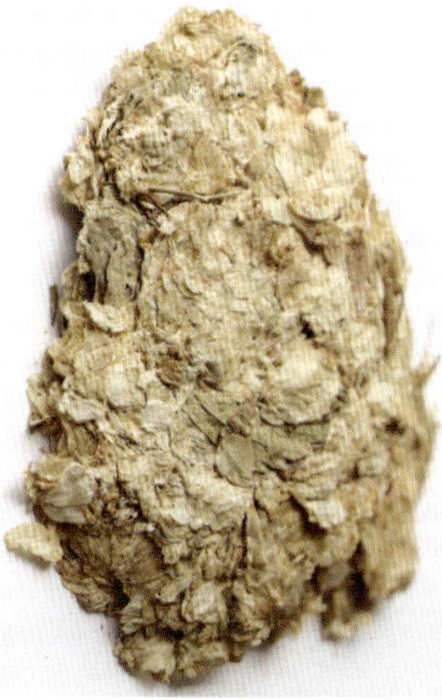

别名：忽布、蛇麻花、酵母花、酒花、啤瓦古丽、香蛇麻。**药性：**苦，微凉。归肝、胃经。**功效：**健胃消食，利尿安神，抗痨消炎。**主治：**消化不良，腹胀，浮肿，膀胱炎，肺结核，咳嗽，失眠，麻风病。**用量用法：**3～9克。**使用注意：**无。

驱虫药

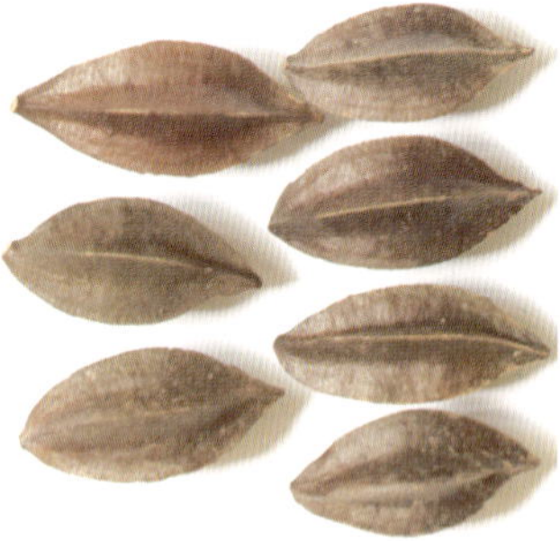

使君子

别名： 留求子、史君子、五棱子、索子果、冬均子、病柑子。**药性：** 甘，温。归脾、胃经。**功效：** 杀虫消积。**主治：** 蛔虫病，蛲虫病，虫积腹痛，小儿疳积。**用量用法：** 使君子9～12克，捣碎入煎剂。使君子仁6～9克，多入丸、散或单用，1～2次分服。**使用注意：** 服药时忌饮浓茶。

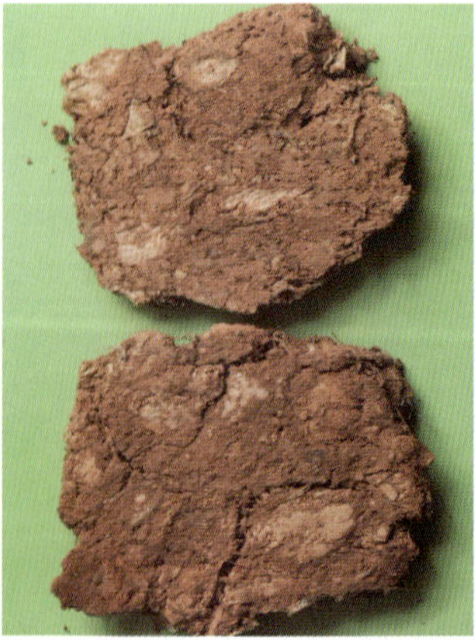

芜荑

别名： 无荑、无姑、芜荑仁、山榆子、山榆仁、白芜荑。**药性：** 苦、辛，温。归脾、胃经。**功效：** 杀虫消积，除湿止痢。**主治：** 虫积腹痛，小儿疳积，久泻久痢，疮疡疥癣。**用量用法：** 3～10克，煎汤；或入丸、散。外用适量，研末调敷。**使用注意：** 脾胃虚弱者禁用。

鹤虱

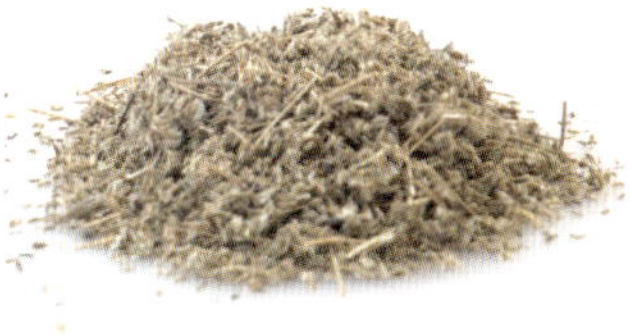

别名： 鹄虱、鬼虱、北鹤虱。**药性：** 辛、苦，平；有小毒。归脾、胃经。**功效：** 杀虫消积。**主治：** 蛔虫病，蛲虫病，绦虫病，虫积腹痛，小儿疳积。**用量用法：** 3～9克。**使用注意：** 有小毒，服数小时或第二天可有轻微头晕、恶心、耳鸣、腹痛等反应，一般可自行消失。

榧子

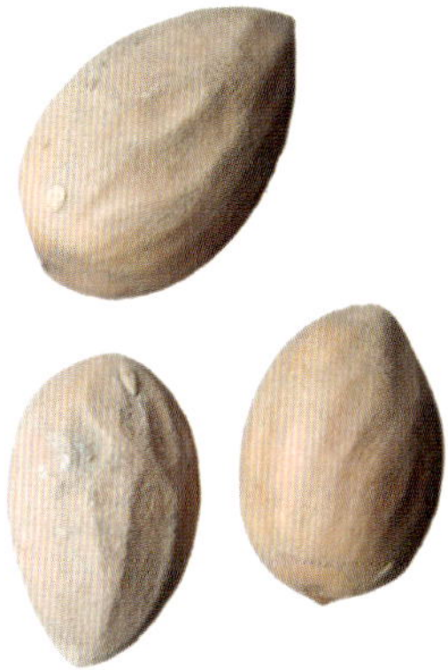

别名： 彼子、榧实、被子、赤果、玉榧、香榧、玉山果、野杉子。**药性：** 甘，平。归肺、脾、胃、大肠经。**功效：** 杀虫消积，润肺止咳，润燥通便。**主治：** 钩虫病，蛔虫病，绦虫病，虫积腹痛，小儿疳积，肺燥咳嗽，大便秘结。**用量用法：** 9～15克。**使用注意：** 入煎剂宜生用，大便溏薄者不宜用。

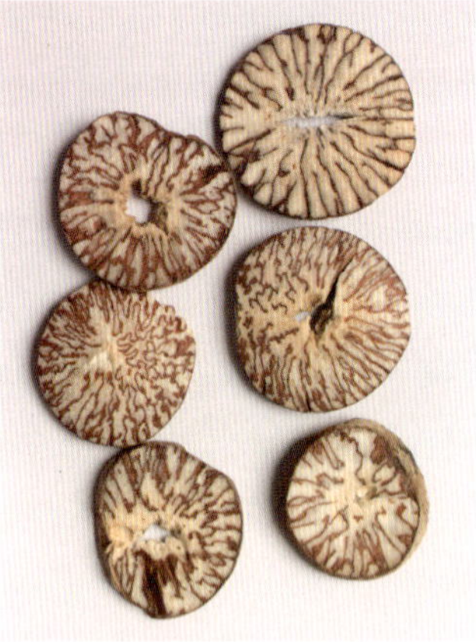

槟榔

别名： 仁频、宾门、槟榔玉、白槟榔。**药性：** 苦、辛，温。归胃、大肠经。**功效：** 杀虫，消积，行气，利水，截疟。**主治：** 绦虫病，蛔虫病，姜片虫病，虫积腹痛，积滞泻痢，里急后重，水肿脚气，疟疾。**用量用法：** 3～10克；驱杀绦虫、姜片虫时30～60克。**使用注意：** 脾虚便溏或气虚下陷者忌用。

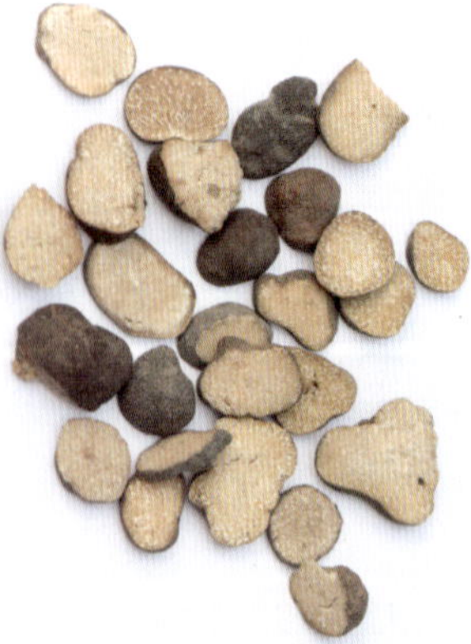

雷丸

别名： 竹苓、雷实、竹铃芝。**药性：** 微苦，寒。归胃、大肠经。**功效：** 杀虫消积。**主治：** 绦虫病，钩虫病，蛔虫病，虫积腹痛，小儿疳积。**用量用法：** 15～21克，不宜入煎剂，一般研粉服，每次5～7克。**使用注意：** 有虫积而脾胃虚寒者慎用。

金鸡勒

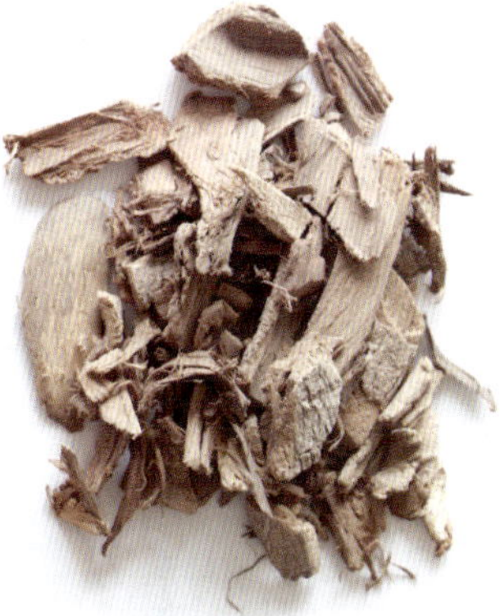

别名：金鸡纳、金鸡纳皮、奎宁树、莱氏金鸡纳树。**药性**：苦、寒。归肝、胆经。**功效**：抗疟退热，解酒醒脾。**主治**：疟疾，外感高热，醉酒。**用量用法**：3～6克，煎汤；或研末。**使用注意**：孕妇禁用。

鹤草芽

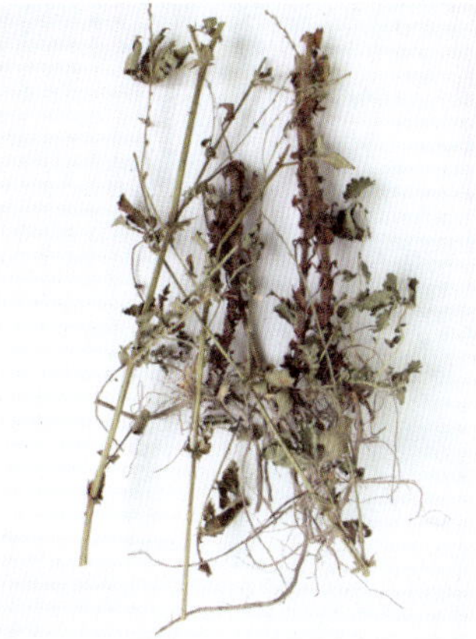

别名：牙子、狼牙、浪齿、龙芽草、狼牙子、琅琊子。**药性**：苦、涩，凉。归胃经。**功效**：驱虫，解毒消肿。**主治**：绦虫病，阴道滴虫病，疮疡疥癣，疖肿，赤白痢疾。**用量用法**：10～30克，煎汤；或研末，15～30克。外用适量，煎水洗；或鲜品捣敷。**使用注意**：需研末服。粉剂有导泻作用，不必再服泻药。

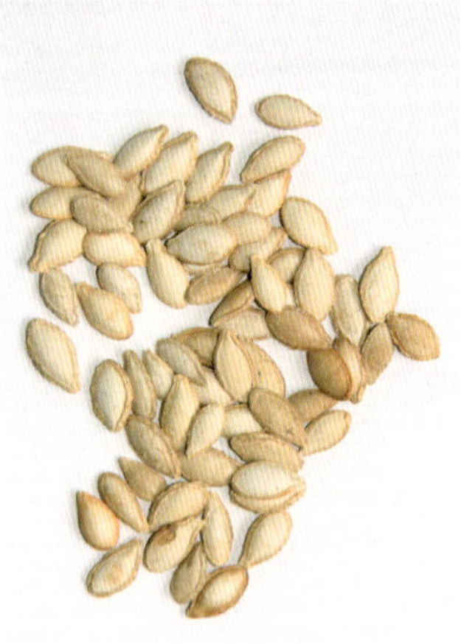

南瓜子

别名： 北瓜子、窝瓜子、南瓜仁、金瓜米、白瓜子。**药性：** 甘，平。归大肠经。**功效：** 杀虫下乳，利水消肿。**主治：** 绦虫、蛔虫、血吸虫、钩虫、蛲虫等寄生虫病，产后缺乳，产后手足浮肿，百日咳，痔疮。**用量用法：** 30～60克，煎汤；或研末；或制成乳剂。外用适量，煎水熏洗。**使用注意：** 无。

止血药

一、凉血止血药

大蓟

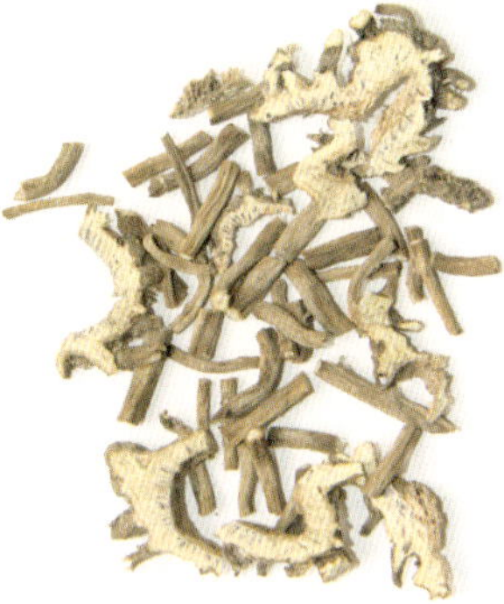

别名： 马蓟、刺蓟、虎蓟、鸡项草、山牛蒡、鸡脚刺、野红花。**药性：** 甘、苦，凉。归心、肝经。**功效：** 凉血止血，散瘀解毒消痈。**主治：** 衄血，吐血，尿血，便血，崩漏，外伤出血，痈肿疮毒。**用量用法：** 9～15克。**使用注意：** 虚寒性出血者不宜用。

小蓟

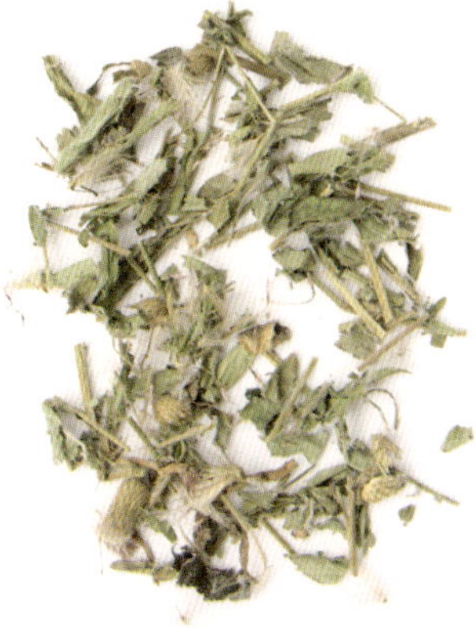

别名： 刺菜、野红花、小刺盖、青刺蓟、千针草、刺蓟菜、刺儿菜。**药性：** 甘、苦，凉。归心、肝经。**功效：** 凉血止血，散瘀解毒消痈。**主治：** 衄血，吐血，尿血，血淋，便血，崩漏，外伤出血，痈肿疮毒。**用量用法：** 5～12克。**使用注意：** 脾胃虚寒而无瘀滞者忌用。

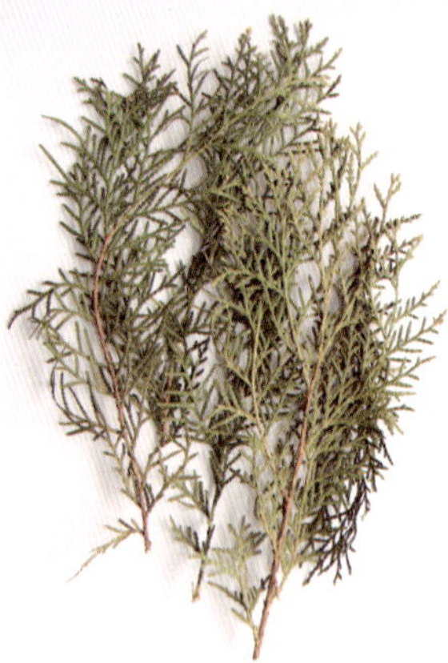

侧柏叶

别名： 柏叶、丛柏叶、扁柏叶。**药性：** 苦、涩，寒。归肺、肝、脾经。**功效：** 凉血止血，化痰止咳，生发乌发。**主治：** 吐血，衄血，咯血，便血，崩漏下血，肺热咳嗽，血热脱发，须发早白。**用量用法：** 6～12克。外用适量。**使用注意：** 长期使用宜佐健运脾胃药物。

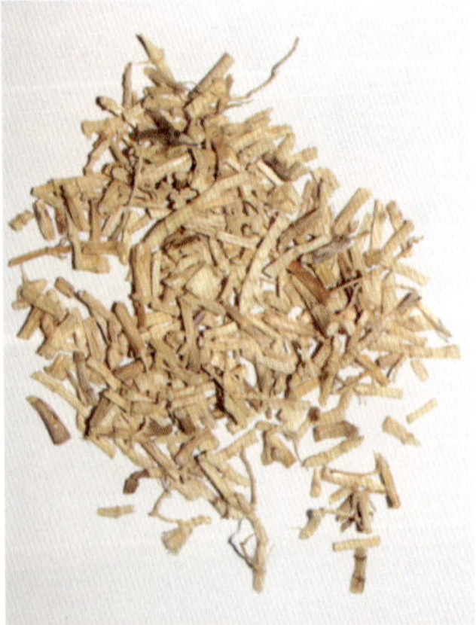

白茅根

别名： 茅根、兰根、茹根、地筋、白茅菅、白花茅根。**药性：** 甘，寒。归肺、胃、膀胱经。**功效：** 凉血止血，清热利尿。**主治：** 血热吐血，衄血，尿血，热病烦渴，湿热黄疸，水肿尿少，热淋涩痛。**用量用法：** 9～30克。**使用注意：** 脾胃虚寒、溲多不渴者忌用。

鸡冠花

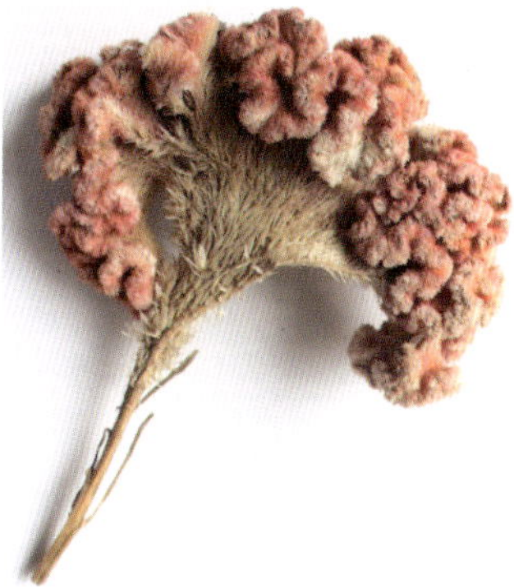

别名： 鸡髻花、鸡公花、鸡角根、红鸡冠。**药性：** 甘、涩，凉。归肝、大肠经。**功效：** 收敛止血，止带，止痢。**主治：** 吐血，崩漏，便血，痔血，赤白带下，久痢不止。**用量用法：** 6～12克。**使用注意：** 本品为凉性的止泻痢、止血之品，故用于赤白下痢、痔漏下血、咯血、吐血、崩漏出血兼有热象者最为适宜。

苎麻根

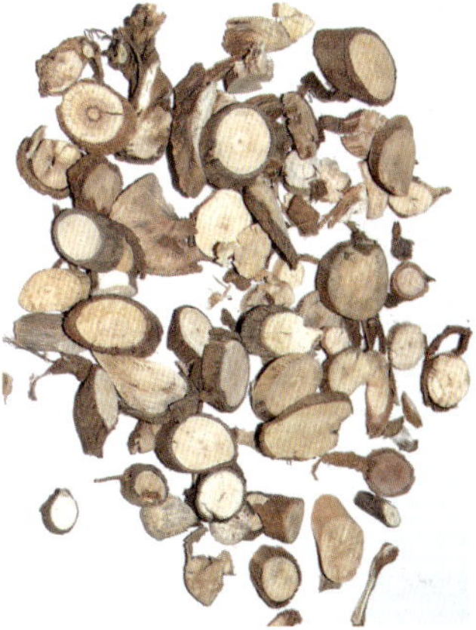

别名： 苎根、苎麻头、纻、川绵葱。**药性：** 甘，寒。归肝、心、膀胱经。**功效：** 凉血止血，清热安胎，利尿解毒。**主治：** 血热妄行所致的咯血、吐血、衄血，血淋，便血，崩漏，紫癜，胎动不安，胎漏下血，小便淋沥，痈疮肿毒，虫蛇咬伤。**用量用法：** 5～30克，煎汤；或捣汁。外用适量，鲜品捣敷；或煎汤熏洗。**使用注意：** 无实热者慎用。

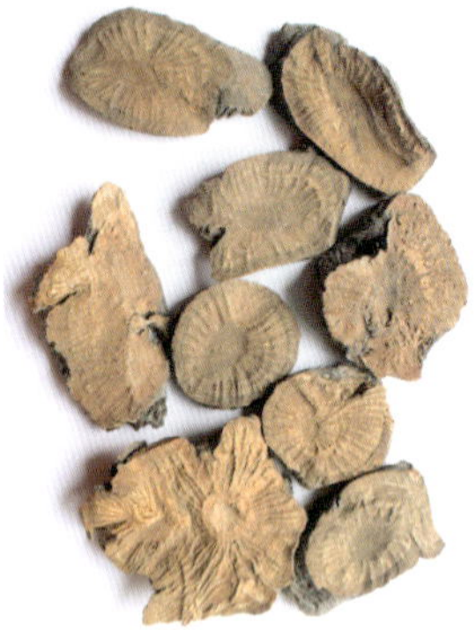

地榆

别名： 黄瓜香、猪人参、山地瓜、血箭草。**药性：** 苦、酸、涩，微寒。归肝、大肠经。**功效：** 凉血止血，解毒敛疮。**主治：** 便血，痔血，血痢，崩漏，水火烫伤，痈肿疮毒。**用量用法：** 9～15克。外用适量，研末涂敷患处。**使用注意：** 虚寒性出血及出血夹瘀者慎服。大面积烧、烫伤，不宜大量地以地榆外涂。

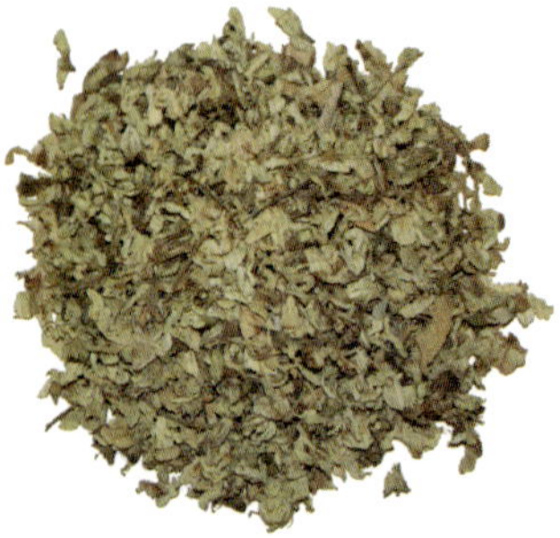

槐花

别名： 豆槐、槐米、槐蕊、金药树、护房树。**药性：** 苦，微寒。归肝、大肠经。**功效：** 清热泻火，凉血止血。**主治：** 便血，痔血，血痢，崩漏，吐血，衄血，肝热目赤，头痛眩晕。**用量用法：** 5～10克。**使用注意：** 脾胃虚寒者慎用。

元宝草

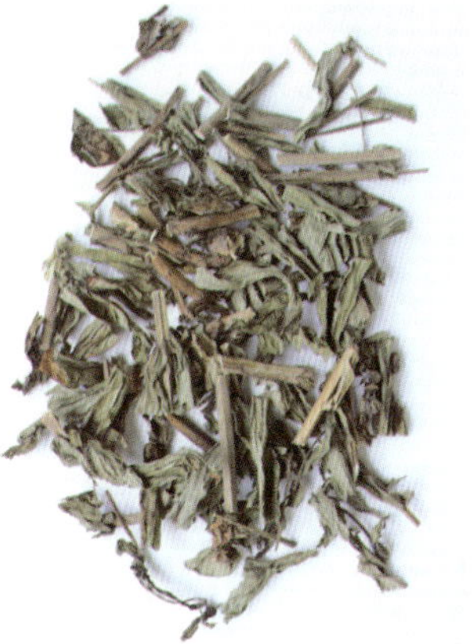

别名：相似、灯台、双合合、对月草。**药性：**苦、辛，寒。归肝、脾经。**功效：**凉血止血，清热解毒，活血调经，祛风通络。**主治：**吐血，咯血，衄血，血淋，创伤出血，肠炎，痢疾，乳痈，疔疮肿毒，烫伤，蛇咬伤。外用治头癣，口疮，目翳。**用量用法：**9～15克，鲜品30～60克。外用适量，鲜品捣敷；或干品研末敷。**使用注意：**无瘀滞者及孕妇禁用。

花生衣

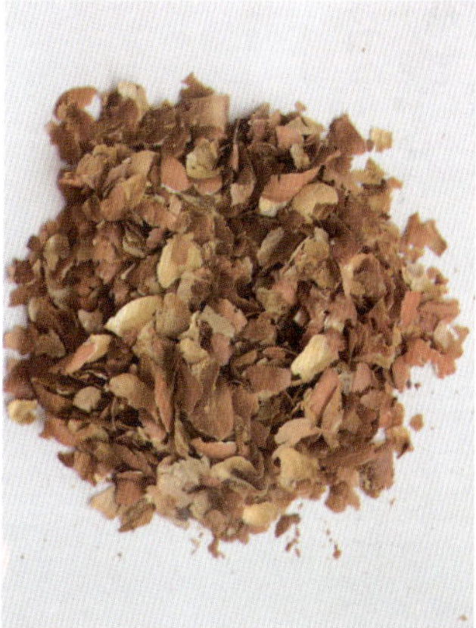

别名：花生皮。**药性：**甘、微苦、涩，平。归肝经。**功效：**凉血止血，散瘀。**主治：**血友病，类血友病，血小板减少性紫癜，手术后出血，咳血，咯血，便血，衄血，子宫出血。**用量用法：**10～30克。**使用注意：**经期妇女慎用。

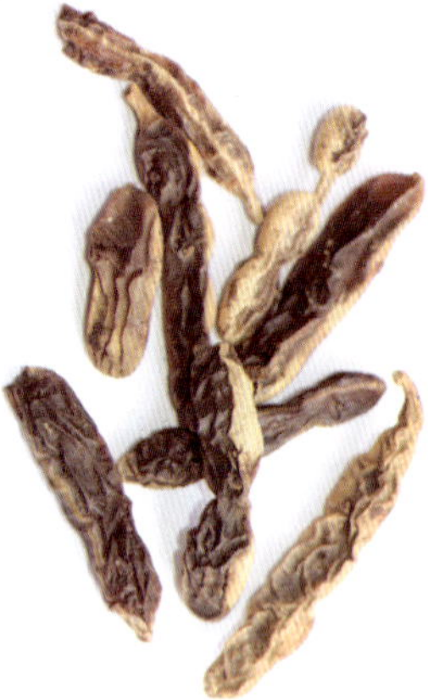

槐角

别名： 槐实、槐子、槐荚、天豆、槐豆、槐连灯、九连灯、槐连豆。**药性：** 苦，寒。归肝、大肠经。**功效：** 清热泻火，凉血止血。**主治：** 肠热便血，痔肿出血，肝热头痛，眩晕目赤。**用量用法：** 6～9克。**使用注意：** 脾胃虚寒者及孕妇忌用。

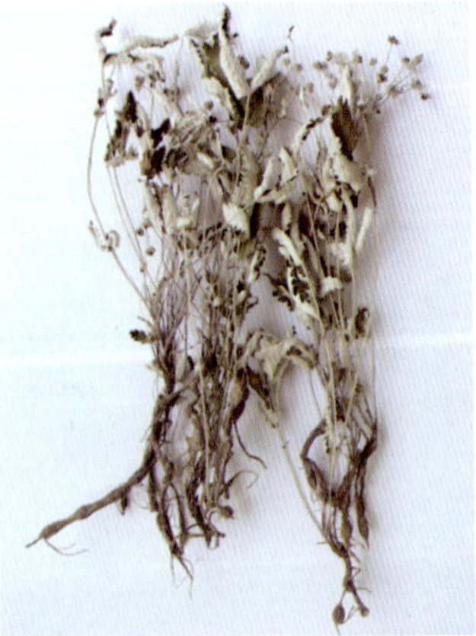

翻白草

别名： 鸡腿儿、天藕儿、湖鸡腿、鸡脚草、鸡脚爪、鸡距草、独脚草。**药性：** 甘、微苦，平。归肝、胃、大肠经。**功效：** 清热解毒，止痢止血。**主治：** 湿热泻痢，痈肿疮毒，血热吐衄，便血，崩漏。**用量用法：** 9～15克。**使用注意：** 阳虚有寒、脾胃虚寒者少用。

贝母花

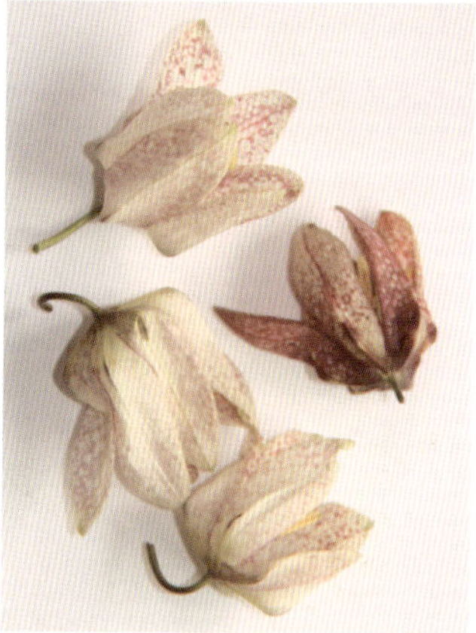

别名： 无。**药性：** 辛、甘，凉。归肺经。**功效：** 止血定痛，清热止咳。**主治：** 软组织挫伤，感冒，支气管炎，骨折，外伤出血。**用量用法：** 15～30克，煎汤；或浸酒。外用适量，鲜品捣敷；或干品研末调敷。**使用注意：** 无。

羊蹄

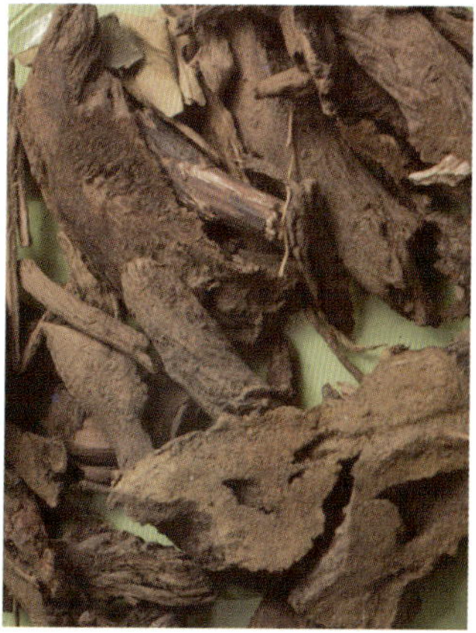

别名： 土大黄、牛舌头、野菠菜、羊蹄叶、羊皮叶子。**药性：** 苦，寒。归心、肝、大肠经。**功效：** 清热通便，凉血止血，杀虫止痒。**主治：** 大便秘结，吐血衄血，长风便血，痔血，崩漏，疥癣，白秃，痈疮肿毒，跌打损伤。**用量用法：** 9～15克，煎汤；或捣汁；或熬膏。外用适量，捣敷；或绞汁涂。**使用注意：** 脾胃虚寒者禁用。

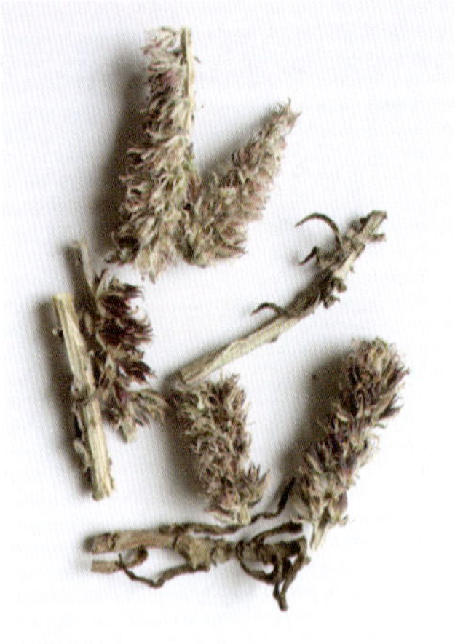

瓦松

别名： 瓦花、瓦玉、屋松、岩笋、塔松、瓦霜、向天草、昨叶荷草。**药性：** 酸、苦，凉。归肝、肺、脾经。**功效：** 凉血止血，解毒，敛疮。**主治：** 血痢，便血，痔血，疮口久不愈合。**用量用法：** 3～9克。外用适量，研末涂敷患处。**使用注意：** 脾胃虚寒者忌用。

二、化瘀止血药

降香

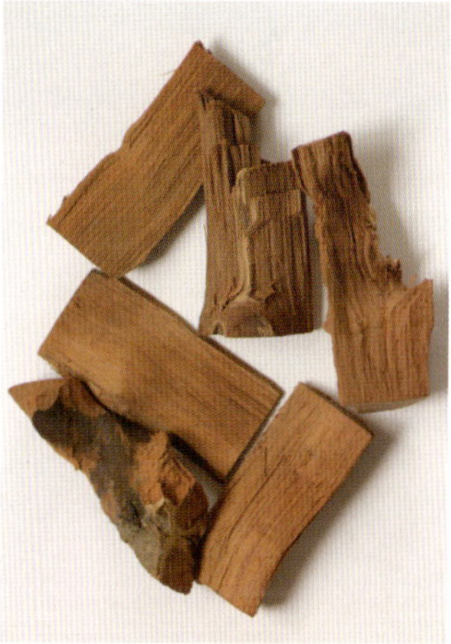

别名：降真、降真香、紫藤香、花梨母。**药性：**辛，温。归肝、脾经。**功效：**化瘀止血，理气止痛。**主治：**吐血，衄血，外伤出血，肝郁胁痛，胸痹刺痛，跌仆伤痛，呕吐腹痛。**用量用法：**9～15克，后下。外用适量，研末敷患处。**使用注意：**血热妄行、色紫浓厚、脉实便秘者禁用。

莲房

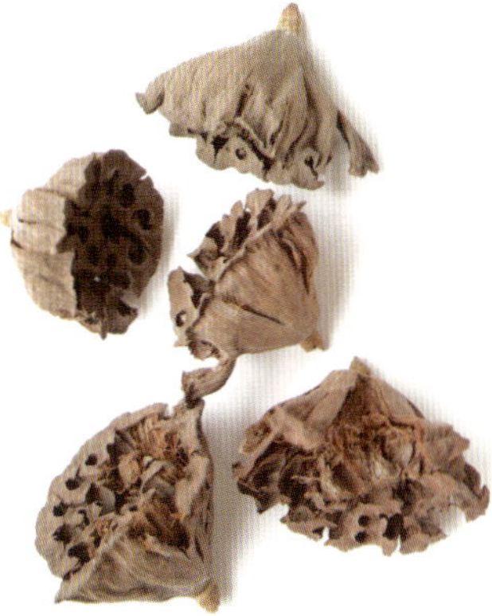

别名：无。**药性：**苦、涩，温。归肝经。**功效：**化瘀止血。**主治：**崩漏，尿血，痔疮出血，产后瘀阻，恶露不尽。**用量用法：**5～10克。**使用注意：**无。

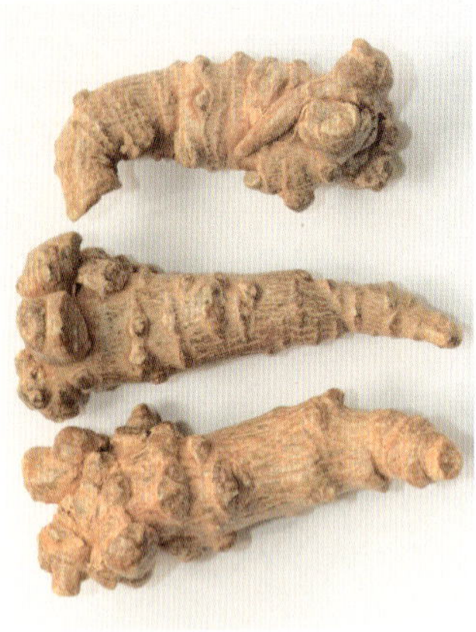

三七

别名：田七、出漆、金不换、参三七、铜皮铁骨。**药性：**甘、微苦，温。归肝、胃经。**功效：**散瘀止血，消肿定痛。**主治：**咯血，吐血，衄血，便血，妇人崩漏，胸腹刺痛，外伤出血，跌仆肿痛。**用量用法：**3～9克；研粉吞服，每次1～3克。外用适量。**使用注意：**孕妇慎用。

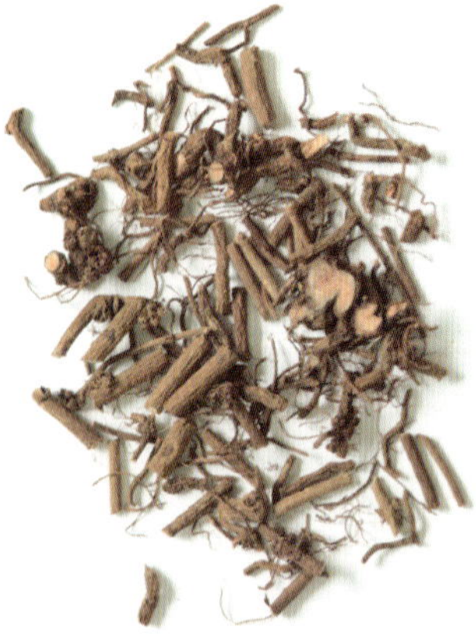

茜草

别名：蒨草、血见愁、地苏木、活血丹、土丹参、红内消。**药性：**苦，寒。归肝经。**功效：**凉血，化瘀，止血，通经。**主治：**吐血，衄血，崩漏，外伤出血，瘀阻经闭，关节痹痛，跌仆肿痛。**用量用法：**6～10克。**使用注意：**脾胃虚寒、无瘀滞者禁用。

仙桃草

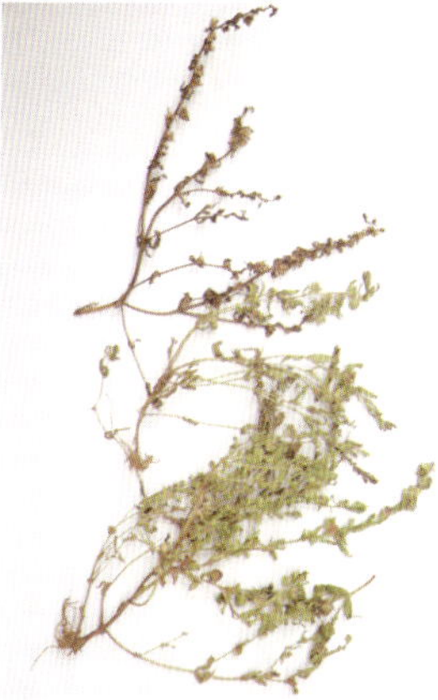

别名：水蓑衣、英桃草、小头红、蟠桃草。**药性：**甘、辛，平。归肝、胃、肺经。**功效：**化瘀止血，清热消肿，止痛。**主治：**跌打损伤，咽喉肿痛，痈疽疮疡，咯血，吐血，衄血，便血，肝胃气痛，疝气痛，痛经。**用量用法：**10～30克，煎汤；或研末；或捣汁服。外用鲜品适量，捣敷；或煎水洗。**使用注意：**孕妇禁用。

藕节

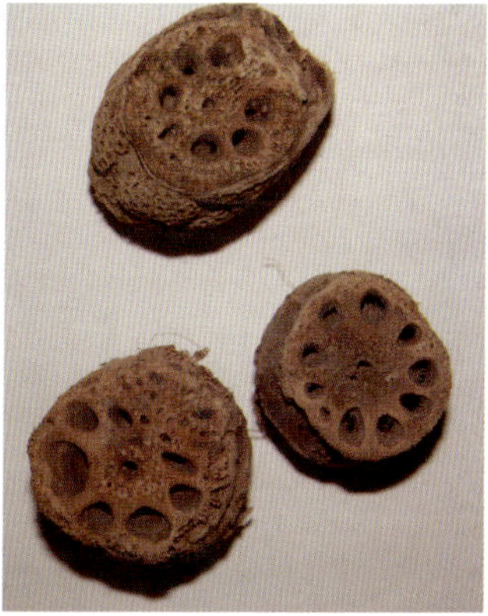

别名：光藕节、藕节巴。**药性：**甘、涩，平。归肝、肺、胃经。**功效：**收敛止血，化瘀。**主治：**吐血，咯血，衄血，尿血，崩漏。**用量用法：**9～15克。**使用注意：**忌铁器。

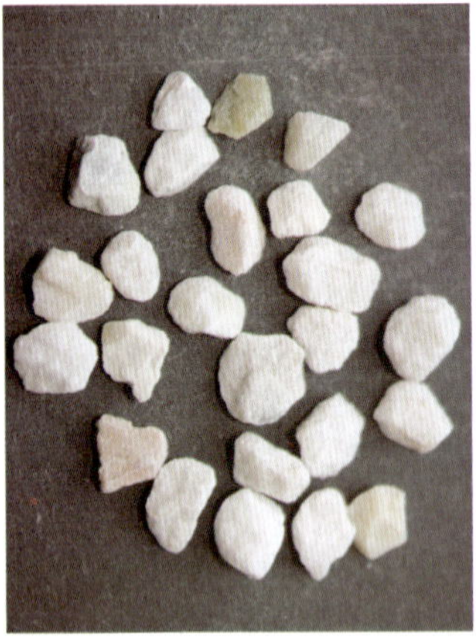

花蕊石

别名：花乳石、白云石。**药性：**酸、涩，平。归肝经。**功效：**化瘀止血。**主治：**咯血，吐血，外伤出血，跌仆伤痛。**用量用法：**4.5～9克，多研末服。外用适量。**使用注意：**内无瘀滞者慎用，孕妇忌用。

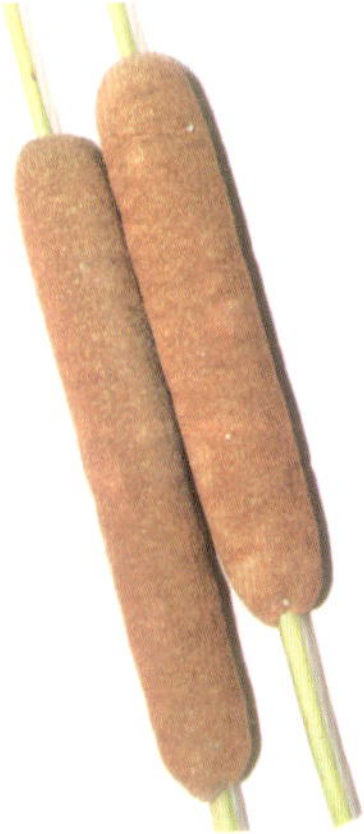

蒲黄

别名：蒲草、蒲棒、水蜡烛、毛蜡烛、蒲棒花粉。**药性：**甘，平。归肝、心包经。**功效：**止血，化瘀，通淋。**主治：**吐血，衄血，咯血，崩漏，外伤出血，经闭痛经，胸腹刺痛，跌仆肿痛，血淋涩痛。**用量用法：**5～10克，包煎。外用适量，敷患处。**使用注意：**孕妇忌用。

景天三七

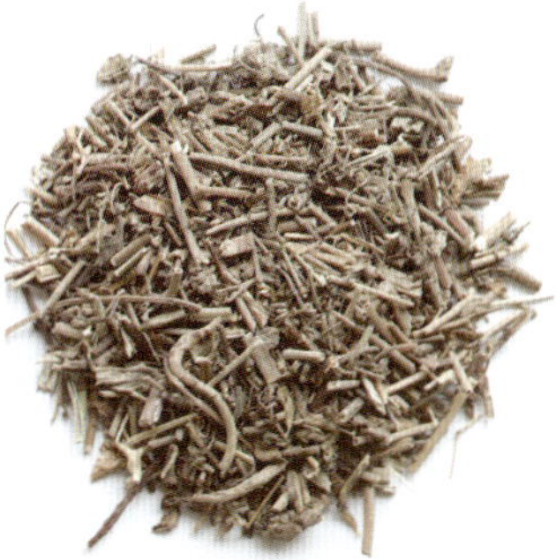

别名： 土三七、费菜、旱三七、八仙草。**药性：** 甘、酸，平。归心、肝经。**功效：** 散瘀止血，宁心安神，解毒。**主治：** 吐血，衄血，咯血，便血，血淋，尿血，崩漏，紫斑，外伤出血，跌打损伤，心悸，失眠，疮疖痈肿。**用量用法：** 15～30克，煎汤；或鲜品30～60克，捣汁。外用适量，鲜品捣敷；或研末撒敷。**使用注意：** 脾胃虚寒者禁用。

薯莨

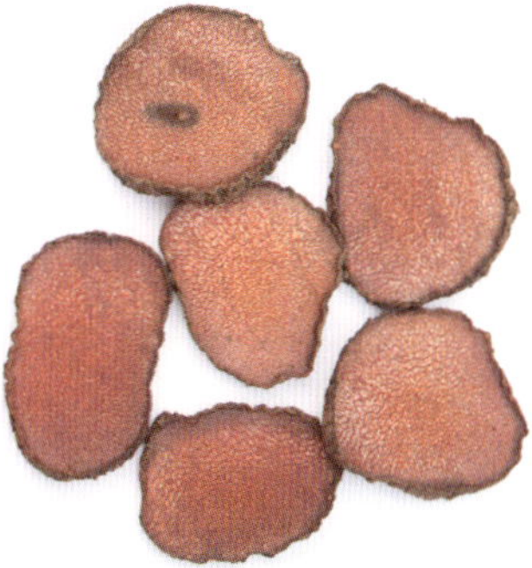

别名： 赭魁、薯良、鸡血莲、血母。**药性：** 苦，凉；有小毒。归肺、胃、膀胱经。**功效：** 活血止血，理气止痛，清热解毒。**主治：** 咳血，咯血，呕血，衄血，尿血，便血，崩漏，月经不调，痛经，经闭，产后腹痛，脘腹胀痛，痧胀腹痛，热毒血痢，水泻，关节痛，跌打肿痛，疮疖，带状疱疹，外伤出血。**用量用法：** 3～9克，煎汤；或绞汁；或研末。外用适量，研末敷；或绞汁涂。**使用注意：** 孕妇慎用。

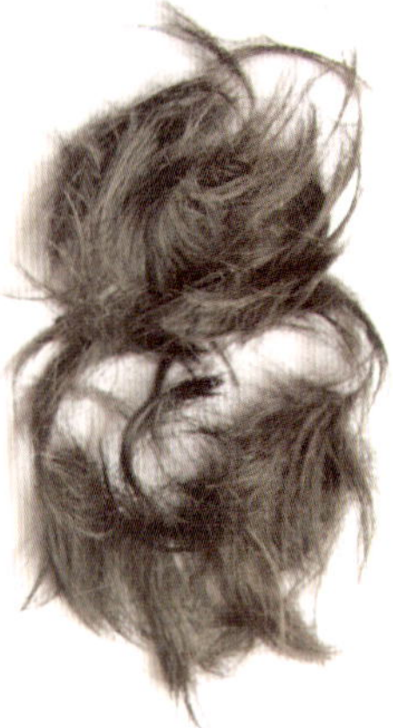

血余炭

别名： 乱发炭、头发炭、人发炭、人发灰。**药性：** 苦，平。归肝、胃经。**功效：** 收敛止血，化瘀，利尿。**主治：** 吐血，咯血，衄血，血淋，尿血，便血，崩漏，外伤出血，小便不利。**用量用法：** 5～10克。**使用注意：** 胃虚者用之，多有吐泻之弊。

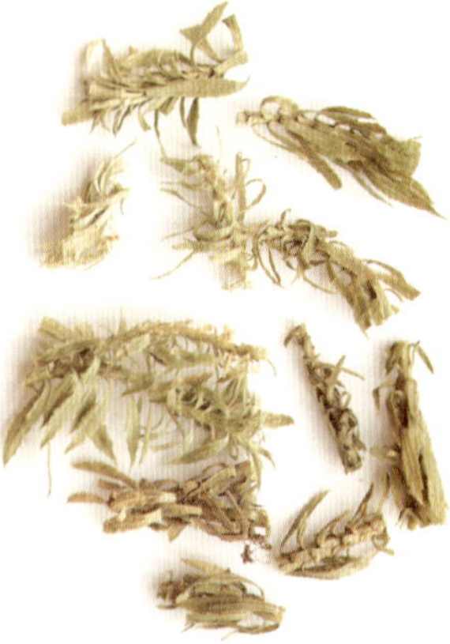

千层塔

别名： 金不换、虱子草、宝塔花。**药性：** 苦、辛、微甘，平；有小毒。归肝经。**功效：** 散瘀止血，消肿止痛，除湿，清热解毒。**主治：** 跌打损伤，劳伤吐血，尿血，痔疮下血，水湿臌胀，白带，肿毒，溃疡久不收口，烫、火伤。**用量用法：** 5～15克，煎汤；或捣汁。外用适量，煎水洗；或捣敷；或研末撒；或调敷。**使用注意：** 孕妇忌用，本品有毒。

三、收敛止血药

大叶紫珠

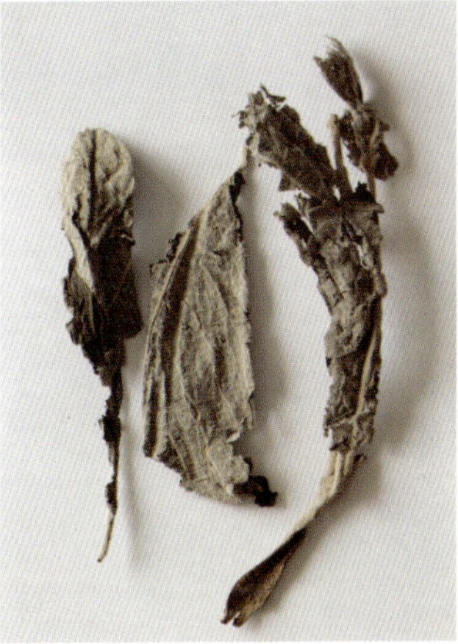

别名： 紫珠草、大风叶、假大艾、白骨风、白背木。**药性：** 辛、苦，平。归肝、肺、胃经。**功效：** 散瘀止血，消肿止痛。**主治：** 衄血，咯血，吐血，便血，外伤出血，跌仆肿痛。**用量用法：** 15~30克。外用适量，研末敷于患处。**使用注意：** 无。

马勃

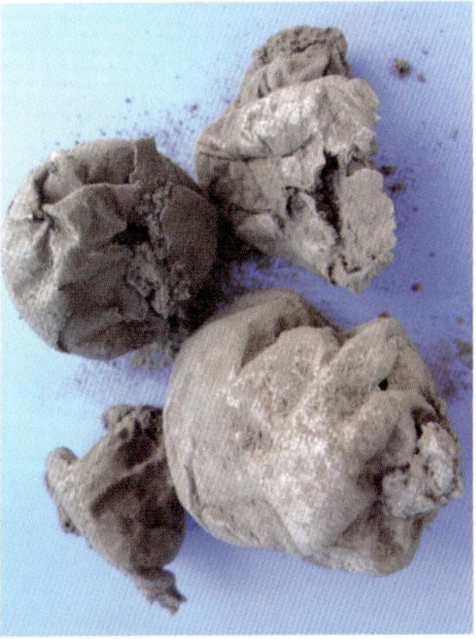

别名： 灰菇、药苞、灰菌、马屁勃、灰包菌、大气菌、鸡肾菌。**药性：** 辛，平。归肺经。**功效：** 清肺利咽，止血。**主治：** 风热郁肺咽痛，音哑，咳嗽。外治鼻衄，创伤出血。**用量用法：** 2~6克。外用适量，敷患处。**使用注意：** 风寒伏肺咳嗽失音者禁用。

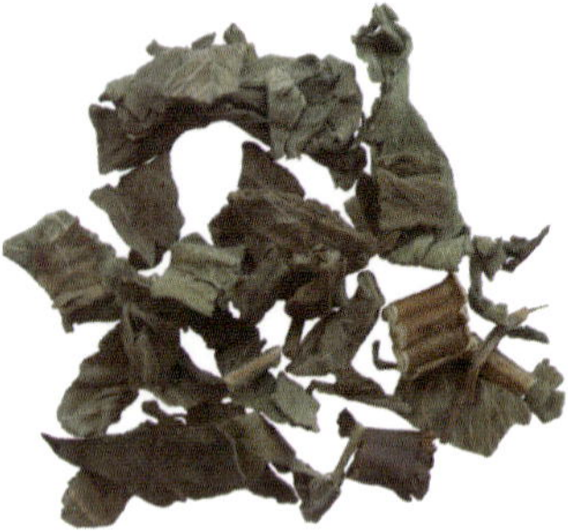

仙鹤草

别名：狼牙草、龙牙草、脱力草。**药性：**苦、涩，平。归心、肝经。**功效：**收敛止血，截疟，止痢，解毒，补虚。**主治：**咯血，吐血，崩漏下血，疟疾，血痢，痈肿疮毒，阴痒带下，脱力劳伤。**用量用法：**6~12克。外用适量。**使用注意：**本品偶可引起心悸、颜面充血与潮红等现象。

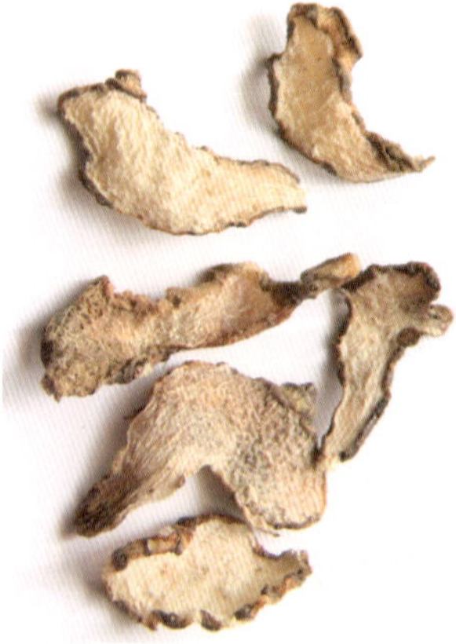

白及

别名：甘根、白给、白根、白芨、冰球子、羊角七、白乌儿头。**药性：**苦、甘、涩，微寒。归肺、肝、胃经。**功效：**收敛止血，消肿生肌。**主治：**咯血，吐血，外伤出血，疮疡肿毒，皮肤皲裂。**用量用法：**6~15克，煎汤服；3~6克研末吞服。外用适量。**使用注意：**不宜与川乌、制川乌、草乌、制草乌、附子同用。

贯叶连翘

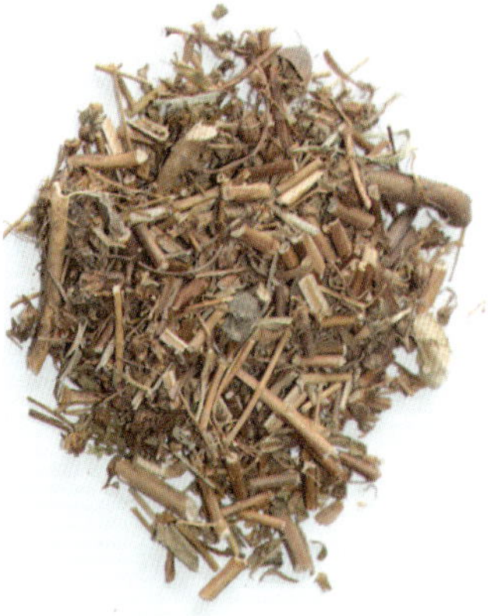

别名：过路黄、小种黄、赶山鞭、千层楼。**药性：**苦、涩，平。归肝经。**功效：**收敛止血，调经通乳，清热解毒，利湿。**主治：**崩漏，外伤出血，月经不调，妇女乳汁不下，黄疸，咽喉疼痛，目赤肿痛，尿路感染，口鼻生疮，痈疖中毒，烫、火伤。**用量用法：**9～15克。外用适量，鲜品捣敷；或揉绒塞鼻；或干品研末敷。**使用注意：**无。

檵木叶

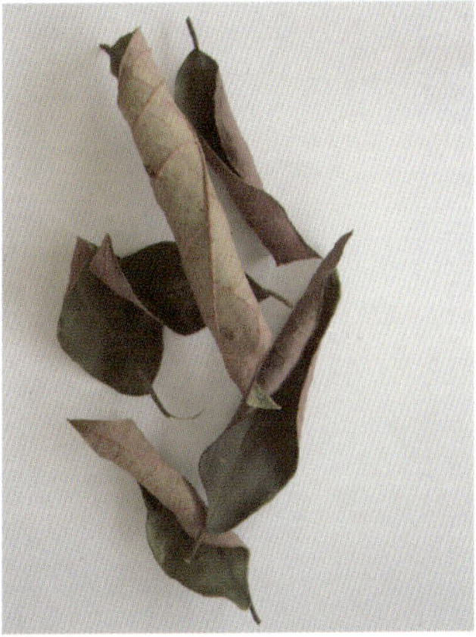

别名：檵花叶。**药性：**苦、涩，凉。归肝、胃、大肠经。**功效：**收敛止血，清热解毒。**主治：**咯血，吐血，便血，崩漏，产后恶露不净，紫癜，暑热泻痢，跌打损伤，创伤出血，肝热目赤，喉痛。**用量用法：**2～6克。外用适量，敷患处。**使用注意：**风寒伏肺咳嗽失音者禁用。

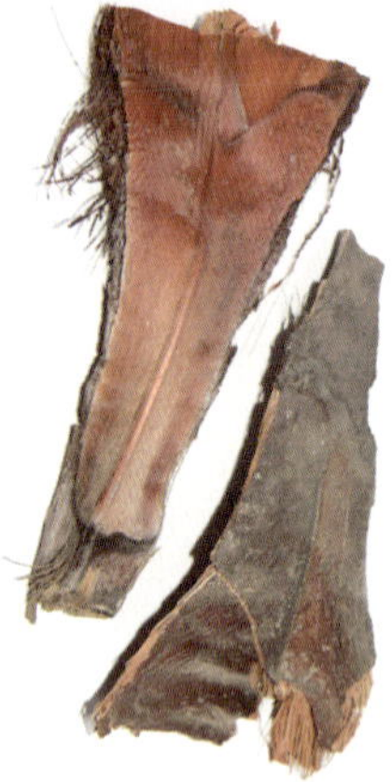

棕榈炭

别名： 棕榈皮、棕榈木皮、棕皮。**药性：** 苦、涩，平。归肝、肺、大肠经。**功效：** 收敛止血。**主治：** 吐血，衄血，便血，尿血，血崩，外伤出血。**用量用法：** 3~9克。外用适量，研末调敷。**使用注意：** 出血诸症瘀滞未尽者不宜独用。

四、温经止血药

艾叶

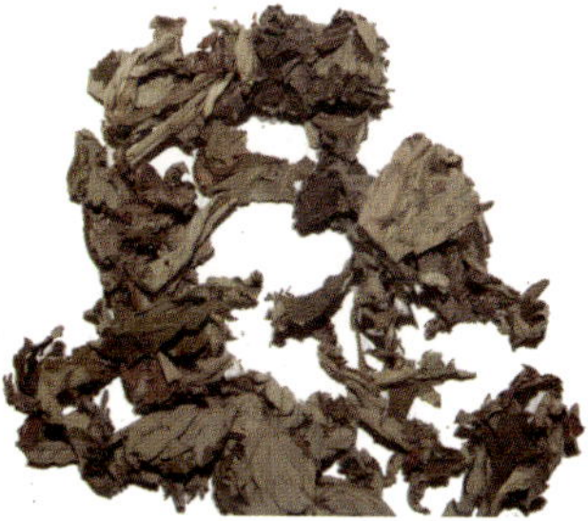

别名：冰台、艾蒿、医草、蕲艾、艾蓬。**药性：**辛、苦，温；有小毒。归肝、脾、肾经。**功效：**温经止血，散寒止痛，外用祛湿止痒。**主治：**吐血，衄血，崩漏，月经过多，胎漏下血，少腹冷痛，经寒不调，宫冷不孕。外治皮肤瘙痒。**用量用法：**3~9克。外用适量，供灸治；或熏洗用。**使用注意：**阴虚血热者慎用。

炮姜

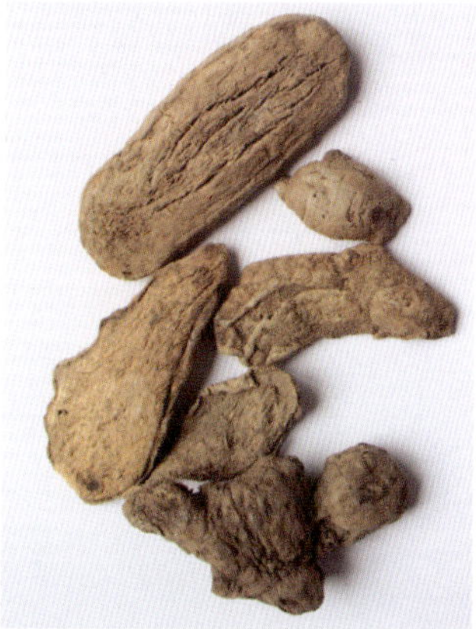

别名：无。**药性：**辛，热。归脾、胃、肾经。**功效：**温经止血，温中止痛。**主治：**脾胃虚寒，腹痛吐泻，阳虚失血，吐衄崩漏。**用量用法：**3~9克。**使用注意：**阴虚火旺、多汗、热盛及无瘀之出血证者、孕妇均当慎用。

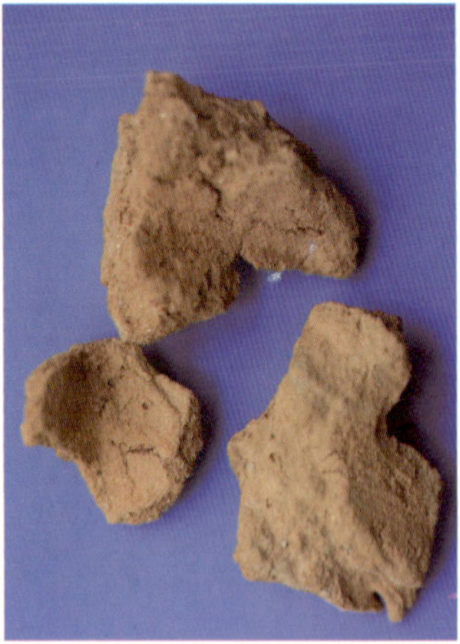

伏龙肝

别名：灶心土、灶中黄土、灶中土、釜下土。**药性：**辛，温。归脾、胃经。**功效：**温中止血，止呕止泻。**主治：**虚寒失血，呕吐，泄泻。**用量用法：**15～30克，包煎。**使用注意：**出血、呕吐、泄泻属热证者禁用。

活血化瘀药

一、活血止痛药

川芎

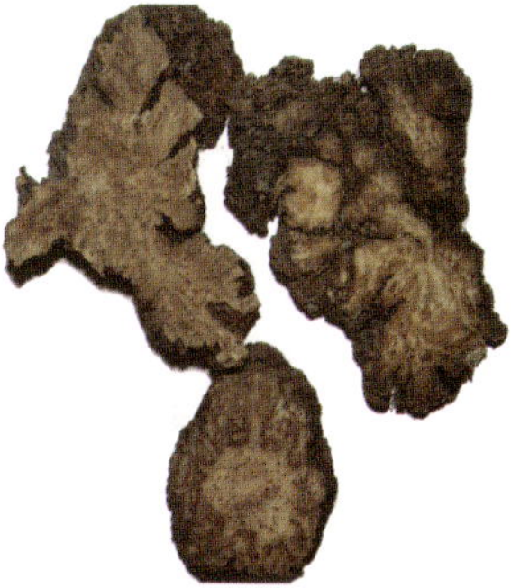

别名： 山鞠穷、香果、京芎、贯芎、生川军。**药性：** 辛，温。归肝、胆、心包经。**功效：** 活血行气，祛风止痛。**主治：** 胸痹心痛，胸胁刺痛，跌打肿痛，月经不调，经闭痛经，癥瘕腹痛，头痛，风湿痹痛。**用量用法：** 3～10克。**使用注意：** 阴虚火旺、舌红津少口干者不宜应用，月经过多者也应慎用。

延胡索

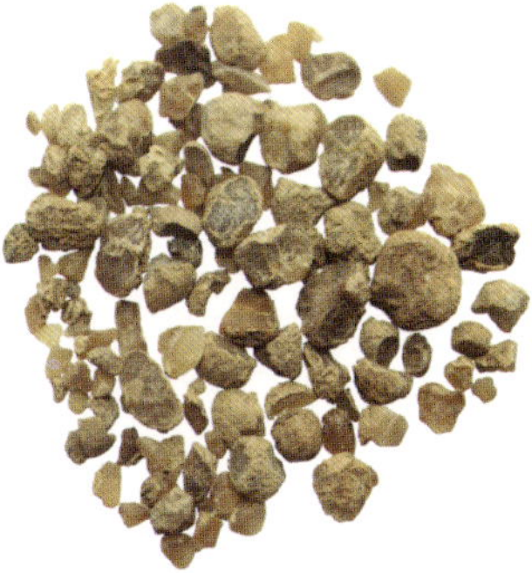

别名： 元胡、延胡、玄胡索、元胡索。**药性：** 辛、苦，温。归肝、脾经。**功效：** 活血，行气，止痛。**主治：** 胸胁、脘腹疼痛，胸痹心痛，经闭痛经，产后瘀阻，跌仆肿痛。**用量用法：** 3～10克，煎汤服；或研末吞服，每次1.5～3克。**使用注意：** 孕妇慎用。

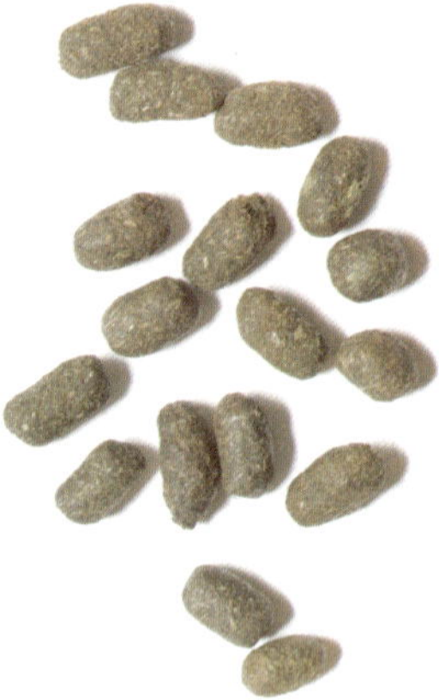

五灵脂

别名：寒雀粪、曷旦、灵脂米。**药性：**苦、甘，温。归肝、脾经。**功效：**活血止痛，化瘀止血，消积解毒。**主治：**心腹血气诸痛，妇女闭经，产后瘀滞腹痛，崩漏下血，小儿疳积，蛇、蝎、蜈蚣咬伤。**用量用法：**5～10克，包煎；或入丸、散。外用适量，研末撒；或调敷。**使用注意：**孕妇慎用。

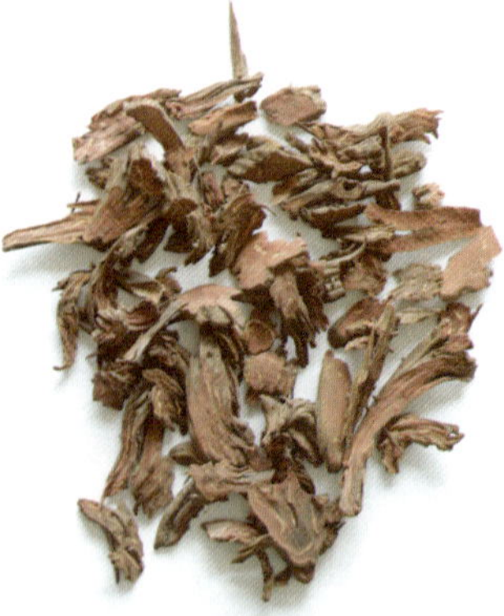

紫金龙

别名：豌豆七、串枝莲、川山七。**药性：**苦、辛，凉；有毒。**功效：**镇痛，止血，降压。**主治：**神经性头痛，牙痛，胃痛，风湿性关节痛等各种痛症，跌打损伤，外伤出血，产后出血不止，崩漏下血及高血压。**用量用法：**2～3克，煎汤服；或3～5克，切片用开水泡服。**使用注意：**孕妇禁用。

蜘蛛抱蛋

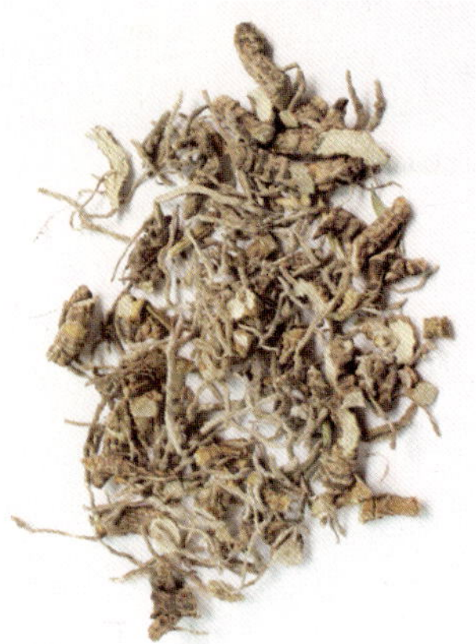

别名： 一叶青、一叶兰、箬叶。**药性：** 辛、甘，寒。归肝、胃经。**功效：** 活血止痛，清肺止咳，利尿通淋。**主治：** 跌打损伤，风湿痹痛，腰痛，经闭腹痛，肺热咳嗽，砂淋，小便不利。**用量用法：** 9～15克，鲜品30～60克，煎汤；或作酒剂。外用适量，捣敷。**使用注意：** 无。

独一味

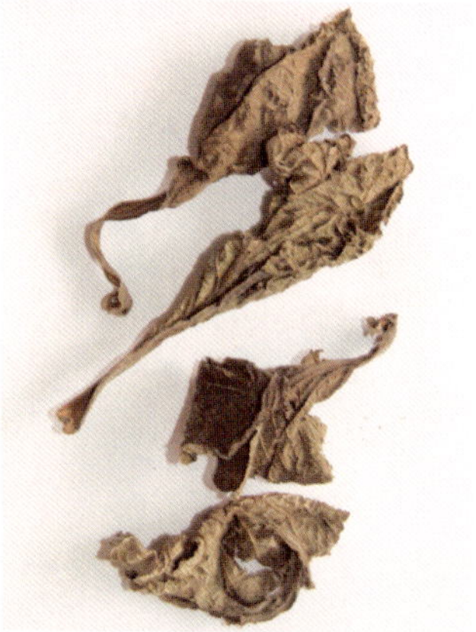

别名： 大巴、打布巴、供金包。**药性：** 甘、苦，平。归肝经。**功效：** 活血止血，祛风止痛。**主治：** 跌打损伤，外伤出血，风湿痹痛，黄水病。**用量用法：** 2～3克。**使用注意：** 无瘀滞者及孕妇勿用。

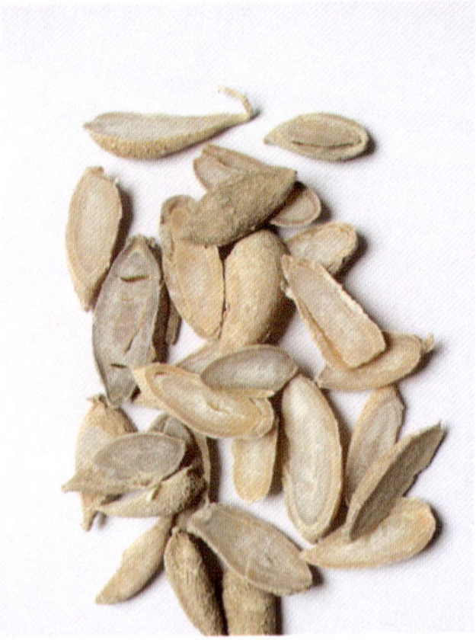

郁金

别名：黄郁、黄姜、玉金、温郁金。**药性：**辛、苦，寒。归肝、心、肺经。**功效：**活血止痛，行气解郁，清心凉血，利胆退黄。**主治：**胸胁刺痛，胸痹心痛，经闭痛经，乳房胀痛，热病神昏，癫痫发狂，血热吐衄，黄疸尿赤。**用量用法：**3～10克。**使用注意：**不宜与丁香、母丁香同用。

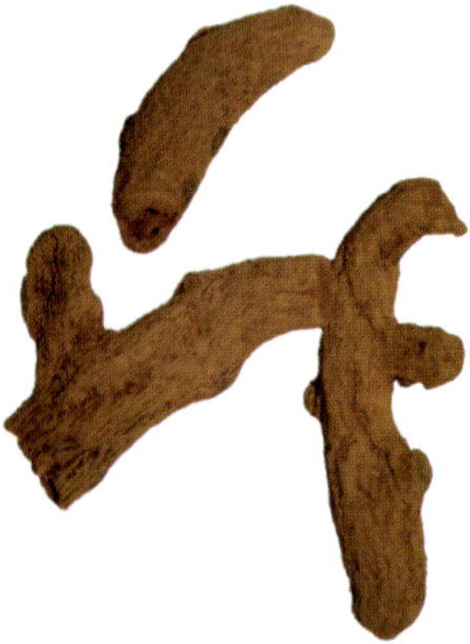

姜黄

别名：黄姜、毛姜黄、宝鼎香、黄丝郁。**药性：**辛、苦，温。归肝、脾经。**功效：**破血行气，通经止痛。**主治：**胸胁刺痛，胸痹心痛，痛经经闭，癥瘕，风湿肩臂疼痛，跌仆肿痛。**用量用法：**3～10克。外用适量。**使用注意：**孕妇慎用。

亚乎奴

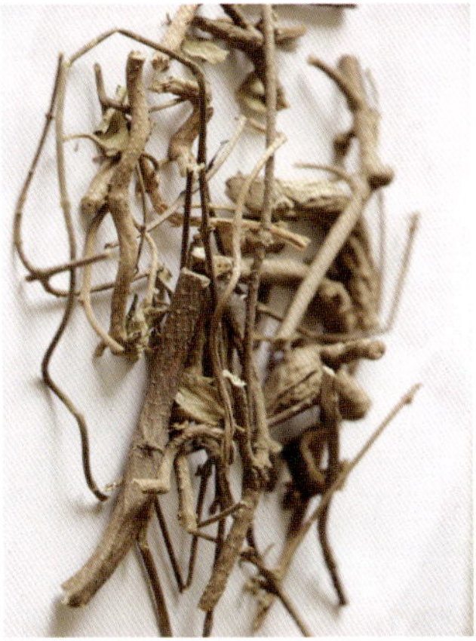

别名：锡生藤。**药性：**甘、苦，温。**功效：**消肿止痛，止血，生肌。**主治：**外伤肿痛，创伤出血。**用量用法：**外伤肿痛，干粉适量，加酒或蛋清调敷患处。创伤出血，干粉适量外敷，每日1次。**使用注意：**重症肌无力患者禁用。

银杏叶

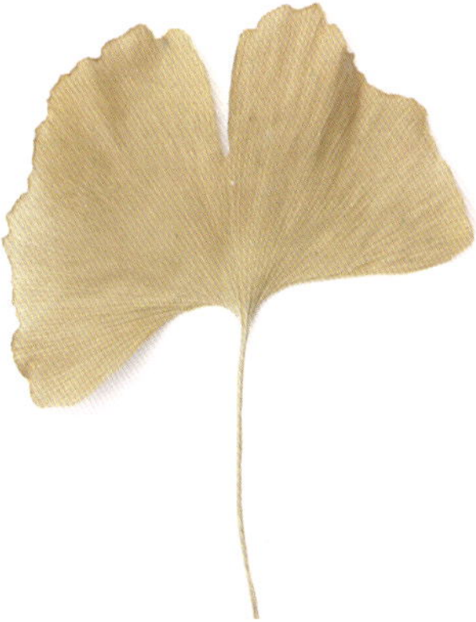

别名：飞蛾叶、鸭脚子。**药性：**甘、苦、涩，平。归心、肺经。**功效：**活血化瘀，通络止痛，敛肺平喘，化浊降脂。**主治：**瘀血阻络，胸痹心痛，中风偏瘫，肺虚咳喘，高脂血症。**用量用法：**9～12克。**使用注意：**有实邪者忌用。

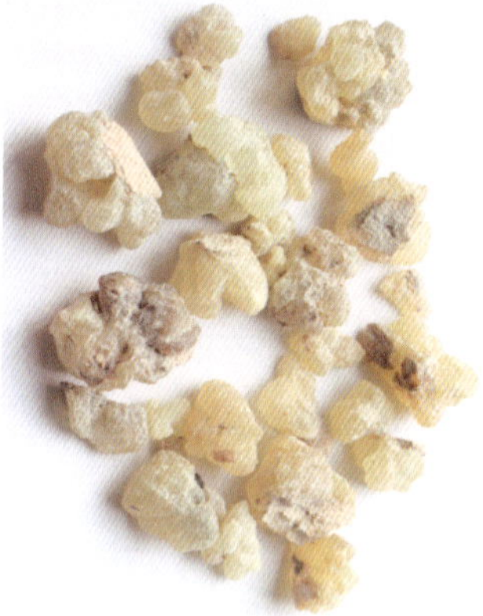

乳香

别名：塌香、熏陆香、马尾香、乳头香。**药性：**辛、苦，温。归心、肝、脾经。**功效：**活血止痛，消肿生肌。**主治：**胸痹心痛，胃脘疼痛，痛经经闭，产后瘀阻，癥瘕腹痛，风湿痹痛，筋脉拘挛，跌打损伤，痈肿疮疡。**用量用法：**3~5克，煎汤；或入丸、散。外用适量，研末调敷。**使用注意：**孕妇及胃弱者慎用。

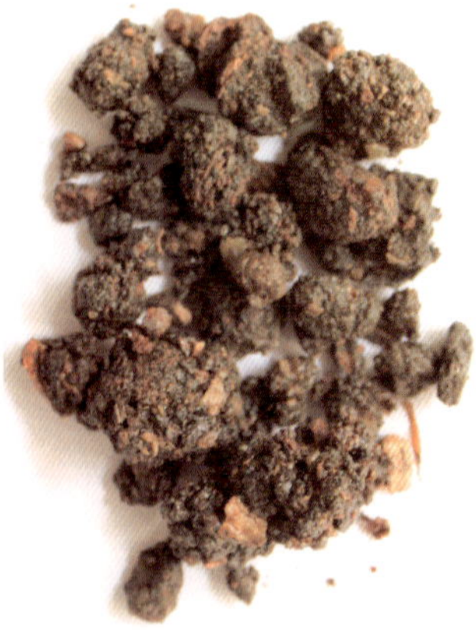

没药

别名：末药、明没药、生没药、生明没药。**药性：**辛、苦，平。归心、肝、脾经。**功效：**散瘀定痛，消肿生肌。**主治：**胸痹心痛，胃脘疼痛，痛经经闭，产后瘀阻，癥瘕腹痛，风湿痹痛，跌打损伤，痈肿疮疡。**用量用法：**3~5克，炮制去油，多入丸、散。**使用注意：**孕妇及胃弱者慎用。

广枣

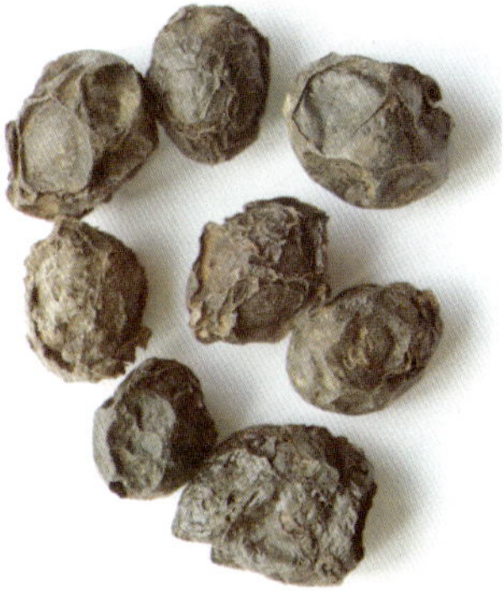

别名：山枣、五眼果、人面子、山枣子。**药性**：甘、酸，平。**功效**：行气活血，养心安神。**主治**：气滞血瘀，胸痹作痛，心悸气短，心神不安。**用量用法**：1.5～2.5克。**使用注意**：脾胃虚弱者慎用。

大驳骨

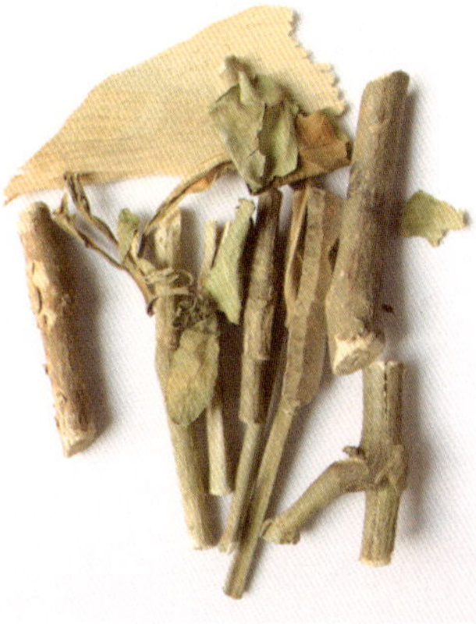

别名：大叶野樱、黑茶树、驳骨木。**药性**：辛、苦，平。归肝经。**功效**：活血止痛，接骨续伤，止血。**主治**：筋伤骨折，扭伤，瘀血肿痛，风湿痹痛，腰痛，月经过多，崩漏。**用量用法**：10～30克，煎汤；或浸酒。外用适量，鲜品捣敷；或研末调敷。**使用注意**：孕妇慎用。

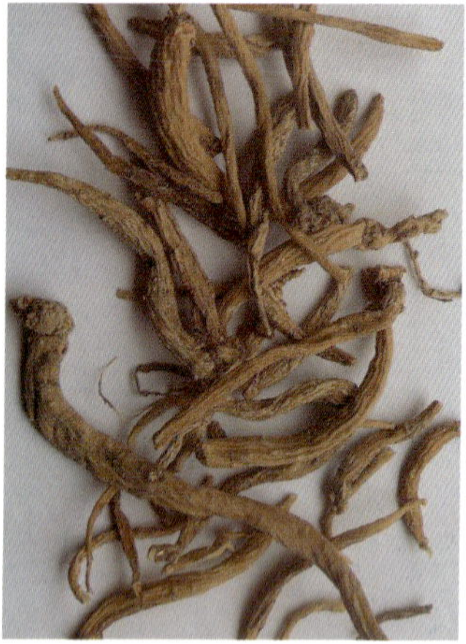

金铁锁

别名： 独钉子、穿石甲、独定子、对叶七、昆明沙参、金丝矮陀陀。**药性：** 苦、辛，温。有小毒。归肝经。**功效：** 祛风除湿，散瘀止痛，解毒消肿。**主治：** 风湿痹痛，胃脘冷痛，跌打损伤，外伤出血。外治疮疖，蛇虫咬伤。**用量用法：** 0.1～0.3克，多入丸、散。外用适量。**使用注意：** 孕妇慎用。

二、活血调经药

丹参

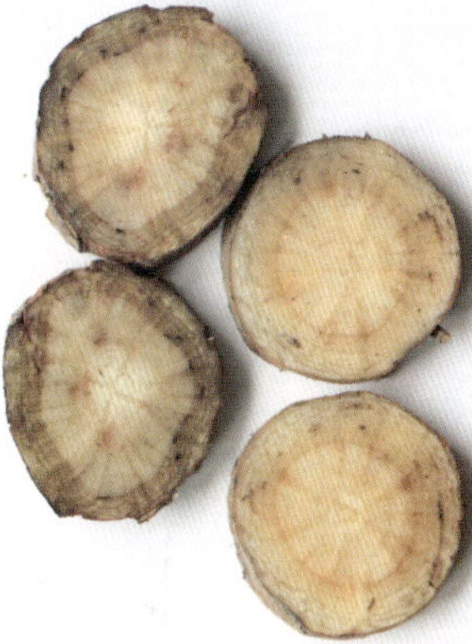

别名：赤参、山参、红参、郄蝉草、木羊乳、奔马草、活血根。**药性：**苦，微寒。归心、肝经。**功效：**活血祛瘀，通经止痛，清心除烦，凉血消痈。**主治：**胸痹心痛，脘腹胁痛，癥瘕积聚，热痹疼痛，心烦不眠，月经不调，痛经经闭，疮疡肿痛。**用量用法：**10～15克。**使用注意：**不宜与藜芦同用。

红花

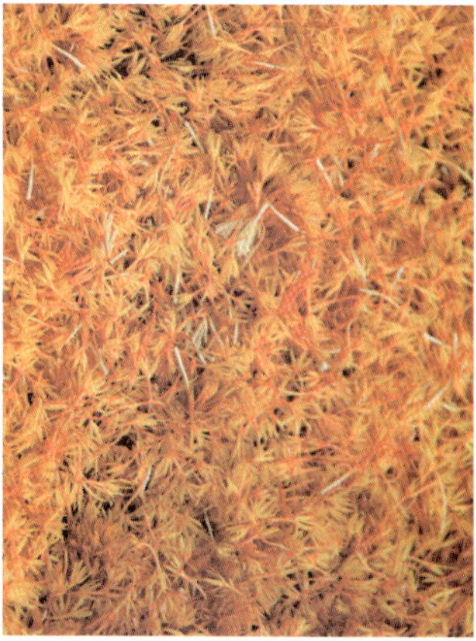

别名：草红、杜红花、刺红花、金红花。**药性：**辛，温。归心、肝经。**功效：**活血通经，散瘀止痛。**主治：**经闭，痛经，恶露不尽，癥瘕痞块，胸痹心痛，瘀滞腹痛，胸胁刺痛，跌仆损伤，疮疡肿痛。**用量用法：**3～10克。**使用注意：**孕妇慎用。

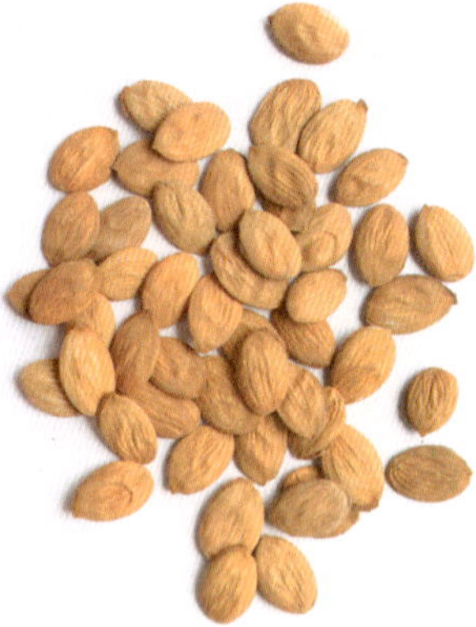

桃仁

别名： 毛桃仁、扁桃仁、大桃仁。**药性：** 苦、甘，平。归心、肝、大肠经。**功效：** 活血祛瘀，润肠通便，止咳平喘。**主治：** 经闭痛经，癥瘕痞块，肺痈肠痈，跌仆损伤，肠燥便秘，咳嗽气喘。**用量用法：** 5～10克。**使用注意：** 孕妇慎用。

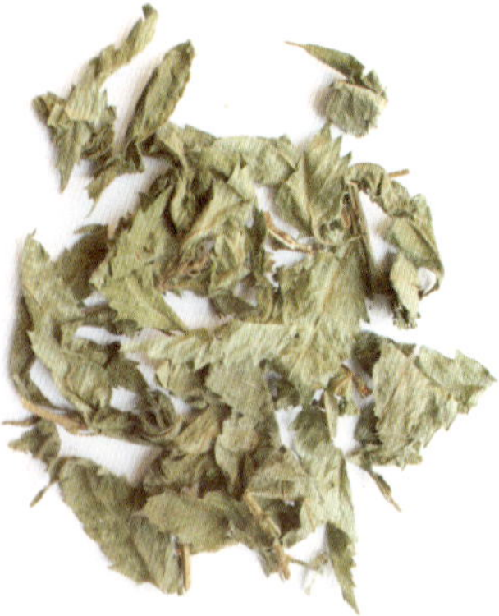

泽兰

别名： 地笋、地石蚕、蛇王草、地瓜儿苗。**药性：** 苦、辛，微温。归肝、脾经。**功效：** 活血调经，祛瘀消痈，利水消肿。**主治：** 月经不调，经闭，痛经，产后瘀血腹痛，疮痈肿毒，水肿腹水。**用量用法：** 6～12克。**使用注意：** 无瘀滞者慎用。

益母草

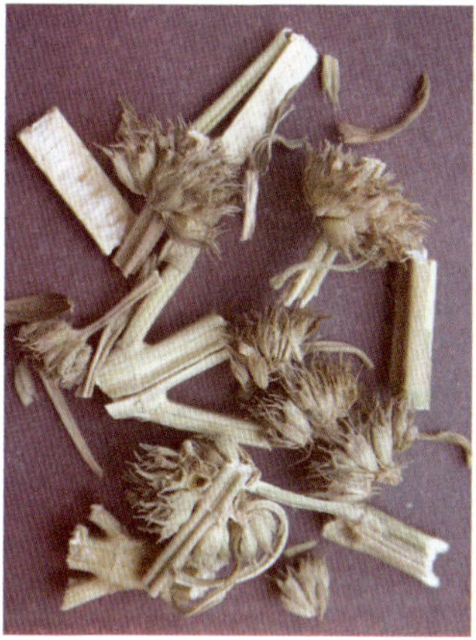

别名：坤草、益母蒿、益母艾、红花艾。**药性：**苦、辛，微寒。归肝、心包、膀胱经。**功效：**活血调经，利尿消肿，清热解毒。**主治：**月经不调，痛经经闭，恶露不尽，水肿尿少，疮疡肿毒。**用量用法：**9~30克，鲜品12~40克。**使用注意：**孕妇慎用。

牛膝

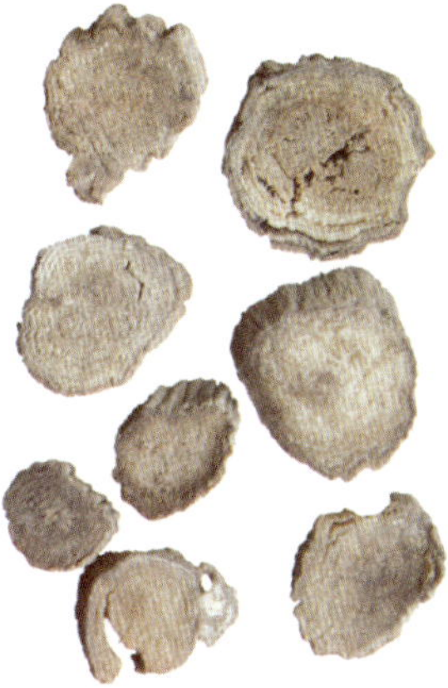

别名：牛茎、百倍、土牛膝、怀牛膝、淮牛膝、红牛膝。**药性：**苦、甘、酸，平。归肝、肾经。**功效：**逐瘀通经，补肝肾，强筋骨，利尿通淋，引血下行。**主治：**经闭，痛经，腰膝酸痛，筋骨无力，淋证，水肿，头痛，眩晕，牙痛，口疮，吐血，衄血。**用量用法：**5~12克。**使用注意：**孕妇慎用。

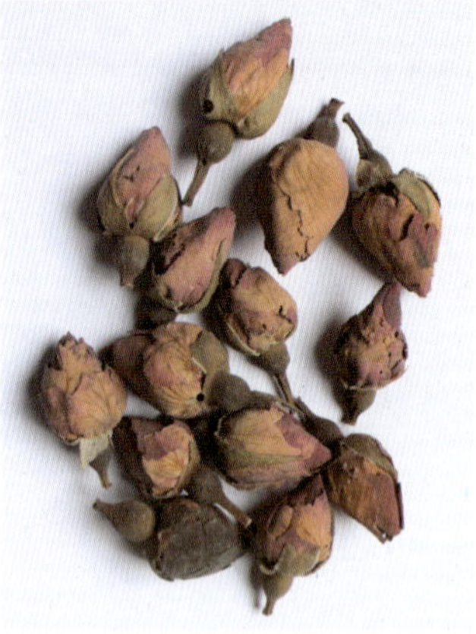

月季花

别名：月记、四季花、月贵花、斗雪红、月贵红、月月开、月月花。**药性：**甘，温。归肝经。**功效：**活血调经，疏肝解郁。**主治：**气滞血瘀，月经不调，痛经，闭经，胸胁胀痛。**用量用法：**3～6克。外用适量，鲜花捣烂敷。**使用注意：**本品多服久用，可能引起便溏，脾胃虚弱者及孕妇应当慎用。

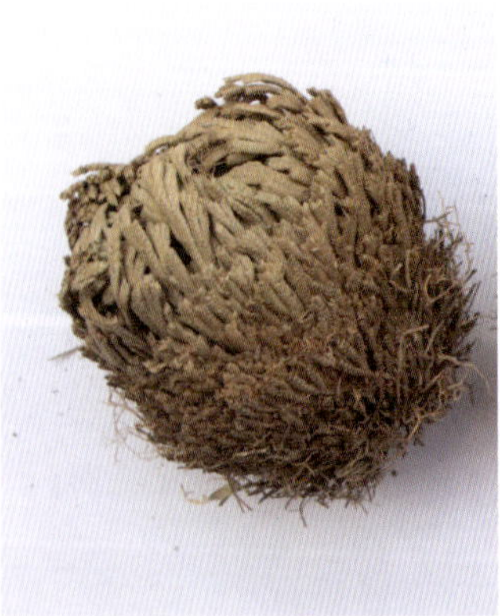

卷柏

别名：石柏、岩柏草、黄疸卷柏、九死还魂草。**药性：**辛，平。归肝、心经。**功效：**活血通经。**主治：**经闭痛经，癥瘕痞块，跌仆损伤。**用量用法：**5～10克。**使用注意：**孕妇慎用。

鸡血藤

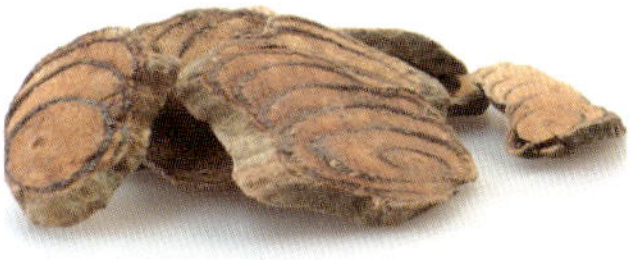

别名： 红藤、活血藤、大血藤、血风藤、猪血藤、血龙藤。**药性：** 苦、甘，温。归肝、肾经。**功效：** 活血补血，调经止痛，舒筋活络。**主治：** 月经不调，痛经，经闭，风湿痹痛，麻木瘫痪，血虚萎黄。**用量用法：** 9～15克。**使用注意：** 月经过多者慎用。

王不留行

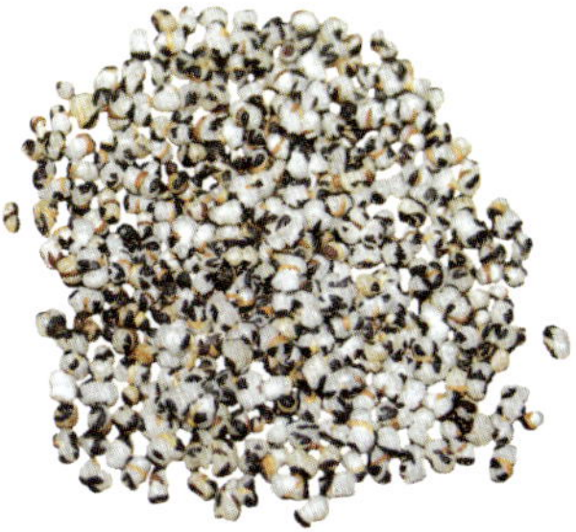

别名： 奶米、大麦牛、不母留、王母牛、禁宫花、剪金花、金盏银台。**药性：** 苦，平。归肝、胃经。**功效：** 活血通经，下乳消肿，利尿通淋。**主治：** 经闭，痛经，乳汁不下，乳痈肿痛，淋证涩痛。**用量用法：** 5～10克。**使用注意：** 孕妇慎用。

急性子

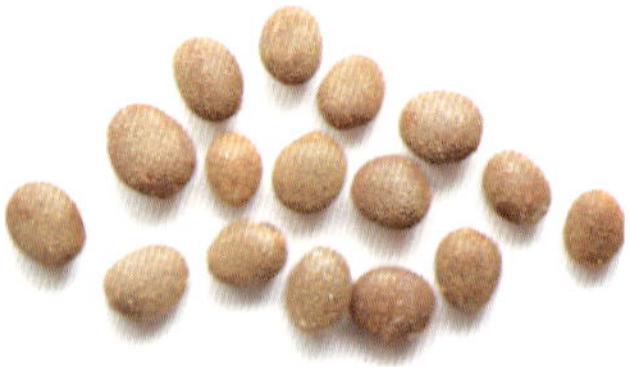

别名： 透骨草、凤仙花、指甲花。**药性：** 微苦、辛，温；有小毒。归肺、肝经。**功效：** 破血，软坚，消积。**主治：** 癥瘕痞块，经闭，噎膈。**用量用法：** 3~5克。**使用注意：** 内无瘀积者及孕妇忌用。

慈菇

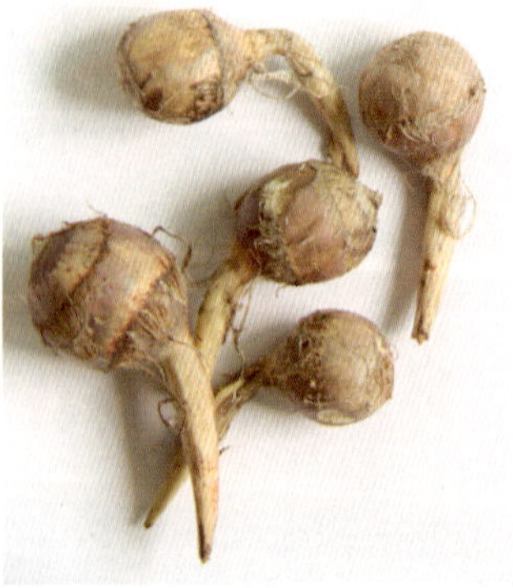

别名： 剪刀草、燕尾草、白地栗。**药性：** 甘、苦、辛，微寒。归肝、肺、脾、膀胱经。**功效：** 活血凉血，止渴通淋，散结解毒。**主治：** 产后血闷，胎衣不下，带下，崩漏，衄血，呕血，咳嗽痰血，淋浊，疮肿，目赤肿痛，角膜白斑，瘰疬，睾丸炎，骨膜炎，毒蛇咬伤。**用量用法：** 15~30克。外用适量，捣敷；或绞汁点眼。**使用注意：** 孕妇慎用。

芸薹子

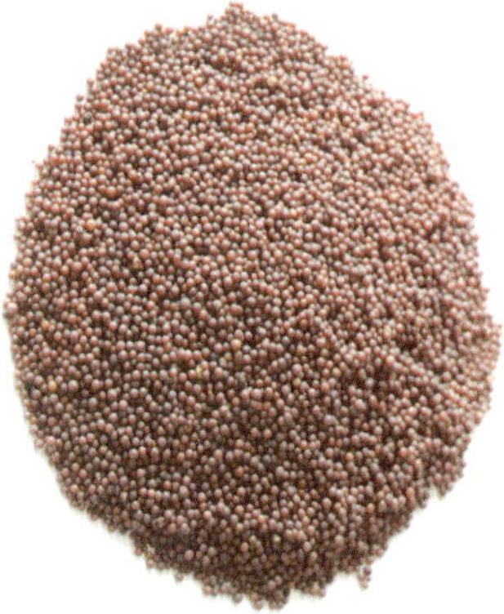

别名： 油菜籽、芸苔子、芸薹籽。**药性：** 辛、甘，平。归肝、大肠经。**功效：** 活血化瘀，消肿散结，润肠通便。**主治：** 产后恶露不尽，瘀血腹痛，痛经，肠风下血，血痢，风湿关节肿痛，痈肿丹毒，乳痈，便秘，粘连性肠梗阻。**用量用法：** 5～10克，煎汤；或入丸、散。外用适量，研末调敷。**使用注意：** 阴血虚、大便溏者禁用。

石见穿

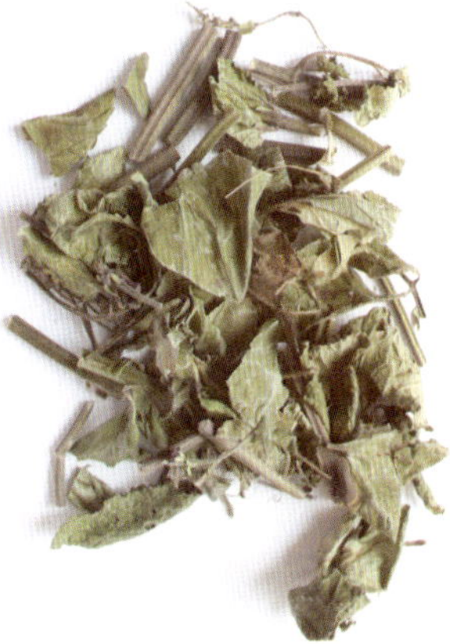

别名： 华鼠尾草、石打穿、月下红、紫参、活血草、野沙参。**药性：** 辛、苦，寒。归肝、脾经。**功效：** 活血化瘀，清热利湿，散结消肿。**主治：** 月经不调，痛经，经闭，崩漏，便血，湿热黄疸，热毒血痢，淋浊带下，风湿骨痛，瘰疬，疮肿，乳痈，带状疱疹，麻风，跌打伤肿。**用量用法：** 6～15克，煎汤；或绞汁。外用适量，捣敷。**使用注意：** 无。

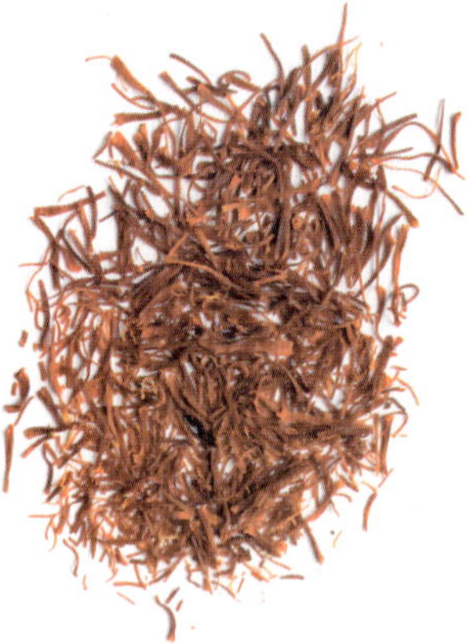

西红花

别名： 番红花、藏红花。**药性：** 甘，平。归心、肝经。**功效：** 活血化瘀，凉血解毒，解郁安神。**主治：** 经闭癥瘕，产后瘀阻，温毒发斑，忧郁痞闷，惊悸发狂。**用量用法：** 1～3克，煎汤服；或沸水泡服。**使用注意：** 孕妇慎用。

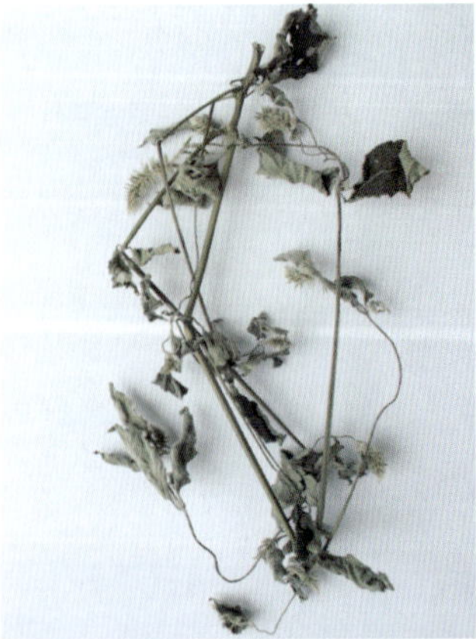

倒扣草

别名： 鸡豚草、上常山、牛舌大黄、牛舌头。**药性：** 苦、酸，微寒。归肝、肺、膀胱经。**功效：** 活血化瘀，利尿通淋，清热解表。**主治：** 经闭，痛经，月经不调，跌打损伤，风湿关节痛，淋病，水肿。**用量用法：** 10～15克。外用适量。**使用注意：** 孕妇禁用。

三、活血疗伤药

自然铜

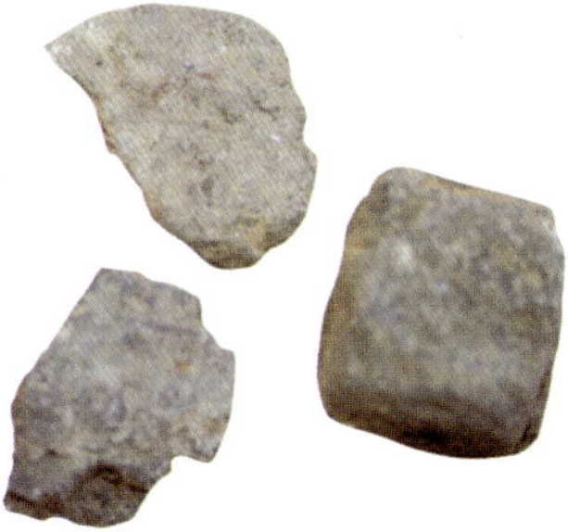

别名：石髓铅、方块铜。**药性：**辛，平。归肝经。**功效：**散瘀止痛，续筋接骨。**主治：**跌打损伤，筋骨折伤，瘀肿疼痛。**用量用法：**3~9克，多入丸、散；若入煎剂宜先煎。外用适量。**使用注意：**本品为行血散瘀之品，不宜久服，凡阴虚火旺、因虚无瘀者，均应慎用。

苏木

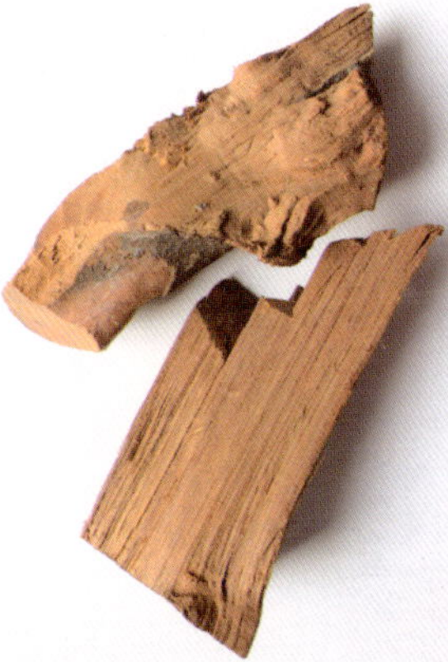

别名：苏枋、苏方、苏方木。**药性：**甘、咸，平。归心、肝、脾经。**功效：**活血祛瘀，消肿止痛。**主治：**跌打损伤，骨折筋伤，瘀滞肿痛，经闭痛经，产后瘀阻，胸腹刺痛，痈疽肿痛。**用量用法：**3~9克。**使用注意：**孕妇慎用。

刘寄奴

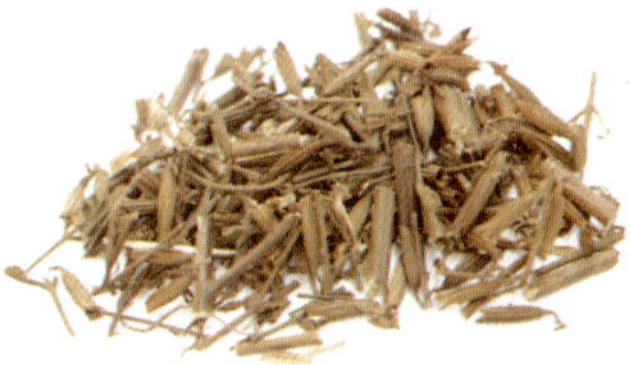

别名： 风吹草、随风草、北刘寄奴。**药性：** 苦，寒。归脾、胃、肝、胆经。**功效：** 活血祛瘀，通经止痛，凉血，止血，清热利湿。**主治：** 跌打损伤，外伤出血，瘀血经闭，月经不调，产后瘀血，癥瘕积聚，血痢，血淋，湿热黄疸，水肿腹胀，白带过多。**用量用法：** 6~9克。**使用注意：** 孕妇慎用。

血竭

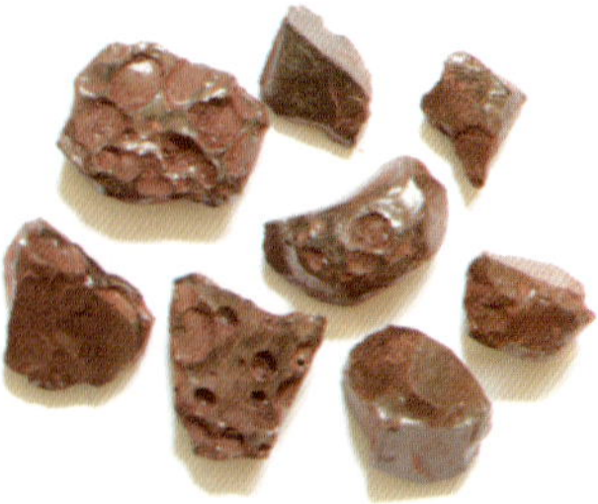

别名： 海蜡、麒麟竭、麒麟血、木血竭。**药性：** 甘、咸，平。归心、肝经。**功效：** 活血定痛，化瘀止血，生肌敛疮。**主治：** 跌打损伤，心腹瘀痛，外伤出血，疮疡不敛。**用量用法：** 1~2克，研末；或入丸剂。外用，研末撒；或入膏药。**使用注意：** 无瘀血者不宜用。

骨碎补

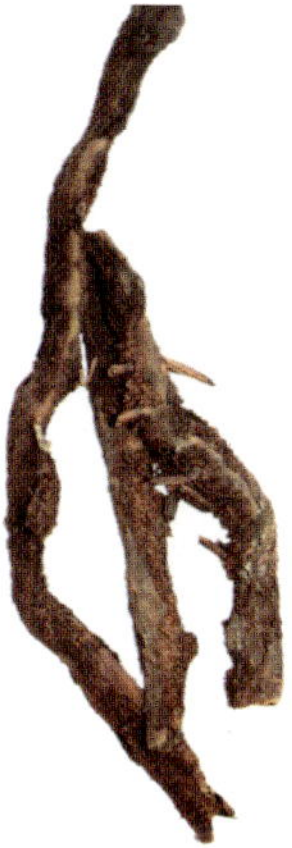

别名： 猴姜、毛姜、申姜、肉碎补、石岩姜、爬岩姜、岩连姜。**药性：** 苦，温。归肝、肾经。**功效：** 疗伤止痛，补肾强骨。外用消风祛斑。**主治：** 跌仆闪挫，筋骨折伤，肾虚腰痛，筋骨痿软，耳鸣耳聋，牙齿松动。外治斑秃，白癜风。**用量用法：** 3～9克。**使用注意：** 阴虚内热及无瘀血者不宜用。

马钱子

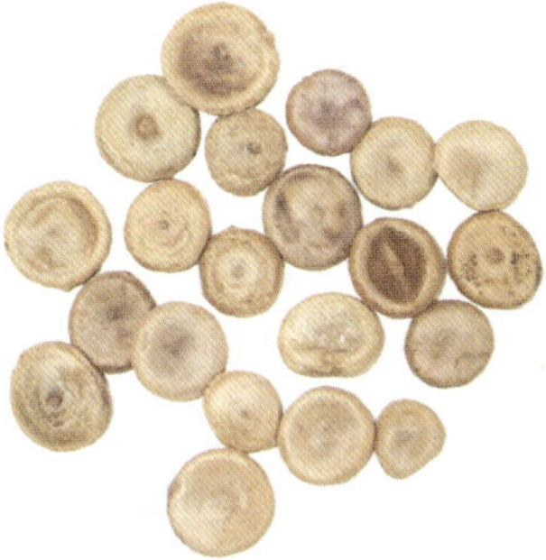

别名： 马前、大方八、马前子、油马钱子。**药性：** 苦，温；有大毒。归肝、脾经。**功效：** 通络止痛，散结消肿。**主治：** 跌打损伤，骨折肿痛，风湿顽痹，麻木瘫痪，痈疽疮毒，咽喉肿痛。**用量用法：** 0.3～0.6克，炮制后入丸、散。**使用注意：** 孕妇禁用。不宜多服、久服及生用。外用不宜大面积涂敷。

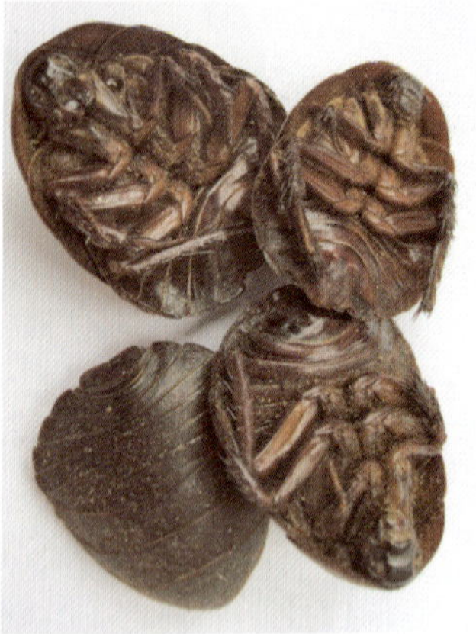

土鳖虫

别名： 地鳖、土鳖、土元、簸箕虫、地鳖虫。**药性：** 咸，寒；有小毒。归肝经。**功效：** 破血逐瘀，续筋接骨。**主治：** 跌打损伤，筋伤骨折，血瘀经闭，产后瘀阻腹痛，癥瘕痞块。**用量用法：** 3～10克。**使用注意：** 孕妇禁用。

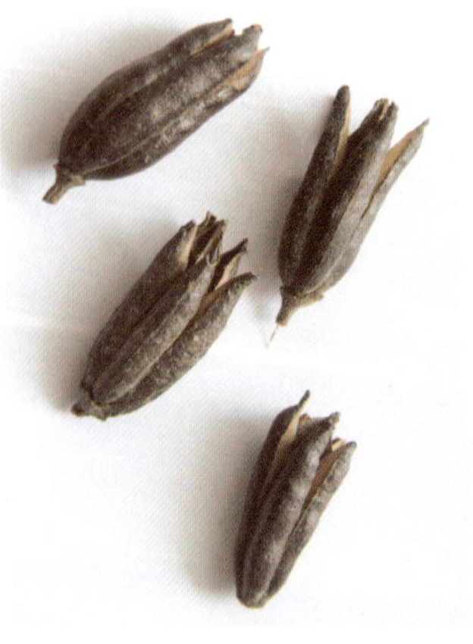

八厘麻

别名： 六轴子、土连翘、山芝麻、闹羊花头。**药性：** 辛，温；有毒。归肝经。**功效：** 祛风除湿，定痛杀虫。**主治：** 风湿痹痛，偏正头痛，跌仆肿痛，龋齿疼痛，皮肤顽癣，疥疮。**用量用法：** 0.3～0.6克。外用适量，研末调敷；或鲜品捣敷。**使用注意：** 本品有毒，不宜多用、久用。孕妇及气血虚弱者禁用。

小红参

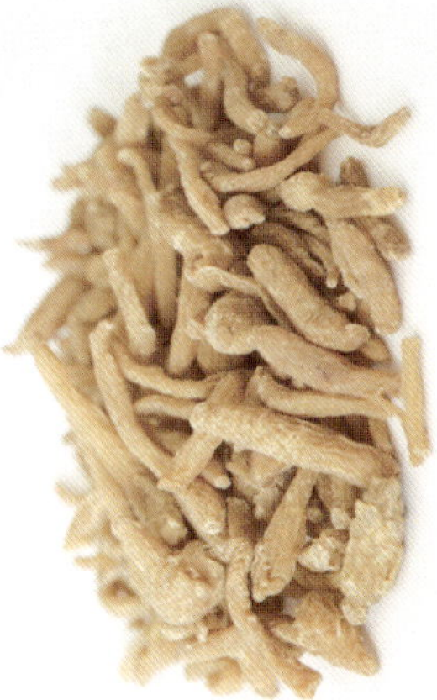

别名：滇紫参、小活血、小红药、小舒筋。**药性：**甘、苦，温。归心、肝、肺经。**功效：**活血舒筋，祛瘀生新，调养气血。**主治：**风湿疼痛，跌打损伤，月经不调，经闭，带下，产后关节痛，肺痨咳血，头晕失眠，贫血。**用量用法：**10～30克。**使用注意：**无。

小驳骨

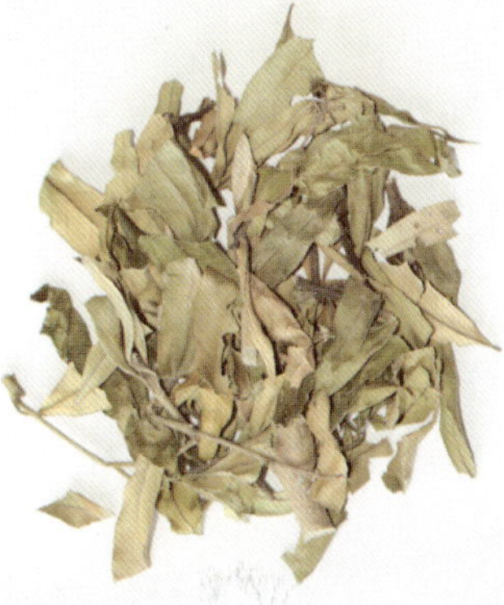

别名：接骨草、小还魂、驳骨消、驳骨草、骨碎草、小接骨草、小叶金不换。**药性：**辛，温。归肝、肾经。**功效：**祛瘀止痛，续筋接骨。**主治：**跌打损伤，筋伤骨折，风湿痹痛，血瘀经闭，产后腹痛。**用量用法：**9～15克。外用适量。**使用注意：**孕妇慎用。

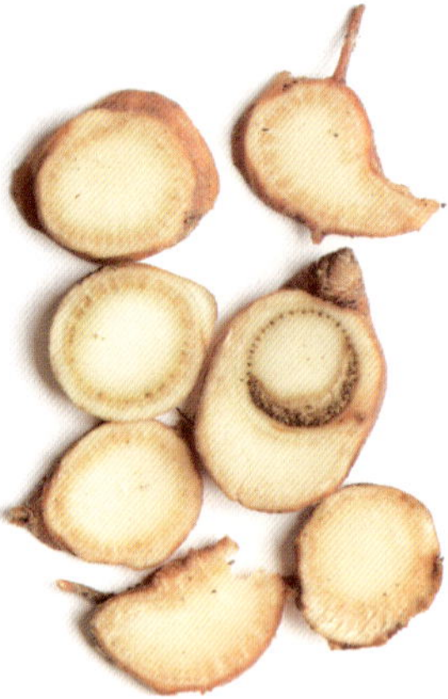

红毛七

别名：红毛漆、搜山猫、红毛细辛、鸡骨升麻。**药性：**苦、辛，温。归肝经。**功效：**活血散瘀，祛风除湿，行气止痛。**主治：**月经不调，痛经，产后血瘀腹痛，脘腹寒痛，跌打损伤，风湿痹痛。**用量用法：**3～15克，煎汤；或浸酒；或研末。**使用注意：**孕妇禁用。

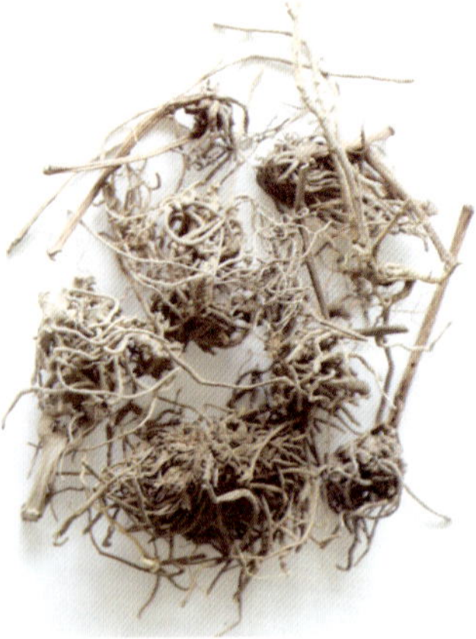

及己

别名：獐耳细辛、四叶细辛、四叶对。**药性：**辛、温；有毒。归肝经。**功效：**舒筋活络，祛风止痛，消肿解毒。**主治：**跌打损伤，风湿腰腿痛，疔疮肿毒，毒蛇咬伤。**用量用法：**1.5~3克。外用适量，捣敷；或煎水熏洗。**使用注意：**内服宜慎，孕妇禁用。内服不可过量。

博落回

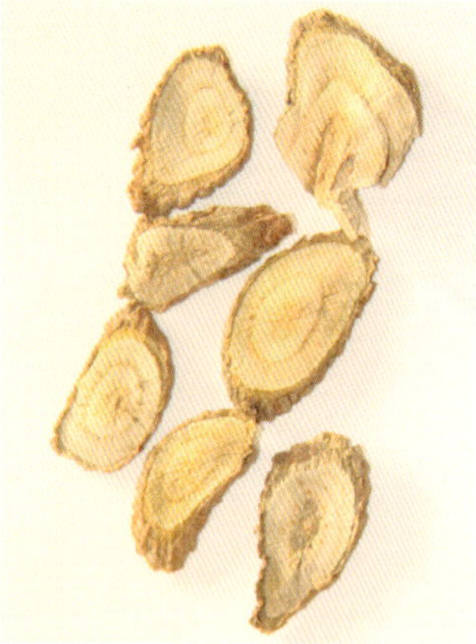

别名： 勃逻回、勃勒回、菠萝筒、大叶莲、三钱三。**药性：** 辛、苦，温；有毒。归肝经。**功效：** 散瘀祛风，解毒止痛，杀虫。**主治：** 指疔，脓肿，急性扁桃体炎，中耳炎，滴虫性阴道炎，下肢溃疡，烫伤，顽癣。**用量用法：** 外用适量，捣敷；或煎水熏洗；或研末调敷。**使用注意：** 本品有毒，禁内服。

玉葡萄根

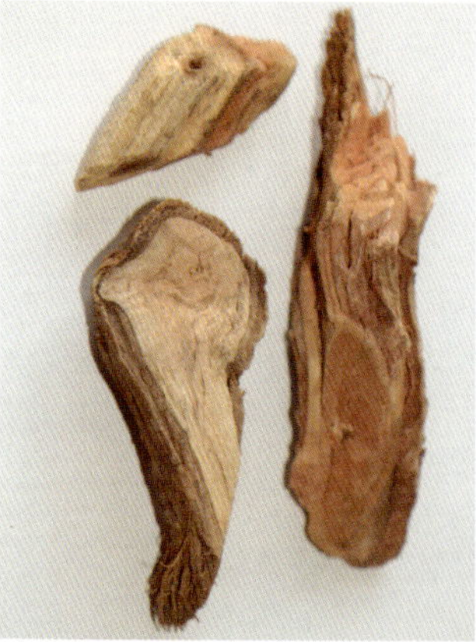

别名： 五爪龙、山葡萄、金刚散、大接骨丹、绿葡萄、见肿消。**药性：** 涩、微苦，温。归肝经。**功效：** 散瘀止痛，消炎止血。**主治：** 肠炎腹泻，跌打损伤。外治烧烫伤，外伤出血，骨折。**用量用法：** 10～15克，煎汤；或浸酒。外用适量，鲜品捣敷；或研末调敷。**使用注意：** 无。

四、破血消癥药

虻虫

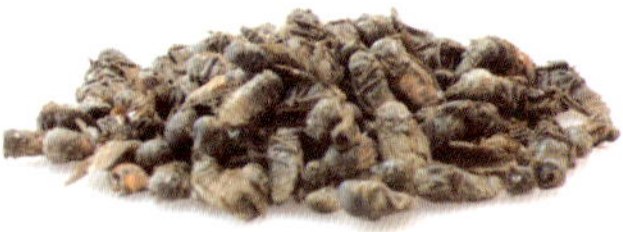

别名：牛蝱、牛虻、牛蚊子、中华虻、白斑虻、灰虻。**药性：**苦、咸，凉。归肝经。**功效：**破血通经，逐瘀消癥。**主治：**血瘀经闭，产后恶露不尽，干血痨，少腹蓄血，癥瘕积块，跌打伤痛，痈肿喉痹。**用量用法：**1.5～3克，煎汤；研末0.3～0.6克；或入丸剂。外用适量，研末敷；或调擦。**使用注意：**气血虚者、孕妇禁用。

斑蝥

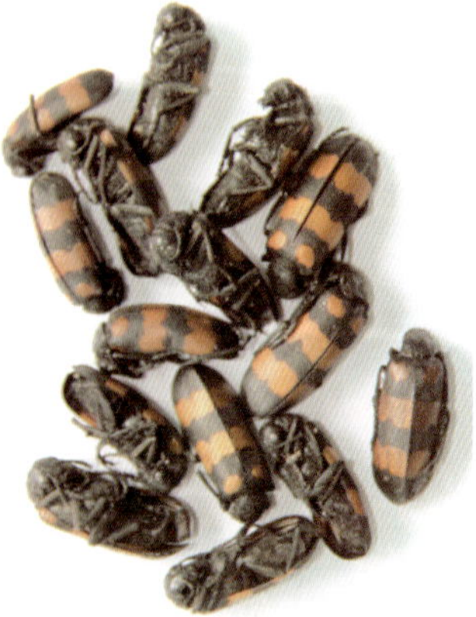

别名：斑猫、龙尾、斑蚝、龙蚝。**药性：**辛，热；有大毒。归肝、胃、肾经。**功效：**破血逐瘀，散结消癥，攻毒蚀疮。**主治：**癥瘕，经闭，顽癣，瘰疬，赘疣，痈疽不溃，恶疮死肌。**用量用法：**0.03～0.06克，炮制后多入丸、散。外用适量。**使用注意：**内服宜慎，孕妇禁用。

莪术

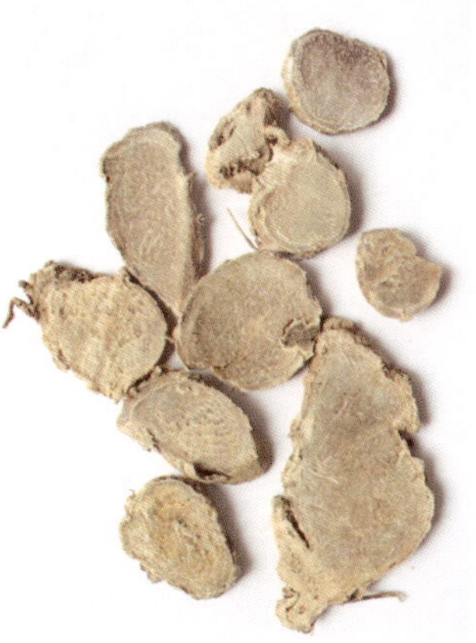

别名：绿姜、姜七、山姜黄、蓝心姜、黑心姜。**药性：**辛、苦，温。归肝、脾经。**功效：**行气破血，消积止痛。**主治：**癥瘕痞块，瘀血经闭，胸痹心痛，食积胀痛。**用量用法：**6～9克。**使用注意：**气血两虚、脾胃虚弱无积滞者慎用。孕妇禁用。

三棱

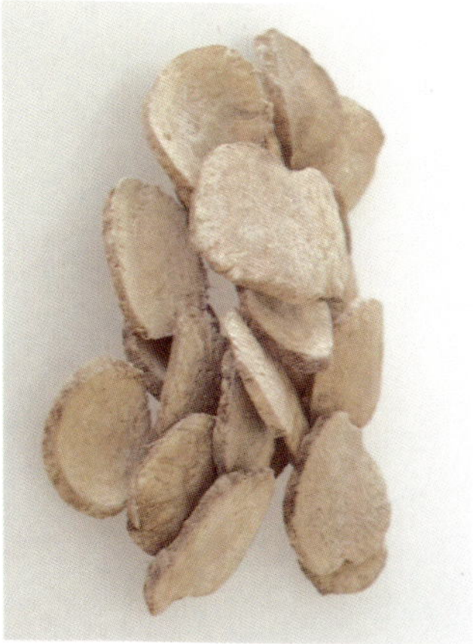

别名：苓根、苓草、京三棱、红蒲根、光三棱、黑三棱、三棱草。**药性：**辛、苦，平。归肝、脾经。**功效：**破血行气，消积止痛。**主治：**癥瘕痞块，胸痹心痛，痛经，瘀血经闭，食积胀痛。**用量用法：**5～10克。**使用注意：**孕妇禁用。不宜与芒硝、玄明粉同用。

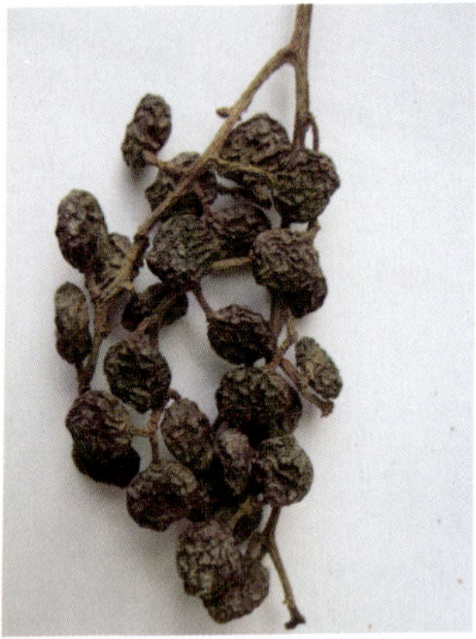

干漆

别名： 漆底、漆脚、漆渣、山漆。**药性：** 辛，温；有毒。归肝、脾经。**功效：** 破瘀通经，消积杀虫。**主治：** 瘀血经闭，癥瘕积聚，虫积腹痛。**用量用法：** 2~5克。入丸、散。**使用注意：** 孕妇及对漆过敏者禁用。

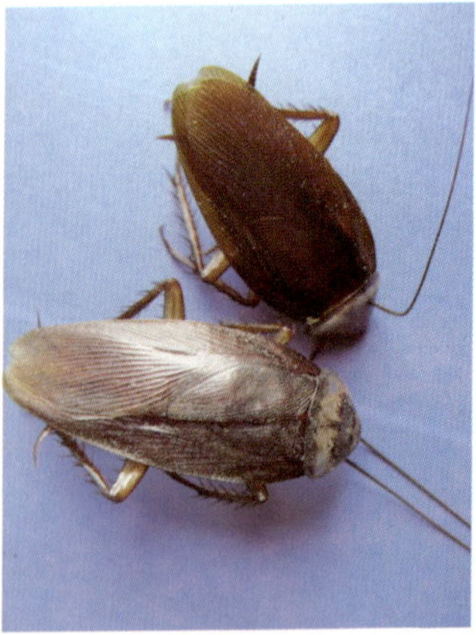

蟑螂

别名： 偷油婆、蜚蠊。**药性：** 咸，寒；有小毒。归肝、脾、肾经。**功效：** 散瘀消结，解毒利尿。**主治：** 咽喉痛，扁桃体炎，小儿疳积，肝硬化腹水，小便不利；外治蛇虫咬伤，痈疮肿毒。**用量用法：** 3~5只，去足、翅，焙干研粉服。外用适量。**使用注意：** 孕妇忌用。

穿山甲

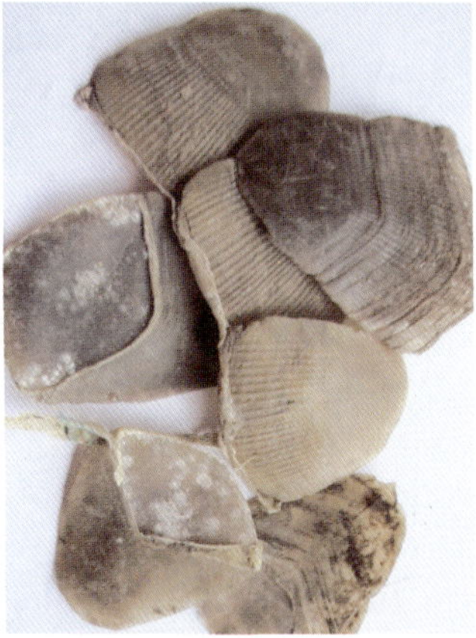

别名：鲮鲤、陵鲤、龙鲤、石鲮鱼。**药性：**咸，微寒。归肝、胃经。**功效：**活血消癥，通经下乳，消肿排脓，搜风通络。**主治：**经闭癥瘕，乳汁不通，痈肿疮毒，风湿痹痛，中风瘫痪，麻木拘挛。**用量用法：**5～10克，一般炮制后用。**使用注意：**孕妇慎用。

水蛭

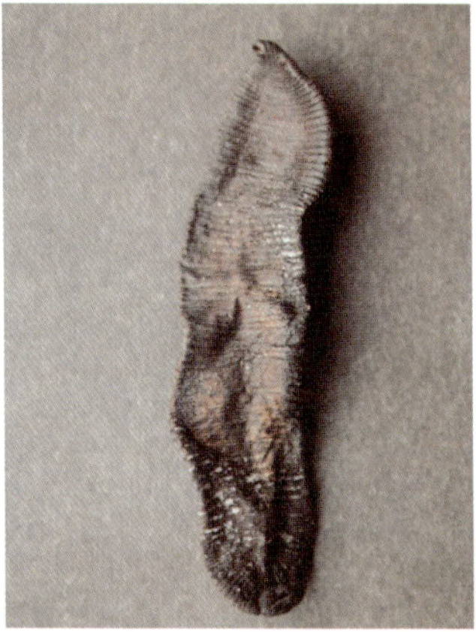

别名：马蛭、蚂蟥、烫水蛭。**药性：**咸、苦，平；有小毒。归肝经。**功效：**破血通经，逐瘀消癥。**主治：**血瘀经闭，癥瘕痞块，中风偏瘫，跌仆损伤。**用量用法：**1～3克，煎汤；或入丸、散。外用，取浸液外滴。**使用注意：**孕妇禁用。

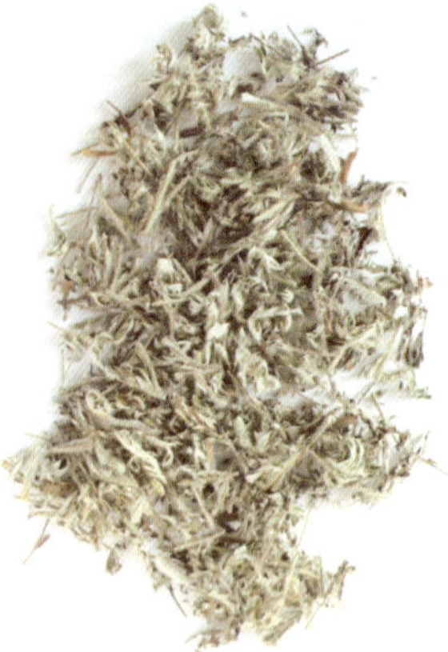

莓叶委陵菜

别名：雉子筵、满山红、毛猴子、菜飘子。**药性：**甘、微辛，温。**功效：**活血化瘀，养阴清热。**主治：**疝气，干血痨。**用量用法：**9～15克。**使用注意：**无。

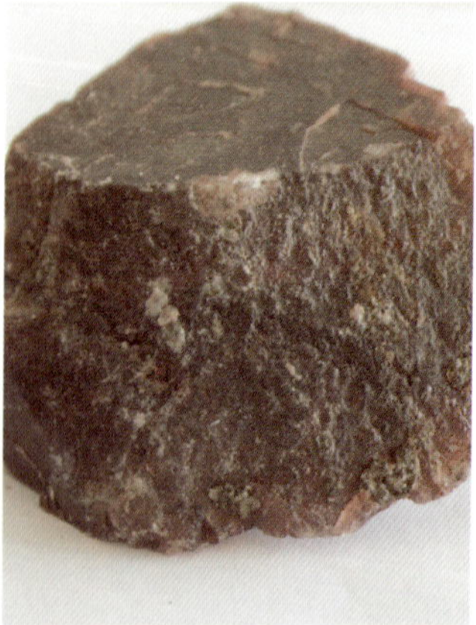

硇砂

别名：淡硇砂、岩脑砂、北庭砂。**药性：**咸、苦、辛，温；有毒。归肝、脾、胃经。**功效：**消积软坚，化腐生肌，祛痰利尿。**主治：**癥瘕积聚，噎膈反胃，喉痹肿痛，痈肿瘰疬，翳障，息肉，赘疣。**用量用法：**0.3～1克，入丸、散。外用适量，研末撒；或调敷；或入膏贴。**使用注意：**不宜内服。孕妇禁用。肝肾功能不全及溃疡病患者慎用。

鬼箭羽

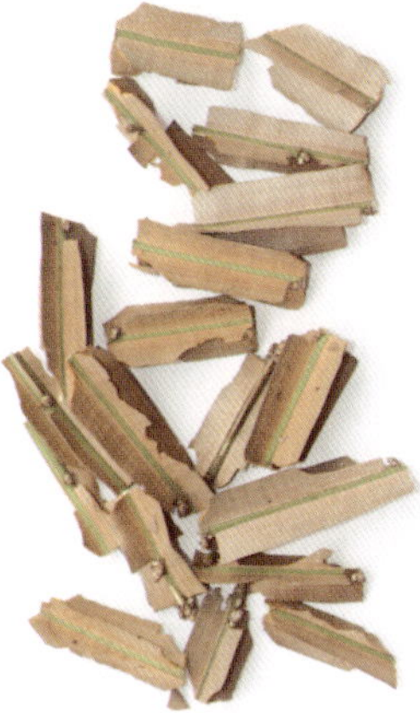

别名： 卫矛、鬼箭、六月凌、四面锋。**药性：** 苦、辛，寒。归肝、脾经。**功效：** 破血通经，解毒消肿，杀虫。**主治：** 癥瘕痞块，心腹疼痛，闭经，痛经，崩中漏下，产后瘀滞腹痛，恶露不下，疝气，风湿痹痛，疮肿。**用量用法：** 4～9克，煎汤；或泡酒；或入丸、散。外用适量，捣敷；或煎汤洗；或研末调敷。**使用注意：** 孕妇、气虚崩漏者禁用。

化痰止咳平喘药

一、温化寒痰药

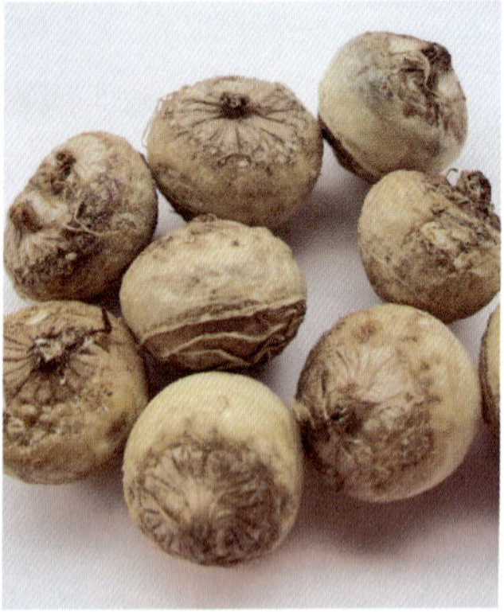

半夏

别名：地文、示姑、水玉。**药性：**辛、温；有毒。归脾、胃、肺经。**功效：**燥湿化痰，降逆止呕，消痞散结。**主治：**湿痰寒痰，咳喘痰多，痰饮眩悸，风痰眩晕，痰厥头痛。外治痈肿痰核。**用量用法：**3～9克，一般炮制后使用。外用适量，磨汁涂；或研末，以酒调敷患处。**使用注意：**生品内服宜慎。

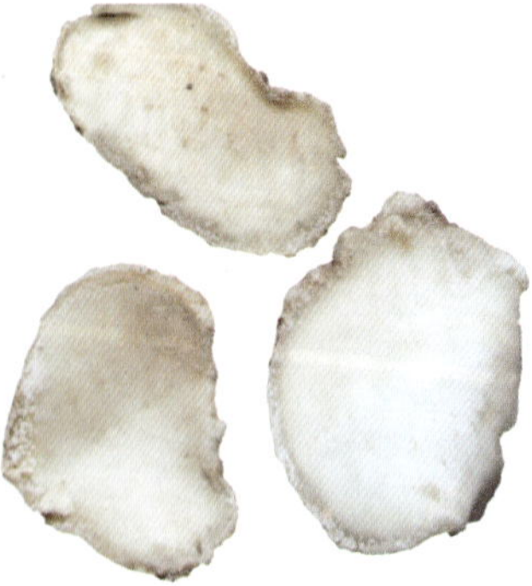

天南星

别名：南星、白南星、蛇包谷、山苞米、山棒子。**药性：**苦、辛，温；有毒。归肺、肝、脾经。**功效：**散结消肿。**主治：**外治痈肿，蛇虫咬伤。**用量用法：**外用生品适量，研末，以醋或酒调敷患处。**使用注意：**孕妇慎用。生品内服宜慎。

芥子

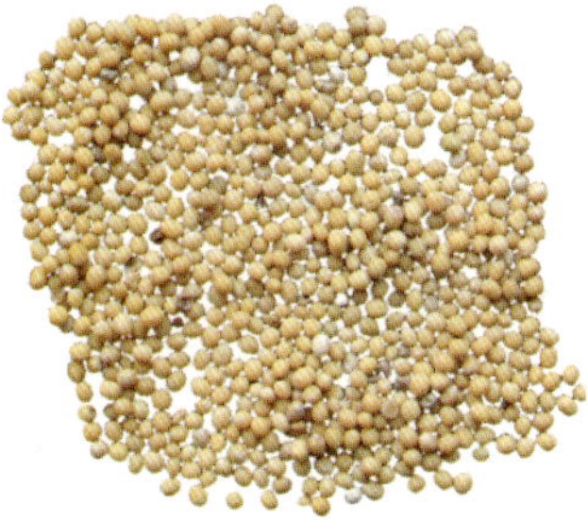

别名：芥菜子、青菜子、黄芥子、白芥子。**药性：**辛，温。归肺经。**功效：**温肺豁痰利气，散结通络止痛。**主治：**寒痰咳嗽，胸胁胀痛，痰滞经络，关节麻木、疼痛，痰湿流注，阴疽肿毒。**用量用法：**3～9克。外用适量。**使用注意：**脾虚咳嗽及阴虚火旺者忌用。

白前

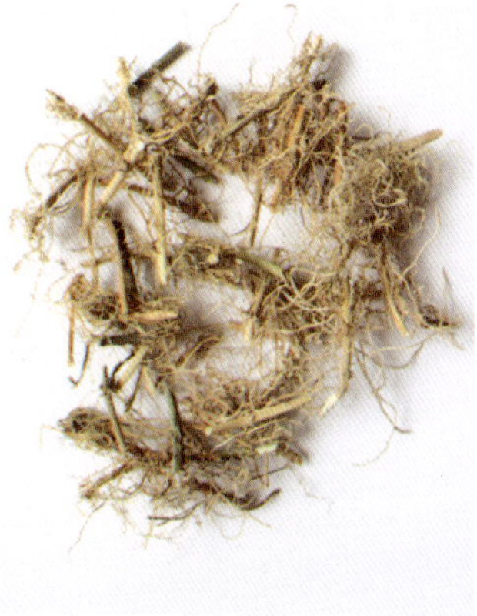

别名：石蓝、嗽药、水杨柳、草白前、鹅白前、白马虎。**药性：**辛、苦，微温。归肺经。**功效：**降气，消痰，止咳。**主治：**肺气壅实，咳嗽痰多，胸满喘急。**用量用法：**3～10克。**使用注意：**咳喘属气虚不归元者，不宜应用。

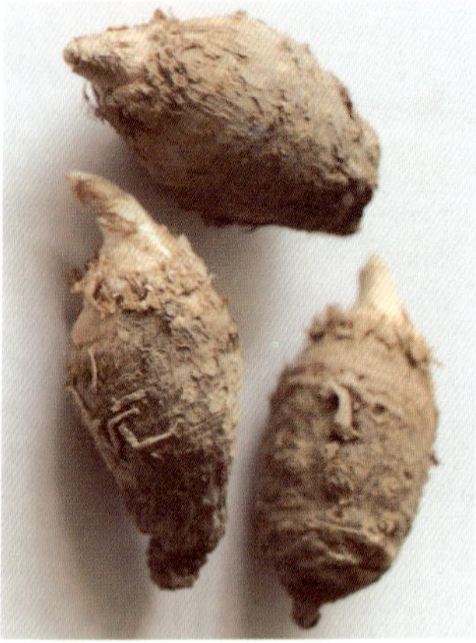

禹白附

别名：牛奶白附、鸡心白附。**药性：**辛、甘，大温；有毒。归胃、肝二经。**功效：**祛风痰，定惊，止痛。**主治：**中风失音，心痛血痹，偏正头痛，喉痹肿痛，瘰疬。**用量用法：**3～9克，煎汤；或浸酒。外用适量。**使用注意：**孕妇忌用。生者内服宜慎。

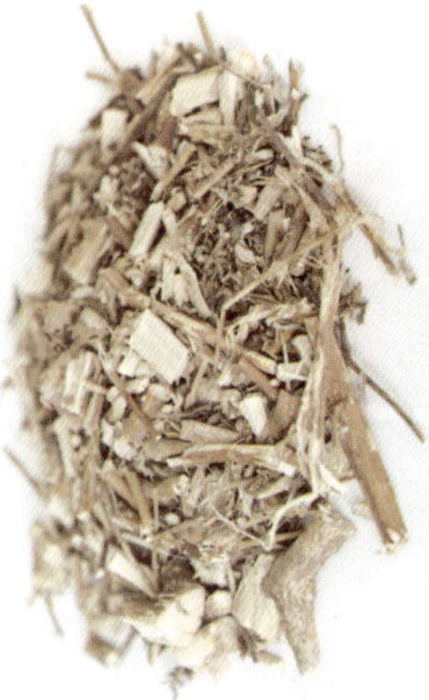

醉鱼草

别名：闹鱼草、鱼尾草、痒见消。**药性：**微辛、苦，温；有毒。**功效：**祛风除湿，止咳化痰，散瘀，杀虫。**主治：**支气管炎，咳嗽，哮喘，风湿性关节炎，跌打损伤。外治创伤出血。**用量用法：**9～15克。外用适量，捣烂或研粉敷患处。**使用注意：**孕妇忌用。

大皂角

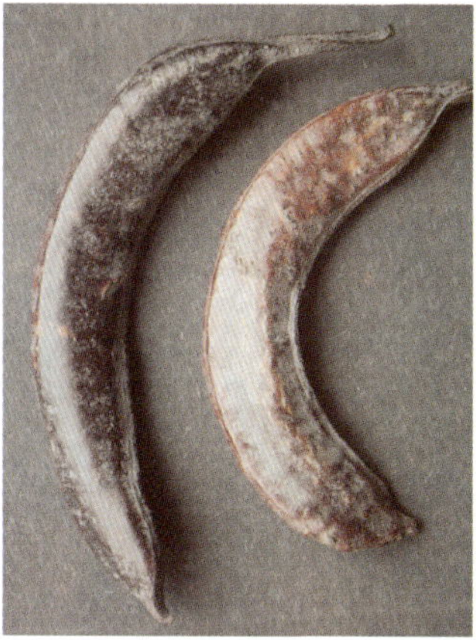

别名：皂角、悬刀、皂荚、鸡栖子。**药性**：辛、咸，温；有小毒。归肺、大肠经。**功效**：祛痰开窍，散结消肿。**主治**：中风口噤，昏迷不醒，癫痫痰盛，关窍不通，喉痹痰阻，大便燥结。外治痈肿。**用量用法**：1~1.5克，多入丸、散用。外用适量，研末吹鼻取嚏；或研末调敷患处。**使用注意**：孕妇及咯血、吐血者忌用。

旋覆花

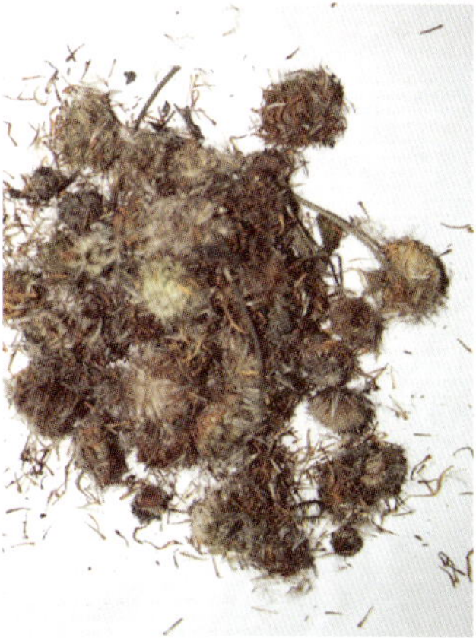

别名：金钱花、金沸花、满天星、全福花、金盏花、猫耳朵花。**药性**：苦、辛、咸，微温。归肺、脾、胃、大肠经。**功效**：降气，消痰，行水，止呕。**主治**：风寒咳嗽，痰饮蓄结，胸膈痞闷，喘咳痰多，呕吐噫气，心下痞硬。**用量用法**：3~9克，包煎。**使用注意**：阴虚燥咳、大便泄泻者不宜用。

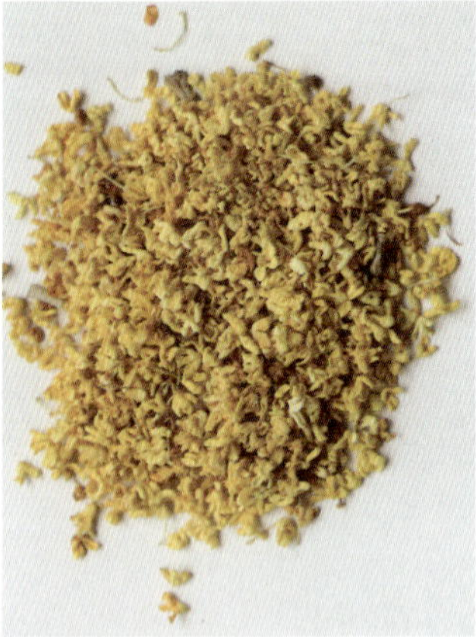

桂花

别名： 木犀花。**药性：** 辛，温。归肺、脾、肾经。**功效：** 温肺化痰，散寒止痛。**主治：** 痰饮咳喘，脘腹冷痛，肠风血痢，经闭痛经，寒疝腹痛，牙痛，口臭。**用量用法：** 3～9克，煎汤；或泡茶。外用适量，煎汤含漱；或蒸热外熨。**使用注意：** 无。

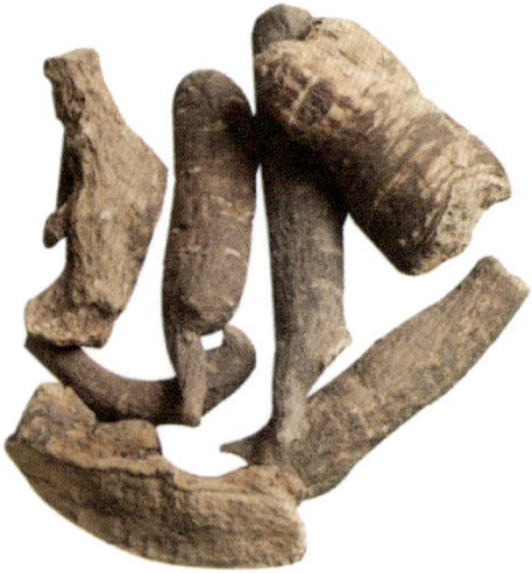

华山参

别名： 热参、大红参、大紫参、白毛参、华山人参。**药性：** 甘、微苦，温；有毒。归肺、心经。**功效：** 温肺祛痰，平喘止咳，安神镇惊。**主治：** 寒痰喘咳，惊悸失眠。**用量用法：** 0.1～0.2克。**使用注意：** 不宜多服，以免中毒。青光眼患者禁用。孕妇及前列腺重度肥大者慎用。

清半夏

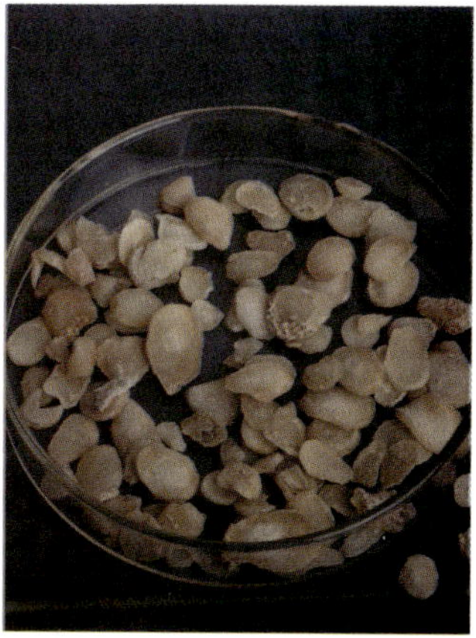

别名： 清水半夏、清夏、清夏片。**药性：** 辛，温。归脾、胃、肺经。**功效：** 燥湿化痰。**主治：** 湿痰咳嗽，胃脘痞满，痰涎凝聚，咳吐不出。**用量用法：** 3～9克。**使用注意：** 不宜与川乌、制川乌、草乌、制草乌、附子同用。

二、清化热痰药

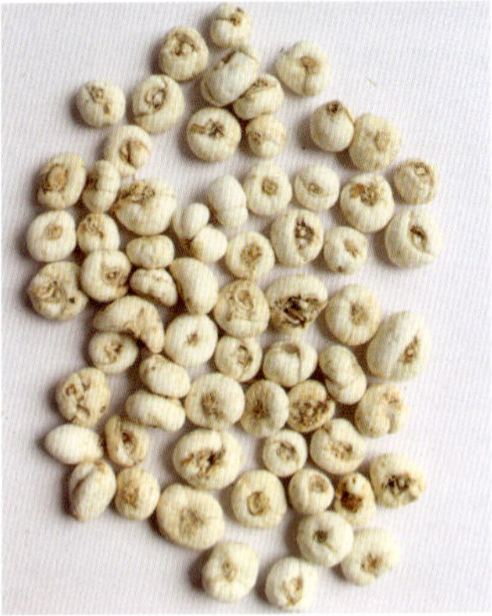

平贝母

别名：坪贝、贝母、平贝。**药性**：苦、甘，微寒。归肺、心经。**功效**：清热润肺，化痰止咳。**主治**：肺热燥咳，干咳少痰，阴虚劳嗽，咳痰带血。**用量用法**：3～9克，煎汤服；研粉冲服，每次1～2克。**使用注意**：不宜与川乌、制川乌、草乌、制草乌、附子同用。

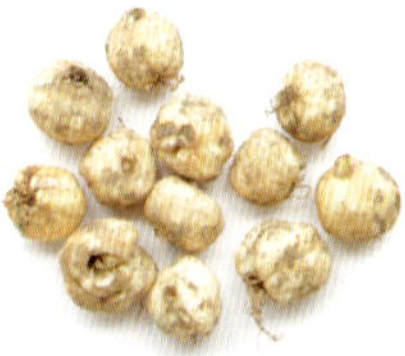

伊贝母

别名：生贝、西贝母。**药性**：苦、甘，微寒。归肺、心经。**功效**：清热润肺，化痰止咳。**主治**：肺热燥咳，干咳少痰，阴虚劳嗽，咳痰带血。**用量用法**：3～9克。**使用注意**：不宜与川乌、制川乌、制草乌同用。

前胡

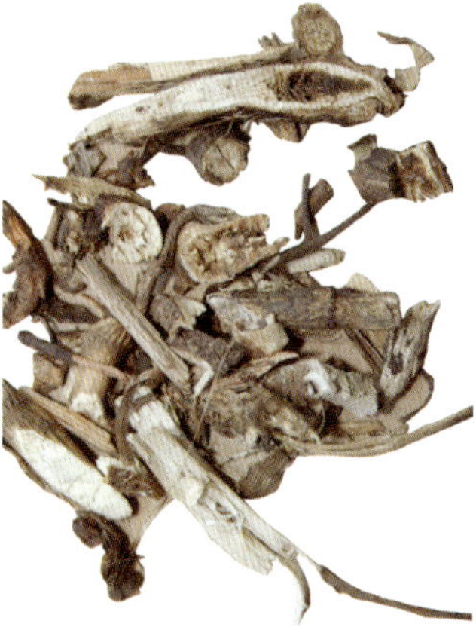

别名： 土当归、水前胡、野当归、野芹菜、鸡脚前胡。**药性：** 苦、辛，微寒。归肺经。**功效：** 降气祛痰，散风清热。**主治：** 痰热喘满，咯痰黄稠，风热咳嗽痰多。**用量用法：** 3～10克。**使用注意：** 阴虚气弱咳嗽者慎用。

桔梗

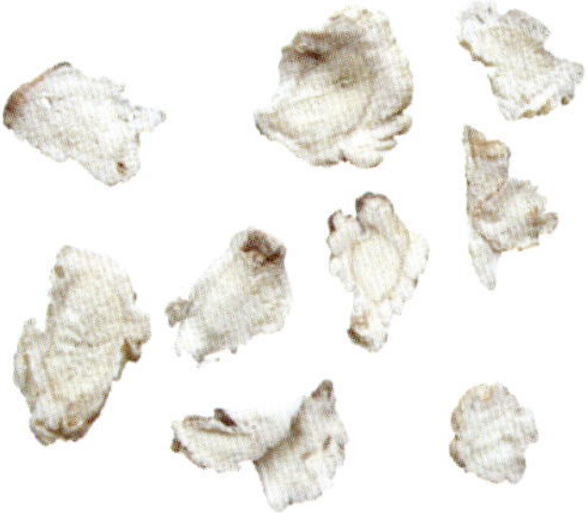

别名： 白药、梗草、卢茹、苦梗、大药、苦菜根。**药性：** 苦、辛，平。归肺经。**功效：** 宣肺，利咽，祛痰，排脓。**主治：** 咳嗽痰多，胸闷不畅，咽痛音哑，肺痈吐脓。**用量用法：** 3～10克。**使用注意：** 凡阴虚久咳及有咳血倾向者均不宜用。

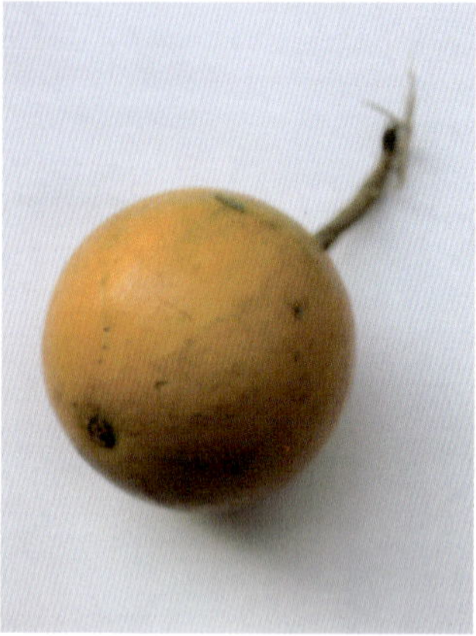

瓜 蒌

别名：全瓜蒌、苦瓜、天撤、山金匏。**药性：**甘、微苦，寒。归肺、胃、大肠经。**功效：**清热涤痰，宽胸散结，润燥滑肠。**主治：**肺热咳嗽，痰浊黄稠，胸痹心痛，结胸痞满，乳痈，肺痈，肠痈，大便秘结。**用量用法：**9～15克。**使用注意：**脾胃虚寒、大便不实、有寒痰，湿痰者不宜用。

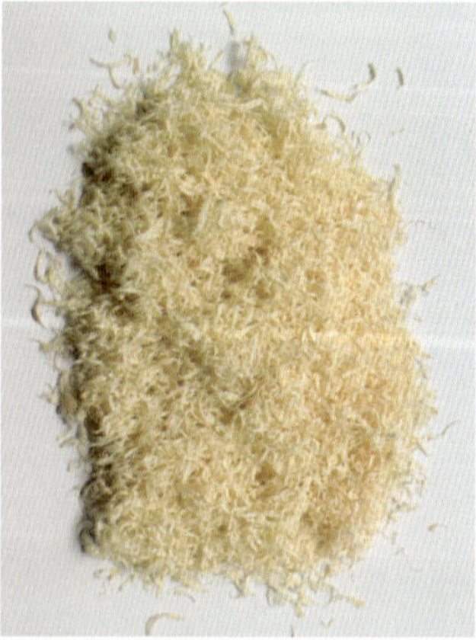

竹 茹

别名：竹皮、青竹茹、嫩竹茹、细竹茹、淡竹茹、淡竹皮茹。**药性：**甘，微寒。归肺、胃、心、胆经。**功效：**清热化痰，除烦止呕。**主治：**痰热咳嗽，胆火夹痰，惊悸不宁，心烦失眠，中风痰迷，舌强不语，胃热呕吐，妊娠恶阻，胎动不安。**用量用法：**5～10克。**使用注意：**寒痰咳嗽、胃寒呕吐者勿用。

川贝母

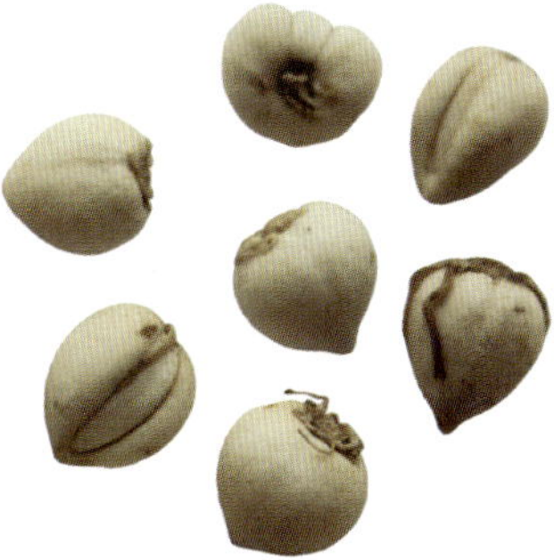

别名：川贝、青贝、松贝、炉贝。**药性：**苦、甘，微寒。归肺、心经。**功效：**清热润肺，化痰止咳，散结消痈。**主治：**肺热燥咳，干咳少痰，阴虚劳嗽，痰中带血，瘰疬，乳痈，肺痈。**用量用法：**3～10克，煎汤服；或研粉冲服，每次1～2克。**使用注意：**不宜与川乌、制川乌、草乌、制草乌、附子同用。

浙贝母

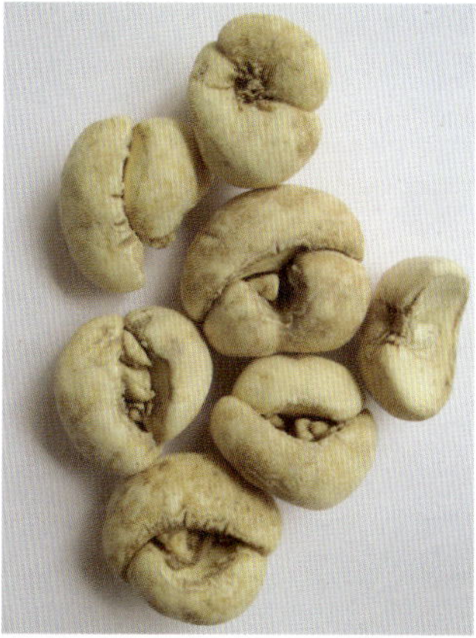

别名：象贝、浙贝、土贝母、象贝母、大贝母。**药性：**苦，寒。归肺、心经。**功效：**清热化痰止咳，解毒散结消痈。**主治：**风热咳嗽，痰火咳嗽，肺痈，乳痈，瘰疬，疮毒。**用量用法：**5～10克。**使用注意：**不宜与川乌、制川乌、草乌、制草乌、附子同用。

海藻

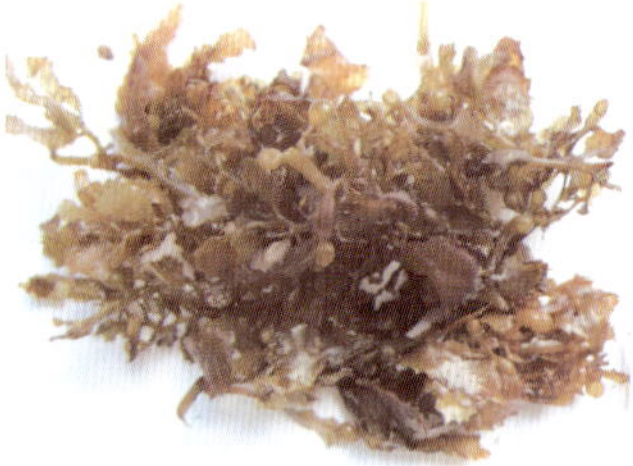

别名： 海草、大叶藻、大蒿子、海根菜。**药性：** 苦、咸，寒。归肝、胃、肾经。**功效：** 消痰软坚散结，利水消肿。**主治：** 瘿瘤，瘰疬，睾丸肿痛，痰饮水肿。**用量用法：** 6～12克。**使用注意：** 不宜与甘草同用。

昆布

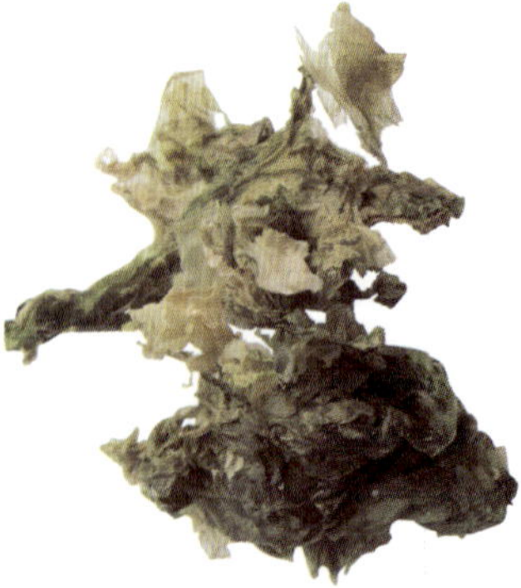

别名： 海带、江白菜。**药性：** 咸，寒。归肝、胃、肾经。**功效：** 消痰软坚散结，利水消肿。**主治：** 瘿瘤，瘰疬，睾丸肿痛，痰饮水肿。**用量用法：** 6～12克。**使用注意：** 脾虚便溏者及孕妇禁用。本品所含的碘化物能使病态的组织崩溃，故有活动性肺结核者一般不用。

瓜蒌子

别名：瓜米、瓜蒌仁。**药性：**甘，寒。归肺、胃、大肠经。**功效：**润肺化痰，滑肠通便。**主治：**燥咳痰黏，肠燥便秘。**用量用法：**9～15克。**使用注意：**不宜与川乌、制川乌、草乌、制草乌、附子同用。

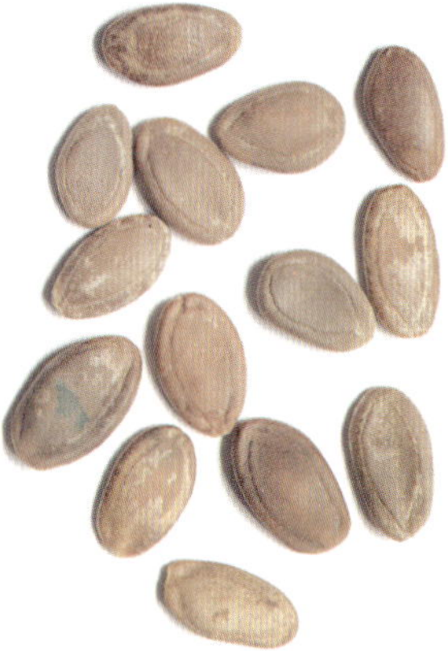

瓜蒌皮

别名：瓜壳、瓜蒌壳。**药性：**甘，寒。归肺、胃经。**功效：**清热化痰，利气宽胸。**主治：**痰热咳嗽，胸闷胁痛。**用量用法：**6～10克。**使用注意：**不宜与川乌、制川乌、草乌、制草乌、附子同用。

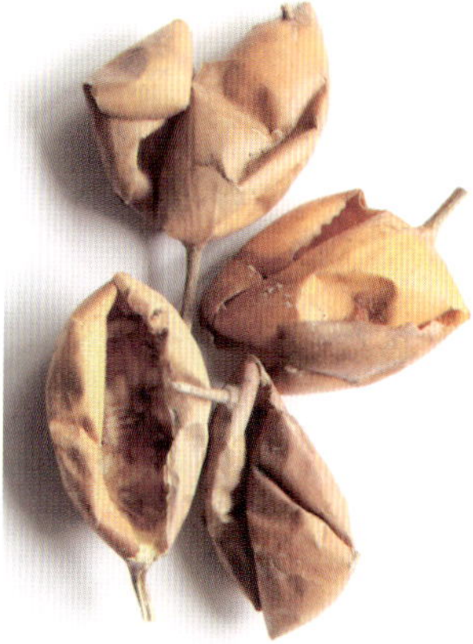

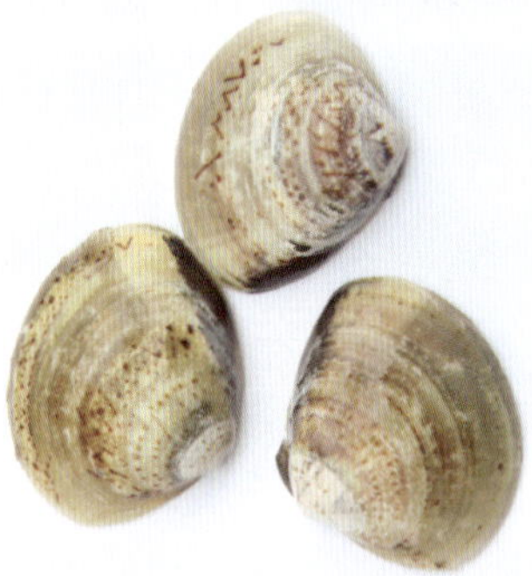

蛤壳

别名：文蛤、海蛤壳、蛤蜊皮。**药性：**苦、咸，寒。归肺、肾、胃经。**功效：**清热化痰，软坚散结，制酸止痛。外用收湿敛疮。**主治：**痰火咳嗽，胸胁疼痛，痰中带血，瘰疬瘿瘤，胃痛吞酸。外治湿疹，烫伤。**用量用法：**6~15克，煎汤；或入丸、散。外用适量，研极细粉撒布或油调后敷患处。**使用注意：**脾胃虚寒者慎用。

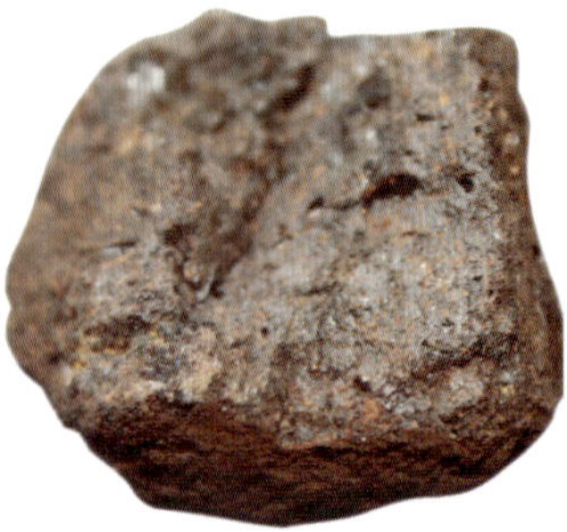

儿茶

别名：孩儿茶、黑儿茶、乌爹泥。**药性：**苦、涩，微寒。归肺、心经。**功效：**活血止痛，止血生肌，收湿敛疮，清肺化痰。**主治：**跌仆伤痛，外伤出血，疮疡不敛，吐血衄血，湿疹、湿疮，肺热咳嗽。**用量用法：**1~3克，多入丸、散。外用适量。**使用注意：**寒湿之证患者忌用。

天竺黄

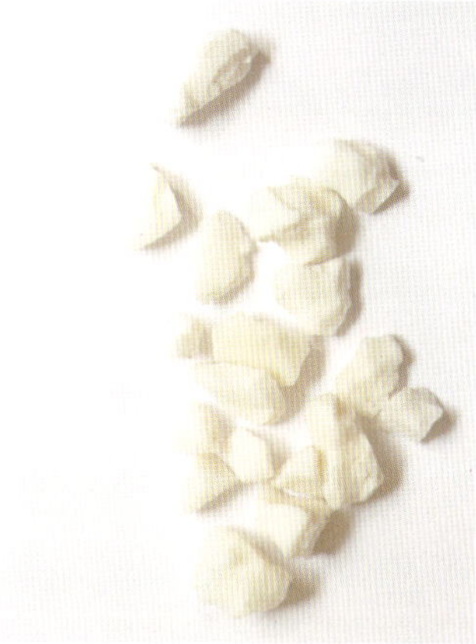

别名：竺黄、竹黄、竹糖、天竹黄、广竹黄。**药性：**甘，寒。归心、肝经。**功效：**清热豁痰，凉心定惊。**主治：**热病神昏，中风痰迷，小儿痰热惊痫、抽搐、夜啼。**用量用法：**3～9克。**使用注意：**脾胃虚弱、寒嗽者忌用。

瓦楞子

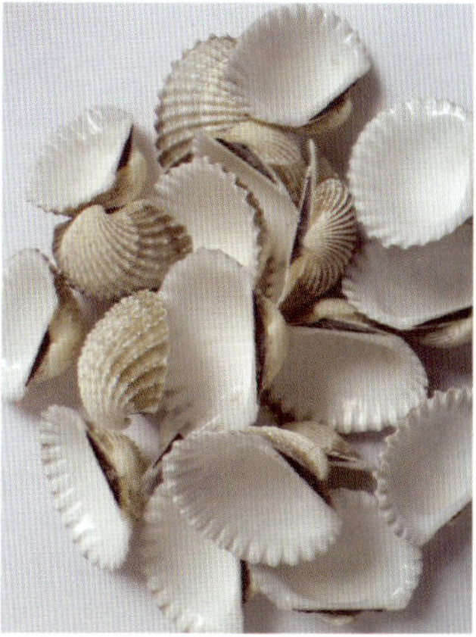

别名：蛤子壳、瓦屋子、蜡子壳、瓦垄子、花蚬壳、瓦垄蛤支、血蛤皮、毛蚶皮。**药性：**咸，平。归肺、胃、肝经。**功效：**消痰化瘀，软坚散结，制酸止痛。**主治：**顽痰胶结，黏稠难咳，瘿瘤，瘰疬，癥瘕痞块，胃痛反酸。**用量用法：**9～15克，先煎。**使用注意：**无瘀血痰积者勿用。

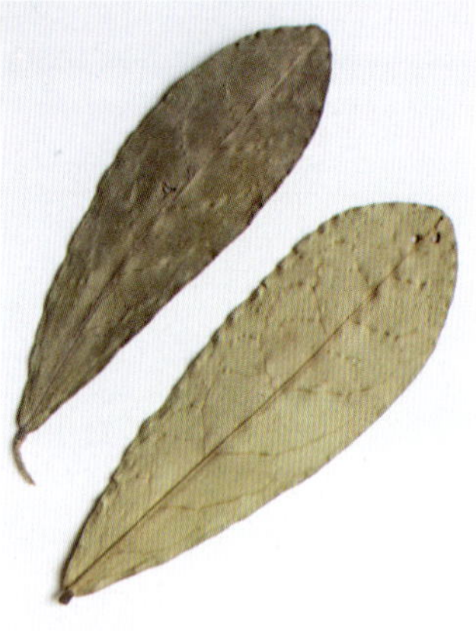

龙脷叶

别名：龙舌叶、龙味叶、牛耳叶。**药性**：甘、淡，平。归肺、胃经。**功效**：润肺止咳，通便。**主治**：肺燥咳嗽，咽痛失音，便秘。**用量用法**：9～15克。**使用注意**：无。

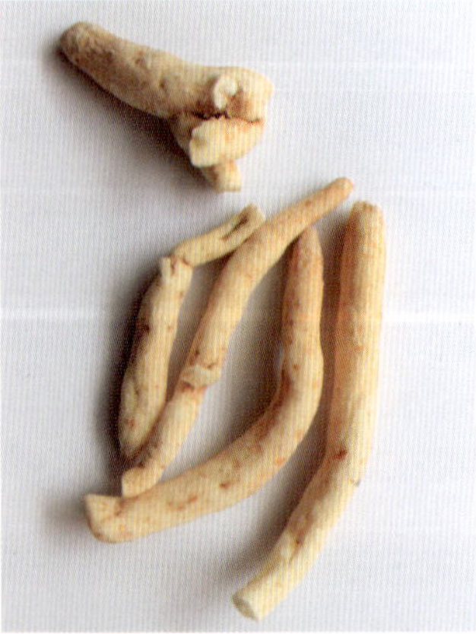

明党参

别名：明沙参、山花根、土人参、山胡萝卜。**药性**：甘、微苦，微寒。归肺、脾、肝经。**功效**：润肺化痰，养阴和胃，平肝，解毒。**主治**：肺热咳嗽，呕吐反胃，目赤眩晕，疔毒疮疡。**用量用法**：6～12克。**使用注意**：气虚下陷、精关不固者及孕妇慎用。外感咳嗽无汗者不宜。

青礞石

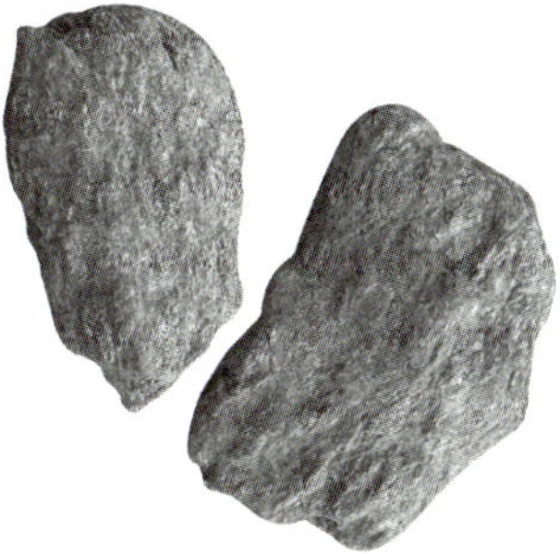

别名：礞石、烂石。**药性：**甘、咸，平。归肺、心、肝经。**功效：**坠痰下气，平肝镇惊。**主治：**顽痰胶结，咳逆喘急，癫痫发狂，烦躁胸闷，惊风抽搐。**用量用法：**3～6克，多入丸、散剂；煎汤，10～15克，布包先煎。**使用注意：**脾虚胃弱者、慢惊小儿及孕妇忌用。

胖大海

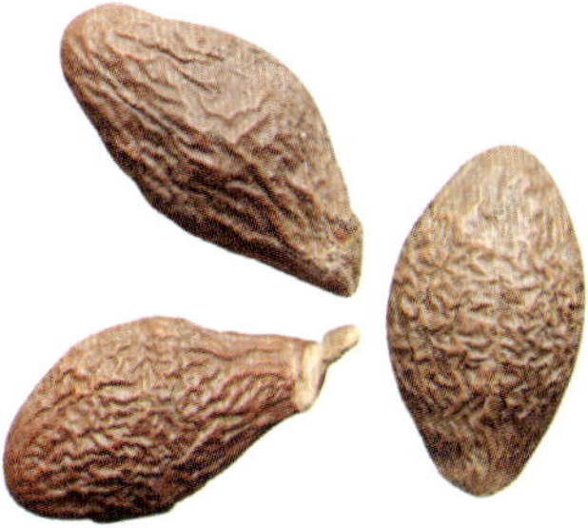

别名：大海榄、大海子、大洞果、安南子。**药性：**甘，寒。归肺、大肠经。**功效：**清热润肺，利咽开音，润肠通便。**主治：**肺热声哑，干咳无痰，咽喉干痛，热结便秘，头痛目赤。**用量用法：**2～3枚，沸水泡服或煎汤服。**使用注意：**感冒者禁用。

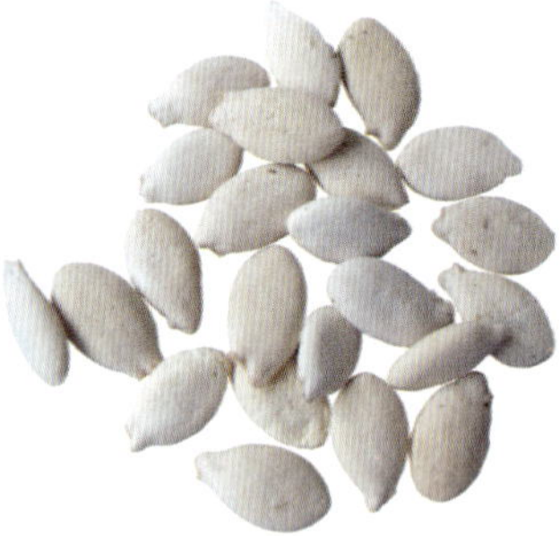

冬瓜子

别名：白瓜子、瓜子、瓜瓣、冬瓜仁、瓜犀。**药性：**甘，凉。归肺、大肠经。**功效：**润肺，化痰，消痈，利水。**主治：**痰热咳嗽，肺痈，肠痈，淋病，水肿，脚气，痔疮，鼻面酒皶。**用量用法：**10~15克，煎汤服；或研末服。外用适量，研膏涂敷。**使用注意：**脾胃虚寒者慎用。

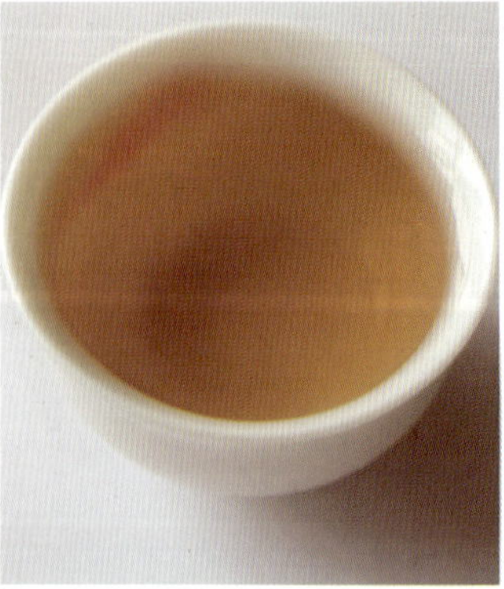

竹沥

别名：竹汁、淡竹沥、竹油。**药性：**甘、苦，寒。归心、肝、肺经。**功效：**清肺降火，化痰利窍。**主治：**中风痰迷，肺热痰壅，惊风，癫痫，热病痰多，壮热烦渴，破伤风。**用量用法：**30~60克，冲服；或入丸剂；或熬膏。外用适量，调敷；或点眼。**使用注意：**寒饮湿痰及脾虚便溏者禁用。

罗汉果

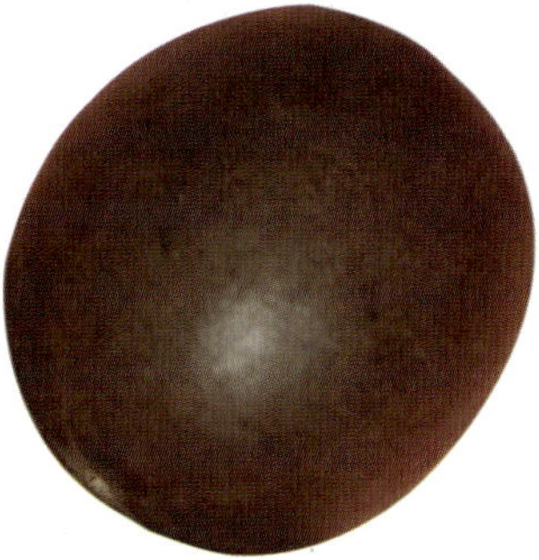

别名： 拉汗果、假苦瓜、金不换、罗汉表、裸龟巴、光果木鳖。**药性：** 甘，凉。归肺、大肠经。**功效：** 清热润肺，利咽开音，滑肠通便。**主治：** 肺热燥咳，咽痛失音，肠燥便秘。**用量用法：** 9～15克。**使用注意：** 脾胃虚寒者忌用。

鼠曲草

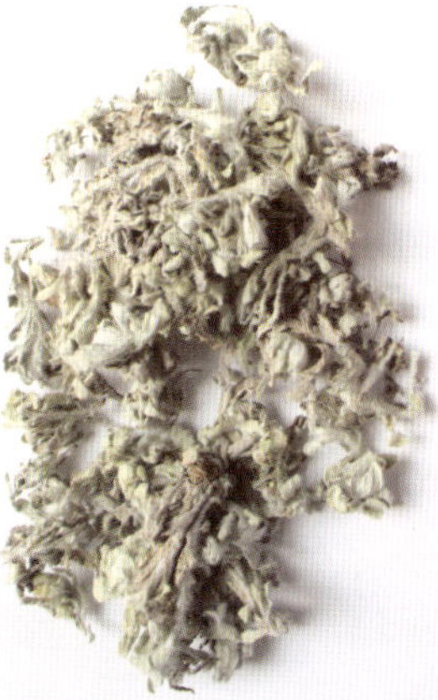

别名： 秋菊草、菠菠草、佛耳草、软雀草。**药性：** 甘、微酸，平。归肺经。**功效：** 化痰止咳，祛风除湿，解毒。**主治：** 咳喘痰多，风湿痹痛，泄泻水肿，蚕豆病，赤白带下，痈肿疔疮，阴囊湿痒，荨麻疹，高血压。**用量用法：** 6～15克，煎汤；或研末；或浸酒。外用适量，煎水洗；或捣敷。**使用注意：** 无。

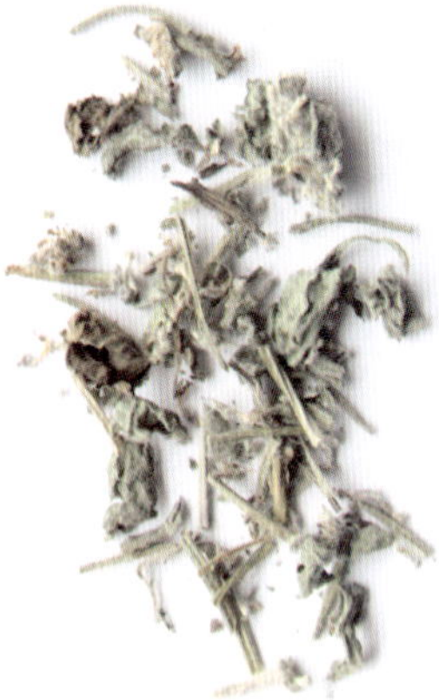

白毛夏枯草

别名：雪里青、见血青、白头翁、散血丹。**药性：**苦、甘，寒。归肺、肝经。**功效：**清热解毒，化痰止咳，凉血散血。**主治：**咽喉肿痛，肺热咳嗽，肺痈，目赤肿痛，痢疾，痈肿疔疮，蛇毒咬伤，跌打损伤。**用量用法：**10～30克，煎汤，鲜品30～60克；或捣汁。外用适量，捣敷；或煎水洗。**使用注意：**无。

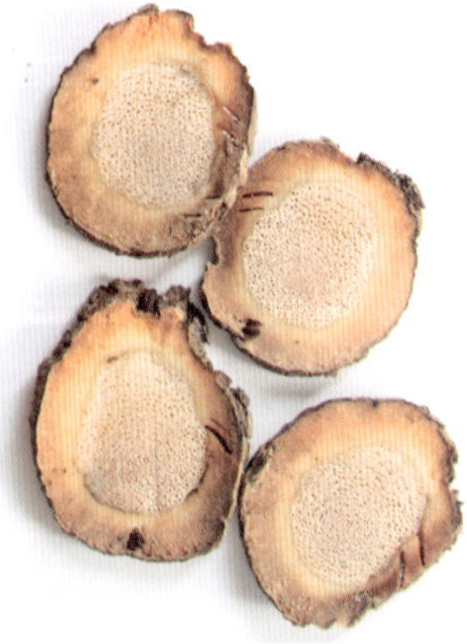

梨

别名：快果、果宗、玉乳、蜜父。**药性：**甘、微酸，凉，归肺、胃经。**功效：**清肺化痰，生津止渴。**主治：**肺燥咳嗽，热病烦躁，津少口干，消渴，目赤，疮疡，烫火伤。**用量用法：**15～30克，煎汤；或生食，1～2枚；或捣汁；或蒸服；或熬膏。外用适量，捣敷；或捣汁点眼。**使用注意：**脾虚便溏、肺寒咳嗽者及产妇慎用。

海浮石

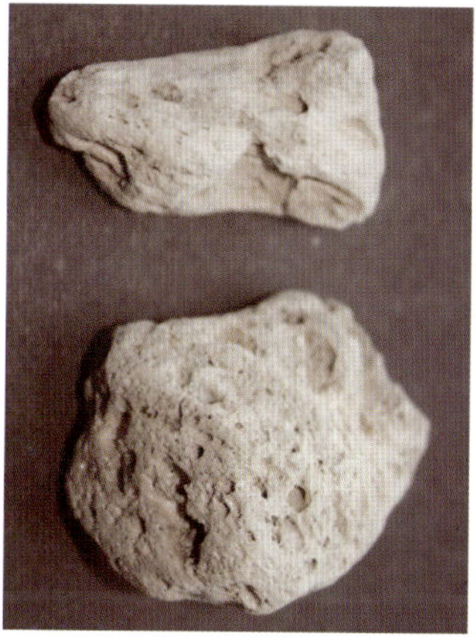

别名：白浮石、海浮石、水泡石等。**药性：**咸，寒。归肺、肾、肝、大肠经。**功效：**清肺火，化老痰，软坚，通淋。**主治：**痰热喘嗽，老痰积块，瘿瘤，瘰疬，淋病，疝气，疮肿，目翳。清肺化痰，软坚散结。**用量用法：**10～15克，煎汤；或入丸、散。外用适量，水飞后吹耳；或点眼。**使用注意：**虚寒咳嗽者禁用。

金锦香

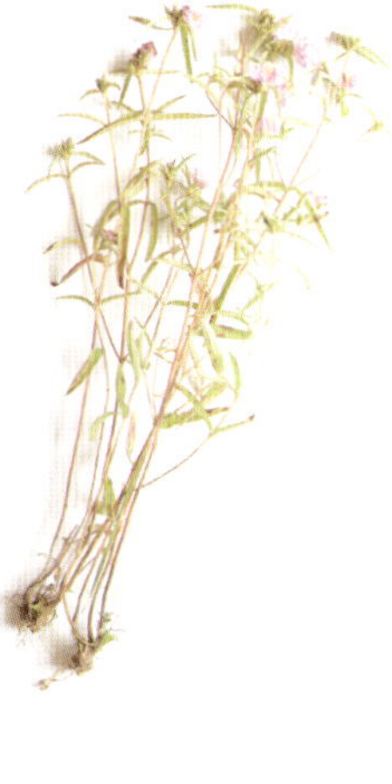

别名：天香炉、紫金钟、大香炉、天吊香、朝天石榴。**药性：**辛、淡，平。归肺、脾、肝、大肠经。**功效：**化痰利湿，祛瘀止血，解毒消肿。**主治：**咳嗽，哮喘，小儿疳积，泄泻痢疾，风湿痹痛，咯血，衄血，吐血，便血，崩漏，痛经，经闭，产后瘀带腹痛，脱肛，跌打肿痛，毒蛇咬伤。**用量用法：**10～30克，煎汤；或捣汁；或浸酒；或研末。外用适量，研末调敷；或煎汤洗；或漱口。**使用注意：**无。

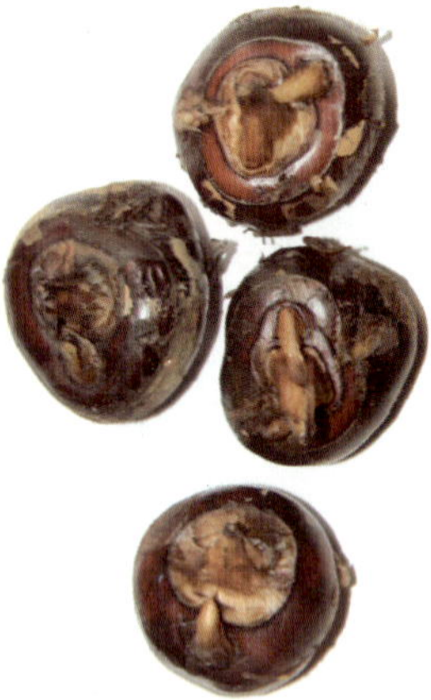

荸荠

别名：马蹄、乌芋、地栗、地梨、芯荠、通天草。**药性：**甘，寒。归肺、胃经。**功效：**清热止渴，利湿化痰，降血压。**主治：**热病伤津烦渴，咽喉肿痛，口腔炎，湿热黄疸，高血压病，小便不利，麻疹，肺热咳嗽，矽肺，痔疮出血。**用量用法：**2～4个，煎汤服；或适量捣汁服。**使用注意：**虚寒及血虚者慎用。

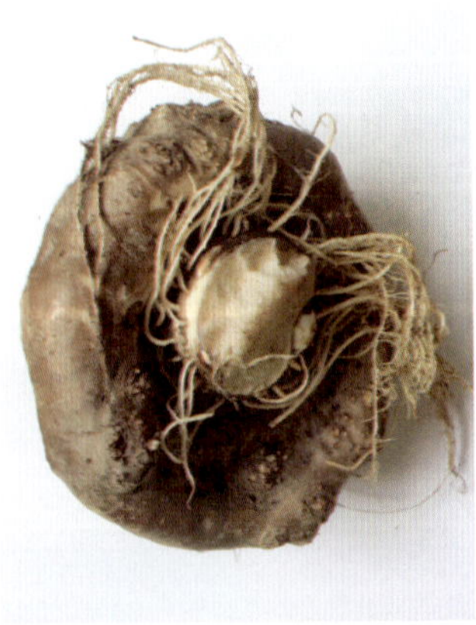

魔芋

别名：蒟蒻、磨芋、蒻头、鬼芋、花梗莲、虎掌。**药性：**辛、苦，寒；有毒。归肺经。**功效：**化痰消积，解毒散结，行瘀止痛。**主治：**痰嗽，积滞，疟疾，瘰疬，癥瘕，跌打损伤，痈肿，疔疮，丹毒，烫火伤，蛇咬伤。**用量用法：**9～15克，煎汤（需久煎两小时以上）。外用适量，捣敷或磨醋涂。**使用注意：**不宜生服。内服不宜过量。

萝藦

别名： 芄兰、莞、省瓢、苦丸、白环藤、熏桑、鸡肠。**药性：** 甘、辛，平。归肺经。**功效：** 补精益气，通乳，解毒。**主治：** 跌损劳伤，阳痿，遗精白带，乳汁不足，丹毒，瘰疬，疔疮，蛇虫咬伤。**用量用法：** 15～60克。外用鲜品适量，捣敷。**使用注意：** 无。

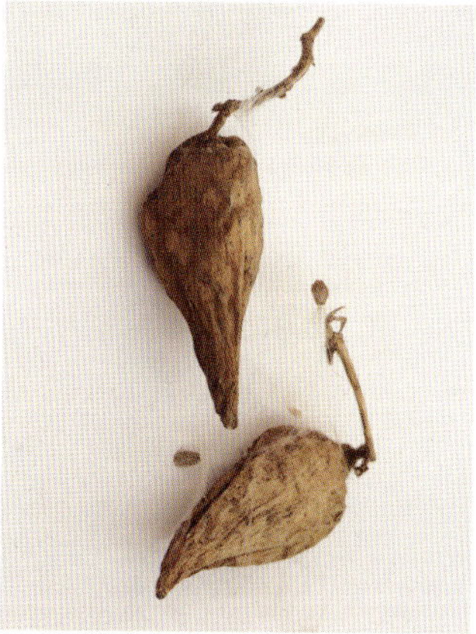

三、止咳平喘药

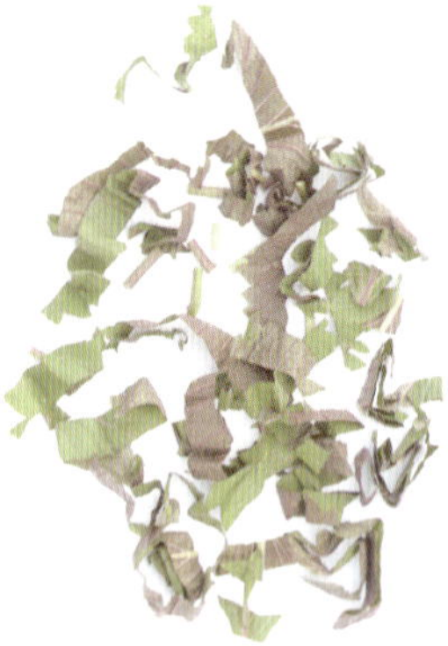

紫苏叶

别名： 苏叶。**药性：** 辛，温。归肺、脾经。**功效：** 解表散寒，行气和胃。**主治：** 风寒感冒，咳嗽呕恶，妊娠呕吐，鱼蟹中毒。**用量用法：** 5～10克。**使用注意：** 温病及气弱者忌用。

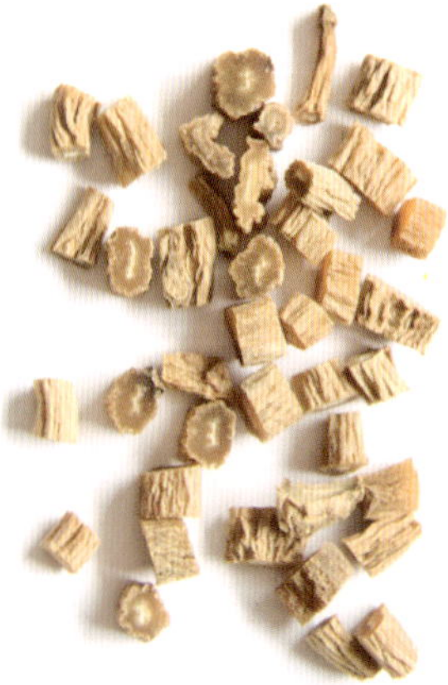

百部

别名： 百奶、肥百部、制百部、百条根。**药性：** 甘、苦，微温。归肺经。**功效：** 润肺下气止咳，杀虫灭虱。**主治：** 新久咳嗽，肺痨咳嗽，顿咳。外治头虱，体虱，蛲虫病，阴痒。**用量用法：** 3～9克。外用适量，水煎；或酒浸。**使用注意：** 脾虚便溏者慎用。本品不宜服用过量。

苦杏仁

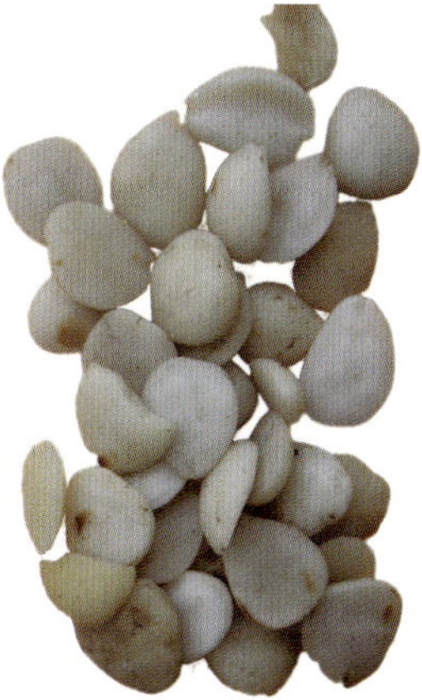

别名：杏仁、北杏、光北杏、光中杏。**药性：**苦，微温；有小毒。归肺、大肠经。**功效：**降气止咳平喘，润肠通便。**主治：**咳嗽气喘，胸满痰多，肠燥便秘。**用量用法：**5～10克，生品入煎剂后下。**使用注意：**本品内服不宜过量，以免中毒。

紫苏子

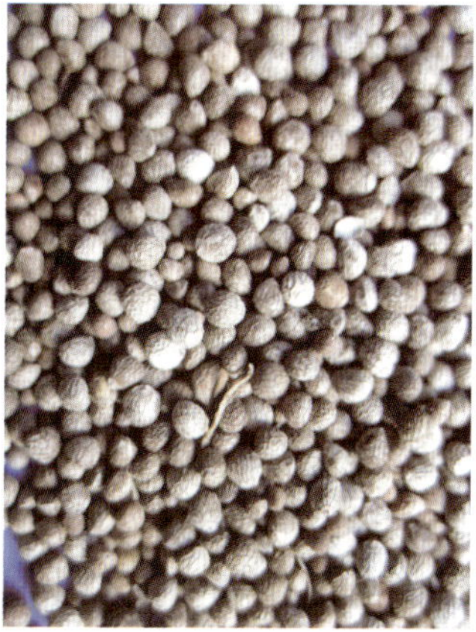

别名：苏子、任子、黑苏子、铁苏子。**药性：**辛，温。归肺经。**功效：**降气化痰，止咳平喘，润肠通便。**主治：**痰壅气逆，咳嗽气喘，肠燥便秘。**用量用法：**3～10克。**使用注意：**气虚久嗽、阴虚喘逆、脾虚便滑者皆不可用。

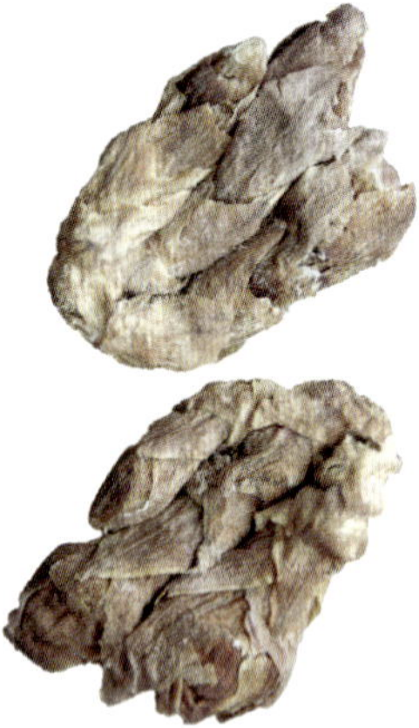

款冬花

别名：冬花、款花、艾冬花、看灯花、九九花。**药性：**辛、微苦，温。归肺经。**功效：**润肺下气，止咳化痰。**主治：**新久咳嗽，喘咳痰多，劳嗽咳血。**用量用法：**5～10克。**使用注意：**大便溏泄者不宜用。

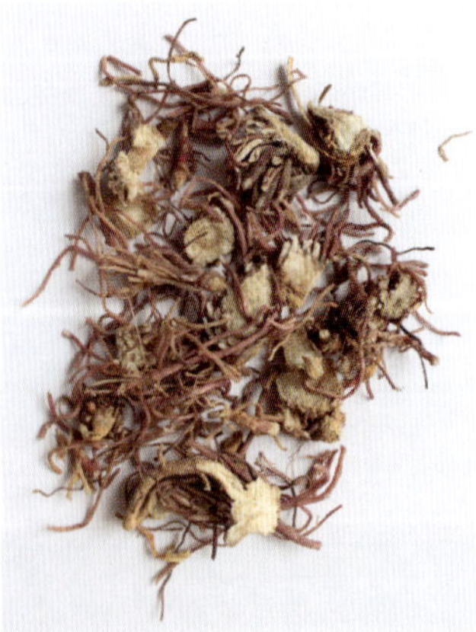

紫菀

别名：青菀、紫茜、紫菀茸、夜牵牛、小辫儿、返魂草根。**药性：**辛、苦，温。归肺经。**功效：**润肺下气，消痰止咳。**主治：**痰多喘咳，新久咳嗽，劳嗽咳血。**用量用法：**5～10克。**使用注意：**有实热者忌用。

枇杷叶

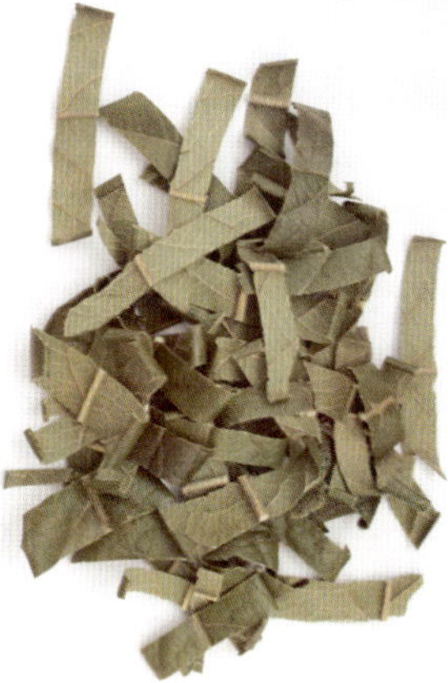

别名： 杷叶、巴叶、芦桔叶。**药性：** 苦，微寒。归肺、胃经。**功效：** 清肺止咳，降逆止呕。**主治：** 肺热咳嗽，气逆喘急，胃热呕逆，烦热口渴。**用量用法：** 6～10克。**使用注意：** 本品清降苦泄，凡寒嗽及胃寒作呕者不宜用。

桑白皮

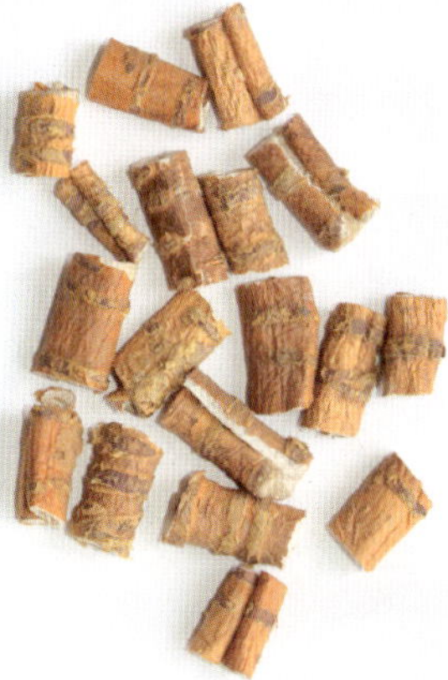

别名： 桑皮、桑根皮、白桑皮、桑根白皮。**药性：** 甘，寒。归肺经。**功效：** 泻肺平喘，利水消肿。**主治：** 肺热喘咳，水肿胀满，尿少，面目肌肤浮肿。**用量用法：** 6～12克。**使用注意：** 肺虚无火喘嗽者慎用。

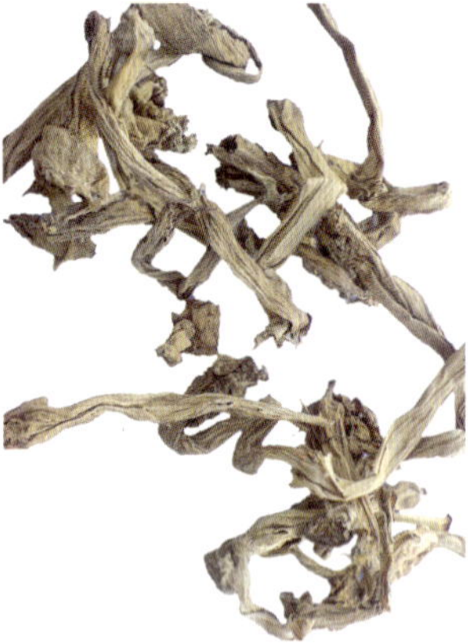

洋金花

别名：闹洋花、凤茄花、风茄花、曼陀罗花。**药性：**辛，温；有毒。归肺、肝经。**功效：**平喘止咳，解痉定痛。**主治：**哮喘咳嗽，脘腹冷痛，风湿痹痛，小儿慢惊。外科麻醉。**用量用法：**0.3~0.6克，宜入丸、散。亦可做卷烟分次燃吸（每日量不超过1.5克）。外用适量。**使用注意：**孕妇，外感及痰热咳喘、青光眼、高血压及心动过速患者禁用。

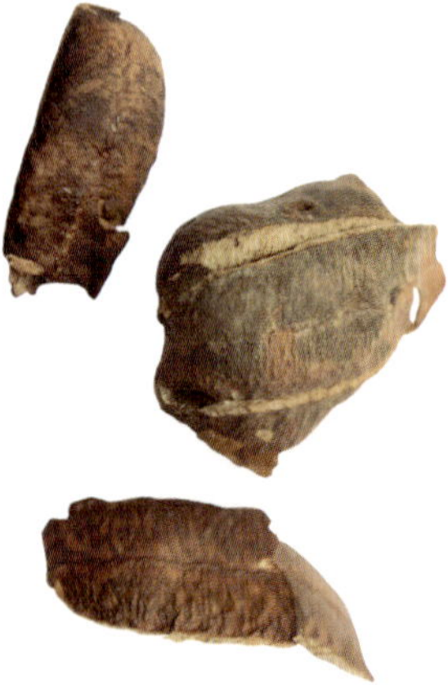

马兜铃

别名：兜铃、马铃果。**药性：**苦，微寒。归肺、大肠经。**功效：**清肺降气，止咳平喘，清肠消痔。**主治：**肺热咳喘，痰中带血，肠热痔血，痔疾肿痛。**用量用法：**3~9克。**使用注意：**本品含马兜铃酸，可引起肾损害等不良反应。儿童及老人慎用。孕妇、婴幼儿及肾功能不全者禁用。

葶苈子

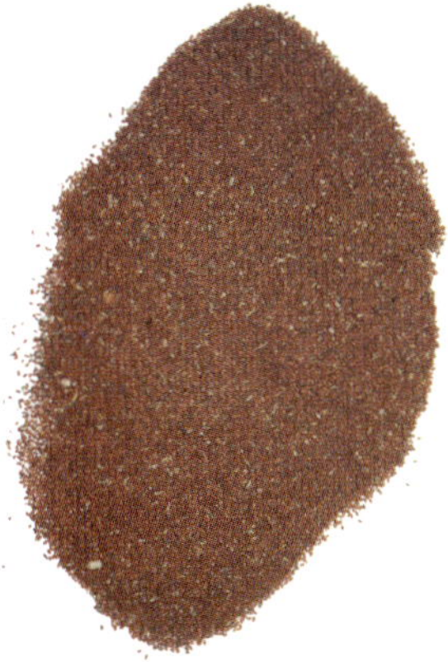

别名：丁历、大适、大室、辣辣菜、北葶苈子、甜葶苈子。**药性：**苦、辛，大寒。归肺、膀胱经。**功效：**泻肺平喘，利水消肿。**主治：**痰涎壅肺，喘咳痰多，胸胁胀满，不得平卧，胸腹水肿，小便不利。**用量用法：**3～10克，包煎。**使用注意：**凡肺虚喘促、脾虚肿满、膀胱气虚、小便不利者忌用。

矮地茶

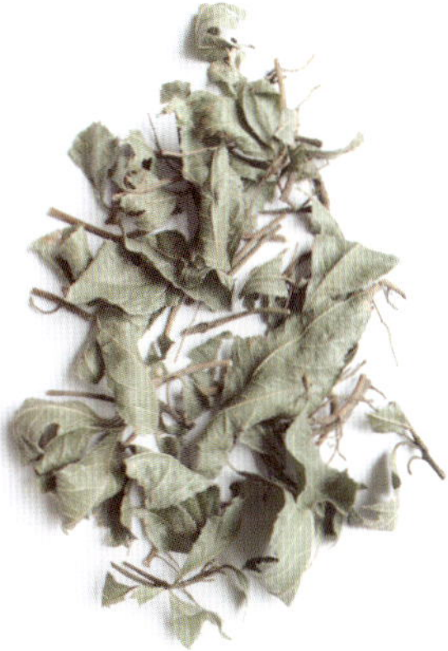

别名：平地木、老勿大、不出林、叶底珠。**药性：**辛、微苦，平。归肺、肝经。**功效：**化痰止咳，清利湿热，活血化瘀。**主治：**新久咳嗽，喘满痰多，湿热黄疸，经闭瘀阻，风湿痹痛，跌打损伤。**用量用法：**10～30克。**使用注意：**服用本品或矮地茶素片，少数患者会引起胃脘部不适等消化道反应。

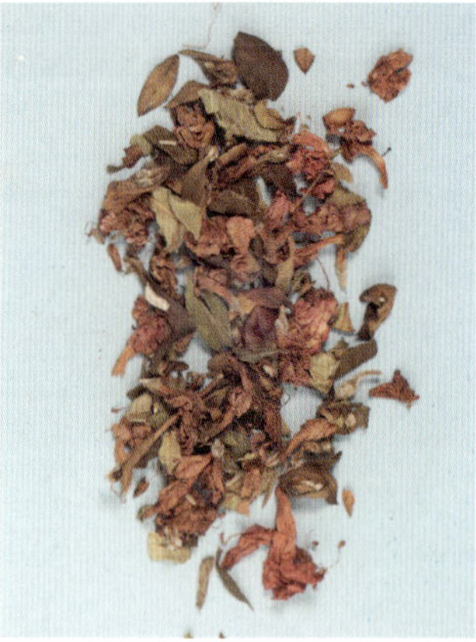

满山红

别名： 映山红、迎山红、山崩子、靠山红。**药性：** 辛、苦，寒。归肺、脾经。**功效：** 止咳祛痰。**主治：** 咳嗽气喘痰多。**用量用法：** 25～50克，煎汤服；6～15克，用40%乙醇浸服。**使用注意：** 本品需控制用量，以防中毒。肝功能、肾功能异常者慎用。

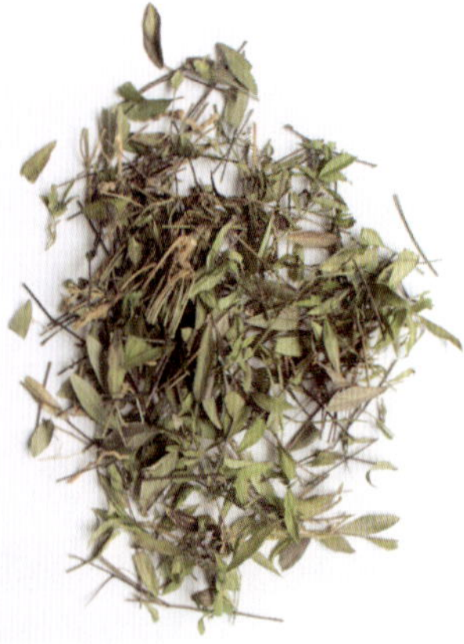

瓜子金

别名： 辰砂草、金锁匙、瓜子草、挂米草、金牛草、竹叶地丁。**药性：** 辛、苦，平。归肺经。**功效：** 祛痰止咳，活血消肿，解毒止痛。**主治：** 咳嗽痰多，咽喉肿痛。外治跌打损伤，疔疮疖肿，痈疽，蛇虫咬伤。**用量用法：** 15～30克。**使用注意：** 脾胃虚寒者慎用。

白屈菜

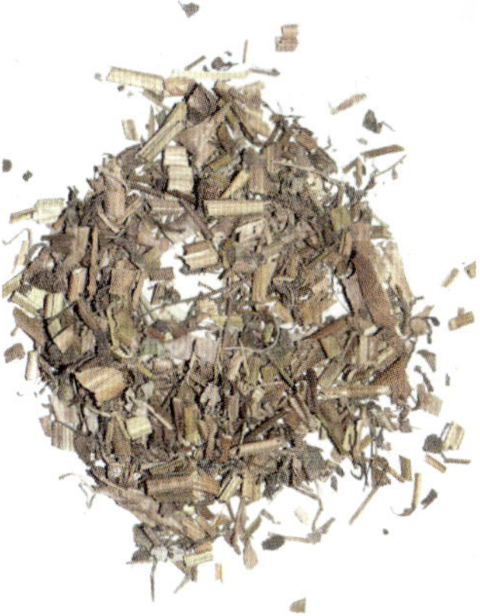

别名： 地黄连、土黄连、断肠草、山西瓜、山黄连、假黄连。**药性：** 苦，凉；有毒。归肺、胃经。**功效：** 解痉止痛，止咳平喘。**主治：** 胃脘挛痛，咳嗽气喘，百日咳。**用量用法：** 9～18克。**使用注意：** 无。

野马追

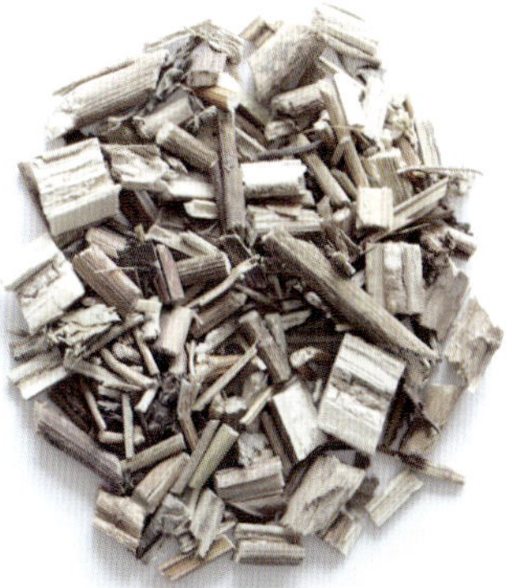

别名： 白鼓钉、化食草、毛泽兰。**药性：** 苦，平。归肺经。**功效：** 化痰，止咳，平喘。**主治：** 痰多咳嗽气喘。**用量用法：** 30～60克。**使用注意：** 无。

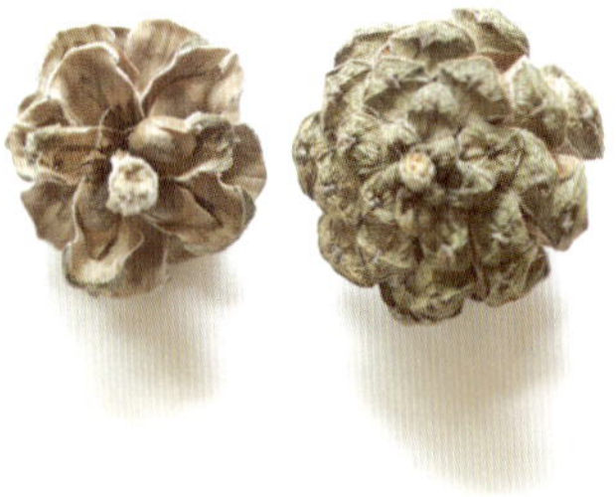

松塔

别名： 白松塔、松球、白松果、松果、蛇皮松果。**药性：** 苦、温。归肺经。**功效：** 祛痰，止咳，平喘。**主治：** 慢性气管炎，哮喘，咳嗽痰多。**用量用法：** 30~60克。**使用注意：** 无。

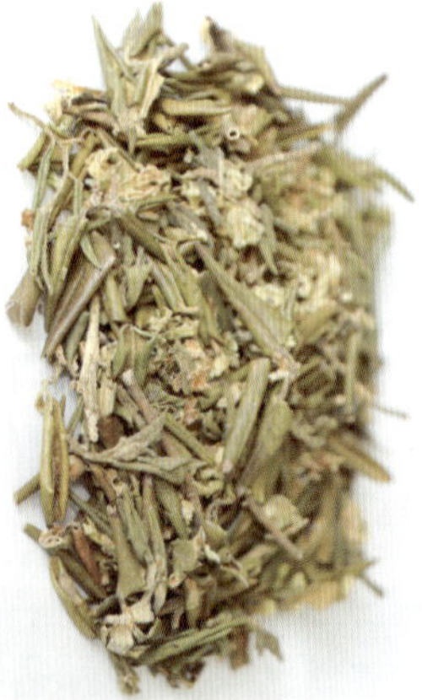

烈香杜鹃

别名： 白香柴、小叶枇杷。**药性：** 辛、苦，微温。归肺经。**功效：** 祛痰，止咳，平喘。**主治：** 咳嗽，气喘，痰多。**用量用法：** 15~30克，煎汤；或研末，每次1~5克。**使用注意：** 无。

千日红

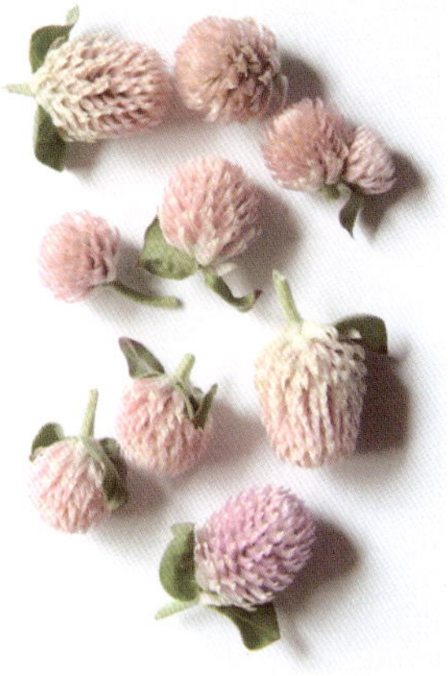

别名： 火球花、百日红、千金红、长生花。**药性：** 甘、微咸，平。归肺、肝经。**功效：** 止咳平喘，清肝明目，解毒。**主治：** 咳嗽，哮喘，百日咳，小儿夜啼，目赤肿痛，肝热头晕，头痛，痢疾，疮疖。**用量用法：** 花3～9克，煎汤；全草15～30克。外用适量，捣敷；或煎水洗。**使用注意：** 无。

沙棘

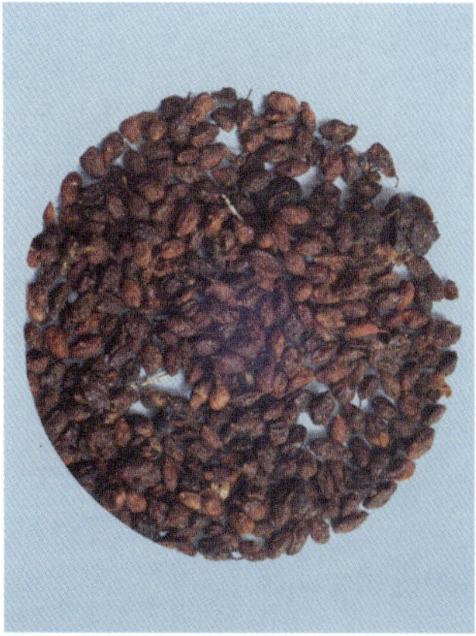

别名： 达尔、醋柳、沙枣、醋柳果、酸刺子、酸柳柳。**药性：** 酸、涩，温。归脾、胃、肺、心经。**功效：** 健脾消食，止咳祛痰，活血散瘀。**主治：** 脾虚食少，食积腹痛，咳嗽痰多，胸痹心痛，瘀血经闭，跌仆瘀肿。**用量用法：** 3～10克。**使用注意：** 无。

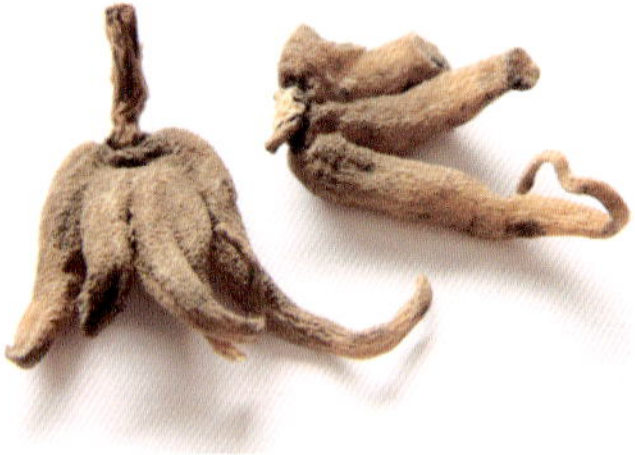

手参

别名：手掌参、掌参、阴阳参。**药性：**甘，平。归肺、脾、胃经。**功效：**止咳平喘，益肾健脾，理气和血，止痛。**主治：**肺虚咳喘，虚劳消瘦，神经衰弱，肾虚腰腿酸软，阳痿，滑精，尿频，慢性肝炎，久泻，跌打损伤。**用量用法：**10~15克，煎汤；或研末制成糖浆；或浸酒。**使用注意：**表邪未解者慎用。

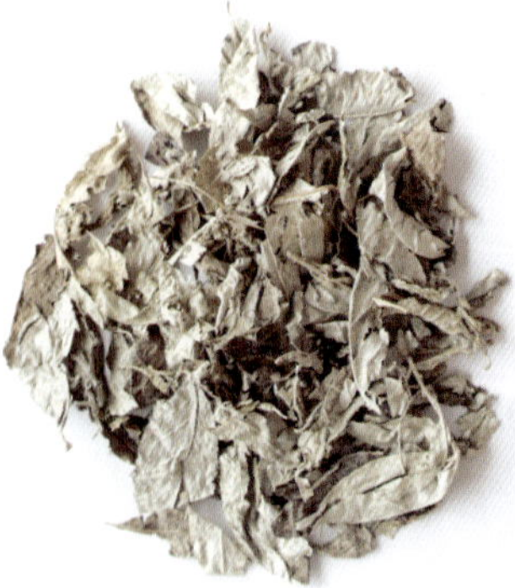

胡颓子叶

别名：蒲颓叶。**药性：**酸，微温。归肺经。**功效：**止咳平喘，止血，解毒。**主治：**肺虚咳嗽，气喘，咳血，吐血，外伤出血，痈疽，痔疮肿痛。**用量用法：**9~15克，煎汤；或捣敷；或研末，每次2~3克。外用适量，捣敷；或研末调敷；或煎汤熏洗。**使用注意：**无。

花生壳

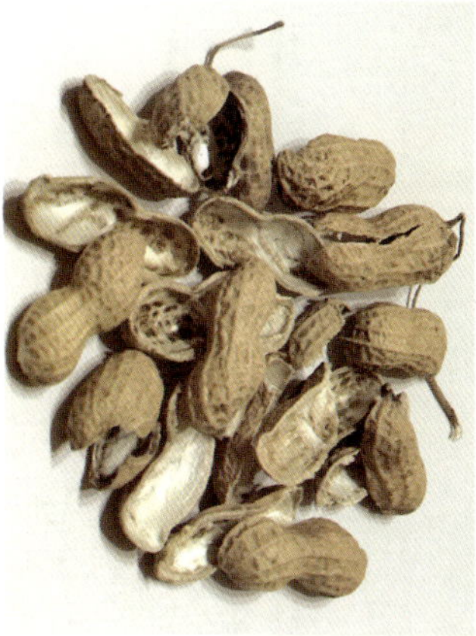

别名：泥豆壳、长生果壳。**药性：**淡、涩，平。归肺经。**功效：**化痰止咳，降压。**主治：**咳嗽气喘，痰中带血，高胆固醇血症，高血压。**用量用法：**内服煎汤，10～30克。**使用注意：**无。

安神药

一、重镇安神药

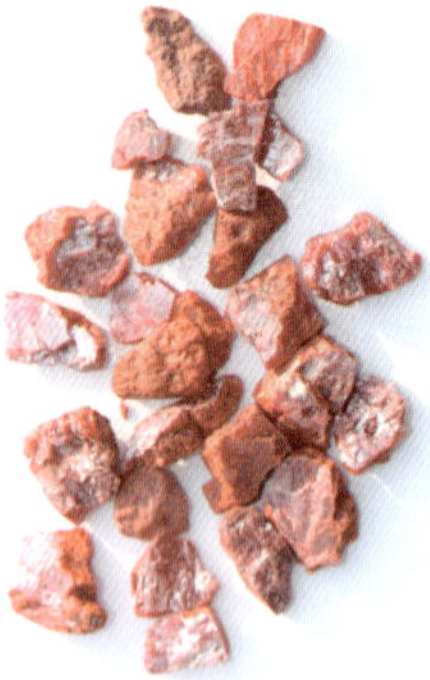

朱砂

别名： 丹粟、丹砂、赤丹、辰砂。**药性：** 甘，微寒；有毒。归心经。**功效：** 清心镇惊，安神明目，解毒。**主治：** 心悸易惊，失眠多梦，癫痫发狂，小儿惊风，疮疡肿毒。**用量用法：** 0.1~0.5克，多入丸、散，不宜入煎剂。外用适量。**使用注意：** 本品不宜大量服及少量久服。孕妇及肝肾功能不全者禁用。

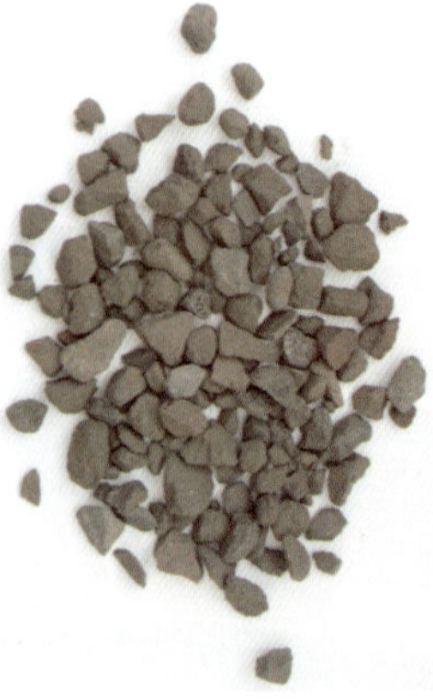

磁石

别名： 玄石、磁君、慈石、灵磁石、吸针石。**药性：** 咸，寒。归肝、心、肾经。**功效：** 镇惊安神，平肝潜阳，聪耳明目，纳气平喘。**主治：** 惊悸失眠，头晕目眩，视物昏花，耳鸣耳聋，肾虚气喘。**用量用法：** 9~30克，先煎。**使用注意：** 恶牡丹、莽草，畏黄石脂，杀铁毒，重镇伤气，可暂用而不可久用。脾胃虚者不宜多用、久用。

紫石英

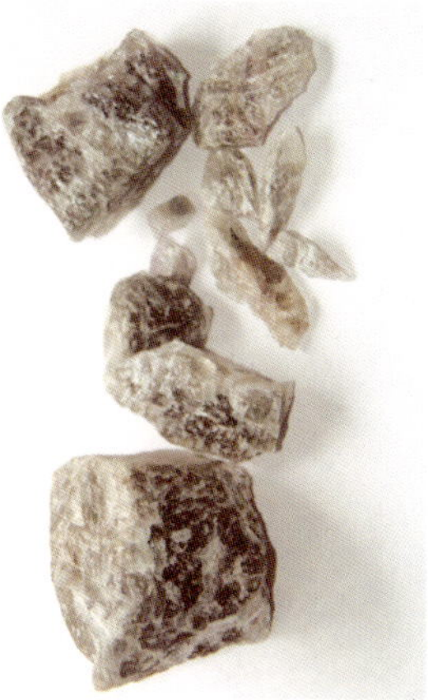

别名： 萤石、氟石。**药性：** 甘，温。归肾、心、肺经。**功效：** 温肾暖宫，镇心安神，温肺平喘。**主治：** 肾阳亏虚，宫冷不孕，惊悸不安，失眠多梦，虚寒咳喘。**用量用法：** 9～15克，先煎。**使用注意：** 阴虚火旺者忌用。

珍珠

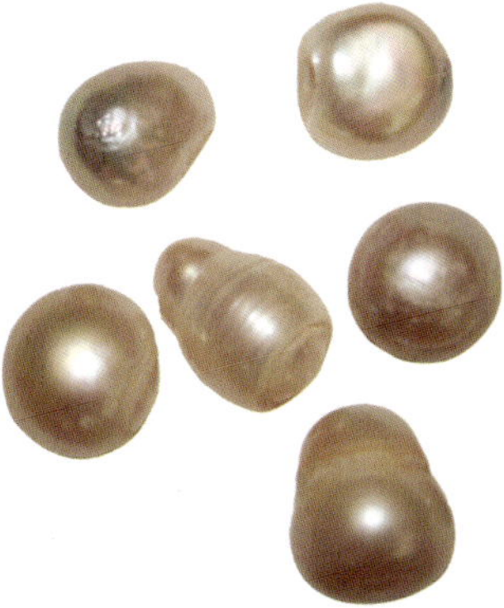

别名： 真朱、真珠、蚌珠、珠子、濂珠。**药性：** 甘、咸，寒。归心、肝经。**功效：** 安神定睛，明目消翳，解毒生肌，润肤祛斑。**主治：** 惊悸失眠，惊风癫痫，目赤翳障，疮疡不敛，皮肤色斑。**用量用法：** 0.1～0.3克，多入丸、散。外用适量。**使用注意：** 病不属火热者勿用。疮毒若内毒未净者，勿以珍珠收口。

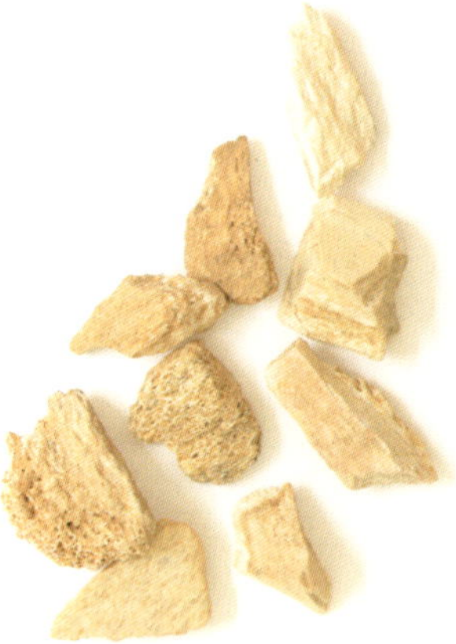

龙骨

别名：陆虎遗生、那伽骨、生龙骨。**药性：**甘、涩，平。归心、肝、肾、大肠经。**功效：**镇惊安神，敛汗固精，止血涩肠，生肌敛疮。**主治：**惊痫癫狂，怔忡健忘，失眠多梦，自汗盗汗，遗精淋浊，吐衄便血。**用量用法：**10～15克，煎汤，打碎先煎；或入丸、散。外用适量，研末撒；或调敷。**使用注意：**不可与石膏、干漆、蜀椒、理石同用。

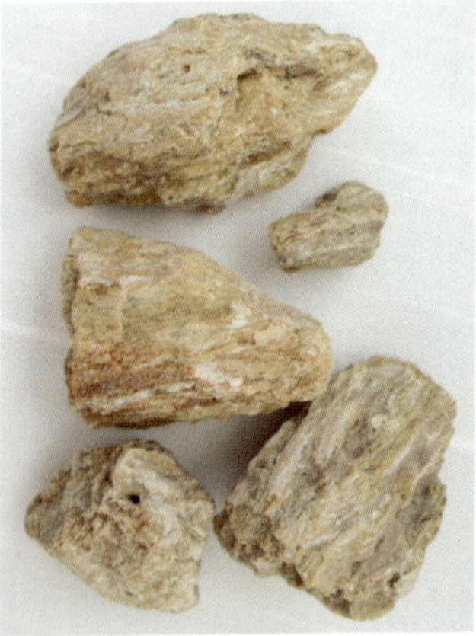

琥珀

别名：育沛、虎魄、江珠、兽魄、顿牟。**药性：**甘，平。归心、肝、膀胱经。**功效：**镇惊安神，散瘀止血，利水通淋，去翳明目。**主治：**惊悸失眠，惊风癫痫，血滞经闭，产后瘀滞腹痛，痈肿疮毒。**用量用法：**1～3克，研末；或入丸、散。外用适量，研末敷；或点眼。**使用注意：**阴虚内热及无瘀滞者慎用。

蛇含石

别名：蛇黄。**药性：**甘，寒。归心包、肝经。**功效：**镇惊安神，止血定痛。**主治：**心悸惊痫，肠风血痢，胃痛，骨节酸痛，疮痈肿毒。**用量用法：**9～15克，煎汤；或入丸、散。外用适量，研末调敷。**使用注意：**无。

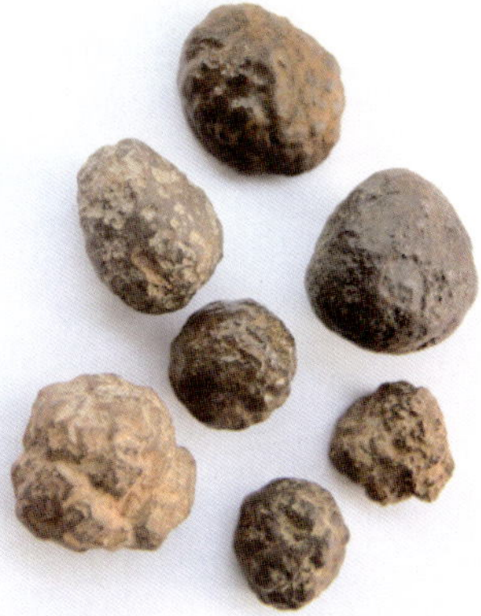

龙齿

别名：青龙齿、白龙齿。**药性：**涩、甘，凉 。归心、肝经。**功效：**镇惊安神，清热除烦。**主治：**惊痫，癫狂，心悸怔忡，失眠多梦，身热心烦。**用量用法：**10～15克，煎汤，打碎先煎；或入丸、散。外用适量，研末撒；或调敷。**使用注意：**畏干漆、蜀椒、理石。

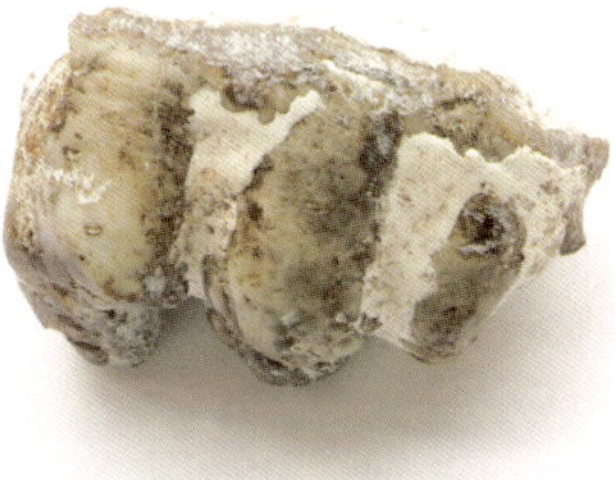

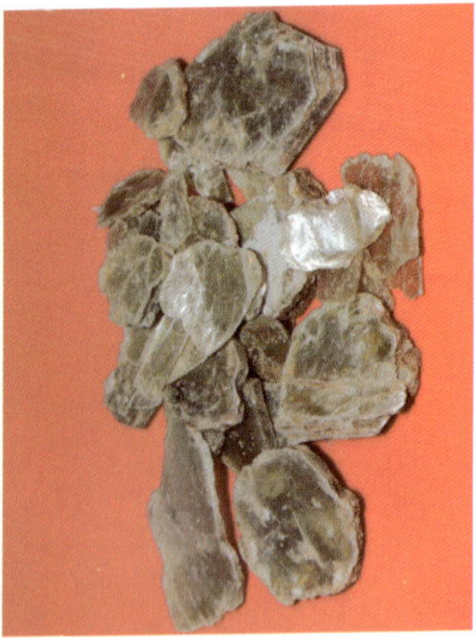

云母

别名：云珠、云华、云英、云液、云砂。**药性：**甘，温。归肺、脾、膀胱经。**功效：**纳气坠痰，止血敛疮。**主治：**虚喘，眩晕，惊悸，癫痫，寒疟，久痢，金创出血，痈疽疮毒。**用量用法：**9~15克，煎汤；或入丸、散。外用，研末撒；或调敷。**使用注意：**阴虚火旺及大便秘结者禁用。

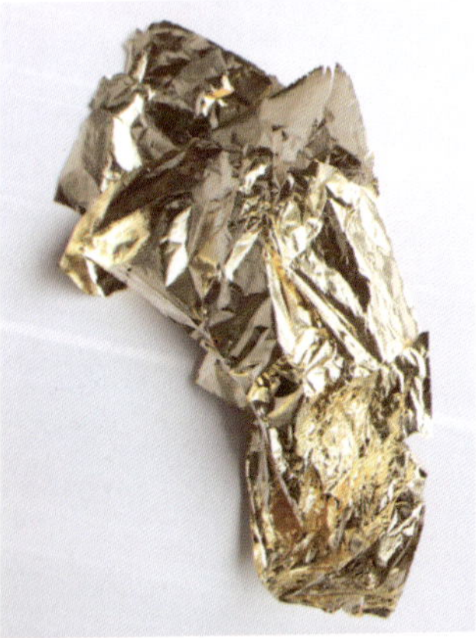

金箔

别名：金薄、金页。**药性：**辛、苦，平。归心、肝经。**功效：**镇心平肝，安神解毒。**主治：**惊痫癫狂，心悸，疮毒。**用量用法：**适量，入丸、散，一般多作丸药挂衣。**使用注意：**阳虚气陷者禁用。生用有毒。

玉

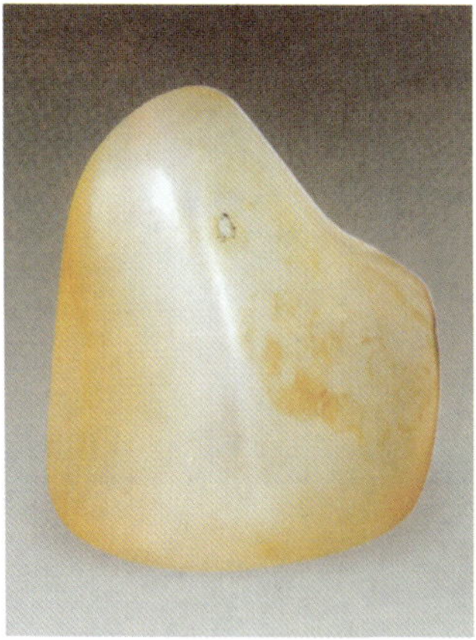

别名： 白玉、玉英、玄真、纯阳主。**药性：** 甘，平。归肺、胃、心经。**功效：** 润肺清胃，除烦止渴，镇心，明目。**主治：** 喘息烦满，消渴，惊悸，目翳，丹毒。**用量用法：** 30～150克，煎汤；或入丸剂。外用适量，研末调敷；或点目。**使用注意：** 脾胃虚弱者禁用。不可久用。不宜研末服用。

紫贝齿

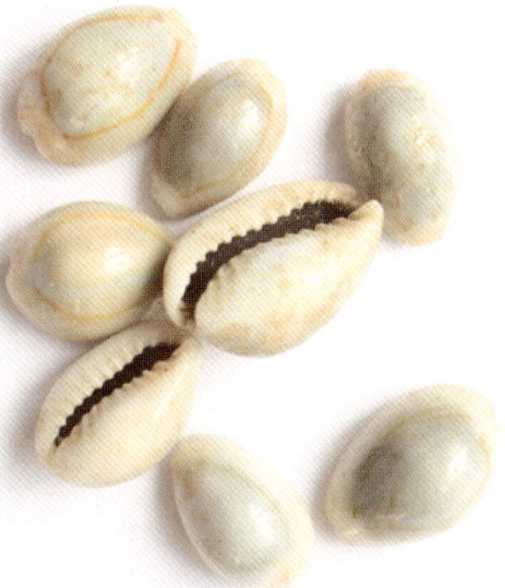

别名： 紫贝、文贝、紫贝子、南蛇牙齿、狗支螺、海巴。**药性：** 咸，平。归肝经。**功效：** 清心安神，平肝明目。**主治：** 惊悸，心烦不眠，目赤眩晕，斑疹。**用量用法：** 6～12克。**使用注意：** 无。

二、养心安神药

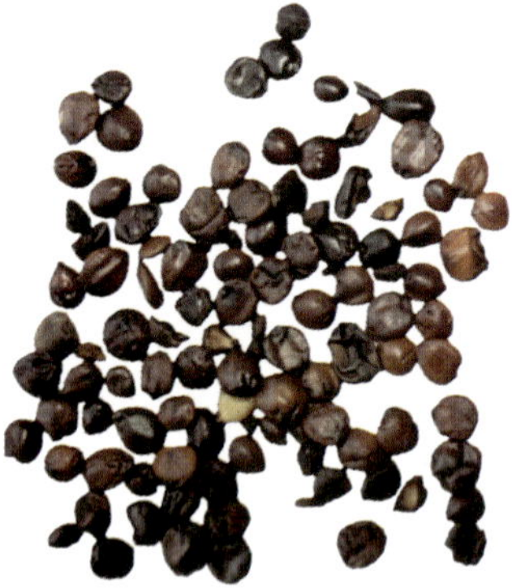

酸枣仁

别名：枣仁、酸枣核。**药性：**甘、酸，平。归肝、胆、心经。**功效：**养心补肝，宁心安神，敛汗生津。**主治：**虚烦不眠，惊悸多梦，体虚多汗，津伤口渴。**用量用法：**10～15克。**使用注意：**无。

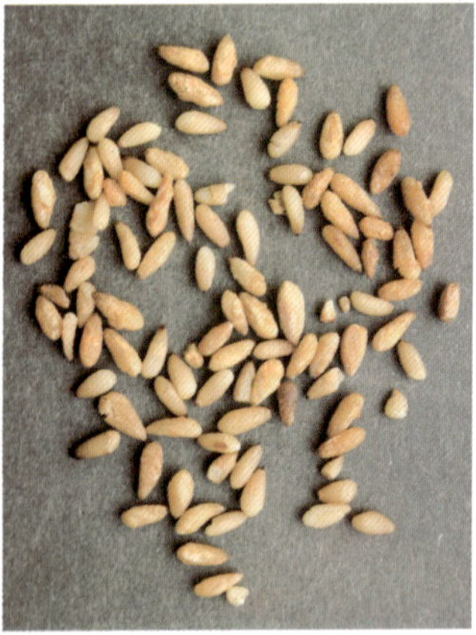

柏子仁

别名：柏仁、柏子、柏实、侧柏仁。**药性：**甘，平。归心、肾、大肠经。**功效：**养心安神，润肠通便，止汗。**主治：**阴血不足，虚烦失眠，心悸怔忡，肠燥便秘，阴虚盗汗。**用量用法：**3～10克。**使用注意：**本品易走油变化，不宜暴晒。便溏及痰多者不宜用。

合欢花

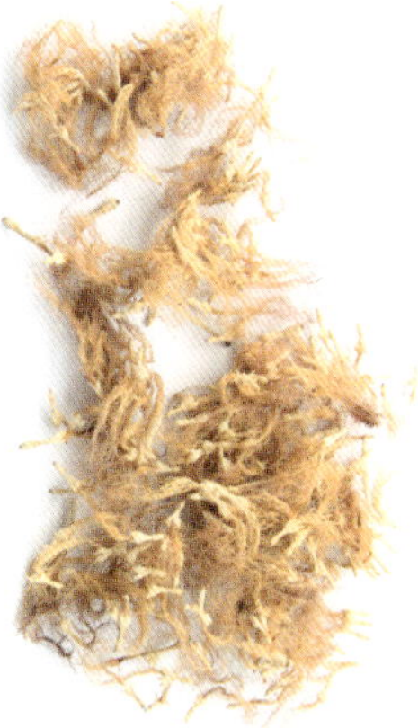

别名：绒花树、夜合欢、乌绒树、夜合树、苦情花。**药性：**甘，平。归心、肝经。**功效：**解郁安神。**主治：**心神不安，忧郁失眠。**用量用法：**5～10克。**使用注意：**阴虚津伤者慎用。

首乌藤

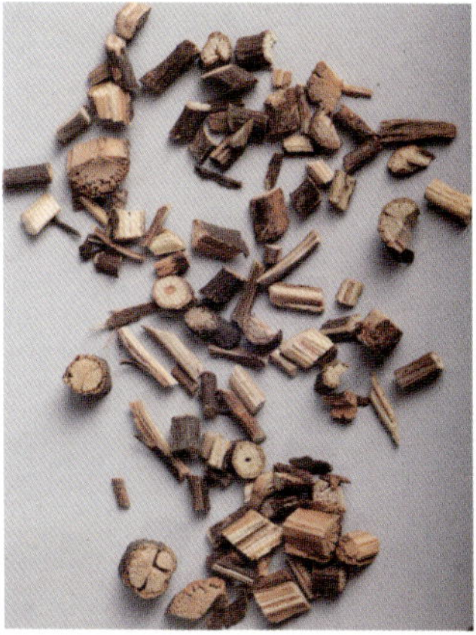

别名：首乌、夜合、地精、赤葛、夜交藤、赤首乌。**药性：**甘，平。归心、肝经。**功效：**养血安神，祛风通络。**主治：**失眠多梦，血虚身痛，风湿痹痛，皮肤瘙痒。**用量用法：**9～15克。外用适量，煎水洗患处。**使用注意：**无。

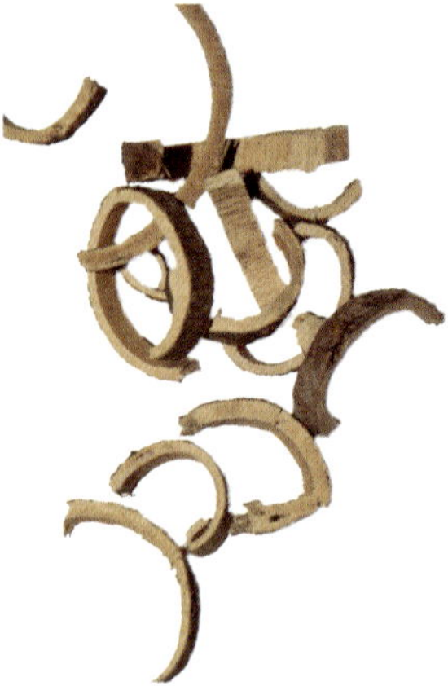

合欢皮

别名：合昏皮、夜合皮、合欢木皮。**药性：**甘，平。归心、肝、肺经。**功效：**解郁安神，活血消肿。**主治：**心神不安，忧郁失眠，肺痈，疮肿，跌仆伤痛。**用量用法：**6~12克。外用适量，研末调敷。**使用注意：**阴虚津伤者慎用。

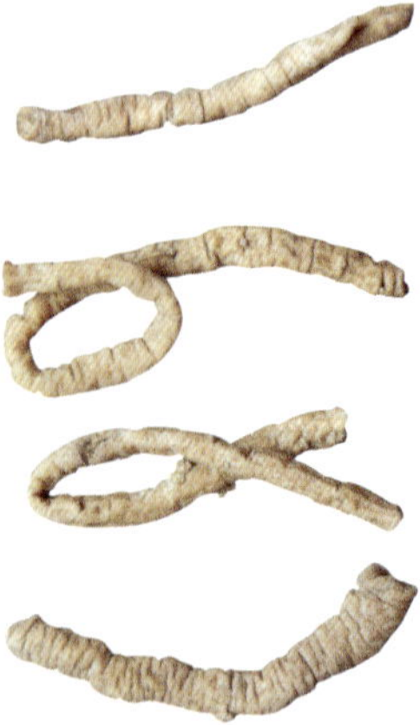

远志

别名：棘菀、细草、小鸡腿、小鸡眼、小草根。**药性：**苦、辛，温。归心、肾、肺经。**功效：**安神益智，交通心肾，祛痰，消肿。**主治：**心肾不交引起的失眠多梦、健忘惊悸、神志恍惚，咳痰不爽，疮疡肿毒，乳房肿痛。**用量用法：**3~10克。**使用注意：**有胃炎及溃疡者慎用。

缬 草

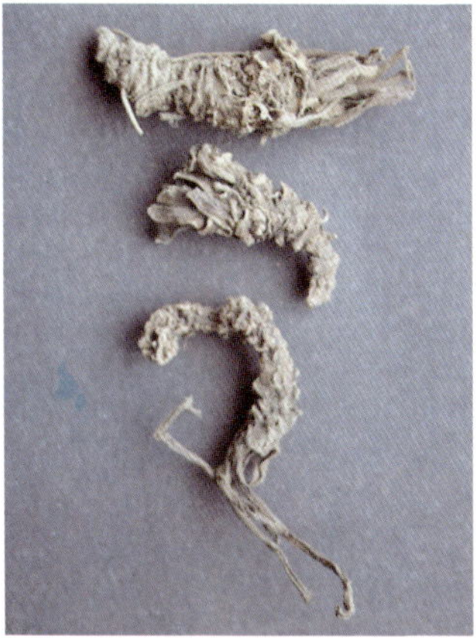

别名：穿心排草、鹿子草、甘松、猫食菜。**药性：**辛、苦，温。归心、肝经。**功效：**安心神，祛风湿，行气血，止痛。**主治：**心神不安，心悸失眠，癫狂，脏躁，风湿痹痛，脘腹胀痛，痛经，经闭，跌打损伤。**用量用法：**3～9克，煎汤；或研末；或浸酒。外用适量，研末调敷。**使用注意：**无。

平肝息风药

一、平抑肝阳药

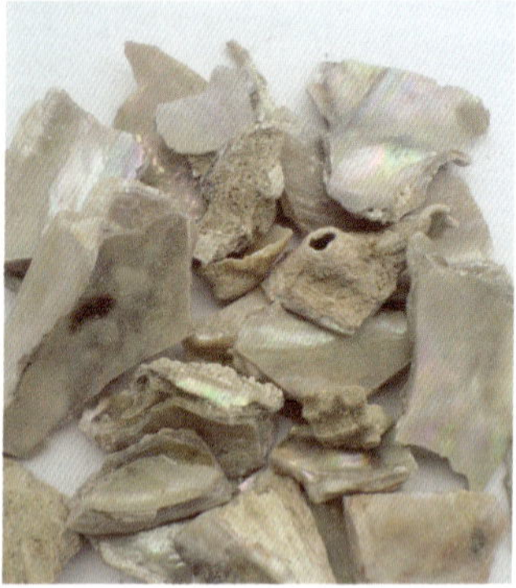

石决明

别名： 海决明、关海决、鲍鱼壳、真珠母、鳆鱼甲、鲍鱼皮、金蛤蜊皮。**药性：** 咸，寒。归肝经。**功效：** 平肝潜阳，清肝明目。**主治：** 头痛眩晕，目赤翳障，视物昏花，青盲雀目。**用量用法：** 6～20克，先煎。**使用注意：** 本品咸寒易伤脾胃，故脾胃虚寒、食少便溏者慎用。

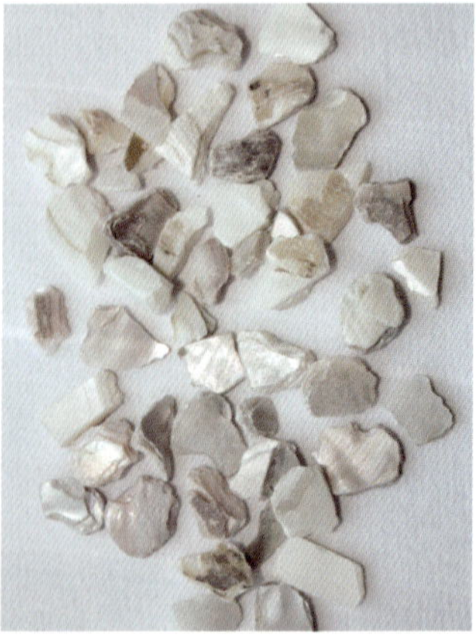

珍珠母

别名： 珠母、珠牡丹、真珠母、明珠母。**药性：** 咸，寒。归肝、心经。**功效：** 平肝潜阳，安神定惊，明目退翳。**主治：** 头痛眩晕，惊悸失眠，目赤翳障，视物昏花。**用量用法：** 10～25克，先煎。**使用注意：** 胃寒者慎用。

罗布麻叶

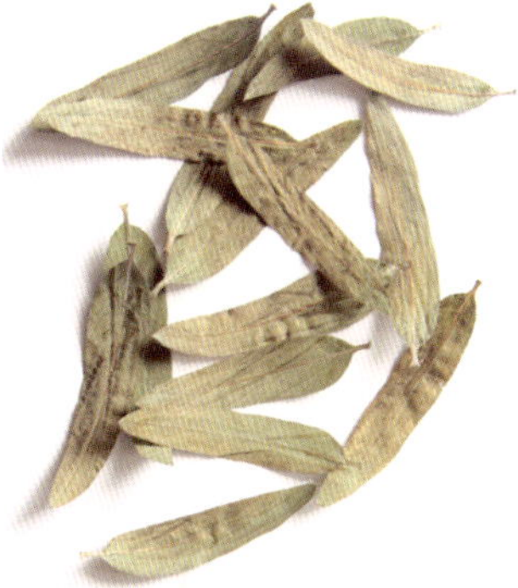

别名：野麻、茶叶花、泽漆麻、野茶叶、红根草。**药性：**甘、苦，凉。归肝经。**功效：**平肝安神，清热利水。**主治：**肝阳眩晕，心悸失眠，浮肿尿少。**用量用法：**6～12克。**使用注意：**脾胃虚寒者不宜长期用。

牡蛎

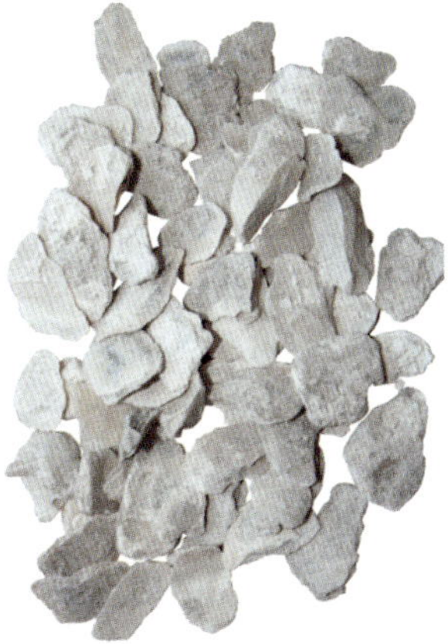

别名：蛎蛤、牡蛤、海蛎子。**药性：**咸，微寒。归肝、胆、肾经。**功效：**重镇安神，潜阳补阴，软坚散结。**主治：**惊悸失眠，眩晕耳鸣，瘰疬痰核，癥瘕痞块。**用量用法：**9～30克，先煎。**使用注意：**本品多用、久用，易引起消化不良。

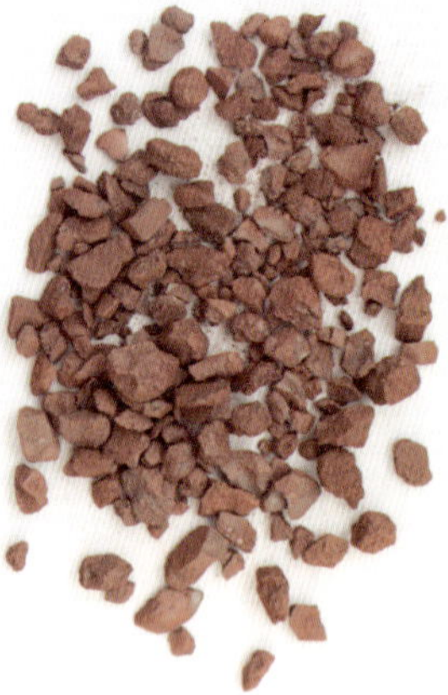

赭石

别名： 须丸、赤土、紫朱、赭石、土朱、铁朱、丁头代赭。**药性：** 苦，寒。归肝、心、肺、胃经。**功效：** 平肝潜阳，重镇降逆，凉血止血。**主治：** 眩晕耳鸣，呕吐，噫气，呃逆，喘息，吐血，衄血，崩漏下血。**用量用法：** 9~30克，先煎；或入丸、散。外用适量，研末撒；或调服。**使用注意：** 孕妇慎用。

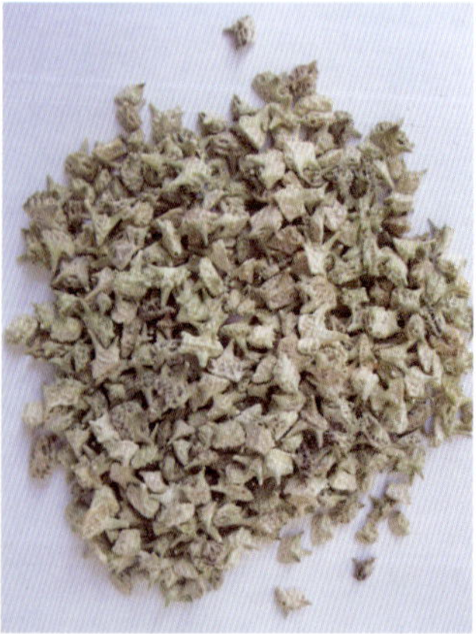

蒺藜

别名： 硬蒺藜、蒺骨子、刺蒺藜。**药性：** 辛、苦，微温；有小毒。归肝经。**功效：** 平肝解郁，活血祛风，明目，止痒。**主治：** 头痛眩晕，胸胁胀痛，乳闭乳痈，目赤翳障，风疹瘙痒。**用量用法：** 6~10克。**使用注意：** 无。

蓝布正

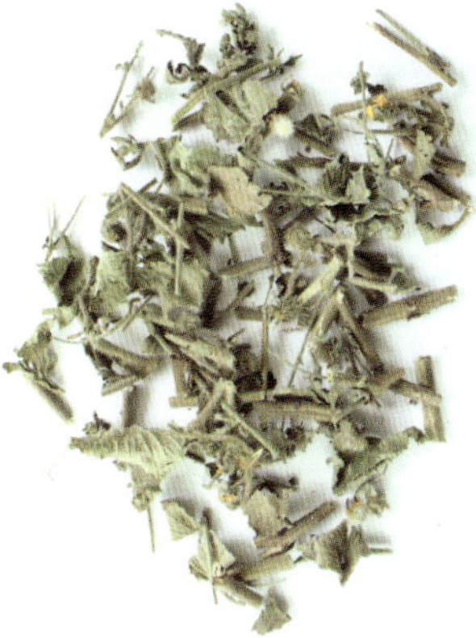

别名： 追风七、红心草、水杨梅、头晕药、路边黄、五气朝阳草。**药性：** 甘、微苦，凉。归肝、脾、肺经。**功效：** 益气健脾，补血养阴，润肺化痰。**主治：** 气血不足，虚劳咳嗽，脾虚带下。**用量用法：** 9～30克。**使用注意：** 无。

灯台叶

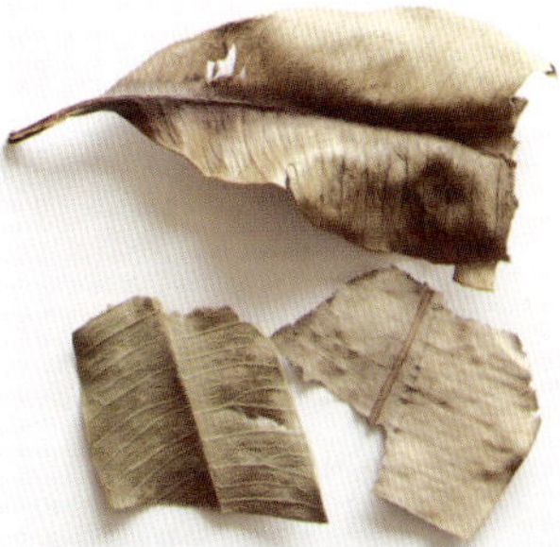

别名： 凳板风、英台木、九度叶、象皮木、鸭脚树、大枯树、肥猪叶、肥猪菜、五爪皮。**药性：** 微苦、凉。归肝经。**功效：** 清热平肝，消肿止痛。**主治：** 头痛，眩晕，咽喉肿痛，关节酸痛，跌打肿痛。**用量用法：** 6～15克，煎汤；或研末；或浸酒。外用适量，捣敷。**使用注意：** 无。

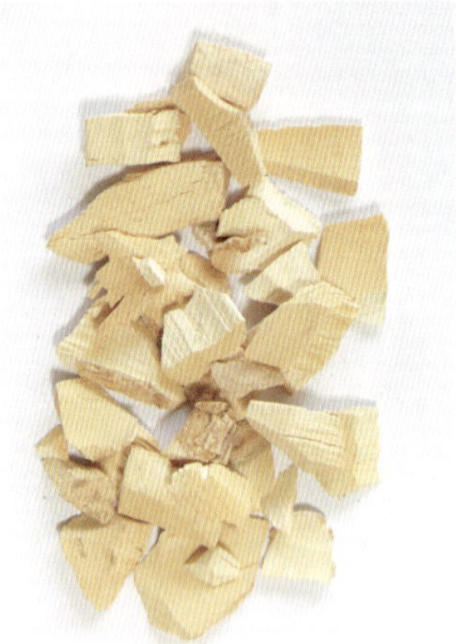

萝芙木

别名：山辣椒、山马蹄、山胡椒、萝芙藤。**药性：**苦、微辛，凉。归肝经。**功效：**清热，降压，宁神。**主治：**感冒发热，头痛身疼，咽喉肿痛，高血压，眩晕，失眠。**用量用法：**10～30克，煎汤。外用鲜品适量，捣敷。**使用注意：**胃病及气血虚寒者慎用。

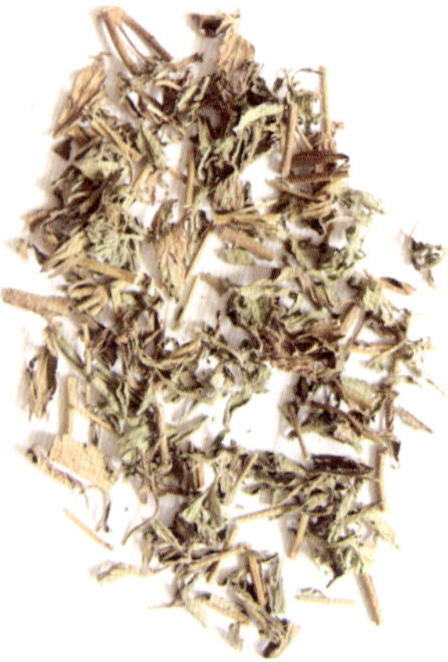

甜叶菊

别名：甜茶。**药性：**甘、平。归胃、肝经。**功效：**生津止渴，降血压。**主治：**消渴，高血压病。**用量用法：**3～10克，煎汤；或代茶饮。**使用注意：**无。

二、息风止痉药

羚羊角

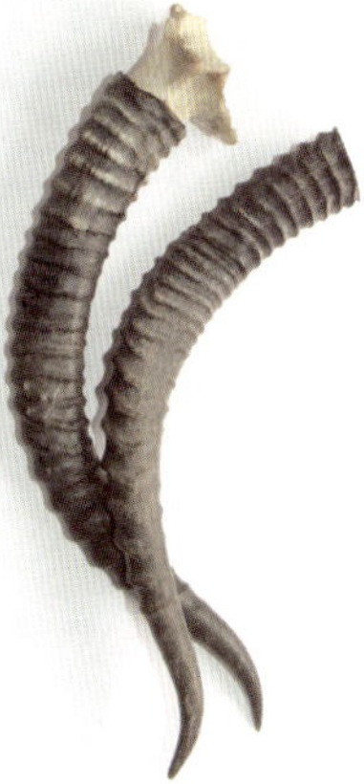

别名： 高鼻羚羊角。**药性：** 咸，寒。归肝、心经。**功效：** 平肝息风，清肝明目，散血解毒。**主治：** 肝风内动，惊痫抽搐，妊娠子痫，高热痉厥，癫痫发狂，头痛眩晕，目赤翳障，温毒发斑，痈肿疮毒。**用量用法：** 1～3克，宜另煎2小时以上；磨汁或研粉服，每次0.3～0.6克。**使用注意：** 脾虚慢惊者禁用。

牛黄

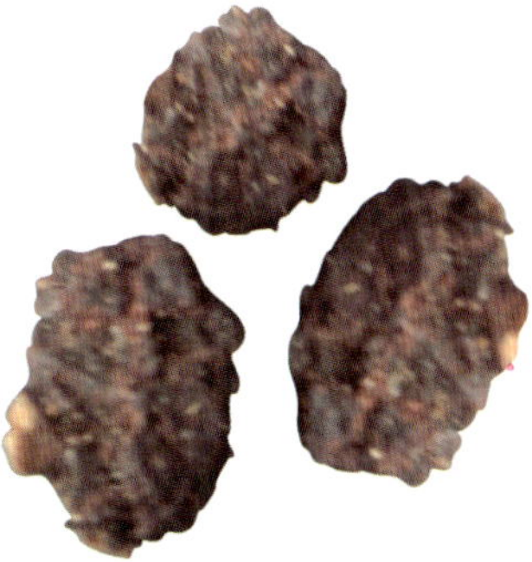

别名： 西黄、丑宝。**药性：** 甘，凉。归心、肝经。**功效：** 清心，豁痰，开窍，凉肝，息风，解毒。**主治：** 热病神昏，中风痰迷，惊痫抽搐，癫痫发狂，咽喉肿痛，口舌生疮，痈肿疔疮。**用量用法：** 0.15～0.35克，多入丸、散。外用适量，研末敷患处。**使用注意：** 非实热证不宜用，孕妇慎用。

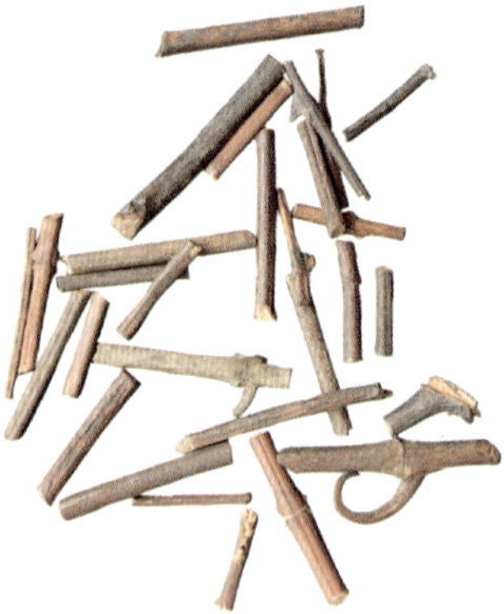

钩藤

别名：吊藤、钩丁、钓钩藤、莺爪风、嫩钩钩、金钩藤、钩藤钩子。**药性**：甘，凉。归肝、心包经。**功效**：息风定惊，清热平肝。**主治**：肝风内动，惊痫抽搐，高热惊厥，感冒挟惊，小儿惊啼，妊娠子痫，头痛眩晕。**用量用法**：3～12克，后下。**使用注意**：无风热及实热者慎用。

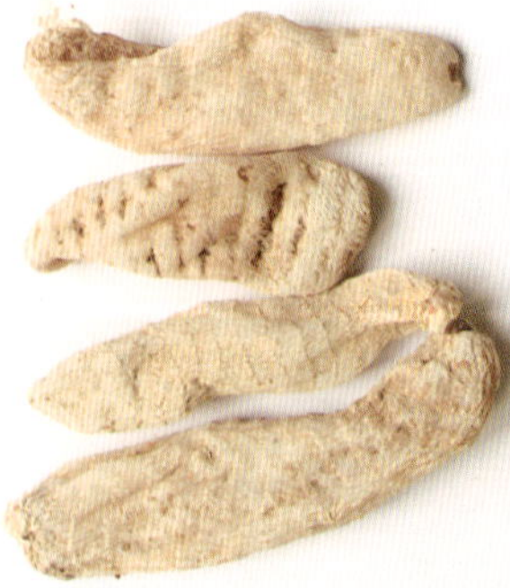

天麻

别名：神草、赤箭、离母、木浦、赤箭芝、独摇芝、鬼督邮、定风草。**药性**：甘，平。归肝经。**功效**：息风止痉，平抑肝阳，祛风通络。**主治**：小儿惊风，癫痫抽搐，破伤风，头痛眩晕，手足不遂，肢体麻木，风湿痹痛。**用量用法**：3～10克。**使用注意**：津液衰少，血虚、阴虚者慎用。不可与御风草根同用。

地龙

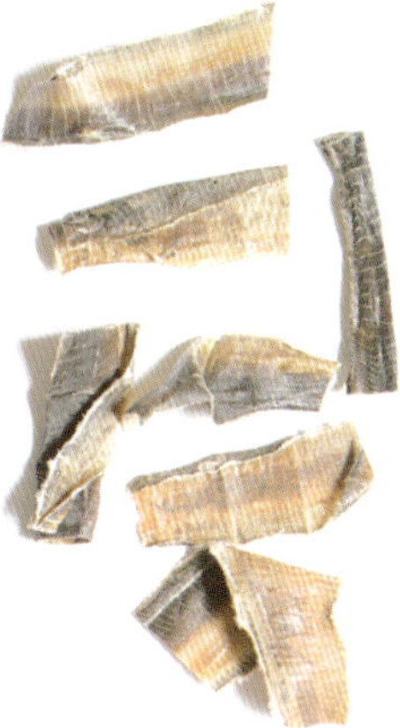

别名：曲蟮、坚蚕、引无、却行、黄犬。**药性：**咸，寒。归肝、脾、膀胱经。**功效：**清热定惊，通络，平喘，利尿。**主治：**高热神昏，惊厥抽搐，关节痹痛，肢体麻木，半身不遂，肺热喘咳，水肿尿少。**用量用法：**5～10克。**使用注意：**脾胃素虚、血虚无瘀或出血者慎用。地龙有毒，有溶血作用，内服过量会产生不良反应。

全蝎

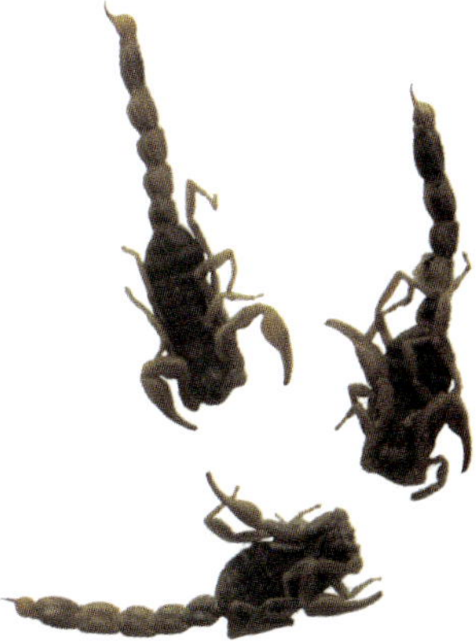

别名：全虫、钳蝎、蝎子。**药性：**辛，平；有毒。归肝经。**功效：**息风镇痉，通络止痛，攻毒散结。**主治：**肝风内动，痉挛抽搐，小儿惊风，中风口㖞，半身不遂，破伤风，风湿顽痹，偏正头痛，疮疡，瘰疬。**用量用法：**3～6克。**使用注意：**孕妇禁用。

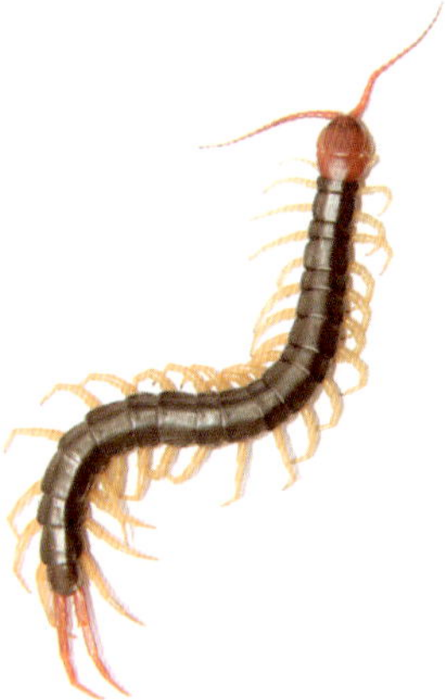

蜈蚣

别名：吴公、百脚、天龙、百足虫、千足虫。**药性：**辛，温；有毒。归肝经。**功效：**息风镇痉，通络止痛，攻毒散结。**主治：**肝风内动，痉挛抽搐，小儿惊风，中风口㖞，半身不遂，破伤风，风湿顽痹，偏正头痛，疮疡，瘰疬，蛇虫咬伤。**用量用法：**3～5克。**使用注意：**本品有毒，用量不宜过大。孕妇忌用。

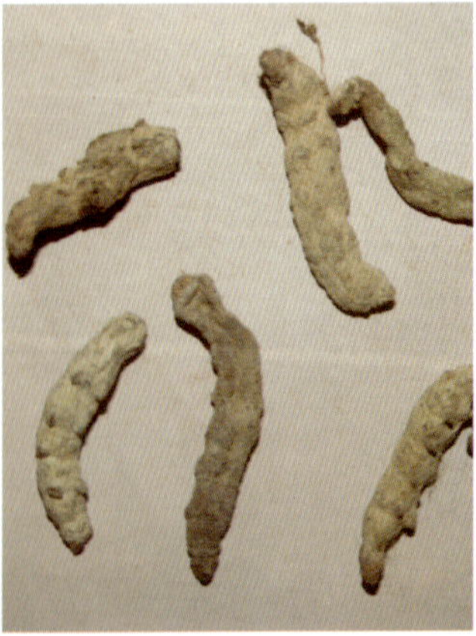

僵蚕

别名：天虫、僵虫、白僵蚕。**药性：**咸、辛，平。归肝、肺、胃经。**功效：**息风止痉，祛风止痛，化痰散结。**主治：**肝风夹痰，惊抽搐，小儿急惊，破伤风，中风口㖞，风热头痛，目赤咽痛，风疹瘙痒，发颐痄腮。**用量用法：**5～10克。**使用注意：**血虚无风者慎用。

蛇蜕

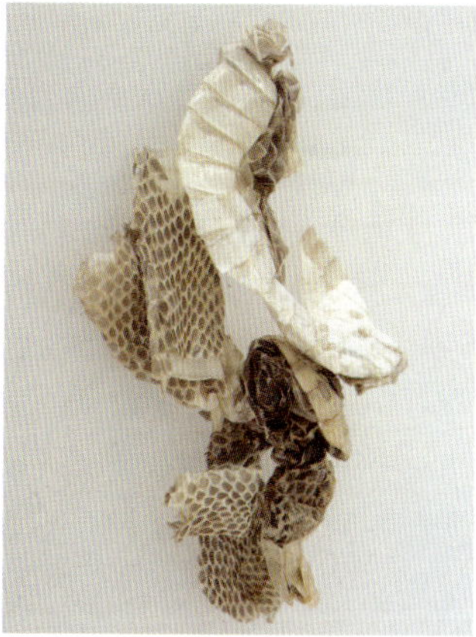

别名： 蛇符、蛇退、蛇壳、蛇皮、龙衣、龙子衣、龙子单衣。**药性：** 咸、甘，平。归肝经。**功效：** 祛风，定惊，退翳，解毒。**主治：** 小儿惊风，抽搐痉挛，翳障，喉痹，疔肿，皮肤瘙痒。**用量用法：** 2～3克，煎汤；研末吞服；0.3～0.6克。**使用注意：** 孕妇忌用。

重楼

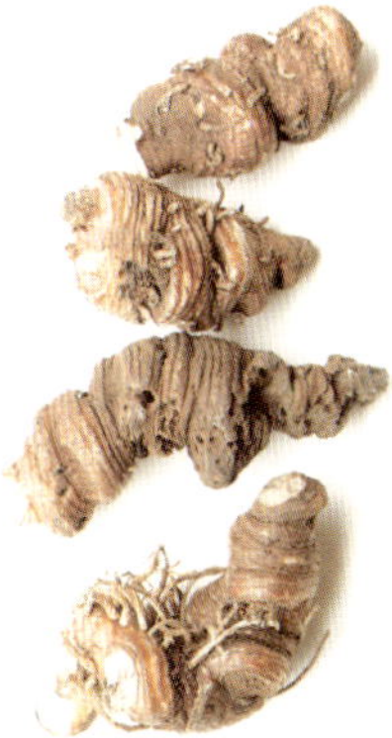

别名： 滇重楼、草河车、独脚莲。**药性：** 苦，微寒；有小毒。归肝经。**功效：** 清热解毒，消肿止痛，凉肝定惊。**主治：** 疔疮痈肿，咽喉肿痛，蛇虫咬伤，跌仆伤痛，惊风抽搐。**用量用法：** 3～9克。外用适量，研末调敷。**使用注意：** 虚证者及孕妇慎用。

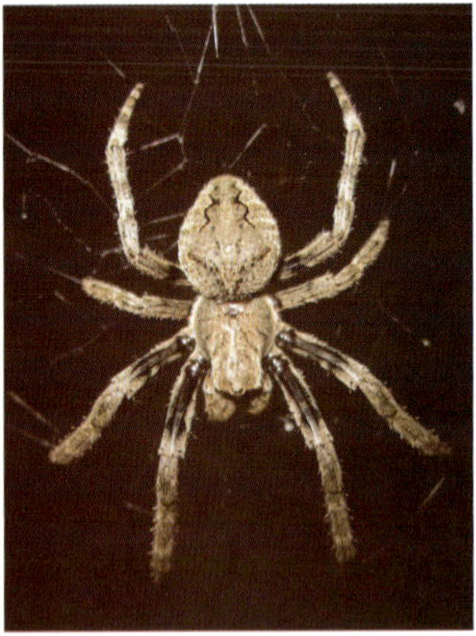

蜘蛛

别名：次蠹、蛛蝥、网工。**药性：**苦，寒。归肝经。**功效：**祛风，消肿，解毒，散结。**主治：**中风口㖞，小儿慢惊，口噤，疳积，喉风肿闭，牙疳，聤耳，痈肿疔毒。**用量用法：**0.3～1克，研末；浸酒；或入丸、散；不入汤剂。外用适量，捣敷、绞汁涂；研末撒；或调敷。**使用注意：**蜘蛛遗尿着人患疮癣。被蜘蛛咬，腹大如孕妇，饮羊乳数日而平。

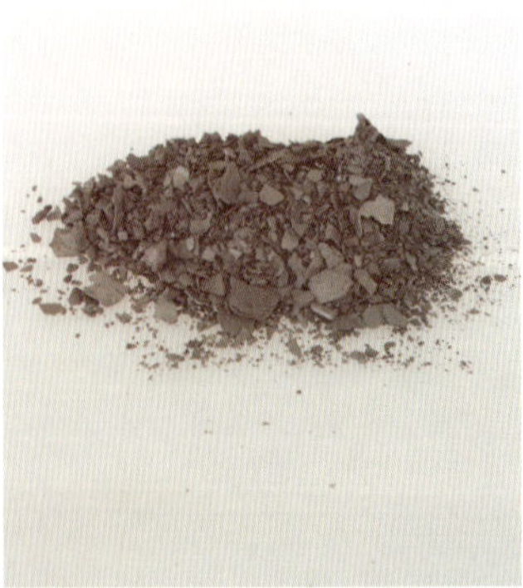

铁落

别名：生铁落、铁屎、铁屑、铁花、铁蛾。**药性：**辛，凉。归心、肝经。**功效：**平肝镇惊，解毒敛疮，补血。**主治：**癫狂，热病谵妄，心悸易惊，风湿痹痛，疮疡肿毒，贫血。**用量用法：**30～60克，煎汤；或入丸、散。外用适量，研末调敷。**使用注意：**肝虚及中气虚寒者禁用。

螳螂

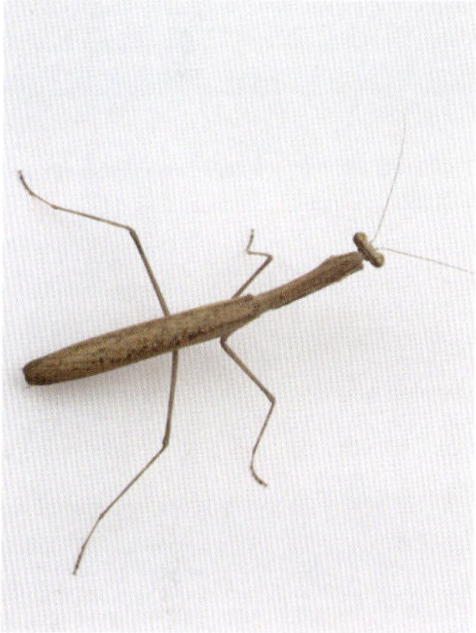

别名： 刀螂、大刀螂、祷告虫、巨斧、天马。**药性：** 甘、咸，温。归心肝经。**功效：** 定惊止搐，解毒消肿。**主治：** 小儿惊痫抽搐，咽喉肿痛，疔疮肿毒，痔疮脚气。**用量用法：** 1～2只，研磨。外用适量，捣敷；或研末嗅鼻、吹喉；或调敷。**使用注意：** 无。

蛇含

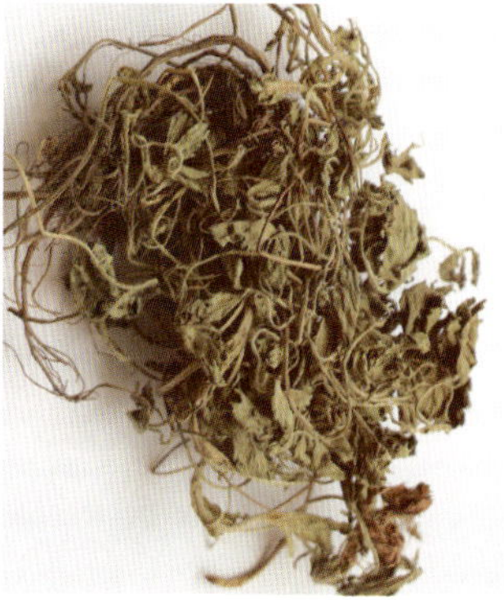

别名： 小龙牙、五皮风、五爪金。**药性：** 苦，微寒。归肝、肺经。**功效：** 清热定惊，截疟，止咳化痰，解毒活血。**主治：** 高热惊风，疟疾，肺热咳嗽，百日咳，痢疾，疮疖肿毒，咽喉肿痛，风火牙痛，带状疱疹，目赤肿痛，虫蛇咬伤。**用量用法：** 9～15克，煎汤，鲜品加倍。外用适量，煎水洗；或捣敷；或捣汁涂；或煎水含漱。**使用注意：** 无。

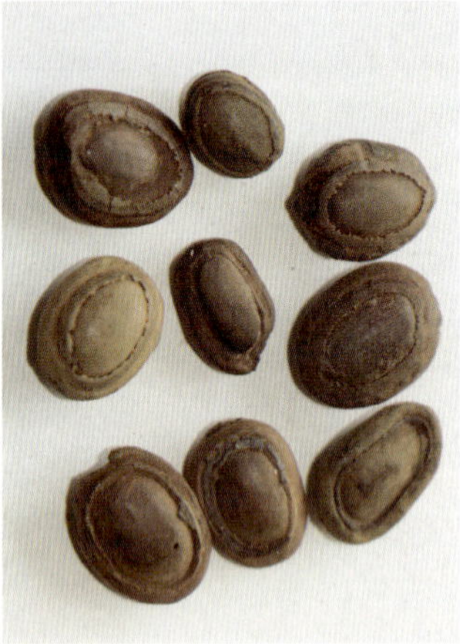

猴枣

别名：猴子枣、羊肠枣、猴丹、申枣。**药性：**辛、温。归肺、胃经。**功效：**消痰镇惊，清热解毒。**主治：**痰热喘嗽，小儿惊痫，瘰疬痰核。**用量用法：**0.3～1克，研末；不入煎剂。外用适量，醋研磨涂。**使用注意：**无。

开窍药

麝 香

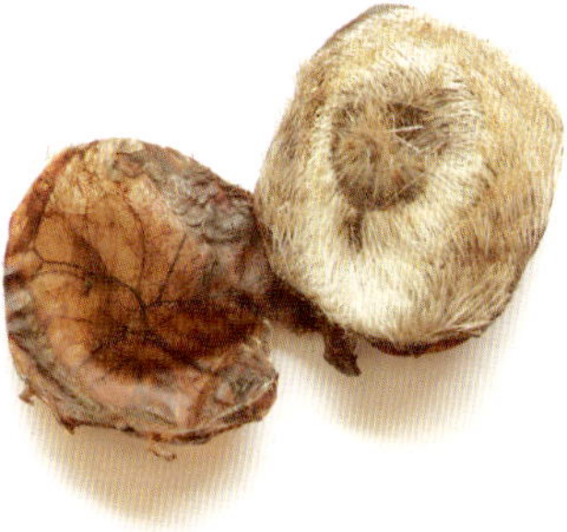

别名： 遗香、脐香、生香、元寸香。**药性：** 辛，温。归心、脾经。**功效：** 开窍醒神，活血通经，消肿止痛。**主治：** 热病神昏，中风痰厥，气郁暴厥，中恶昏迷，经闭，癥瘕，跌仆伤痛，痹痛麻木，痈肿瘰疬，咽喉肿痛。**用量用法：** 0.03～0.1克，多入丸、散。外用适量。**使用注意：** 孕妇禁用。

冰 片

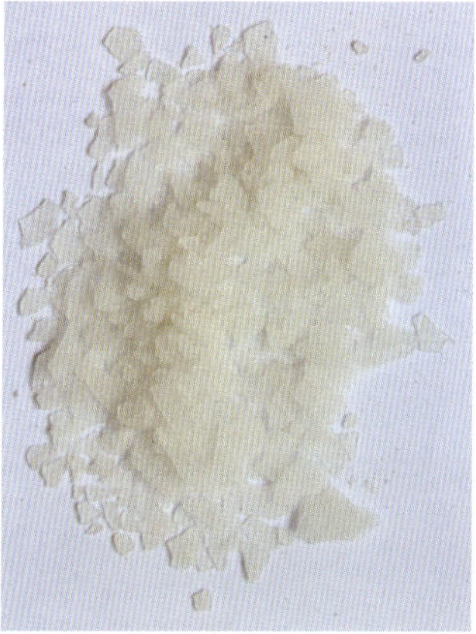

别名： 合成龙脑、片脑、桔片、龙脑香。**药性：** 辛、苦，微寒。归心、脾、肺经。**功效：** 开窍醒神，清热止痛。**主治：** 热病神昏、惊厥，中风痰厥，气郁暴厥，中恶昏迷，胸痹心痛，目赤，口疮，咽喉肿痛，耳道流脓。**用量用法：** 0.15～0.3克，入丸、散。外用研粉点敷患处。**使用注意：** 孕妇慎用。忌见火与高热。

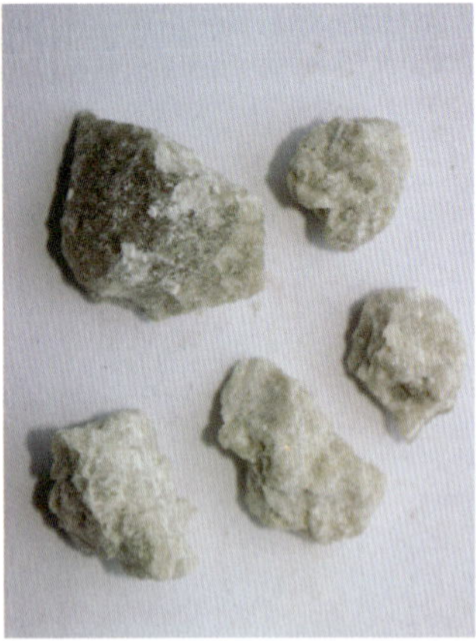

苏合香

别名： 苏合油、帝油流、苏合香油、流动苏合香。**药性：** 辛，温。归心、脾经。**功效：** 开窍，辟秽，止痛。**主治：** 中风痰厥，猝然昏倒，胸痹心痛，胸腹冷痛，惊痫。**用量用法：** 0.3～1克，宜入丸、散。**使用注意：** 热闭及虚脱之证患者不宜使用。

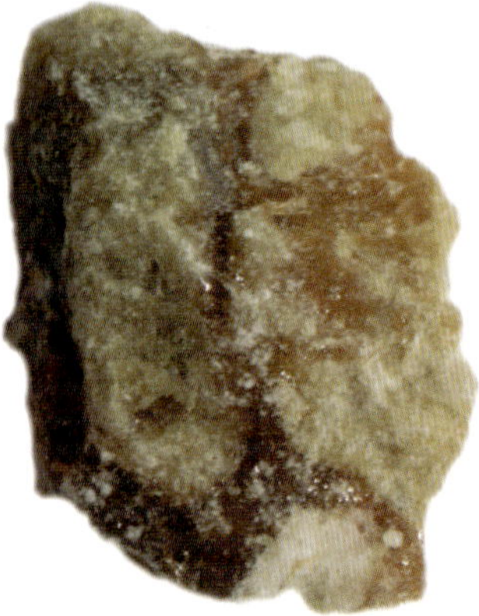

安息香

别名： 野茉莉、拙贝罗香。**药性：** 辛、苦，平。归心、脾经。**功效：** 开窍醒神，行气活血，止痛。**主治：** 中风痰厥，气郁暴厥，中恶昏迷，心腹疼痛，产后血晕，小儿惊风。**用量用法：** 0.6～1.5克，多入丸、散。**使用注意：** 阴虚火旺者慎用。

九节菖蒲

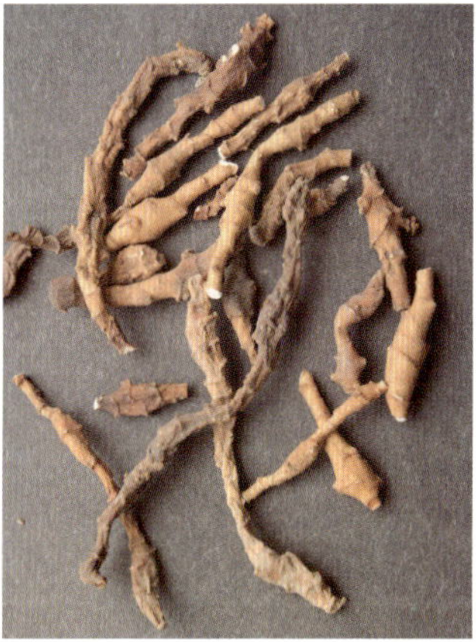

别名： 小菖蒲、外菖蒲。**药性：** 辛，温。归心、肝、脾经。**功效：** 化痰开窍，安神，祛湿醒脾，解毒。**主治：** 热病神昏，疮痈癫痫，气闭耳聋，多梦健忘，胸闷腹胀，食欲不振，风湿痹痛，痈疽疥癣。**用量用法：** 1.5~6克，煎汤；或入丸、散；或鲜品捣汁服。外用适量，煎水洗；或鲜品捣敷；或研末捣敷。**使用注意：** 阴虚阳亢、烦躁汗多、精滑者慎用。

樟脑

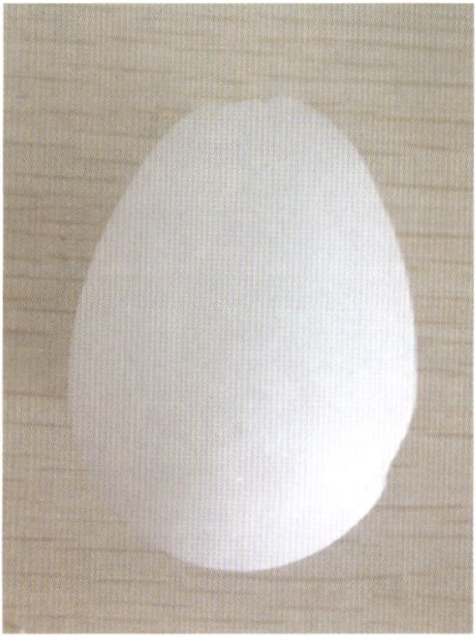

别名： 韶脑、潮脑、脑子、油脑、树脑。**药性：** 辛，热；有小毒。归心、脾经。**功效：** 通关窍，利滞气，辟秽浊，杀虫止痒，消肿止痛。**主治：** 热病神昏，中恶猝倒，痧胀吐泻腹痛，寒湿脚气，疥疮顽癣，秃疮，冻疮，臁疮。**用量用法：** 0.06~0.15克，入丸、散；不入煎剂。外用适量，研末；或溶于酒中；或入软膏敷搽。**使用注意：** 内服不宜过量，气虚者及孕妇禁用。皮肤过敏者慎用。

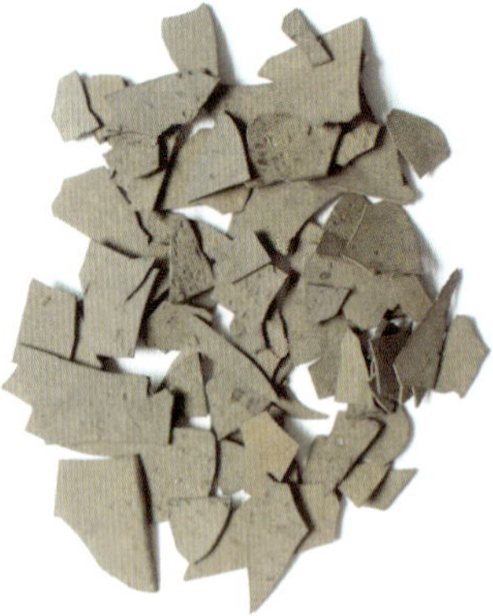

蟾酥

别名： 蛤蟆酥、蛤蟆浆、蟾蜍眉脂、蟾蜍眉酥、癞蛤蚂浆。**药性：** 辛，温；有毒。归心经。**功效：** 解毒，止痛，开窍醒神。**主治：** 痈疽疔疮，咽喉肿痛，中暑神昏，痧胀腹痛吐泻。**用量用法：** 0.015～0.03克，多入丸、散。外用适量。**使用注意：** 孕妇慎用。

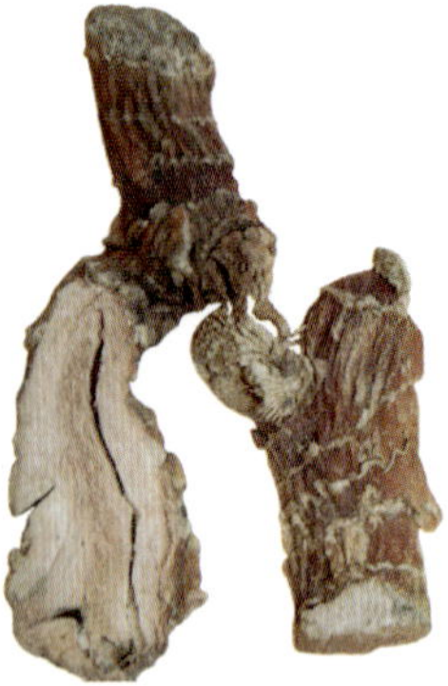

石菖蒲

别名： 水剑草、山菖蒲、金钱蒲、药菖蒲、菖蒲叶、香菖蒲。**药性：** 辛、苦，温。归心、胃经。**功效：** 开窍豁痰，醒神益智，化湿开胃。**主治：** 神昏癫痫，健忘失眠，耳鸣耳聋，脘痞不饥，噤口下痢。**用量用法：** 3～10克。**使用注意：** 凡阴亏血虚及精滑多汗者不宜用。

补虚药

一、补气药

人参

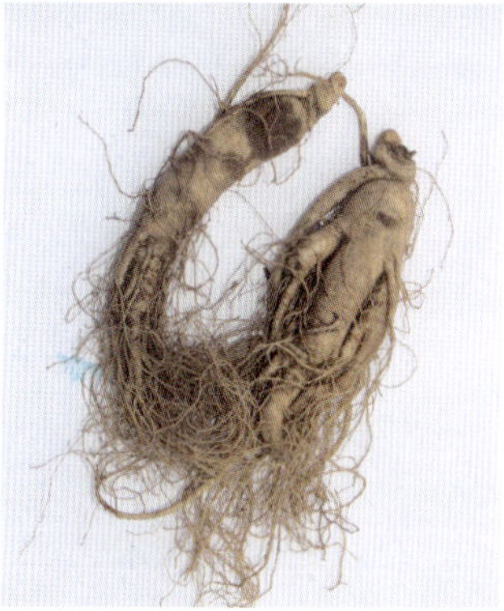

别名：山参、园参、人衔、鬼盖。**药性：**甘、微苦，微温。归脾、肺、心、肾经。**功效：**大补元气，复脉固脱，补脾益肺，生津养血，安神益智。**主治：**体虚欲脱，肢冷脉微，脾虚食少，肺虚喘咳，津伤口渴，内热消渴，气血亏虚。**用量用法：**3~9克，另煎兑服；也可研粉吞服。**使用注意：**不宜与藜芦、五灵脂同用。

西洋参

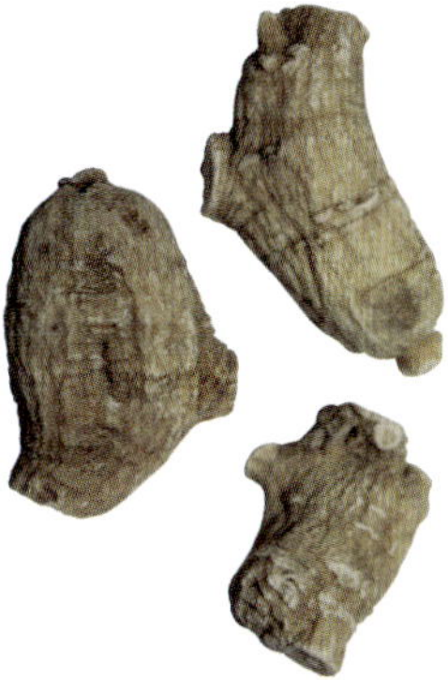

别名：洋参、花旗参、美国人参。**药性：**甘、微苦，凉。归心、肺、肾经。**功效：**补气养阴，清热生津。**主治：**气虚阴亏，虚热烦倦，咳喘痰血，内热消渴，口燥咽干。**用量用法：**3~6克，另煎兑服。**使用注意：**中阳虚衰、寒湿中阻及气郁化火等一切实证、火郁之证患者均应忌用。反藜芦，忌铁器及火炒。

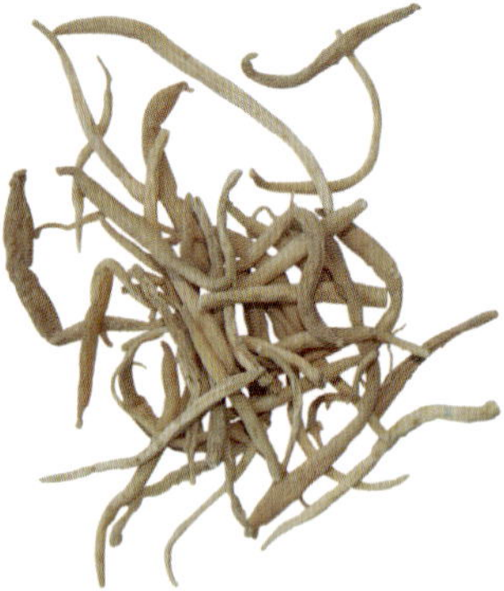

太子参

别名：童参、米参、孩儿参、双批七、四叶参。**药性：**甘、微苦，平。归脾、肺经。**功效：**益气健脾，生津润肺。**主治：**脾虚体倦，食欲不振，病后虚弱，气阴不足，自汗口渴，肺燥干咳。**用量用法：**9～30克。**使用注意：**邪实之证患者慎用。

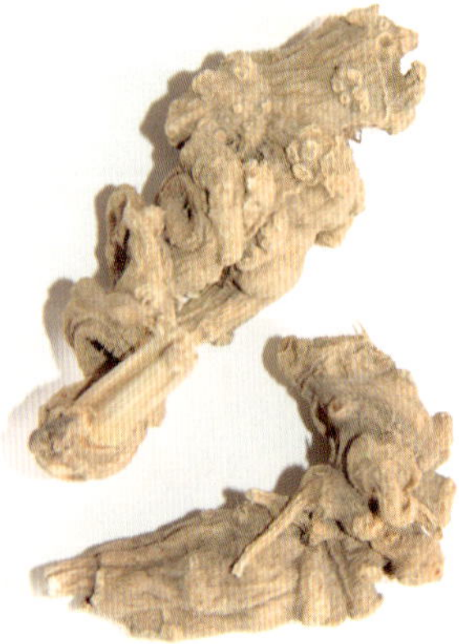

竹节参

别名：明七、白三七、竹根七、萝卜七、蜈蚣七、竹节人参。**药性：**甘、微苦，温。归肝、脾、肺经。**功效：**散瘀止血，消肿止痛，祛痰止咳，补虚强壮。**主治：**劳嗽咯血，跌仆损伤，咳嗽痰多，病后虚弱。**用量用法：**6～9克。**使用注意：**孕妇忌用。无虚无瘀者不宜。

刺五加

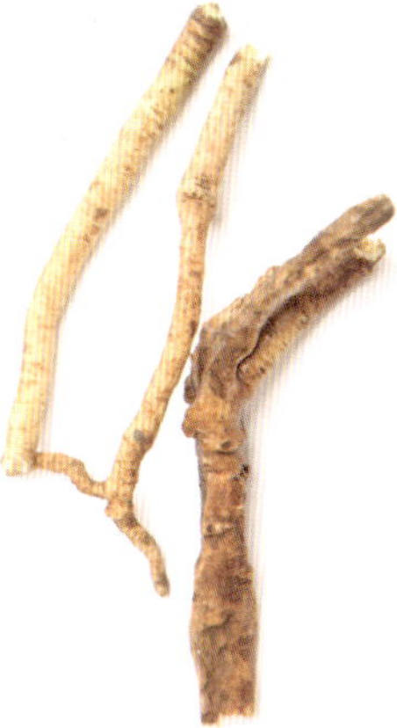

别名：五谷皮、南五加皮、红五加皮。**药性**：辛、微苦，温。归脾、肾、心经。**功效**：益气健脾，补肾安神。**主治**：脾肺气虚，体虚乏力，食欲不振，肺肾两虚，久咳虚喘，肾虚腰膝酸痛，心脾不足，失眠多梦。**用量用法**：9～27克。**使用注意**：阴虚火旺者慎用。

党参

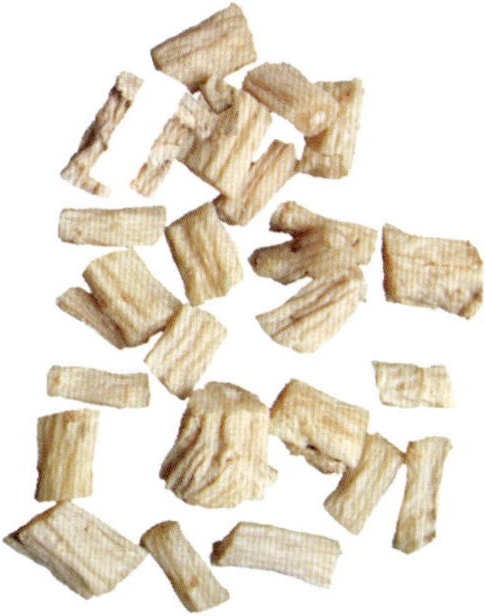

别名：黄参、防党参、狮头参、上党参、防风党参。**药性**：甘，平。归脾、肺经。**功效**：健脾益肺，养血生津。**主治**：脾肺气虚，食少倦怠，咳嗽虚喘，气血不足，面色萎黄，心悸气短，津伤口渴，内热消渴。**用量用法**：9～30克。**使用注意**：不宜与藜芦同用。

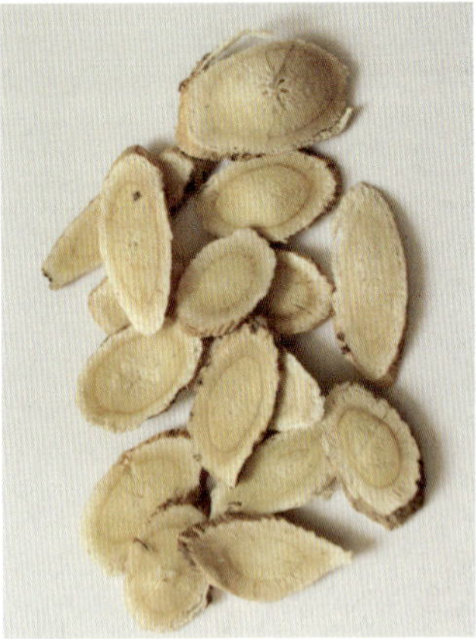

黄芪

别名：黄耆、箭芪、绵芪、绵黄芪。**药性：**甘，微温。归肺、脾经。**功效：**补气升阳，固表止汗，利水消肿，生津养血，行滞通痹，托毒排脓，敛疮生肌。**主治：**气虚乏力，食少便溏，中气下陷，久泻脱肛，便血崩漏，表虚自汗，气虚水肿，内热消渴，血虚萎黄。**用量用法：**9～30克。**使用注意：**疮疡初起、表实邪盛及阴虚阳亢者不宜用。

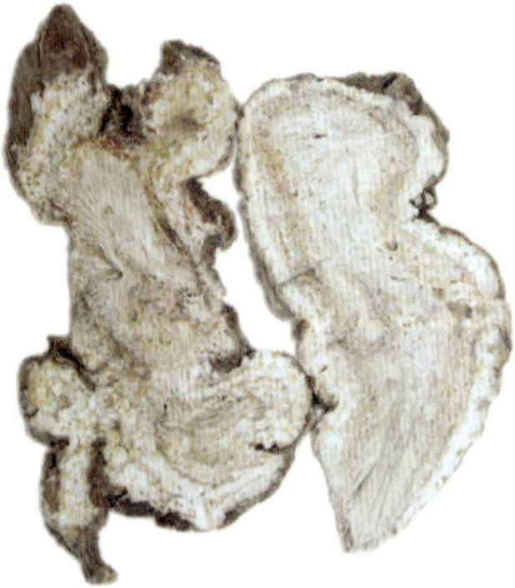

白术

别名：冬术、浙术、种术、白茱、山蓟、天蓟、山姜、乞力伽。**药性：**苦、甘，温。归脾、胃经。**功效：**健脾益气，燥湿利水，止汗，安胎。**主治：**脾虚食少，腹胀泄泻，痰饮眩悸，水肿，自汗，胎动不安。**用量用法：**6～12克。**使用注意：**阴虚内热，津液亏耗者忌用。

山药

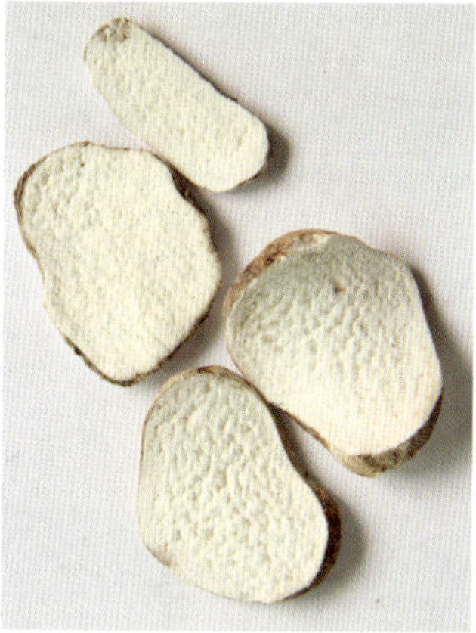

别名： 薯蓣、土薯、山薯、玉延、怀山药、淮山药。**药性：** 甘，平。归脾、肺、肾经。**功效：** 补脾养胃，生津益肺，补肾涩精。**主治：** 脾虚食少，久泻不止，肺虚喘咳，肾虚遗精，带下，尿频，虚热消渴。**用量用法：** 15～30克。**使用注意：** 本品养阴而兼涩性，能助湿，故湿盛中满或有积滞者不宜单独使用。实热邪实者忌用。

甘草

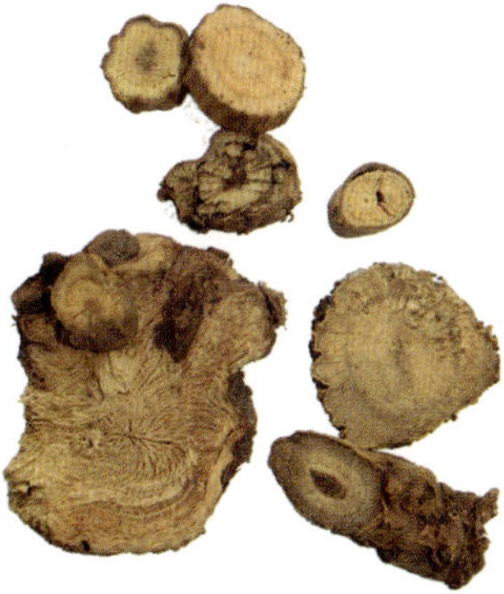

别名： 美草、密甘、密草、国老、粉草。**药性：** 甘，平。归心、肺、脾、胃经。**功效：** 补脾益气，清热解毒，祛痰止咳，缓急止痛，调和诸药。**主治：** 脾胃虚弱，倦怠乏力，心悸气短，咳嗽痰多，脘腹、四肢挛急疼痛，痈肿疮毒，缓解药物毒性、烈性。**用量用法：** 2～10克。**使用注意：** 不宜与海藻、京大戟、红大戟、甘遂、芫花同用。

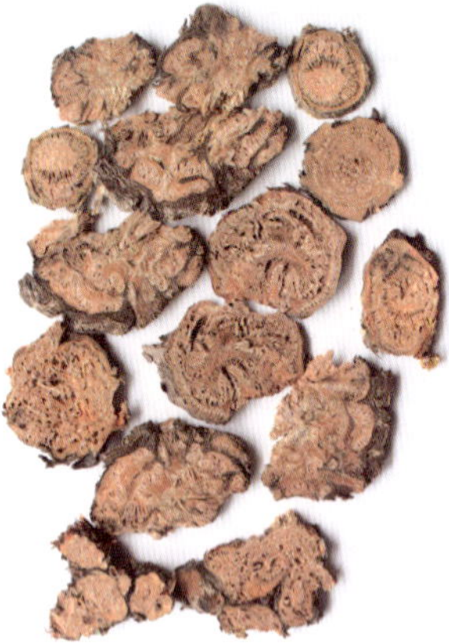

红景天

别名：蔷薇红景天、扫罗玛布尔（藏名）。**药性：**甘、苦，平。归肺、心经。**功效：**益气活血，通脉平喘。**主治：**气虚血瘀，胸痹心痛，中风偏瘫，倦怠气喘。**用量用法：**3～6克。**使用注意：**儿童、孕妇慎用。

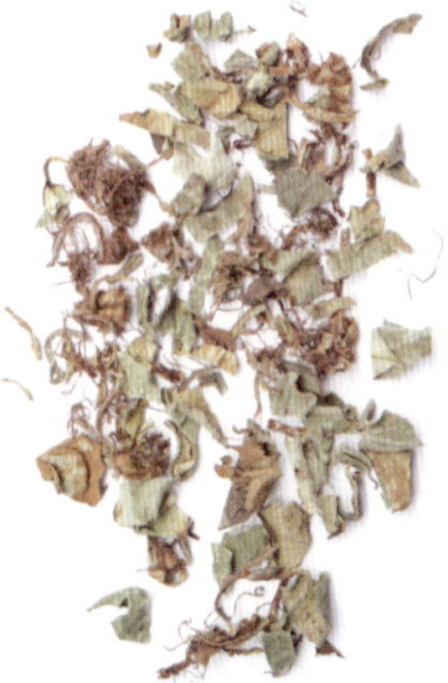

岩白菜

别名：岩壁菜、石白菜、岩七、红岩七、雪头开花、亮叶子。**药性：**甘、涩，平。归肺、肝、脾经。**功效：**收敛止泻，止血止咳，舒筋活络。**主治：**腹泻，痢疾，食欲不振，内外伤出血，肺结核咳嗽，气管炎咳嗽，风湿疼痛，跌打损伤。**用量用法：**6～12克。外用适量，捣敷。**使用注意：**虚弱、有外感发热者慎用。

大枣

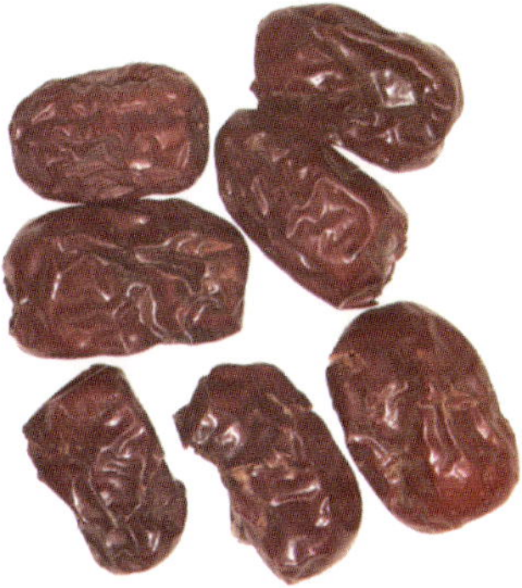

别名：红枣、干枣、枣子。**药性：**甘，温。归脾、胃、心经。**功效：**补中益气，养血安神。**主治：**脾虚食少，乏力便溏，妇人脏躁。**用量用法：**6～15克。**使用注意：**实热、湿热、痰热诸疾患者均不宜用。

蜂蜜

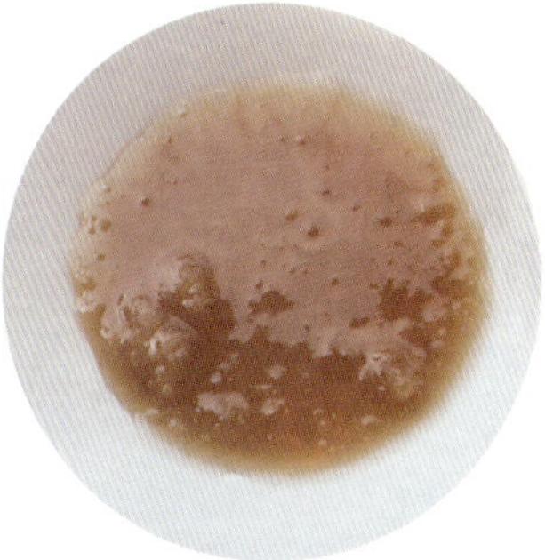

别名：蜂糖、蜜糖。**药性：**甘，平。归肺、脾、大肠经。**功效：**补中，润燥，止痛，解毒。外用生肌敛疮。**主治：**脘腹虚痛，肺燥干咳，肠燥便秘，解乌头类药毒。外治疮疡不敛，水火烫伤。**用量用法：**15～30克。**使用注意：**痰湿内蕴、中满痞胀及肠滑泄泻者忌用。

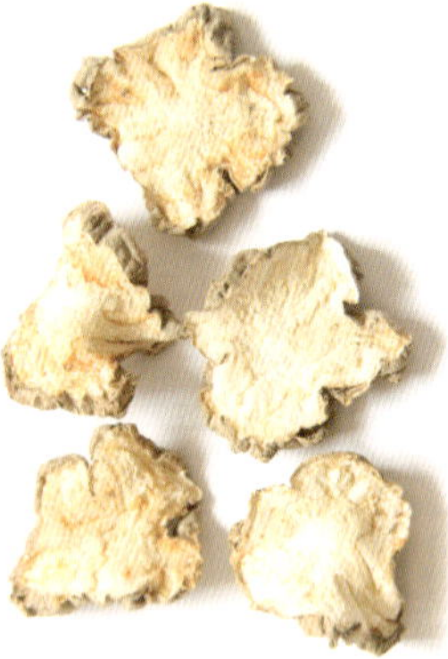

四叶参

别名： 奶参、羊乳、山海螺、白蟒肉、狗头参、乳头薯、乳薯。**药性：** 甘，温。归脾、肺经。**功效：** 补血通乳，清热解毒，消肿排脓。**主治：** 肺痈，乳痈，肠痈，肿毒，瘰疬，喉蛾，乳少，白带。**用量用法：** 10～15克，煎汤。**使用注意：** 凡邪实之证患者禁用。

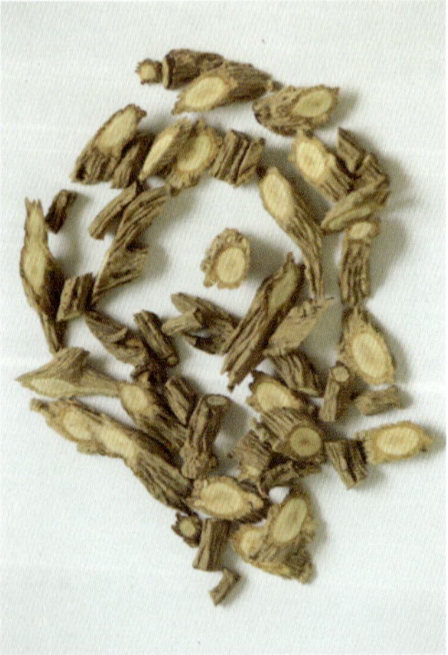

土党参

别名： 奶参、土羊乳、白洋参、对月参。**药性：** 甘，平。归脾、肺经。**功效：** 健脾益气，补肺止咳，下乳。**主治：** 虚劳内伤，气虚乏力，心悸，多汗，脾虚泄泻，白带，乳汁稀少，小儿疳积，遗尿，肺虚咳嗽。**用量用法：** 15～30克，煎汤；干品9～15克。外用鲜品适量，捣烂敷。**使用注意：** 不宜与藜芦同用。

黄花倒水莲

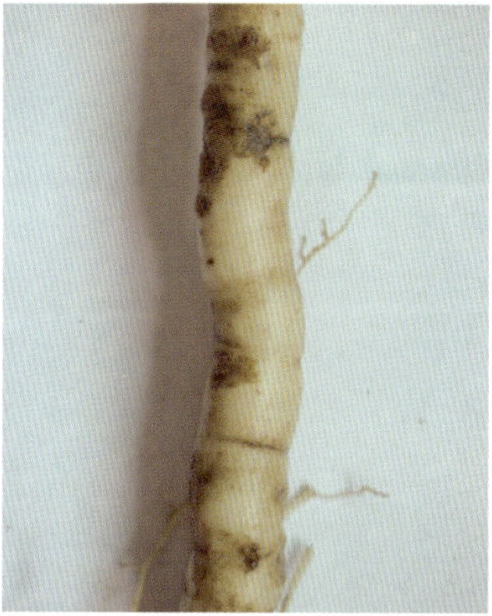

别名：黄花参、鸡仔树、吊吊黄、黄花吊水莲。**药性：**甘、微苦，平。归肝、脾、肾经。**功效：**补虚健脾，散瘀通络。**主治：**劳倦乏力，子宫脱垂，小儿疳积，脾虚水肿，带下清稀，痛经，跌打损伤。**用量用法：**15~30克。外用适量。**使用注意：**无。

绞股蓝

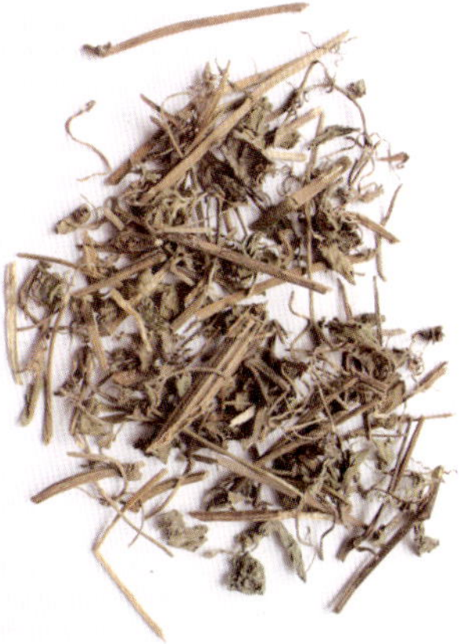

别名：天堂草、福音草、超人参、五叶参、七叶参。**药性：**苦、微甘，凉。归肺、脾、肾经。**功效：**益气健脾，化痰止咳，清热解毒。**主治：**体虚乏力，虚劳失精，白细胞减少症，高脂血症，病毒性肝炎，慢性胃肠炎，慢性气管炎。**用量用法：**15~30克，煎汤；研末，3~6克；或泡茶饮。外用适量，捣烂涂擦。**使用注意：**少数患者服药后，出现恶心呕吐、腹胀腹泻（或便秘）、头晕、眼花、耳鸣等症状，若出现以上症状，停用，静养则诸症可消。

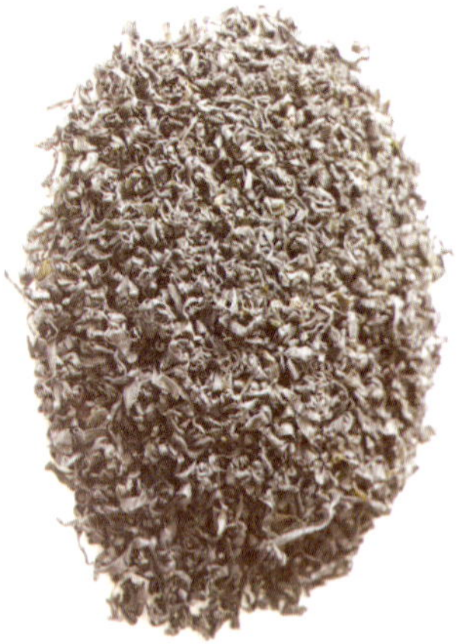

螺旋藻

别名： 笔列、特脆、特拉脱儿。**药性：** 甘，微咸。**功效：** 减轻癌症放、化疗的毒副反应，提高免疫功能，降低血脂。**主治：** 癌症的辅助治疗，高脂血症，缺铁性贫血，糖尿病，营养不良，病后体虚。**用量用法：** 多制成片剂、丸剂、口服液等。**使用注意：** 无。

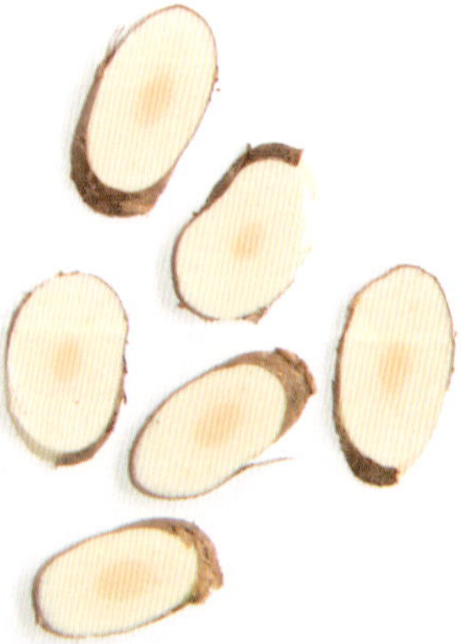

锦鸡儿

别名： 金雀花、金鹊花、阳雀花、黄雀花。**药性：** 甘，微温。归脾、肾经。**功效：** 健脾益肾，和血祛风，解毒。**主治：** 虚劳咳嗽，头晕耳鸣，腰膝酸软，气虚，带下，小儿疳积，痘疹透发不畅，乳痈，痛风，跌仆损伤。**用量用法：** 3～15克，煎汤；或研末。**使用注意：** 忌生、冷及酸味饮食。

洋甘菊

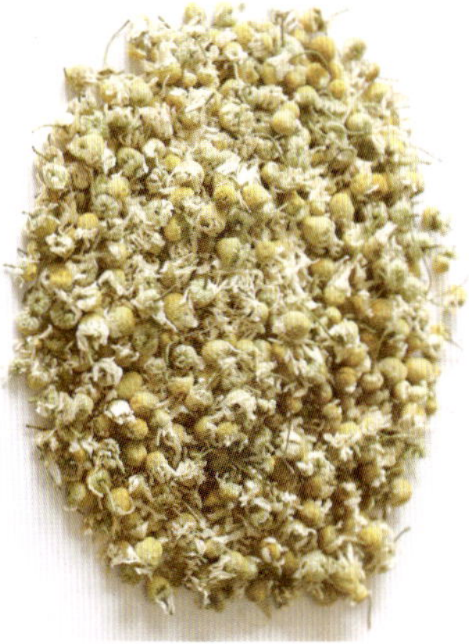

别名： 罗马洋甘菊、德国洋甘菊。**药性：** 辛、苦，凉。归胃经。**功效：** 补胃开胃，促进消化，散气消炎，健脑强筋，祛风止痛，利尿通经。**主治：** 胃虚纳差，消化不良，脘胀腹胀，肌肉松弛，各种炎肿，关节肿痛，闭经，闭尿。**用量用法：** 2～10克。外用适量。**使用注意：** 无。

扁豆

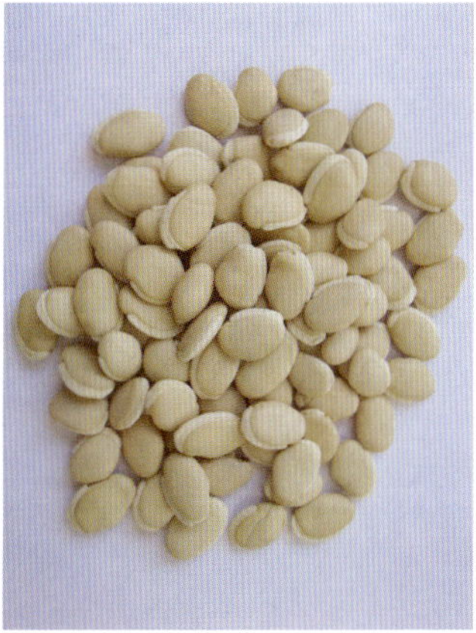

别名： 火镰扁豆、膨皮豆、藤豆、沿篱豆。**药性：** 甘，微温。归脾经。**功效：** 消暑除湿，健脾止泻。**主治：** 脾虚生湿、食少便溏，白带过多，暑湿吐泻，烦渴胸闷。**用量用法：** 10～15克，煎汤；或生品捣研水绞汁。外用适量，捣敷。**使用注意：** 不宜多食，以免伤脾。

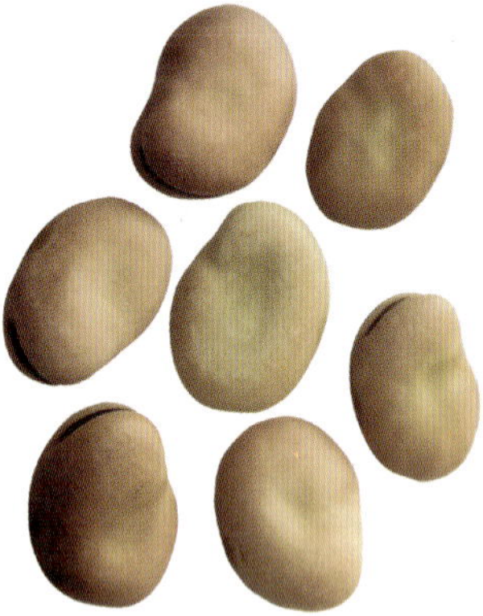

蚕豆

别名： 南豆、胡豆、竖豆、佛豆、马齿豆、寒豆、罗汉豆。**药性：** 甘、辛，平。归脾、胃经。**功效：** 健脾利水，解暑消肿。**主治：** 膈食，水肿，疮毒。**用量用法：** 30~60克，研末；或作食品。外用适量，捣敷；或烧灰敷。**使用注意：** 内服不宜过量，过量易引起腹胀。对本品过敏者禁用。

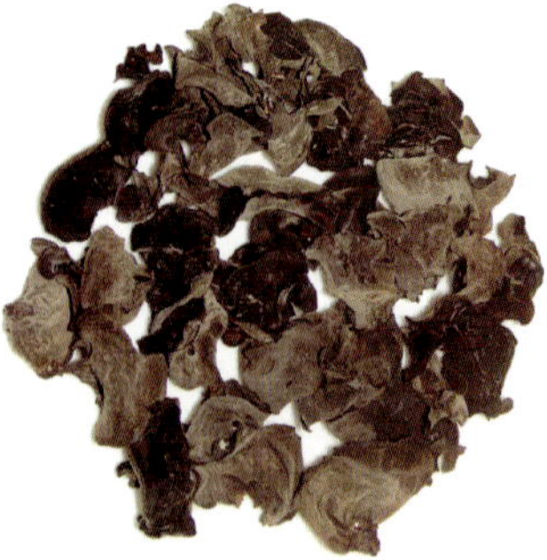

木耳

别名： 黑木耳、木菌、云耳、耳子、光木耳、木茸。**药性：** 甘，平。归肺、脾、大肠、肝经。**功效：** 补气养血，润肺，止血，降压，抗癌。**主治：** 气虚血亏，四肢搐搦，肺虚久咳，咯血，吐血，衄血，血痢，痔疮出血，妇女崩漏，高血压病，便秘，跌打损伤。**用量用法：** 5~30克，作食品用；或烧炭存性研末。**使用注意：** 虚寒溏泻者慎用。

板栗壳

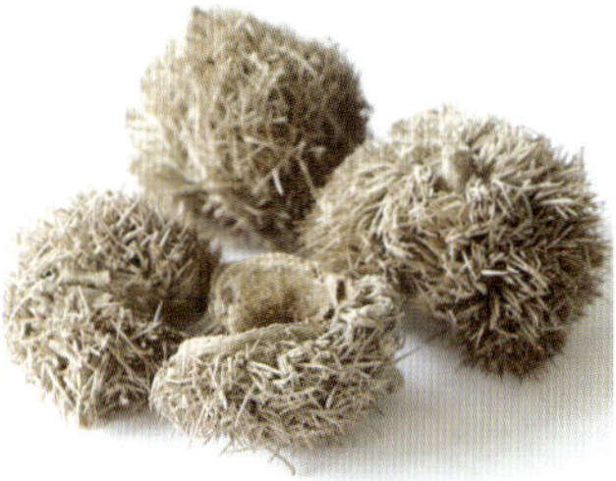

别名：栗子毛球、栗毛球、栗毛壳、栗刺壳、风栗壳。**药性**：甘、涩，平。归肺、肝、胃经。**功效**：止咳，化痰，消炎。**主治**：慢性支气管炎，咳嗽痰多，百日咳，淋巴结炎，腮腺炎。**用量用法**：30～60克。**使用注意**：食积停滞、脘腹胀满痞闷者禁用。

榛子

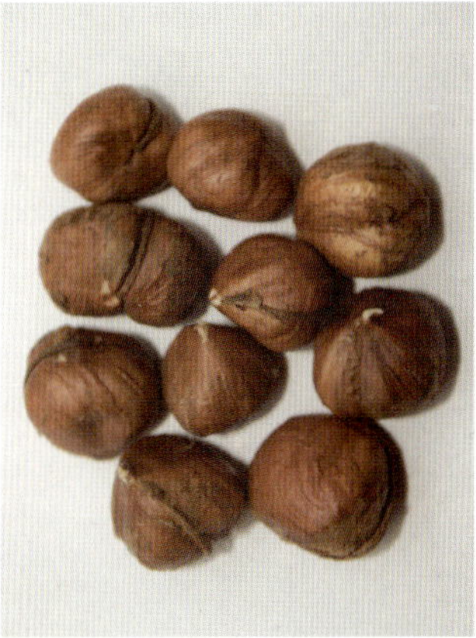

别名：槌子、山板栗。**药性**：甘，平。归脾、胃经。**功效**：健脾和胃，润肺止咳。**主治**：病后体弱，脾虚泄泻，食欲不振，咳嗽。**用量用法**：30～60克，煎汤；或研末。**使用注意**：无。

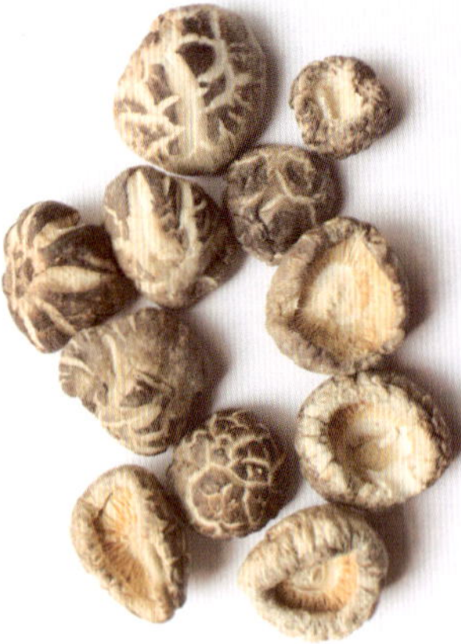

香菇

别名： 香蕈、合蕈、台蕈、台菌、雷惊蕈。**药性：** 甘，平。归肝、胃经。**功效：** 扶正补虚，健脾开胃，祛风透疹，化痰理气，解毒，抗癌。**主治：** 正气衰弱，神倦乏力，纳呆，消化不良，贫血，佝偻病，高血压，高脂血症，慢性肝炎，盗汗，小便不禁。**用量用法：** 6~9克，煎汤；鲜品15~30克。**使用注意：** 脾胃寒湿气滞者禁用。

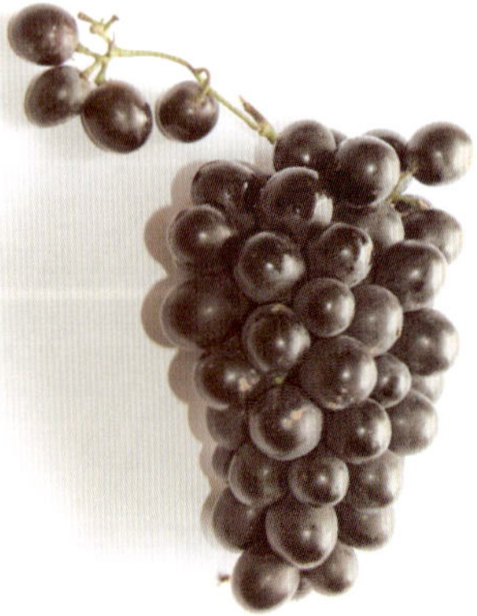

葡萄

别名： 蒲陶、草龙珠、赐紫樱桃、菩提子、山葫芦。**药性：** 甘、酸，平。归肺、脾、肾经。**功效：** 补气血，益肝肾，生津液，强筋骨，止咳除烦，补益气血，通利小便。**主治：** 心血虚弱，肺虚咳嗽，心悸盗汗，烦渴。**用量用法：** 15~30克，煎汤；或捣汁；或熬膏；或浸酒。外用适量，浸酒涂擦。**使用注意：** 阴虚内热，胃肠实热或痰热内蕴者禁用。

栗子

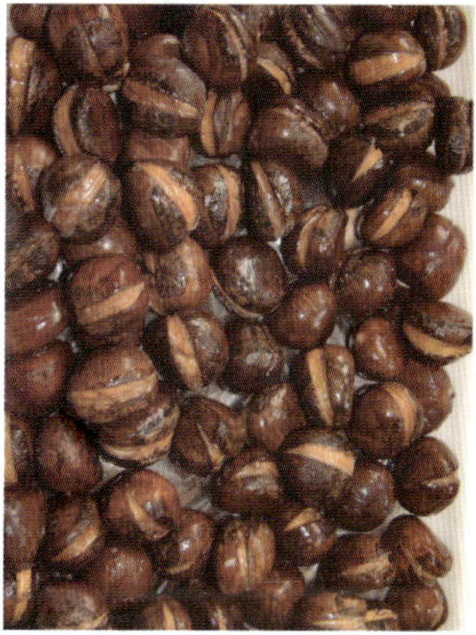

别名： 毛栗、板栗、大栗。**药性：** 甘、咸，平。归脾、胃、肾经。**功效：** 养胃健脾，补肾强筋，活血止血。**主治：** 反胃，泄泻，腰脚软弱，吐、衄、便血，金疮，折伤肿痛，瘰疬。**用量用法：** 适量，生食或煮食。外用适量，捣敷。**使用注意：** 食积停滞，脘腹胀满痞闷者禁用。

二、补阳药

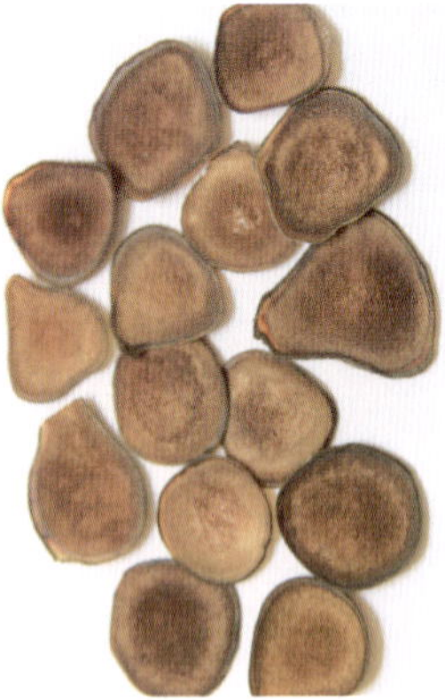

鹿茸

别名：斑龙珠。**药性：**甘、咸，温。归肝、肾经。**功效：**壮肾阳，益精血，强筋骨，调冲任，托疮毒。**主治：**肾阳不足，精血亏虚，阳痿滑精，宫冷不孕，羸瘦，神疲，畏寒，眩晕，耳鸣，耳聋，腰脊冷痛。**用量用法：**1～2克，研末冲服。**使用注意：**高血压、肝炎、肾炎患者忌用。不宜与降糖药、水杨酸类药物合用。

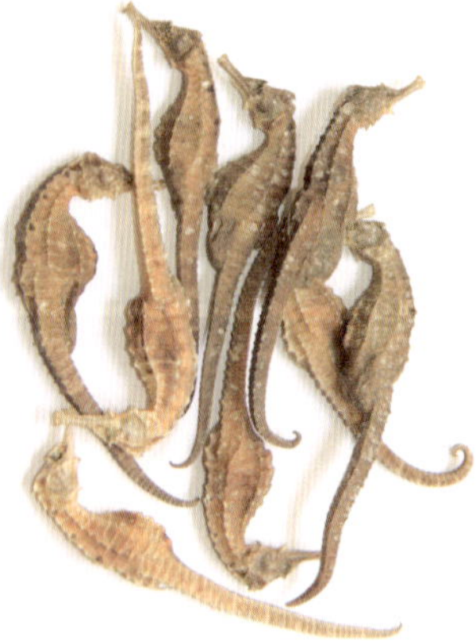

海马

别名：龙落子、水马、马头鱼。**药性：**甘、咸，温。归肝、肾经。**功效：**温肾壮阳，散结消肿。**主治：**阳痿，遗尿，肾虚作喘，癥瘕积聚，跌仆损伤。外治痈肿疔疮。**用量用法：**3～9克。外用适量，研末敷患处。**使用注意：**孕妇及阴虚火旺者忌用。

淫羊藿

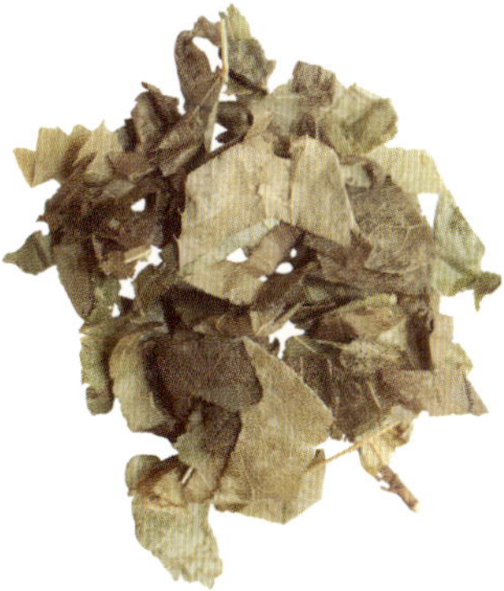

别名：羊藿、仙灵脾、黄连祖、牛角花、羊藿叶、羊角风。**药性：**辛、甘，温。归肝、肾经。**功效：**补肾阳，强筋骨，祛风湿。**主治：**肾阳虚衰，阳痿遗精，筋骨痿软，风湿痹痛，麻木拘挛。**用量用法：**6～10克。**使用注意：**阴虚火旺者不宜用。

补骨脂

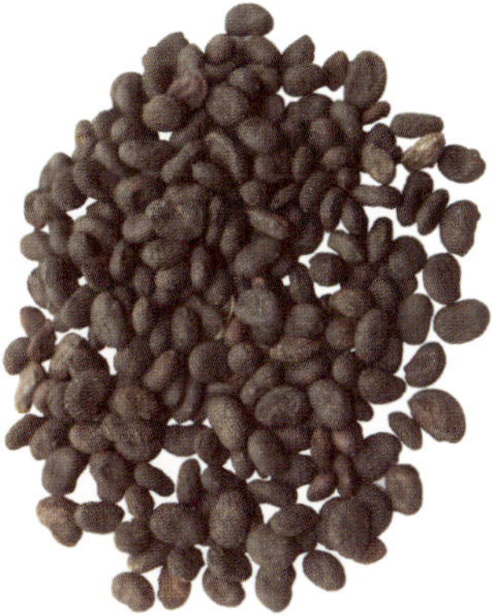

别名：骨脂、故子、故纸、故脂子。**药性：**辛、苦，温。归肾、脾经。**功效：**温肾助阳，纳气平喘，温脾止泻。外用消风祛斑。**主治：**肾阳不足，阳痿遗精，遗尿尿频，腰膝冷痛，肾虚作喘，五更泄泻。外用治白癜风，斑秃。**用量用法：**6～10克。外用20%～30%酊剂涂患处。**使用注意：**阴虚火旺、大便秘结者不宜用。

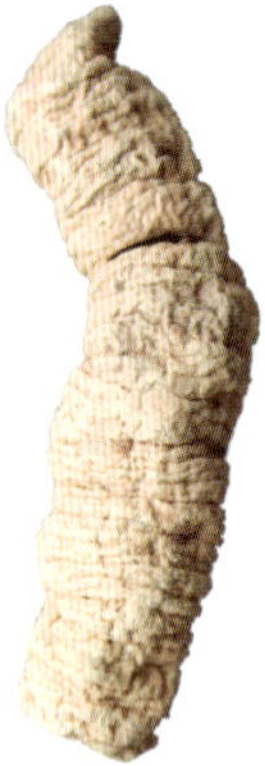

巴戟天

别名： 糠藤、黑藤钻、鸡肠风、兔仔肠、鸡眼藤、三角藤。**药性：** 甘、辛，微温。归肾、肝经。**功效：** 补肾阳，强筋骨，祛风湿。**主治：** 阳痿遗精，宫冷不孕，月经不调，少腹冷痛，风湿痹痛，筋骨痿软。**用量用法：** 3～10克。**使用注意：** 阴虚火旺者不宜单用。

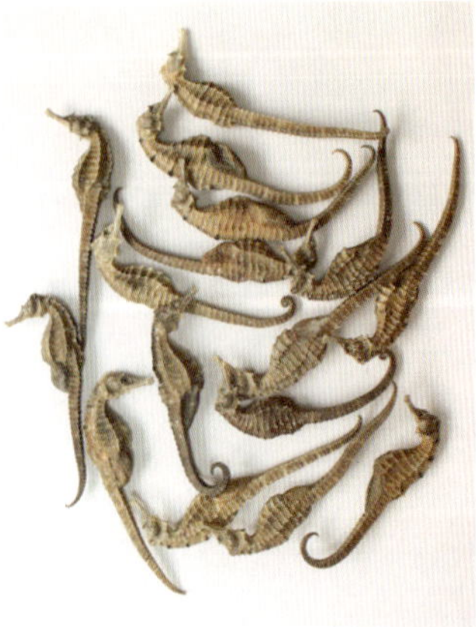

海龙

别名： 水雁、海蛇。**药性：** 甘、咸，温。归肝、肾经。**功效：** 温肾壮阳，散结消肿。**主治：** 肾阳不足，阳痿遗精，癥瘕积聚，瘰疬痰核，跌仆损伤。外治痈肿疔疮。**用量用法：** 3～9克。外用适量，研末敷患处。**使用注意：** 孕妇及阴虚火旺者忌用。

肉苁蓉

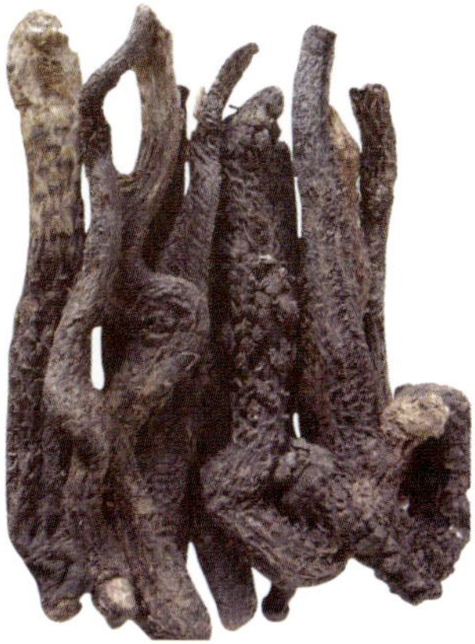

别名： 大芸（淡大芸）、寸芸、地精、查干告亚。**药性：** 甘、咸，温。归肾、大肠经。**功效：** 补肾阳，益精血，润肠通便。**主治：** 肾阳不足，精血亏虚，阳痿不孕，腰膝酸软，筋骨无力，肠燥便秘。**用量用法：** 6～10克。**使用注意：** 用量宜大。阳事易举、精滑不固、腹泻便溏者忌用。实热便秘者亦不宜用。

菟丝子

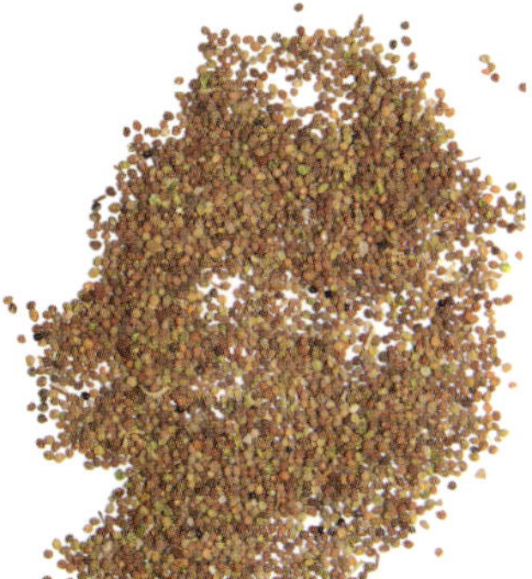

别名： 萝丝子、豆寄生、豆须子。**药性：** 辛、甘，平。归肝、肾、脾经。**功效：** 补益肝肾，固精缩尿，安胎，明目，止泻。外用消风祛斑。**主治：** 肝肾不足，腰膝酸软，阳痿遗精，遗尿尿频，肾虚胎漏，胎动不安，目昏耳鸣，脾肾虚泻。外治白癜风。**用量用法：** 6～12克。外用适量。**使用注意：** 阴虚火旺、大便燥结、小便短赤者不宜服用。

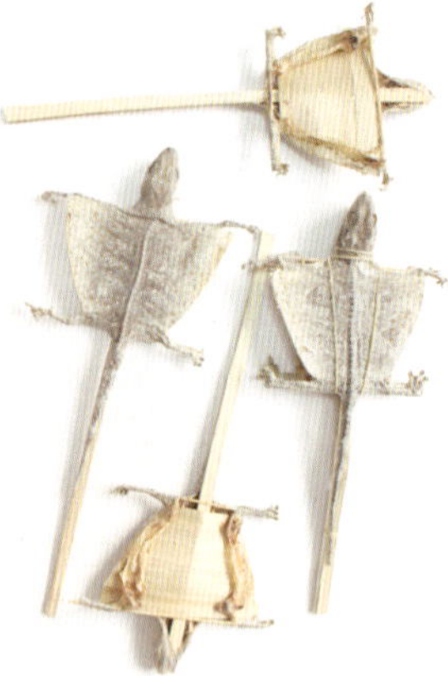

蛤蚧

别名： 蛤解、蛤蟹、仙蟾、蚧蛇、大壁虎。**药性：** 咸，平。归肺、肾经。**功效：** 补肺益肾，纳气定喘，助阳益精。**主治：** 肺肾不足，虚喘气促，劳嗽咳血，阳痿，遗精。**用量用法：** 3~6克，多入丸、散；或酒剂。**使用注意：** 风寒及实热咳喘者均忌用。

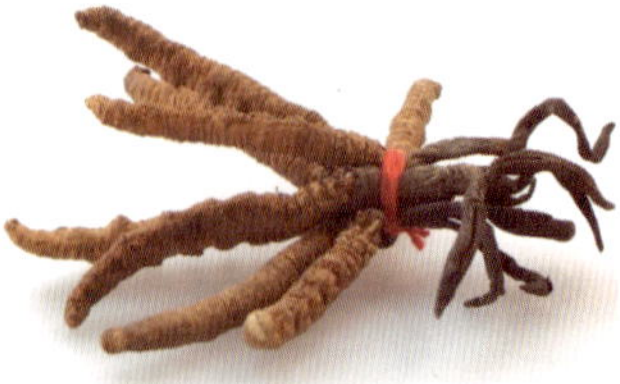

冬虫夏草

别名： 虫草、冬虫草。**药性：** 甘，平。归肺、肾经。**功效：** 补肾益肺，止血化痰。**主治：** 肾虚精亏，阳痿遗精，腰膝酸痛，久咳虚喘，劳嗽咯血。**用量用法：** 3~9克。**使用注意：** 有表邪者慎用。

胡芦巴

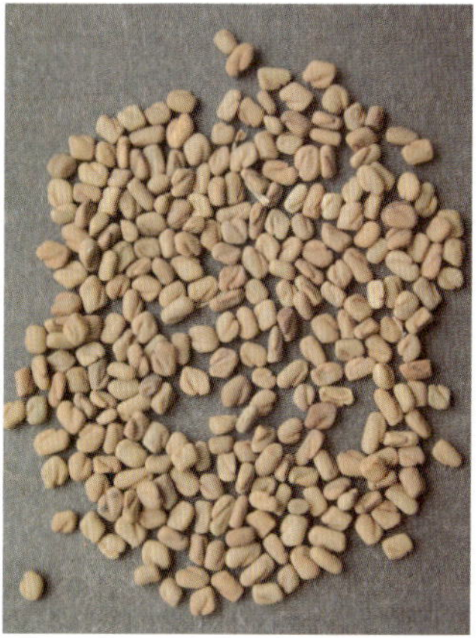

别名：苦豆、芦巴、胡巴、葫芦巴、香豆子。**药性：**苦，温。归肾经。**功效：**温肾助阳，祛寒止痛。**主治：**肾阳不足，下元虚冷，小腹冷痛，寒疝腹痛，寒湿脚气。**用量用法：**5~10克。**使用注意：**阴虚火旺及有湿热者忌用。

核桃仁

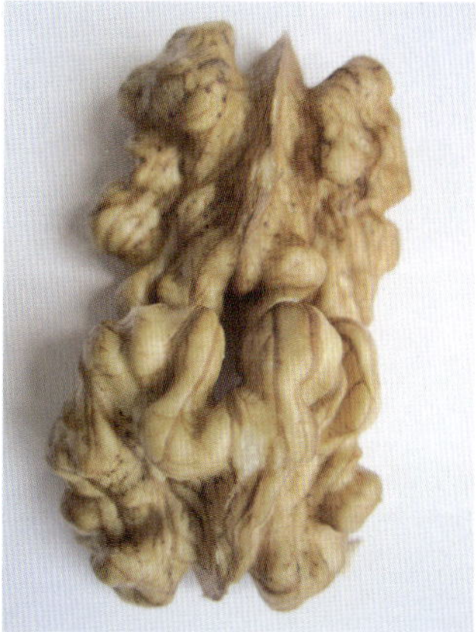

别名：胡桃仁、胡桃肉。**药性：**甘，温。归肾、肺、大肠经。**功效：**补肾，温肺，润肠。**主治：**肾阳不足，腰膝酸软，阳痿遗精，虚寒喘嗽，肠燥便秘。**用量用法：**6~9克。**使用注意：**肺热咳嗽、阴虚有热者忌用。

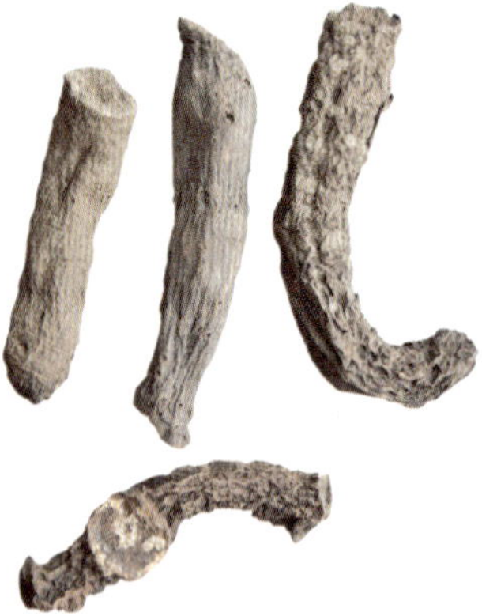

仙茅

别名：天棕、山棕、茅爪子、蟠龙草。**药性：**辛，热；有毒。归肾、肝、脾经。**功效：**补肾阳，强筋骨，祛寒湿。**主治：**阳痿精冷，筋骨痿软，腰膝冷痛，阳虚冷泻。**用量用法：**3～10克。**使用注意：**本品有毒，不宜久服。燥热性强、阴虚火旺者忌用。

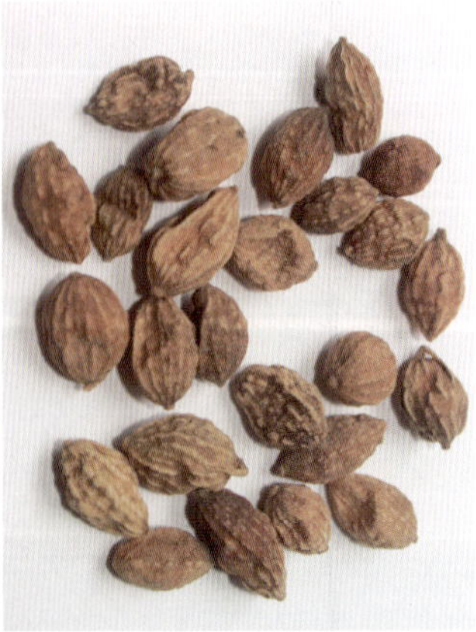

益智

别名：益智仁、益智子。**药性：**辛，温。归肾、脾经。**功效：**温肾固精缩尿，温脾止泻摄涎。**主治：**肾虚遗尿，小便频数，遗精白浊，脾寒泄泻，腹中冷痛，口多唾涎。**用量用法：**3～10克。**使用注意：**阴虚火旺者忌用。因热而致遗尿、尿频、崩漏者忌用。

钟乳石

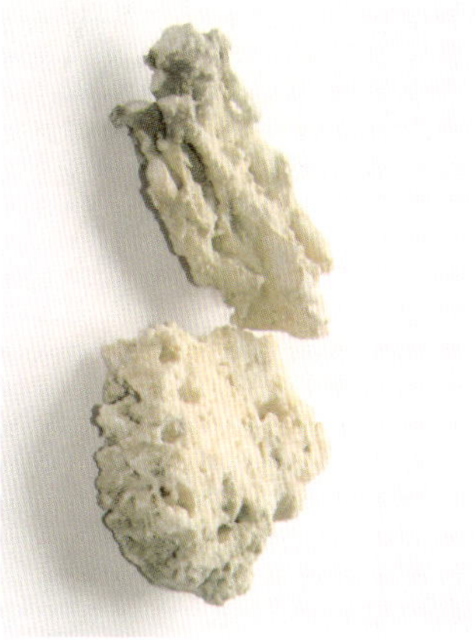

别名：石钟乳、滴乳石、石乳钟。**药性：**甘，温。归肺、肾、胃经。**功效：**温肺助阳，平喘制酸，通乳。**主治：**寒痰咳喘，阳虚冷喘，腰膝冷痛，胃痛反酸，乳汁不通。**用量用法：**3~9克，先煎。**使用注意：**凡高热、急性咳喘及哮喘见咯血者忌用。

紫河车

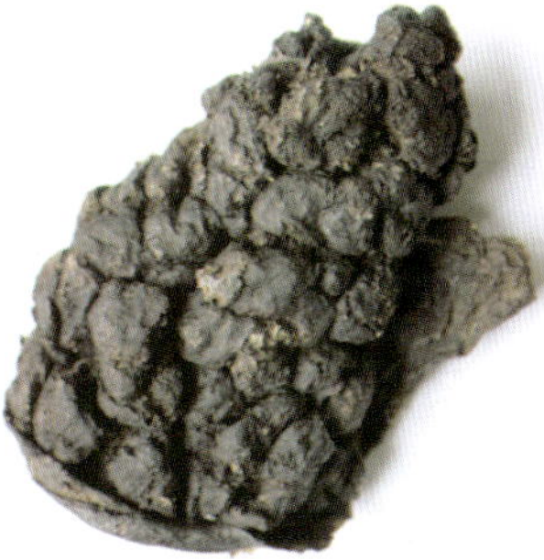

别名：人胎盘、人胞衣、胎衣。**药性：**甘、咸，温。归肺、肝、肾经。**功效：**安心养血，益气补精，解毒。**主治：**血气羸瘦，妇人劳损，面肤皮黑，腹内诸病，阳痿遗精，产后少乳。**用量用法：**鲜品半个或一个，水煎服食；研末，1.5~3克。**使用注意：**凡有表邪及实证者禁用。

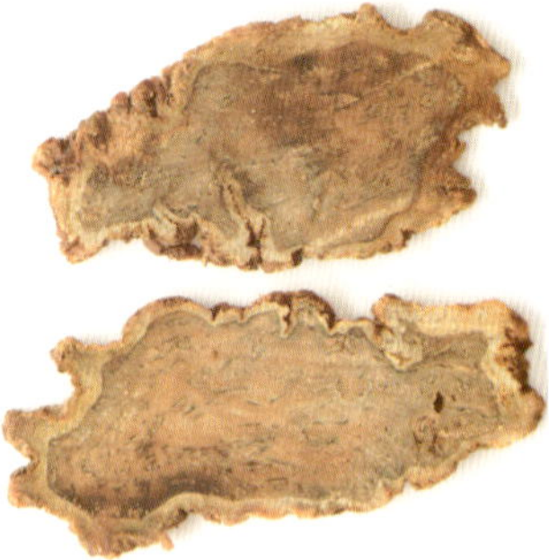

锁阳

别名：锁燕、地毛球、锈铁棒、锁严子、地毛球。**药性：**甘，温。归肝、肾、大肠经。**功效：**补肾阳，益精血，润肠通便。**主治：**肾阳不足，精血亏虚，腰膝痿软，阳痿滑精，肠燥便秘。**用量用法：**5～10克。**使用注意：**阴虚阳旺、脾虚泄泻、实热便秘者忌用。

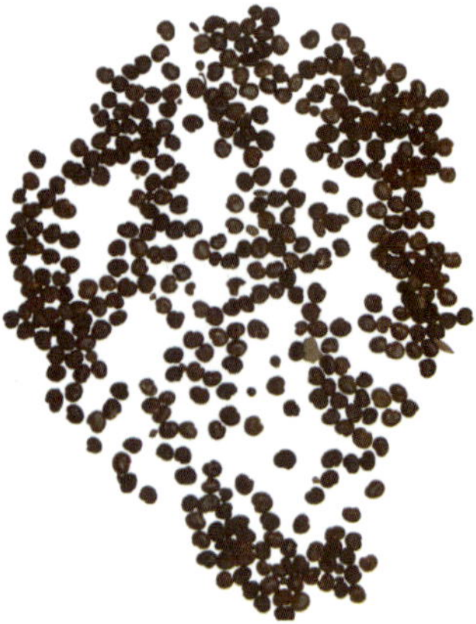

沙苑子

别名：潼蒺藜、夏黄草、蔓黄芪、沙苑蒺藜。**药性：**甘，温。归肝、肾经。**功效：**补肾助阳，固精缩尿，养肝明目。**主治：**肾虚腰痛，遗精早泄，遗尿尿频，白浊带下，眩晕，目暗昏花。**用量用法：**9～15克。**使用注意：**本品为温补固涩之品，阴虚火旺及小便不利者忌用。

虾

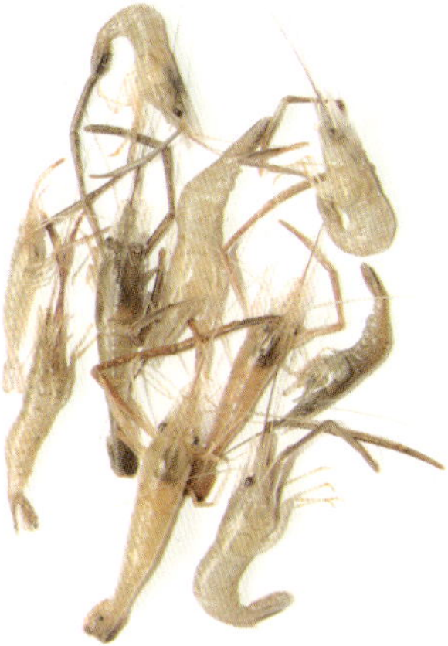

别名：青虾、河虾。**药性：**甘，微温。归肝、胃、肾经。**功效：**补肾壮阳，通乳，托毒。**主治：**肾虚阳痿，产妇乳少，麻疹透发不畅，阴疽，恶核，丹毒，臁疮。**用量用法：**适量，煮食或炒食。外用适量，生品捣敷。**使用注意：**湿热泄痢、痈肿热痛、疥癞瘙痒者慎用。

蜻蜓

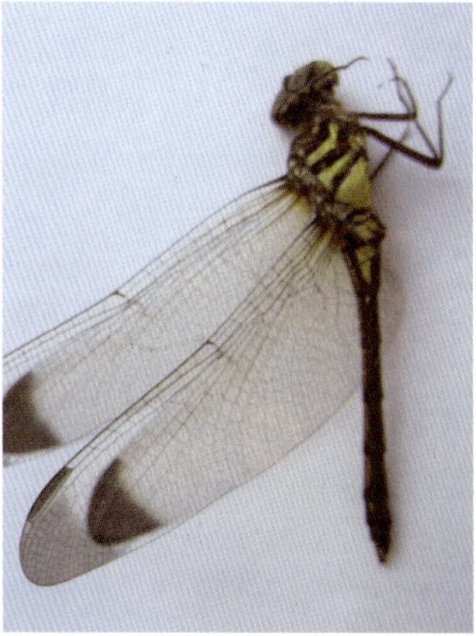

别名：负劳、蟌、蜻蛉、桑根、胡蝶、狐梨、诸乘、胡蜊、马大头、纱羊、蜻虰、青娘子、蝍蛉、仓螘。**药性：**咸，温。归肾经。**功效：**益肾壮阳，强阴秘精。**主治：**肾虚阴痿，遗精，喘咳。**用量用法：**3~6克，研末；或入丸剂。**使用注意：**无。

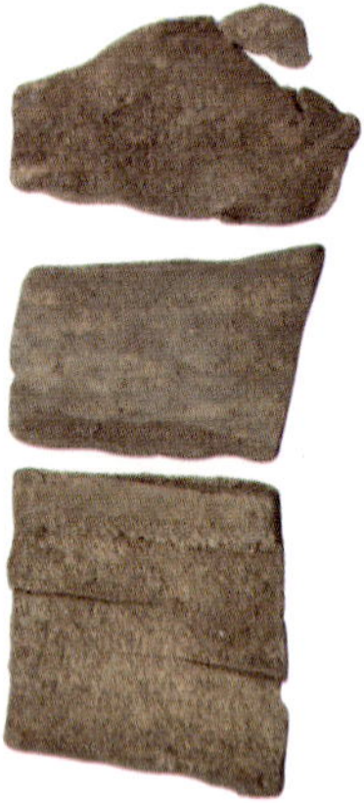

杜仲

别名：胶树、棉树皮、丝棉皮、丝楝树皮。**药性：**甘，温。归肝、肾经。**功效：**补肝肾，强筋骨，安胎。**主治：**肝肾不足，腰膝酸痛，筋骨无力，头晕目眩，妊娠漏血，胎动不安。**用量用法：**6~10克。**使用注意：**阴虚火旺者慎用。

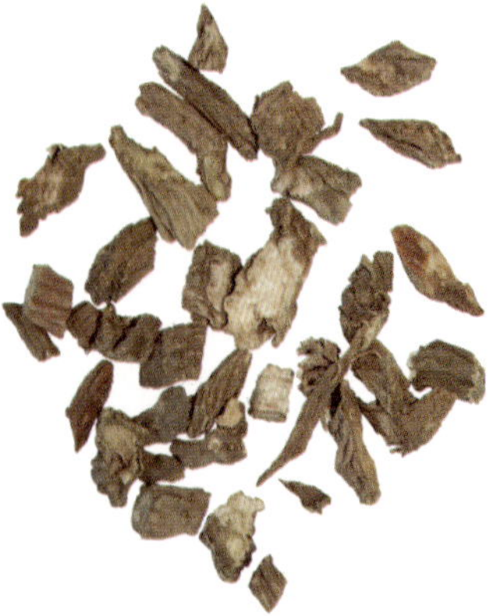

续断

别名：川断、接骨、南草、山萝卜。**药性：**苦、辛，微温。归肝、肾经。**功效：**补肝肾，强筋骨，续折伤，止崩漏。**主治：**肝肾不足，腰膝酸软，风湿痹痛，跌仆损伤，筋伤骨折，崩漏，胎漏。**用量用法：**9~15克。**使用注意：**恶雷丸，初痢勿用，怒气郁者禁用。

隔山消

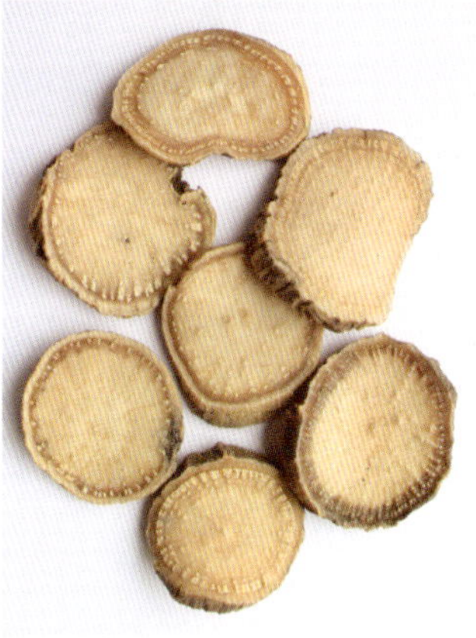

别名： 隔山牛皮消、隔山撬、隔山消。**药性：** 甘、微苦，微温。归肝、肾、脾经。**功效：** 补肝肾，强筋骨，健脾胃，解毒。**主治：** 肝肾两虚，头昏眼花，失眠健忘，须发早白，阳痿，遗精，腰膝酸软，脾虚不运，脘腹胀满，食欲不振，泄泻，产后乳少，鱼口疮毒。**用量用法：** 9～15克。外用鲜品适量，捣敷。**使用注意：** 无。

棉花子

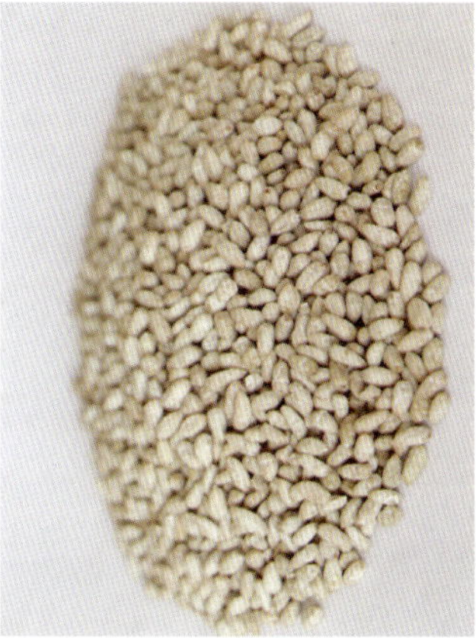

别名： 木棉子、棉花核。**药性：** 辛，热；有毒。归肝、肾、脾、胃经。**功效：** 温肾，补虚，止血。**主治：** 阳痿，睾丸偏坠，遗尿，痔血，脱肛，崩漏，带下。**用量用法：** 10～20克，煎汤；或入丸、散。外用煎水熏洗。**使用注意：** 阴虚火旺者禁用。本品有毒，内服应控制剂量。

狗肾

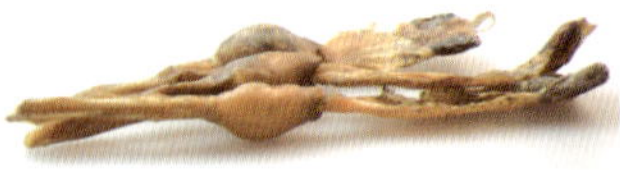

别名：无。**药性**：甘、咸，温。归肾经。**功效**：补肾温阳。**主治**：肾虚身冷。**用量用法**：煮食，1~2枚。**使用注意**：阴虚火旺及骨蒸劳嗽者慎用。

天山雪莲

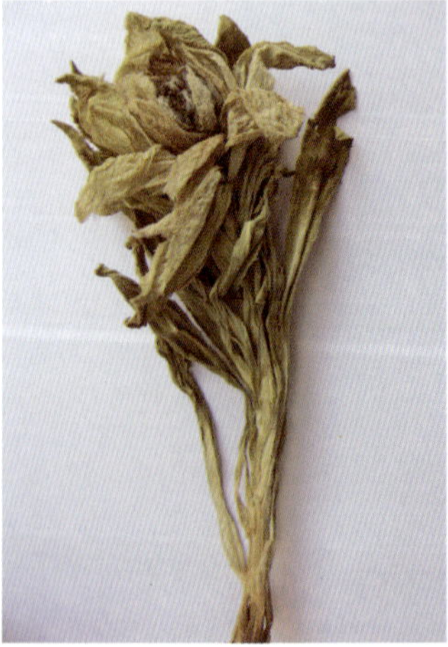

别名：寒雪草、天山雪莲花、新疆雪莲花。**药性**：维吾尔医：性质，二级湿热。中医：微苦，温。归肝、脾、肾经。**功效**：维吾尔医：补肾活血，强筋骨，营养神经，调节异常体液。中医：温肾助阳，祛风胜湿，通经活血。**主治**：维吾尔医：风湿性关节炎，关节疼痛，肺寒咳嗽。中医：风寒湿痹痛，小腹冷痛，月经不调。**用量用法**：3~6克，煎汤服；或酒浸服。外用适量。**使用注意**：孕妇忌用。

鹰嘴豆

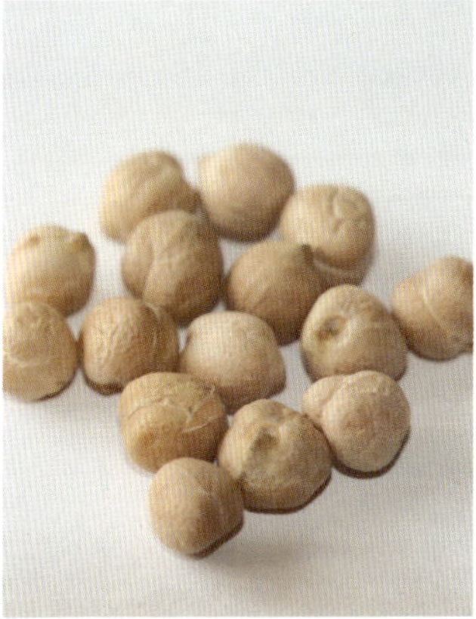

别名：回鹘豆、桃豆、鸡豆、诺胡提、羊角状鹰嘴豆。**药性：**甘、平。归肾经。**功效：**补身壮阳，利尿止痛，祛风止痒。**主治：**湿寒性或黏液质性疾病，如体虚阳痿，尿闭尿痛，淋病不愈，毛发早白。**用量用法：**10～20克。外用适量。**使用注意：**不易消化，可在胃内产气，引起胃痛。矫正药为孜然。

亚香棒虫草

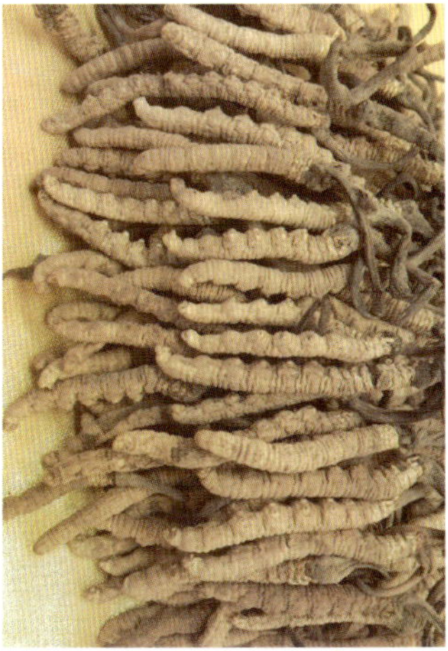

别名：霍克斯虫草、黑虫草、假虫草。**药性：**甘，温。归肾、肺经。**功效：**补益肺肾，益精止血。**主治：**肺结核，咳嗽痰血，身体虚弱，阳痿，遗精。**用量用法：**6～10克，煎汤；或与鸡、鸭炖食。**使用注意：**无。

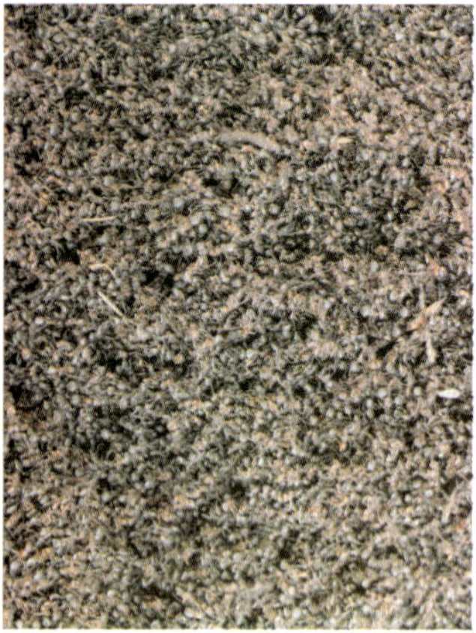

蚂蚁

别名： 蚁、玄驹、蚍蜉、马蚁。**药性：** 咸、酸，平。归肝、肾二经。**功效：** 补肾益精，通经活络，解毒消肿。**主治：** 肾虚头昏耳鸣，失眠多梦，阳痿遗精，风湿痹痛，中风偏瘫，手足麻木，红斑性狼疮，硬皮病，皮肌炎，痈肿疔疮，毒蛇咬伤。**用量用法：** 2~5克，研末；或入丸剂；或浸酒饮。外用适量，捣烂涂敷。**使用注意：** 无。

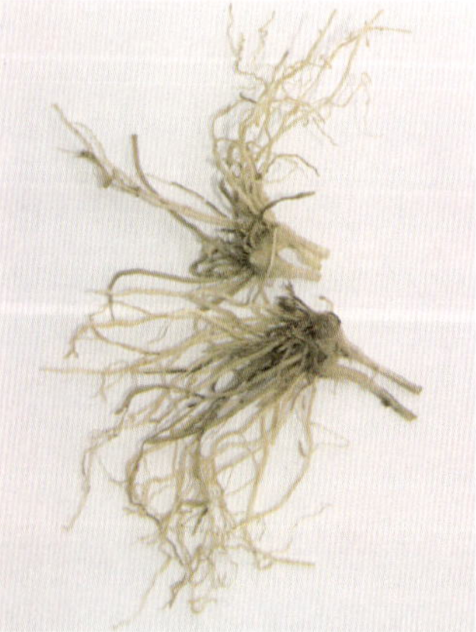

韭菜

别名： 韭、山韭、长生韭、丰本。**药性：** 甘、辛，温。归胃、肺经。**功效：** 补肾，温中行气，散瘀，解毒。**主治：** 肾虚阳痿，里寒腹痛，噎膈反胃，胸痹疼痛，衄血，吐血，尿血，痢疾，痔疮，痈疮肿毒，漆疮，跌打损伤。**用量用法：** 30~60克，捣汁饮；或作菜食。外用捣敷，捣汁；或煎水熏洗。**使用注意：** 阴虚内热及疮疡目疾患者忌食。

三、补血药

何首乌

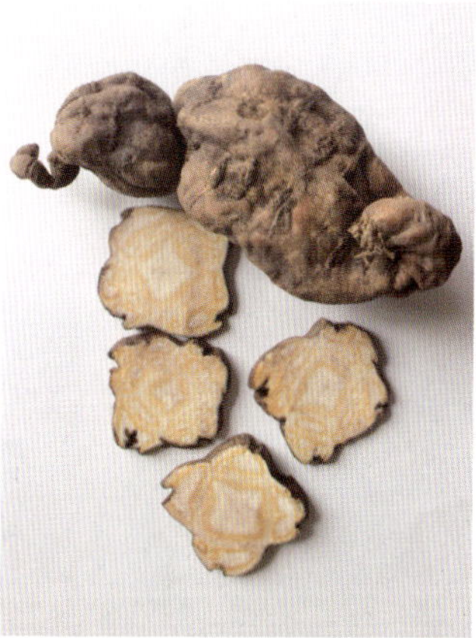

别名： 夜合、多花蓼。**药性：** 苦、甘、涩，微温。归肝、心、肾经。**功效：** 解毒，消痈，截疟，润肠通便。**主治：** 疮痈，瘰疬，风疹瘙痒，久疟体虚，肠燥便秘。**用量用法：** 3～6克。**使用注意：** 大便溏泻及有痰湿者不宜用。

龙眼肉

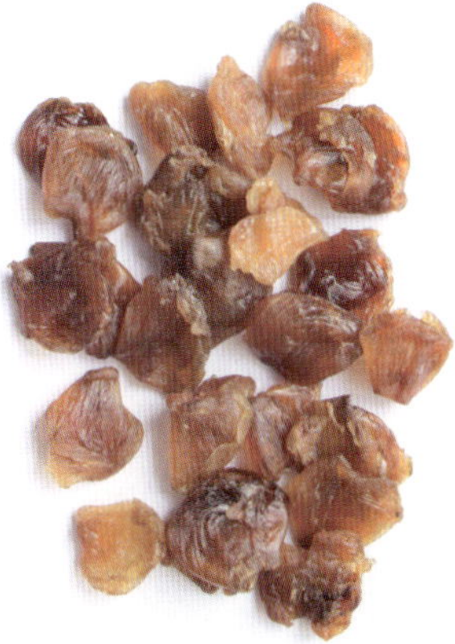

别名： 元肉、圆眼、龙目、桂圆、比目、龙眼干、桂圆肉、荔枝奴。**药性：** 甘，温。归心、脾经。**功效：** 补益心脾，养血安神。**主治：** 气血不足，心悸怔忡，失眠健忘，血虚萎黄。**用量用法：** 9～15克。**使用注意：** 湿阻中满及有停饮者不宜用。

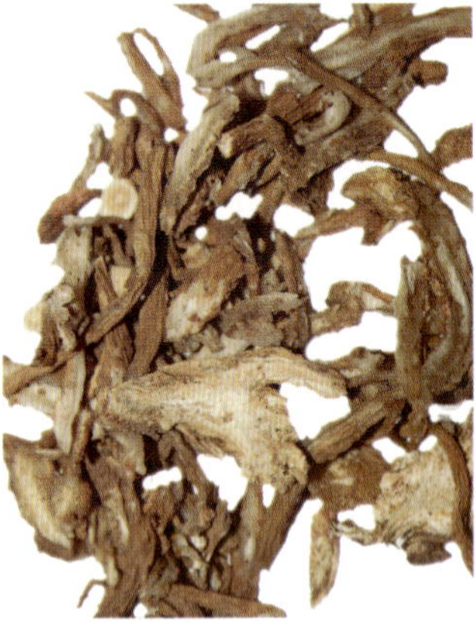

当归

别名：云归、秦归、西当归、岷当归。**药性：**甘、辛，温。归肝、心、脾经。**功效：**补血活血，调经止痛，润肠通便。**主治：**血虚萎黄，眩晕心悸，月经不调，经闭痛经，虚寒腹痛，风湿痹痛，跌仆损伤，痈疽疮疡，肠燥便秘。**用量用法：**6～12克。**使用注意：**本品味甘，滑肠、湿盛中满、大便溏泻者不宜用。

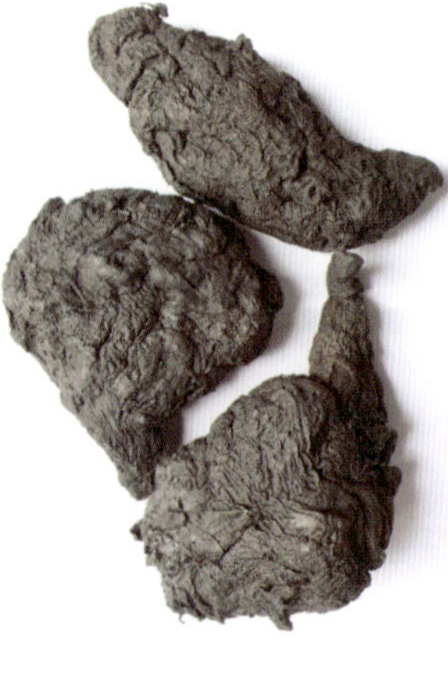

熟地黄

别名：熟地、大熟地、砂熟地。**药性：**甘，微温。归肝、肾经。**功效：**补血滋阴，益精填髓。**主治：**血虚萎黄，心悸怔忡，月经不调，崩漏下血，肝肾阴虚，腰膝酸软，骨蒸潮热，盗汗遗精，内热消渴，耳鸣，须发早白。**用量用法：**9～15克，煎汤；或入丸、散；或熬膏；或浸酒。**使用注意：**本品滋腻、碍胃，宜与陈皮、砂仁同用。凡气滞、痰多、脘腹胀满、食少便溏者忌用。

白首乌

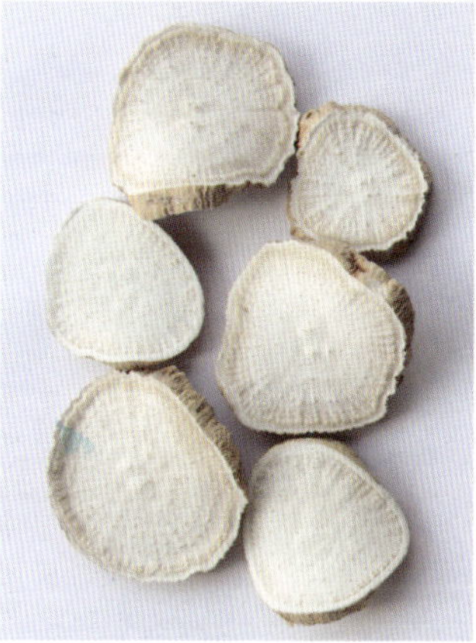

别名：隔山牛皮消、隔山撬、隔山消。**药性：**甘、微苦，微温。归肝、肾、脾经。**功效：**补肝肾，强筋骨，健脾胃，解毒。**主治：**肝肾两虚，头昏眼花，失眠健忘，须发早白，阳痿，遗精，腰膝酸软，脾虚不运，脘腹胀满，食欲不振，泄泻，产后乳少，鱼口疮毒。**用量用法：**9～15克。外用鲜品适量，捣敷。**使用注意：**无。

黑种草子

别名：无。**药性：**甘、辛，温。归肝、肾经。**功效：**补肾健脑，通经通乳，利尿。**主治：**耳鸣健忘，经闭乳少，热淋，石淋。**用量用法：**2～6克。**使用注意：**孕妇及热性病患者禁用。

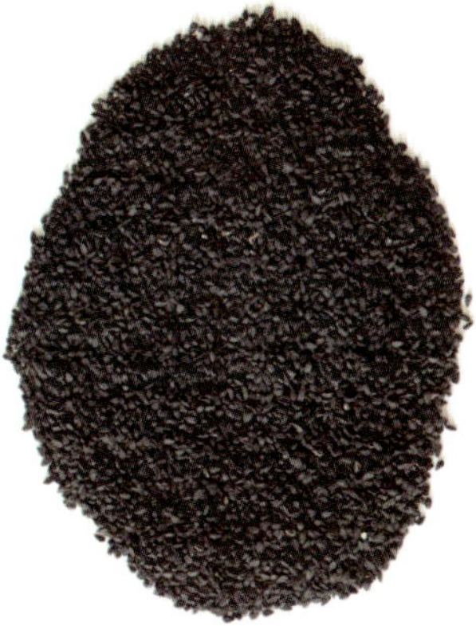

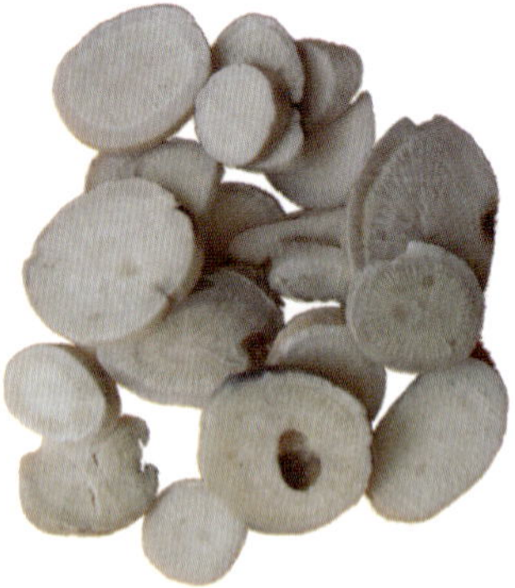

白芍

别名： 白芍、杭芍、生白芍、大白芍、金芍药。**药性：** 苦、酸，微寒。归肝、脾经。**功效：** 养血调经，敛阴止汗，柔肝止痛，平抑肝阳。**主治：** 血虚萎黄，月经不调，自汗，盗汗，胁痛，腹痛，四肢挛痛，头痛眩晕。**用量用法：** 6～15克。**使用注意：** 不宜与藜芦同用。

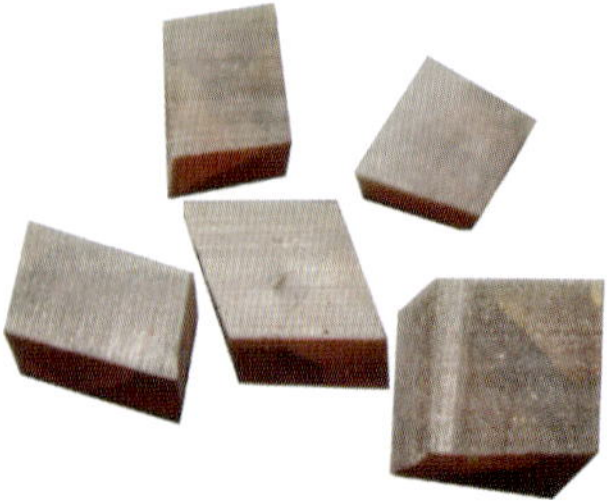

阿胶

别名： 驴皮胶、傅致胶、盆覆胶。**药性：** 甘，平。归肺、肝、肾经。**功效：** 补血滋阴，润燥，止血。**主治：** 血虚萎黄，眩晕心悸，肌痿无力，心烦不眠，虚风内动，肺燥咳嗽，劳嗽咯血，吐血尿血，便血崩漏，妊娠胎漏。**用量用法：** 3～9克，烊化兑服。**使用注意：** 脾胃虚弱、食少便溏者不宜用。

四、补阴药

北沙参

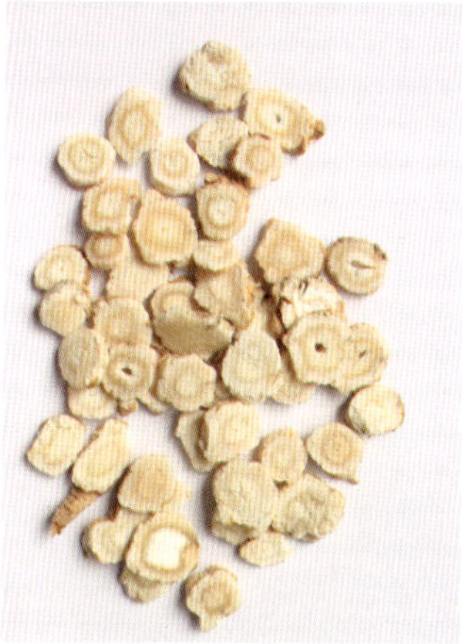

别名： 莱阳参、银沙参、海沙参、辽沙参。**药性：** 甘、微苦，微寒。归肺、胃经。**功效：** 养阴清肺，益胃生津。**主治：** 肺热燥咳，干咳少痰，劳嗽痰血，胃阴不足，热病津伤，咽干口渴。**用量用法：** 5～12克。**使用注意：** 不宜与藜芦同用。

南沙参

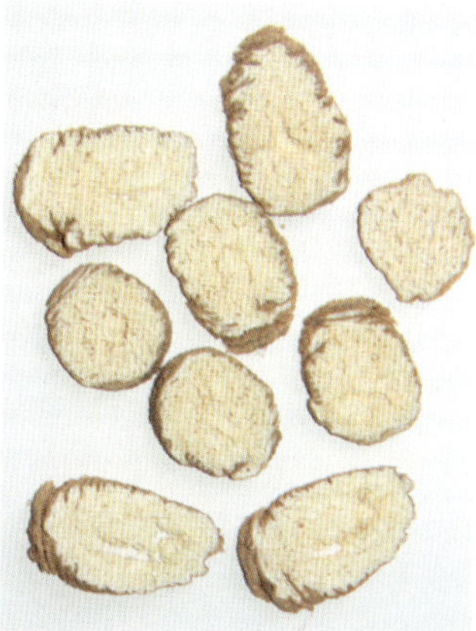

别名： 沙参、桔参、石沙参、轮叶沙参、四叶沙参、狭叶沙参。**药性：** 甘，微寒。归肺、胃经。**功效：** 养阴清肺，益胃生津，化痰，益气。**主治：** 肺热燥咳，阴虚劳嗽，干咳痰黏，食少呕吐，烦热口干。**用量用法：** 9～15克。**使用注意：** 不宜与藜芦同用。

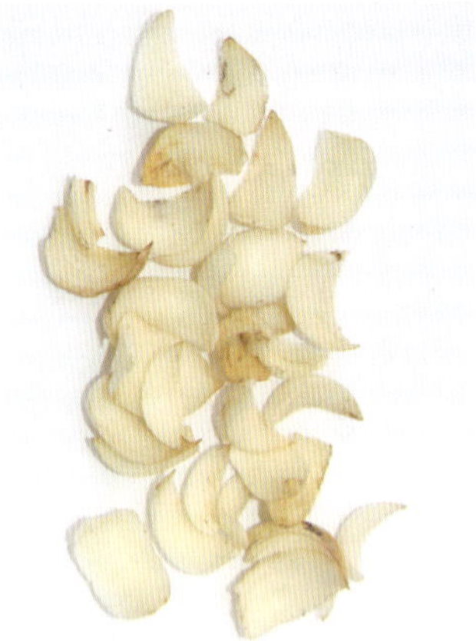

百合

别名：强瞿、山丹、番韭、倒仙。**药性：**甘，寒。归心、肺经。**功效：**养阴润肺，清心安神。**主治：**阴虚燥咳，劳嗽咳血，虚烦惊悸，失眠多梦，精神恍惚。**用量用法：**6～12克。**使用注意：**本品甘寒滑利，风寒咳嗽、中寒便溏者忌用。

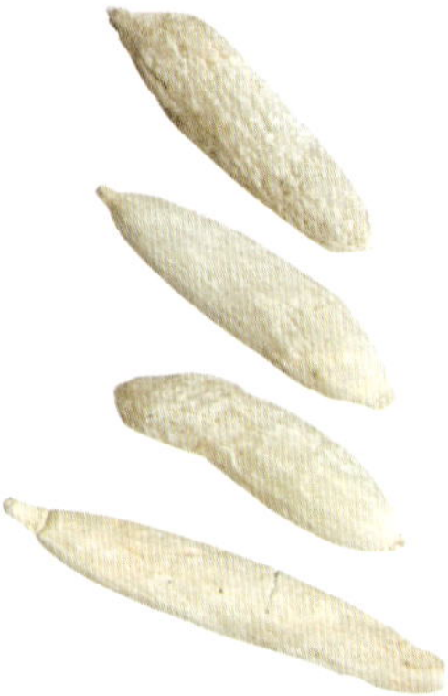

麦冬

别名：玉银、麦门冬、沿阶草。**药性：**甘、微苦，微寒。归心、肺、胃经。**功效：**养阴生津，润肺清心。**主治：**肺燥干咳，阴虚劳嗽，喉痹咽痛，津伤口渴，内热消渴，心烦失眠，肠燥便秘。**用量用法：**6～12克。**使用注意：**脾胃虚寒、大便溏薄及感冒风寒或痰饮湿浊咳嗽者忌用。

天冬

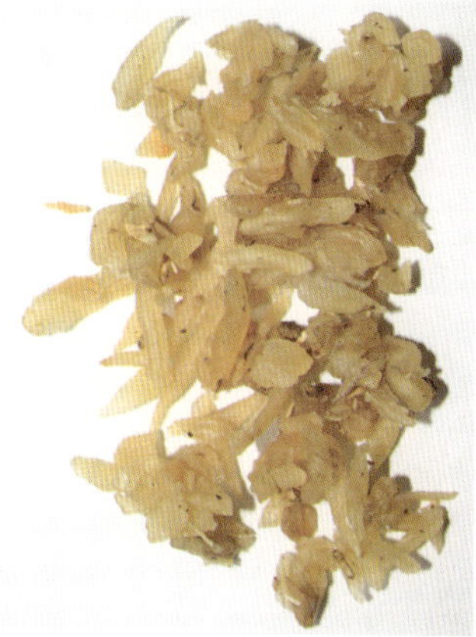

别名：天门冬、天文冬、肥天冬、大天冬、润天冬、鲜天冬、朱天冬。**药性：**甘、苦，寒。归肺、肾经。**功效：**养阴润燥，清肺生津。**主治：**肺燥干咳，顿咳痰黏，腰膝酸痛，骨蒸潮热，内热消渴，热病津伤，咽干口渴，肠燥便秘。**用量用法：**6～12克。**使用注意：**脾胃虚寒、食少便溏者不宜。外感风寒咳嗽、虚寒泄泻者忌用。

石斛

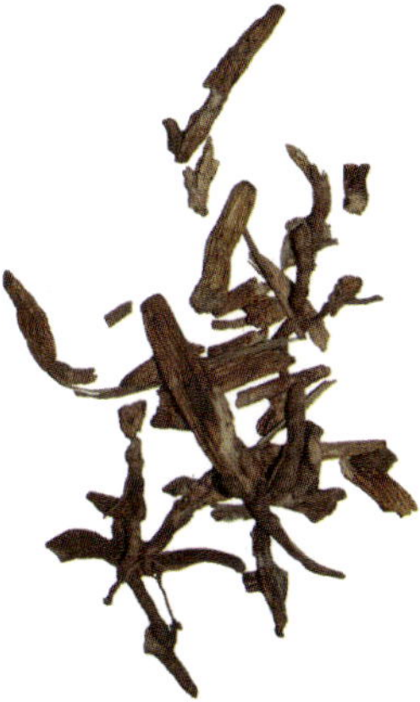

别名：禁生、林兰、黄草、杜兰。**药性：**甘，微寒。归胃、肾经。**功效：**益胃生津，滋阴清热。**主治：**热病津伤，口干烦渴，胃阴不足，食少干呕，病后虚热不退，阴虚火旺，骨蒸劳热，目暗不明，筋骨痿软。**用量用法：**6～12克，鲜品15～30克。**使用注意：**本品有敛邪之弊，故温热病初期不宜用；又甘助湿，湿温未化燥者忌用。

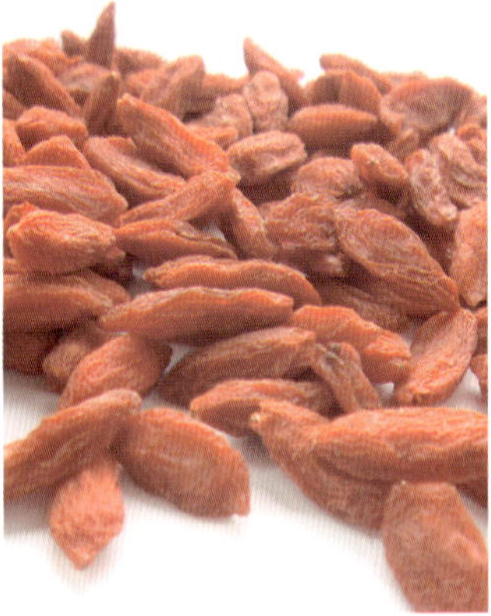

枸杞子

别名： 西枸杞、枸杞豆、枸杞果、山枸杞、枸杞红实。**药性：** 甘，平。归肝、肾经。**功效：** 滋补肝肾，益精明目。**主治：** 虚劳精亏，腰膝酸痛，眩晕耳鸣，阳痿遗精，内热消渴，血虚萎黄，目昏不明。**用量用法：** 6～12克。**使用注意：** 外有表邪、内有实热及脾胃湿盛肠滑者忌用。

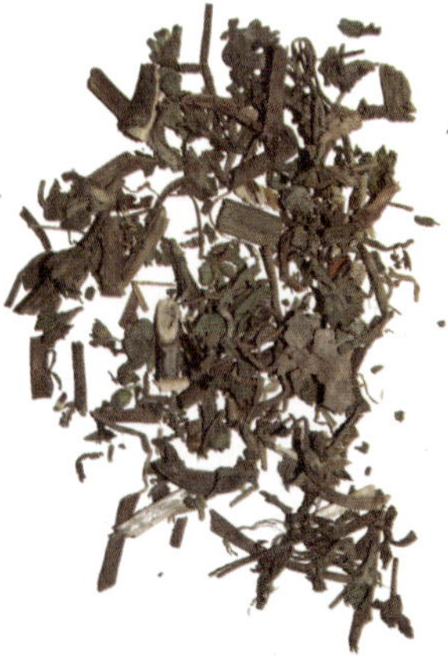

墨旱莲

别名： 旱莲草、黑墨草、野葵花、烂脚草。**药性：** 甘、酸，寒。归肝、肾经。**功效：** 滋补肝肾，凉血止血。**主治：** 肝肾阴虚，牙齿松动，须发早白，眩晕耳鸣，腰膝酸软，阴虚血热吐血、衄血、尿血，血痢，崩漏下血，外伤出血。**用量用法：** 6～12克。**使用注意：** 脾胃虚寒、大便泄泻者不宜用。肾气虚寒者也不宜用。

玉竹

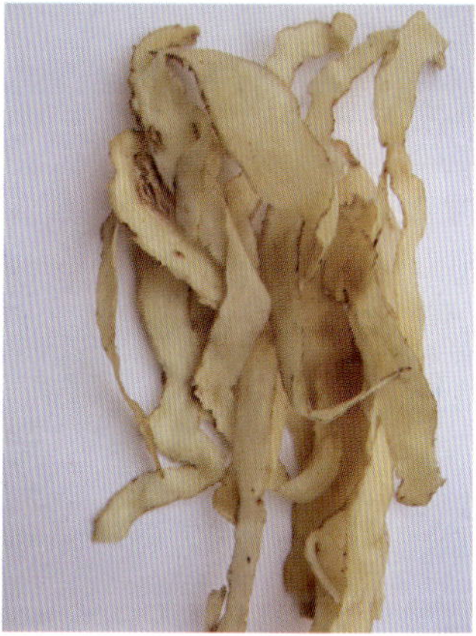

别名： 玉术、委萎、女萎、葳蕤、节地、乌萎、黄芝、山玉竹。**药性：** 甘，微寒。归肺、胃经。**功效：** 养阴润燥，生津止渴。**主治：** 肺胃阴伤，燥热咳嗽，咽干口渴，内热消渴。**用量用法：** 6～12克。**使用注意：** 脾虚及痰湿内盛者不宜用。

黄精

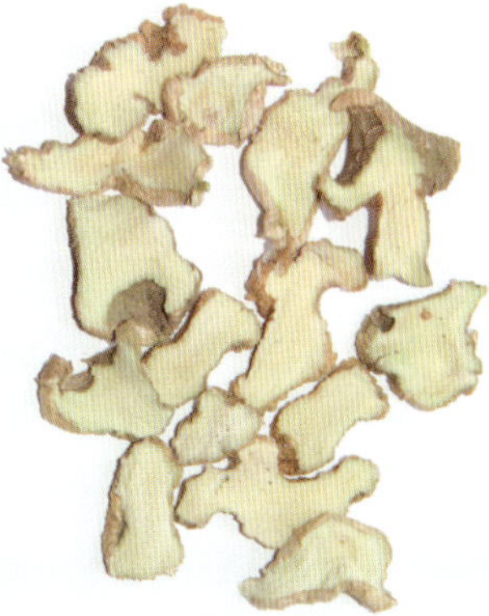

别名： 菟竹、鹿竹、重楼、鸡头参、白及黄精、玉竹黄精。**药性：** 甘，平。归肺、脾、肾经。**功效：** 补气养阴，健脾，润肺，益肾。**主治：** 脾胃气虚，体倦乏力，胃阴不足，口干食少，肺虚燥咳，劳嗽咳血，精血不足，腰膝酸软，须发早白，内热消渴。**用量用法：** 9～15克。**使用注意：** 凡脾虚有湿、咳嗽痰多、中寒便溏及痞满气滞者不宜用。

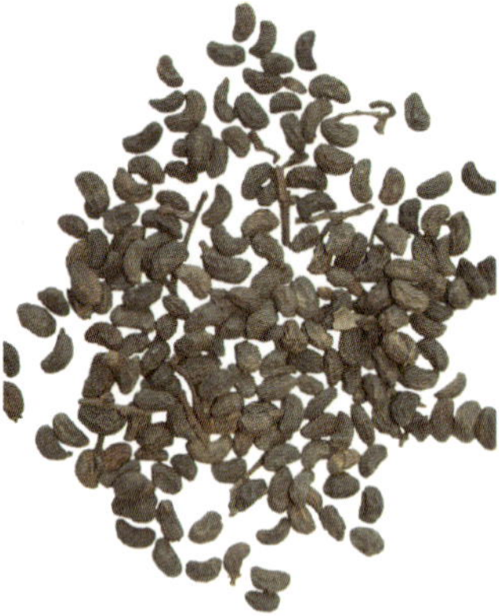

女贞子

别名：爆格蚤、冬青子。**药性：**甘、苦，凉。归肝、肾经。**功效：**滋补肝肾，明目乌发。**主治：**肝肾阴虚，眩晕耳鸣，腰膝酸软，须发早白，目暗不明，内热消渴，骨蒸潮热。**用量用法：**6～12克。**使用注意：**脾胃虚寒泄泻及阳虚者忌用。

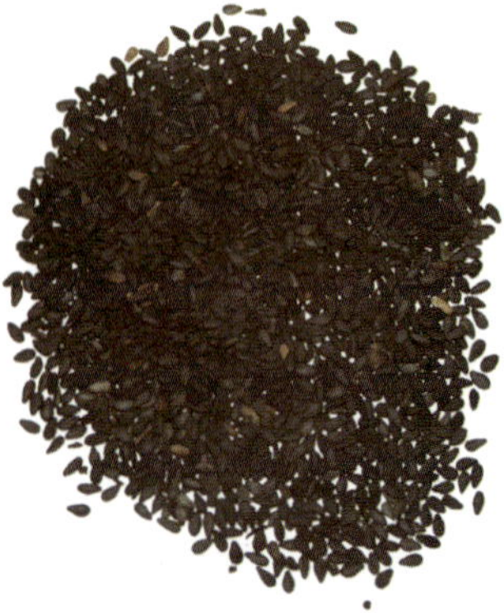

黑芝麻

别名：芝麻、脂麻、油麻、乌麻子、乌芝麻、胡麻子。**药性：**甘，平。归肝、肾、大肠经。**功效：**补肝肾，益精血，润肠燥。**主治：**精血亏虚，头晕眼花，耳鸣耳聋，须发早白，病后脱发，肠燥便秘。**用量用法：**9～15克。**使用注意：**大便溏泻者慎用。

桑椹

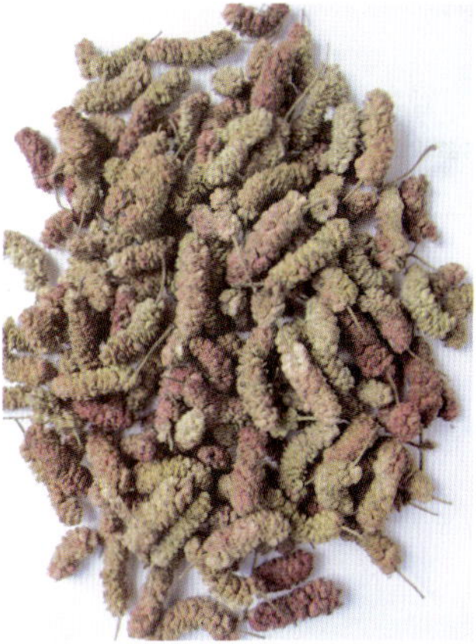

别名：桑葚、桑椹子、黑桑椹。**药性：**甘、酸，寒。归心、肝、肾经。**功效：**滋阴补血，生津润燥。**主治：**肝肾阴虚，眩晕耳鸣，心悸失眠，须发早白，津伤口渴，内热消渴，肠燥便秘。**用量用法：**9～15克。**使用注意：**脾虚便溏者忌用。

龟甲

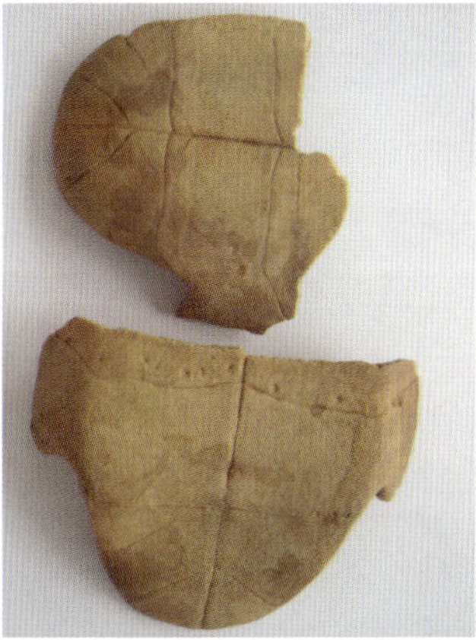

别名：龟板、下甲、血板、烫板、乌龟壳、乌龟板。**药性：**咸、甘，微寒。归肝、肾、心经。**功效：**滋阴潜阳，益肾强骨，养血补心，固经止崩。**主治：**阴虚潮热，骨蒸盗汗，头晕目眩，虚风内动，筋骨痿软，心虚健忘，崩漏经多。**用量用法：**9～24克，先煎。**使用注意：**脾胃虚寒者及孕妇不宜用。

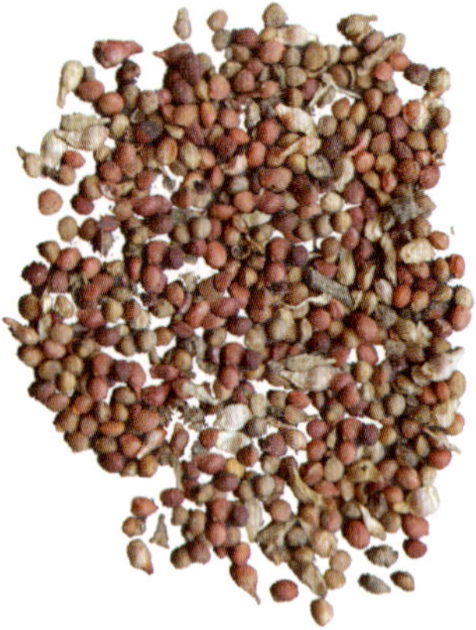

楮实子

别名： 楮实、谷实、柘树子、楮实米、野杨梅、构树子。**药性：** 甘，寒。归肝、肾经。**功效：** 补肾清肝，明目，利尿。**主治：** 肝肾不足，腰膝酸软，虚劳骨蒸，头晕目昏，目生翳膜，水肿胀满。**用量用法：** 6～12克。**使用注意：** 脾胃虚寒者不宜。

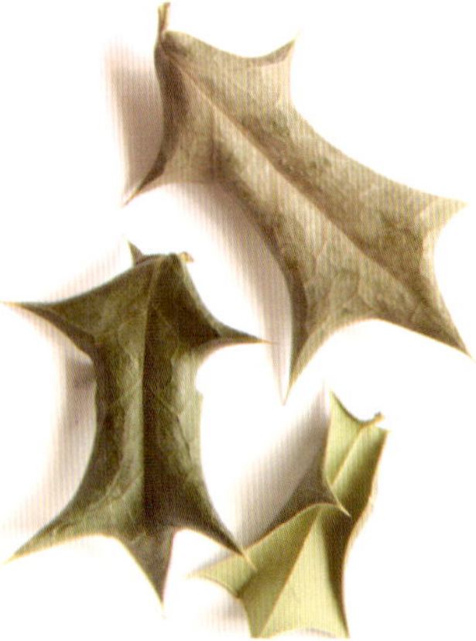

枸骨叶

别名： 功劳叶、猫儿刺、枸骨刺、八角茶、老虎刺。**药性：** 苦，凉。归肝、肾经。**功效：** 清热养阴，益肾，平肝。**主治：** 肺痨咯血，骨蒸潮热，头晕目眩。**用量用法：** 9～15克。**使用注意：** 脾胃虚寒及肾阳不足者慎用。

鳖 甲

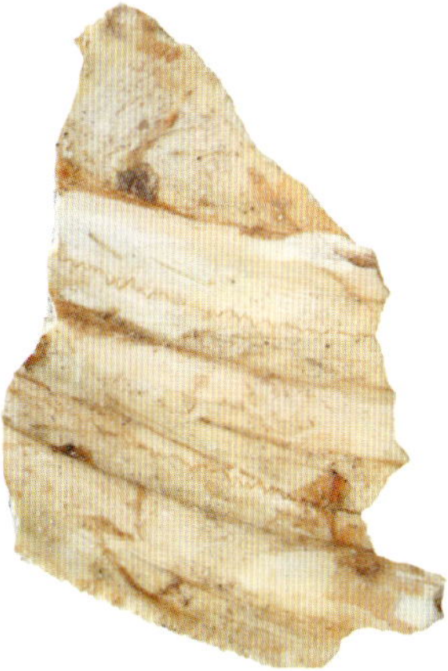

别名： 上甲、鳖壳、甲鱼壳、团鱼壳、团鱼盖、团鱼甲、鳖盖子。**药性：** 咸，微寒。归肝、肾经。**功效：** 滋阴潜阳，退热除蒸，软坚散结。**主治：** 阴虚发热，骨蒸劳热，阴虚阳亢，头晕目眩，虚风内动，手足瘛疭，经闭，癥瘕，久疟疟母。**用量用法：** 9～24克，先煎。**使用注意：** 孕妇禁用。

苹 果

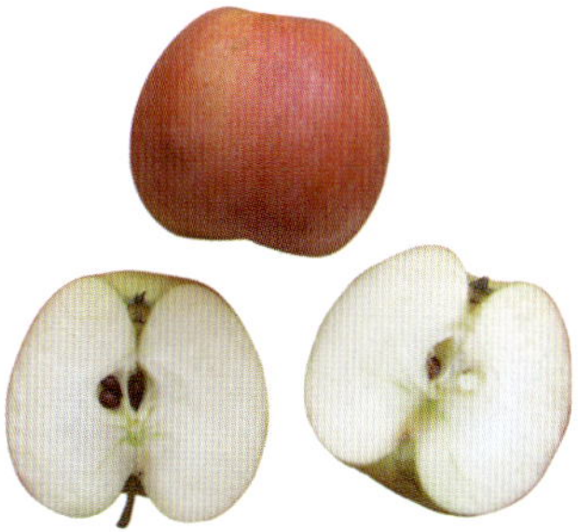

别名： 柰、柰子、平波、超凡子、天然子。**药性：** 甘、酸，凉。归胃经。**功效：** 益胃生津，除烦，醒酒。**主治：** 津少口渴，脾虚泄泻，食后腹胀，饮酒过度。**用量用法：** 适量，生食。**使用注意：** 不宜多食，易导致腹胀。

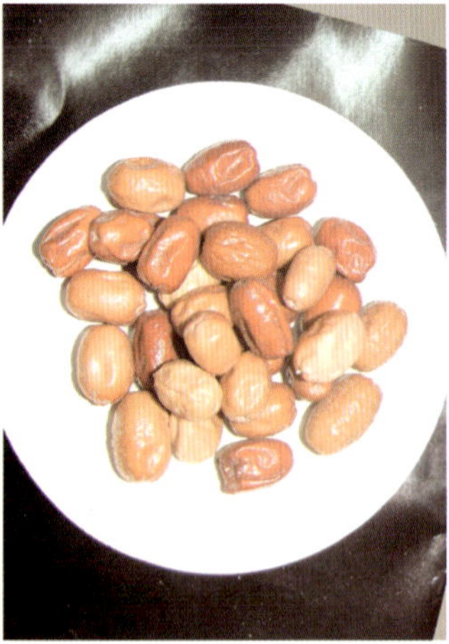

沙枣

别名： 四味目果、红豆、吉格达。**药性：** 酸、微甘，凉。归肺、肝、脾、胃、肾经。**功效：** 养肝益肾，健脾调经。**主治：** 肝虚目眩，肾虚腰痛，脾虚腹泻，消化不良，带下，月经不调。**用量用法：** 15～30克。**使用注意：** 无。

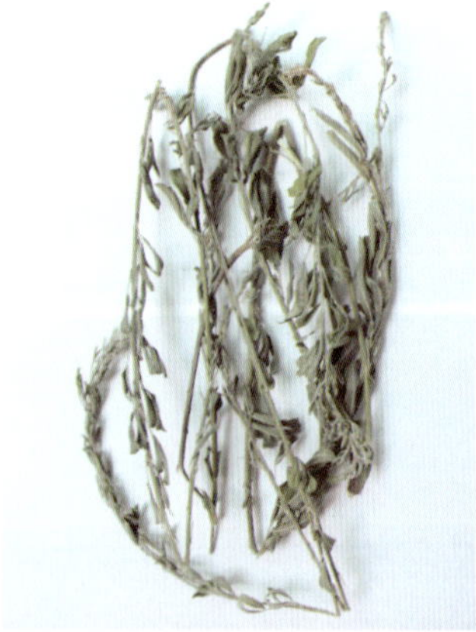

夜关门

别名： 截叶铁扫帚、绢毛胡枝子、小叶胡枝子。**药性：** 苦、辛，凉。归肺、肝、肾经。**功效：** 补肝肾，益肺阴，散瘀消肿。**主治：** 遗精，遗尿，白浊，白带，哮喘，胃痛，劳伤，小儿疳积，泻痢，跌打损伤，视力减退，目赤，乳痈。**用量用法：** 15~30克（鲜者30~60克），煎汤；或炖肉。外用煎水熏洗；或捣敷。**使用注意：** 无。

收涩药

一、固表止汗药

麻黄根

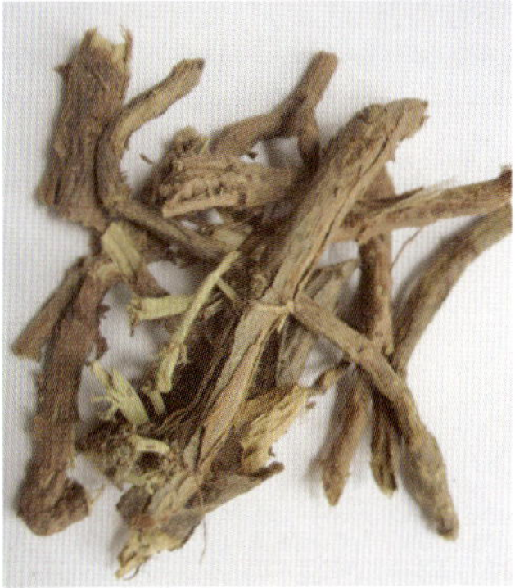

别名：苦椿菜。**药性：**甘、涩，平。归心、肺经。**功效：**固表止汗。**主治：**自汗，盗汗。**用量用法：**3~9克。外用适量，研末洒扑。**使用注意：**有表邪者忌用。

浮小麦

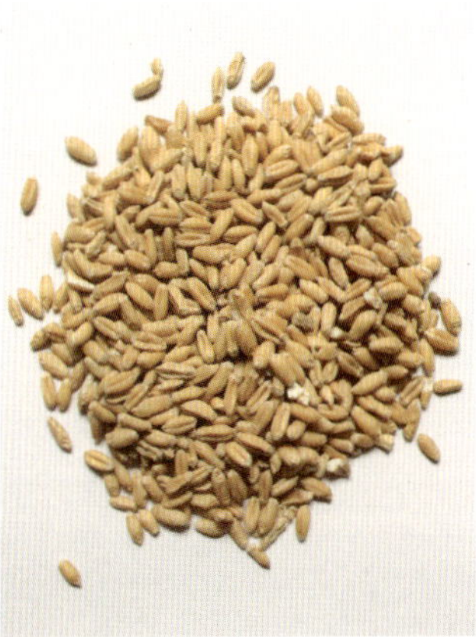

别名：浮麦。**药性：**甘，凉。归心经。**功效：**除虚热，止汗。**主治：**阴虚发热，盗汗自汗。**用量用法：**15~30克，煎汤；或研末。止汗宜微炒用。**使用注意：**无汗而烦躁或虚脱汗出者忌用。

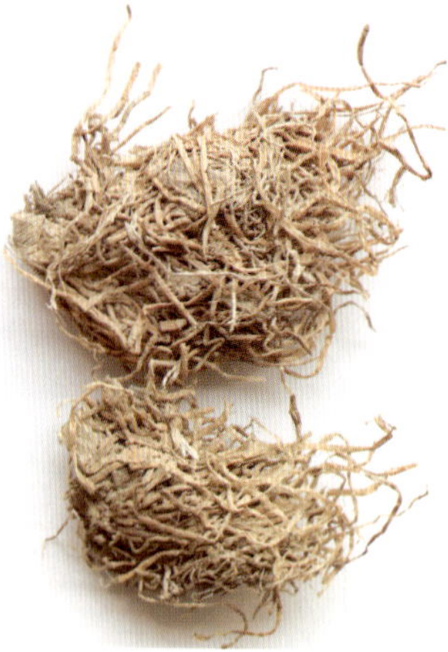

糯稻根须

别名：糯稻根、稻根须、糯谷根、糯稻草根。**药性：**甘，平。归肺、肾经。**功效：**养阴除热，止汗。**主治：**阴虚发热，自汗盗汗，口渴咽干，肝炎，丝虫病。**用量用法：**15～30克，大剂量可用60～120克。以鲜品为佳。**使用注意：**无。

二、敛肺涩肠药

乌梅

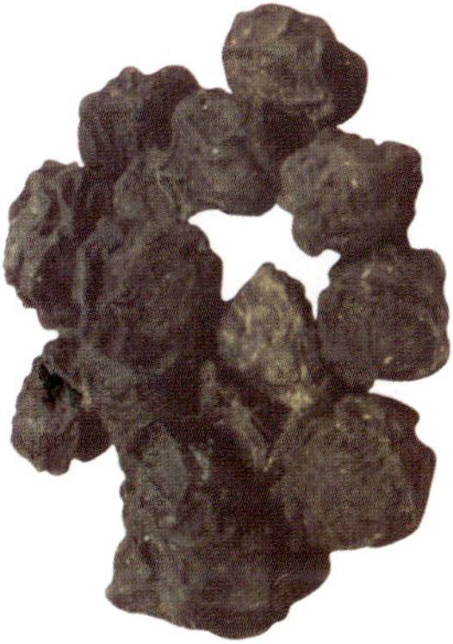

别名：梅实、春梅、熏梅、桔梅肉。**药性：**酸、涩，平。归肝、脾、肺、大肠经。**功效：**敛肺，涩肠，生津，安蛔。**主治：**肺虚久咳，久泻久痢，虚热消渴，蛔厥呕吐腹痛。**用量用法：**6～12克。**使用注意：**表邪、实热积滞者不宜用。

诃子

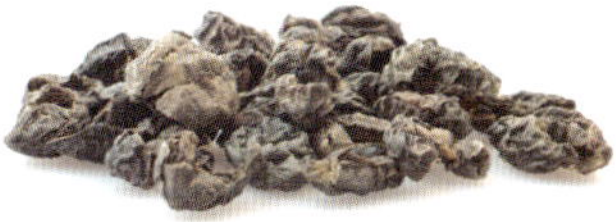

别名：诃黎、诃梨、诃黎勒、随风子。**药性：**苦、酸、涩，平。归肺、大肠经。**功效：**涩肠止泻，敛肺止咳，降火利咽。**主治：**久泻久痢，便血脱肛，肺虚喘咳，久嗽不止，咽痛音哑。**用量用法：**3～10克。**使用注意：**咳嗽、泻痢初起者不宜用。

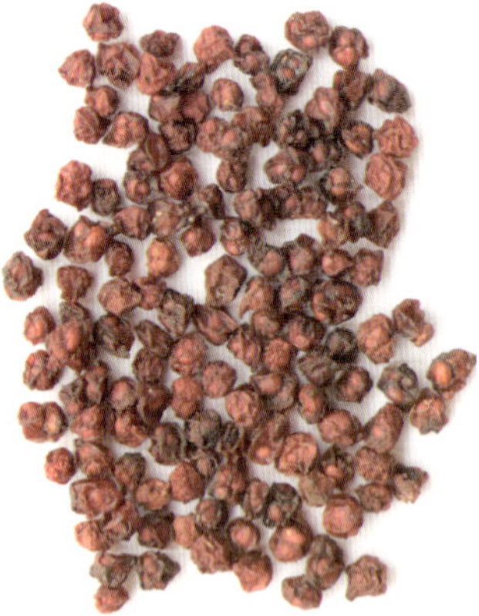

五味子

别名： 玄及、会及、五味、华中五味子。**药性：** 酸、甘，温。归肺、心、肾经。**功效：** 收敛固涩，益气生津，补肾宁心。**主治：** 久嗽虚喘，梦遗滑精，遗尿尿频，久泻不止，自汗盗汗，津伤口渴，内热消渴，心悸失眠。**用量用法：** 2～6克。**使用注意：** 本品味酸涩收敛，凡新病、实邪者不宜用。

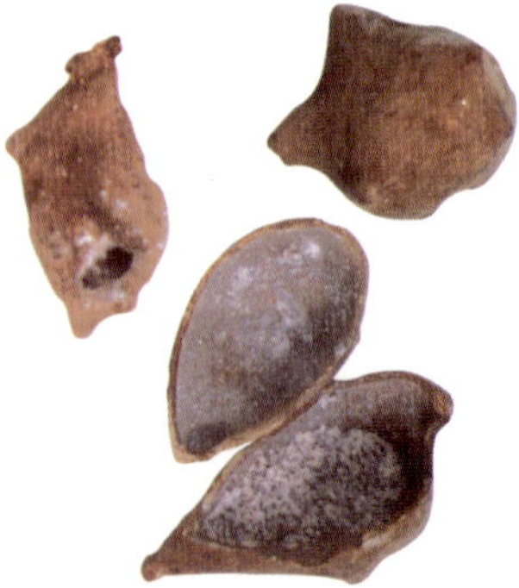

五倍子

别名： 角倍、肤杨树、盐肤子、盐酸白、五倍柴。**药性：** 酸、涩，寒。归肺、大肠、肾经。**功效：** 敛肺降火，涩肠止泻，敛汗，止血，收湿敛疮。**主治：** 肺虚久咳，肺热痰嗽，久泻久痢，自汗盗汗，消渴，便血痔血，外伤出血，痈肿疮毒，皮肤湿烂。**用量用法：** 3～6克。外用适量。**使用注意：** 湿热泻痢者忌用。

石榴皮

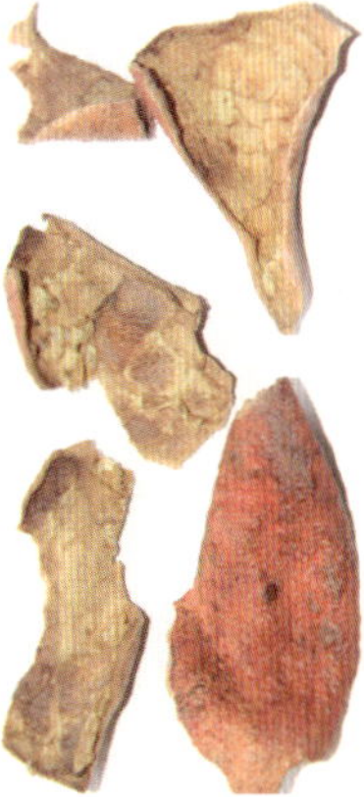

别名： 石榴壳、酸榴皮、西榴皮、酸石榴皮。**药性：** 酸、涩，温。归大肠经。**功效：** 涩肠止泻，止血，驱虫。**主治：** 久泻，久痢，便血，脱肛，崩漏，带下，虫积腹痛。**用量用法：** 3～9克。**使用注意：** 阴虚火旺者忌服，恶小蓟。

肉豆蔻

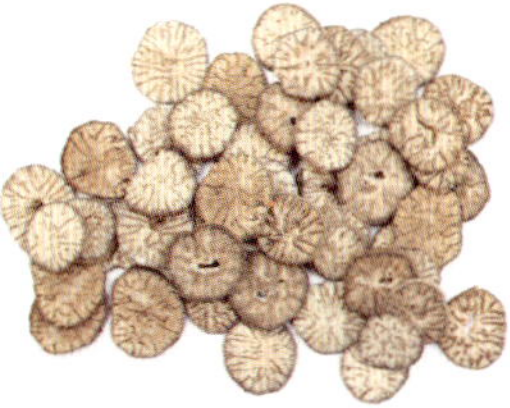

别名： 肉叩、肉扣、肉蔻、肉果、玉果。**药性：** 辛，温。归脾、胃、大肠经。**功效：** 温中行气，涩肠止泻。**主治：** 脾胃虚寒，久泻不止，脘腹胀痛，食少呕吐。**用量用法：** 3～10克。**使用注意：** 凡湿热泻痢者忌用。

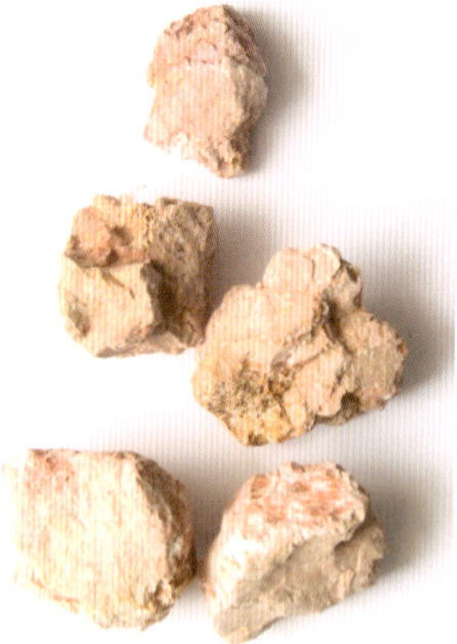

赤石脂

别名：赤符、红土、红高岭、赤石土、吃油脂。**药性：**甘、酸、涩，温。归大肠、胃经。**功效：**涩肠止血，生肌敛疮。**主治：**久泻久痢，大便出血，崩漏带下。外治疮疡久溃不敛，湿疮脓水浸淫。**用量用法：**9～12克，先煎。外用适量，研末敷患处。**使用注意：**不宜与肉桂同用。

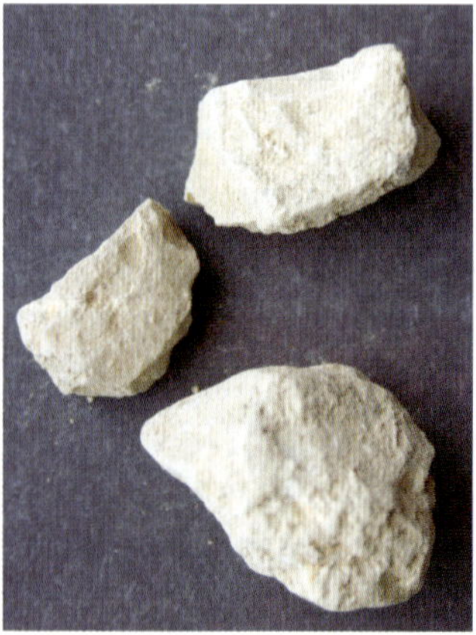

禹余粮

别名：石脑、禹哀、白余粮、禹粮石、太一余粮、太一禹余粮。**药性：**甘、涩，微寒。归胃、大肠经。**功效：**涩肠止泻，收敛止血。**主治：**久泻久痢，大便出血，崩漏带下。**用量用法：**9～15克，先煎；或入丸、散。**使用注意：**孕妇慎用。

白果

别名：灵眼、银杏核、公孙树子、鸭脚树子。**药性**：甘、苦、涩，平；有毒。归肺、肾经。**功效**：敛肺定喘，止带缩尿。**主治**：痰多喘咳，带下白浊，遗尿尿频。**用量用法**：5~10克。**使用注意**：生食有毒。

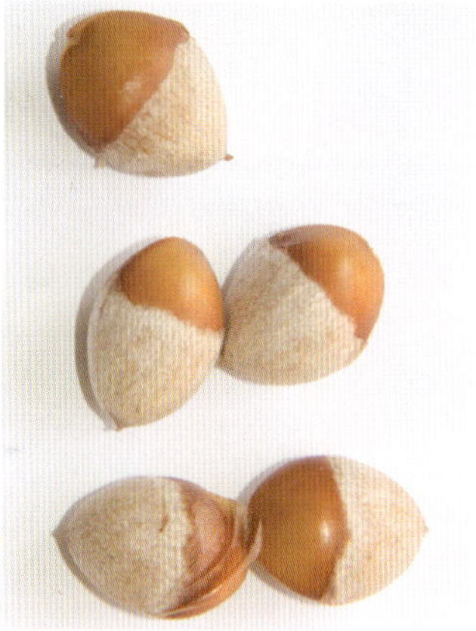

罂粟壳

别名：粟壳、米壳、御米壳、米囊皮、米罂皮、烟斗斗。**药性**：酸、涩，平；有毒。归肺、肾、大肠经。**功效**：敛肺，涩肠，止痛。**主治**：久咳，久泻，脱肛，脘腹疼痛。**用量用法**：3~6克。**使用注意**：本品易成瘾，不宜常服。孕妇及儿童禁用。运动员慎用。

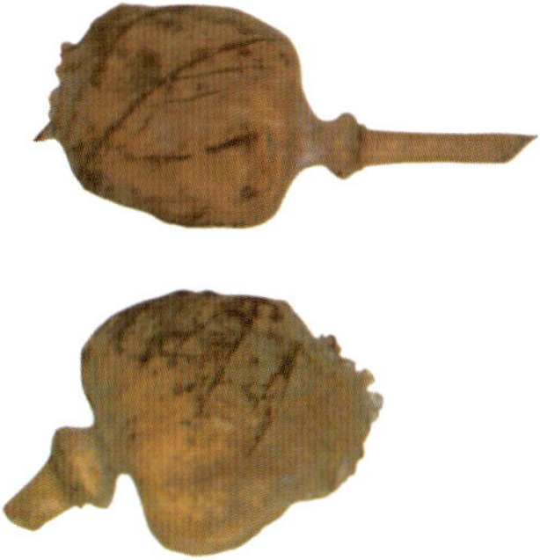

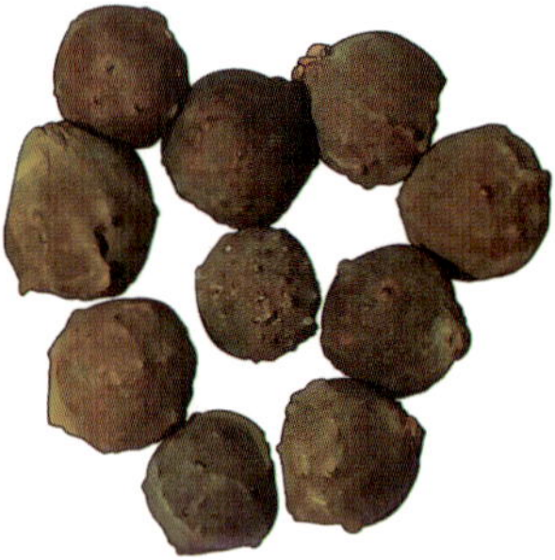

没食子

别名： 墨石子、无食子、没石子。**药性：** 苦，温。归脾、肺、肾经。**功效：** 固气涩精，敛肺止血。**主治：** 大肠虚滑，泻痢不止，便血遗精，阴寒咳嗽，咯血，齿痛，创伤出血，疮疡久不收口。**用量用法：** 5～10克，煎汤；或入丸、散。外用适量，研末撒；或调敷。**使用注意：** 凡泻痢初起、湿热内郁或有积滞者慎用。

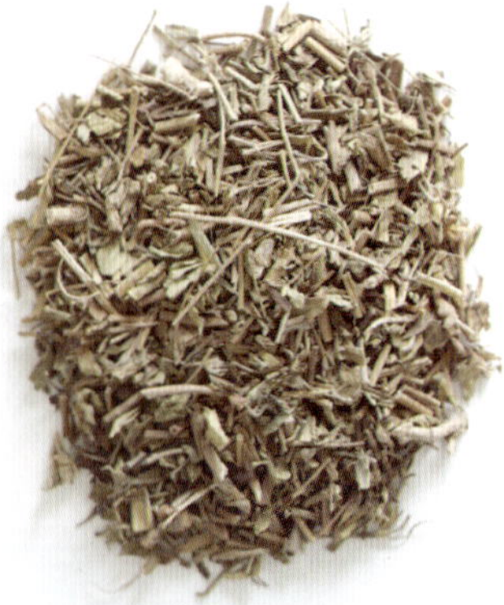

朝天罐

别名： 倒罐子根。**药性：** 甘、涩，平。归肺、肝、肾经。**功效：** 清肠，收敛止泻，止咳止血。**主治：** 痢疾，肠炎。**用量用法：** 9～15克。**使用注意：** 无。

南天竹子

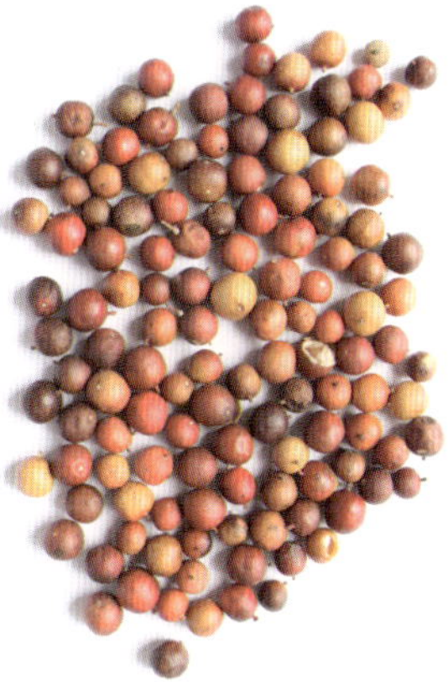

别名： 红杷子、天烛子、天竺子。**药性：** 酸、甘，平；有毒。归肺经。**功效：** 敛肺，止咳平喘，清肝明目。**主治：** 支气管炎，久咳，喘息，百日咳，疟疾，下疳溃烂。**用量用法：** 3～9克，煎汤；或烧存性研末。外用适量，捣敷；或烧存性研末调敷。**使用注意：** 外感风寒咳嗽者不宜服用。

三、固精缩尿止带药

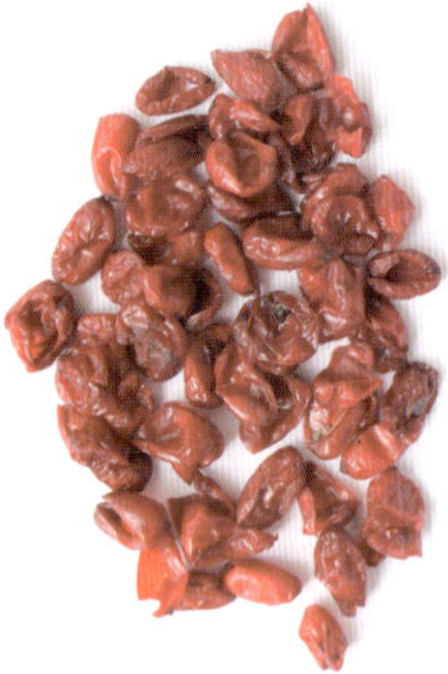

山茱萸

别名： 药枣、枣皮、萸肉、山萸肉、实枣儿。**药性：** 酸、涩，微温。归肝、肾经。**功效：** 补益肝肾，收涩固脱。**主治：** 眩晕耳鸣，腰膝酸痛，阳痿遗精，遗尿尿频，崩漏带下，大汗虚脱，内热消渴。**用量用法：** 6～12克。**使用注意：** 本品味酸涩收敛，实邪、湿热证患者不宜用。

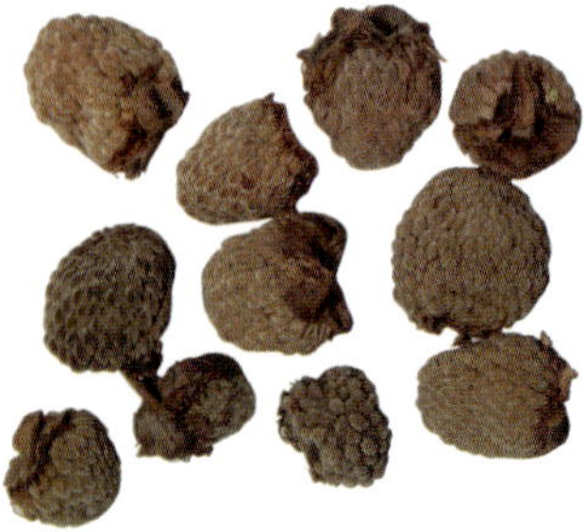

覆盆子

别名： 翁扭、种田泡、牛奶母。**药性：** 甘、酸，微温。归肝、肾、膀胱经。**功效：** 益肾固精缩尿，养肝明目。**主治：** 遗精滑精，遗尿尿频，阳痿早泄，目暗昏花。**用量用法：** 6～12克。**使用注意：** 肾虚有火、小便短涩者不宜服用。

桑螵蛸

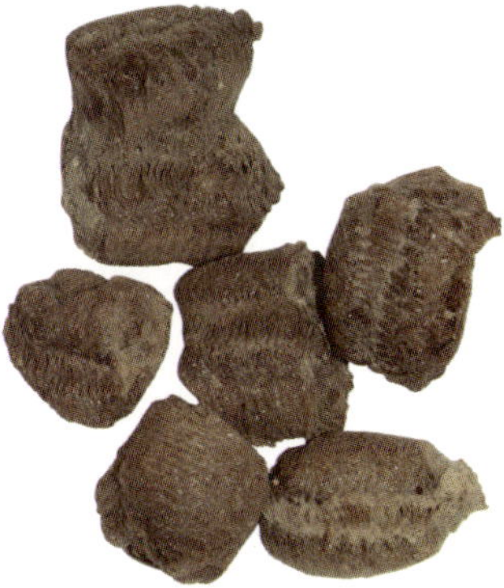

别名： 蜱蛸、桑蛸。**药性：** 甘、咸，平。归肝、肾经。**功效：** 固精缩尿，补肾助阳。**主治：** 遗精滑精，遗尿尿频，小便白浊。**用量用法：** 3~10克。**使用注意：** 本品助阳固涩，故阴虚火旺、膀胱有热而小便短赤者忌用。

金樱子

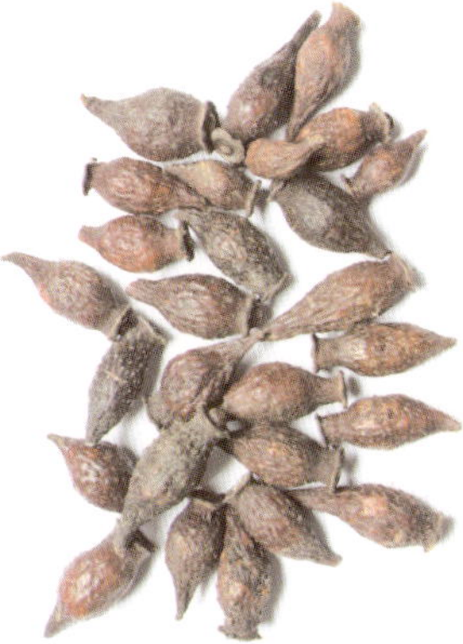

别名： 刺榆子、野石榴、山石榴、刺梨子。**药性：** 酸、甘、涩，平。归肾、膀胱、大肠经。**功效：** 固精缩尿，固崩止带，涩肠止泻。**主治：** 遗精滑精，遗尿尿频，崩漏带下，久泻久痢。**用量用法：** 6~12克。**使用注意：** 本品功专收敛，故有实邪者不宜用。

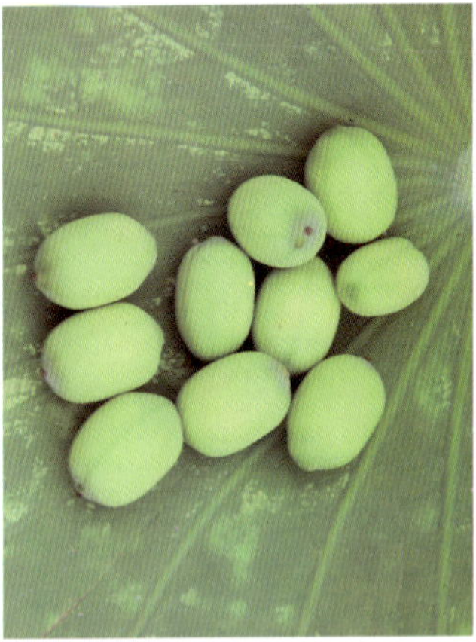

石莲子

别名：甜石莲、壳莲子、带皮莲子。**药性：**甘、涩、微苦，寒。归脾、胃、心经。**功效：**清湿热，开胃进食，清心宁神，涩精止泻。**主治：**噤口痢，呕吐不食，心烦失眠，遗精，尿浊，带下。**用量用法：**9～12克。清湿热生用，清心宁神连心用。**使用注意：**虚寒久痢者禁用。

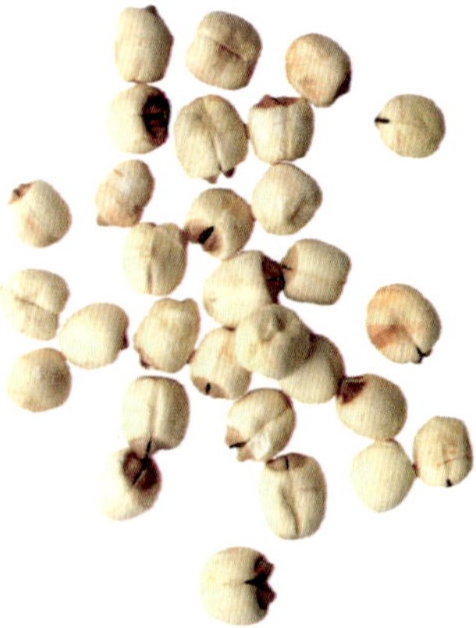

莲子

别名：莲肉、莲实、莲米、水之丹。**药性：**甘、涩，平。归脾、肾、心经。**功效：**补脾止泻，止带，益肾涩精，养心安神。**主治：**脾虚泄泻，带下，遗精，心悸失眠。**用量用法：**6～15克。**使用注意：**中满痞胀及大便燥结者忌用。

芡 实

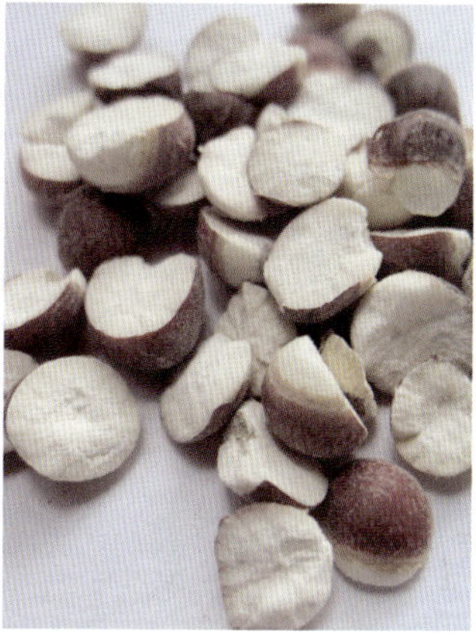

别名：肇实、鸡头米、鸡头苞、鸡头莲、刺莲藕。**药性：**甘、涩，平。归脾、肾经。**功效：**益肾固精，补脾止泻，除湿止带。**主治：**遗精滑精，遗尿尿频，脾虚久泻，白浊，带下。**用量用法：**9～15克。**使用注意：**本品滋补敛涩，故大小便不利者不宜用。

莲 须

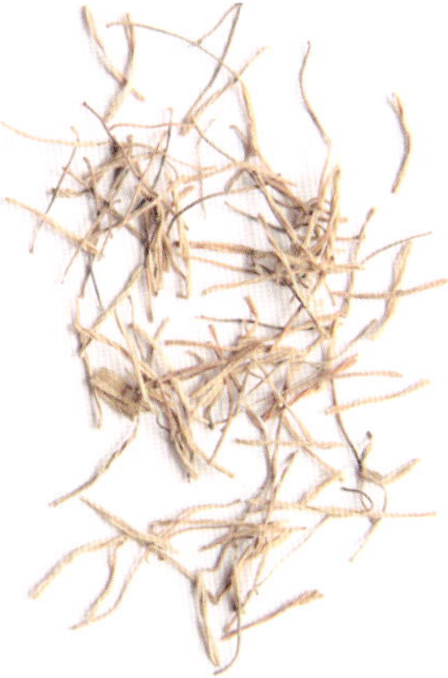

别名：无。**药性：**甘、涩，平。归心、肾经。**功效：**固肾涩精。**主治：**遗精滑精，带下，尿频。**用量用法：**3～5克。**使用注意：**无。

涌吐药

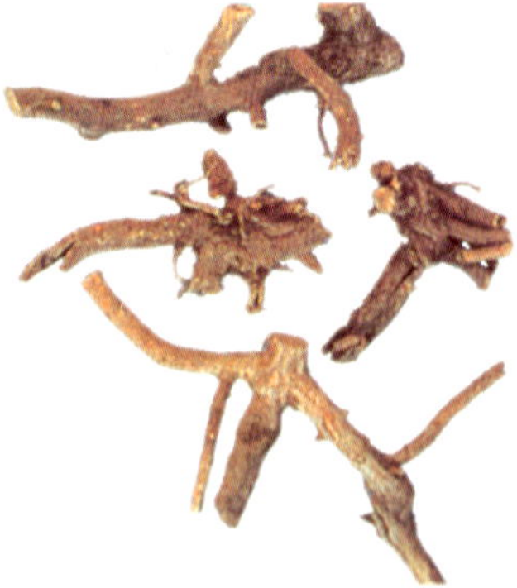

常山

别名： 鹅儿花、玉叶金花。**药性：** 辛、苦，寒，有毒。归肺、肝、心经。**功效：** 涌吐痰涎，截疟。**主治：** 痰饮停聚，胸膈痞塞，疟疾。**用量用法：** 5～9克。**使用注意：** 因能催吐，用量不宜过大，体虚者及孕妇不宜用。治疟时，均应酒制，用量不宜大。

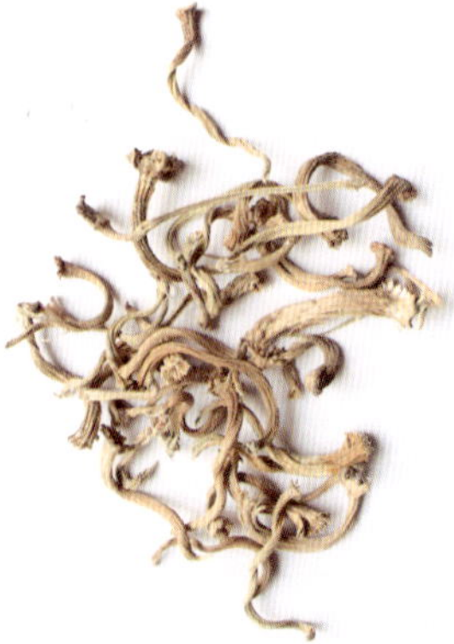

甜瓜蒂

别名： 瓜蒂、瓜丁、苦丁香、甜瓜把。**药性：** 苦，寒；有毒。归脾、胃、肝经。**功效：** 涌吐痰食，除湿退黄。**主治：** 中风癫痫，喉痹，痰涎壅盛，呼吸不利，宿食不化，脘腹胀痛，湿热黄疸。**用量用法：** 3～6克，煎汤；或入丸、散，0.3～1.5克。外用适量，研末吹鼻。**使用注意：** 体虚、失血及上部无实邪者禁用。

胆矾

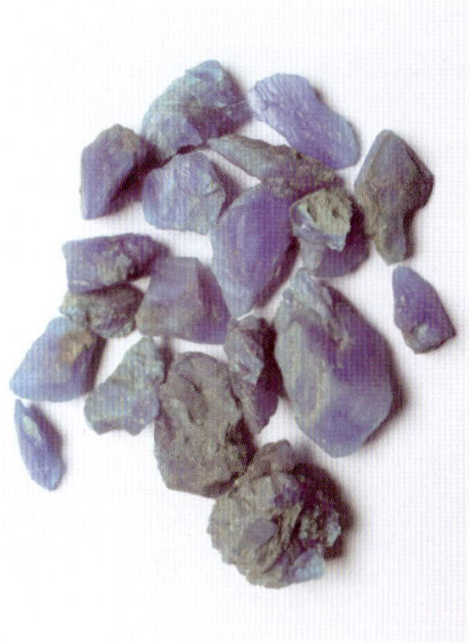

别名： 石胆、毕石、君石、黑石、铜勒。**药性：** 酸、辛，寒；有毒。归肝、胆经。**功效：** 涌吐，解毒，去腐。**主治：** 中风，癫痫，喉痹喉风，痰涎壅塞，牙疳，口疮，烂弦风眼，痔疮，肿毒。**用量用法：** 0.3～0.6克，温汤化；催吐，限服一次。**使用注意：** 本品无论内服外用都应控制剂量，不宜过量或久服，体虚者禁用，严防中毒。

食盐

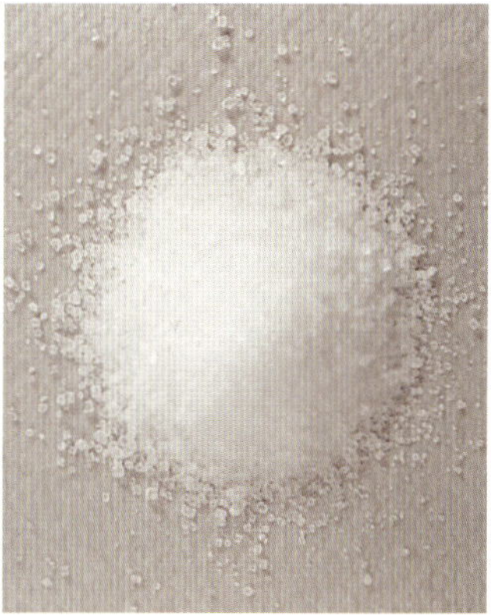

别名： 盐、咸鹾。**药性：** 咸，寒。归胃、肾、大小肠经。**功效：** 涌吐清火，凉血解毒，软坚杀虫，止痒。**主治：** 食停上脘，心腹胀痛，胸中痰癖，二便不通，齿龈出血，喉痛牙痛，目翳，疮疡，毒虫螫伤。**用量用法：** 0.9～3克，沸汤溶化，催吐；9～18克，宜炒黄。外用适量。**使用注意：** 咳嗽，口渴者慎用，水肿者忌用。

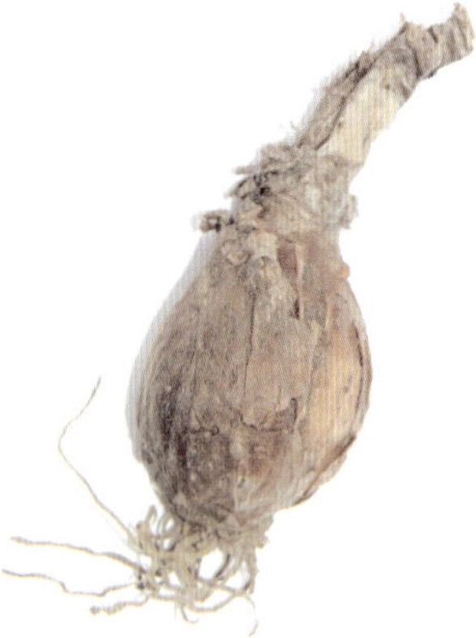

石蒜

别名：老鸦蒜、乌蒜、银锁匙。**药性：**辛、甘，温；有毒。归肺、胃、肝经。**功效：**祛痰催吐，解毒散结。**主治：**喉风，单双乳蛾，咽喉肿痛，痰涎壅塞，食物中毒，胸腹积水，恶疮肿毒。**用量用法：**1.5～3克，煎汤，或捣汁。外用适量，捣敷，或绞汁涂；或煎水熏洗。**使用注意：**体虚无实邪者及孕妇禁用；皮肤破损者禁敷。

解毒杀虫燥湿止痒药

雄黄

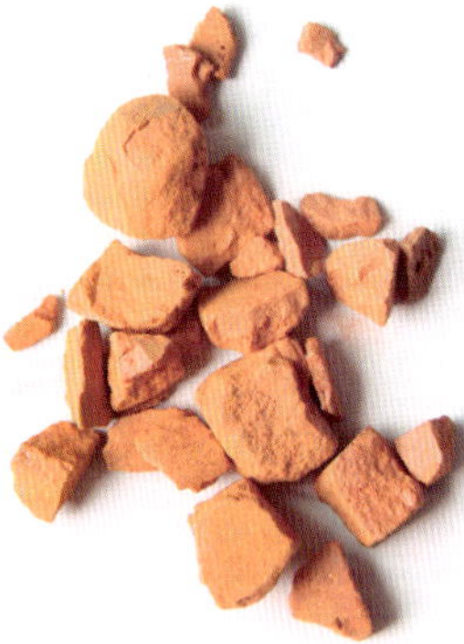

别名：黄石、熏黄、石黄、黄金石、鸡冠石。**药性：**辛，温；有毒。归肝、大肠经。**功效：**解毒杀虫，燥湿祛痰，截疟。**主治：**痈肿疔疮，蛇虫咬伤，虫积腹痛，惊痫，疟疾。**用量用法：**0.05～0.1克，入丸、散用。外用适量，熏涂患处。**使用注意：**内服宜慎；不可久用；孕妇禁用。

硫黄

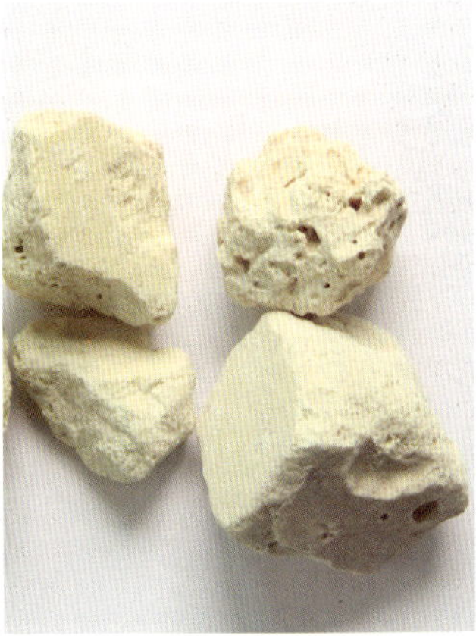

别名：硫、胶体硫、硫黄块。**药性：**酸，温；有毒。归肾、大肠经。**功效：**外用解毒杀虫疗疮。内服补火助阳通便。**主治：**外治疥癣，秃疮，阴疽恶疮。内治阳痿足冷，虚喘冷哮，虚寒便秘。**用量用法：**外用适量，研末油调涂敷患处。内服1.5～3克，炮制后用丸、散服。**使用注意：**孕妇禁用。不宜与芒硝、玄明粉同用。

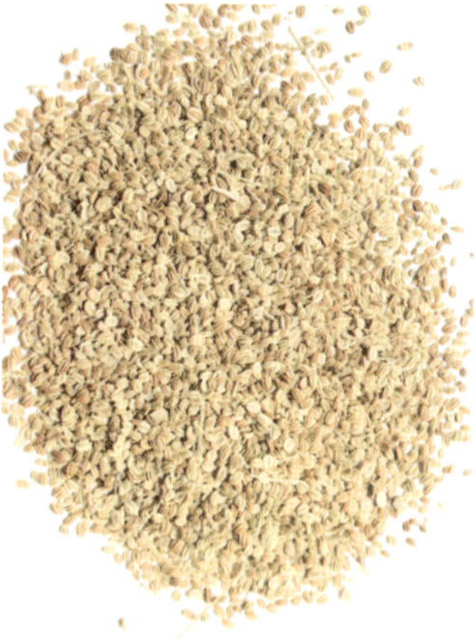

蛇床子

别名： 蛇珠、野茴香、秃子花、蛇床实。**药性：** 辛、苦，温；有小毒。归肾经。**功效：** 燥湿祛风，杀虫止痒，温肾壮阳。**主治：** 阴痒带下，湿疹瘙痒，湿痹腰痛，肾虚阳痿，宫冷不孕。**用量用法：** 3～10克。外用适量，多煎汤熏洗；或研末调敷。**使用注意：** 肾阴不足，相火易动，精关不固，下焦湿热者不宜服用。

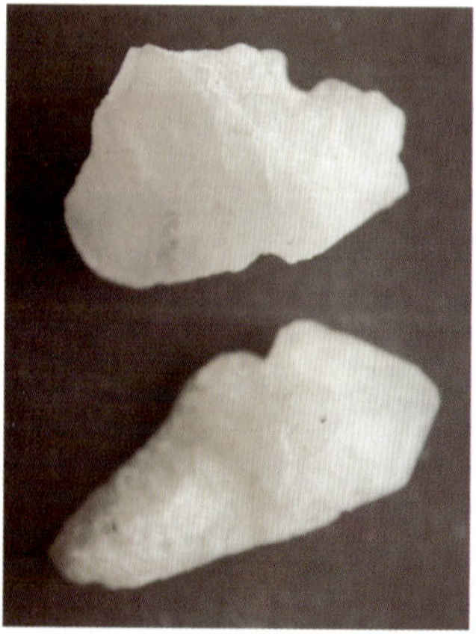

白矾

别名： 明矾、矾石。**药性：** 酸、涩，寒。归肺、脾、肝、大肠经。**功效：** 外用解毒杀虫，燥湿止痒。内服止血止泻，祛除风痰。**主治：** 外治湿疹，疥癣，脱肛，痔疮，聤耳流脓。内服用于久泻不止，便血，崩漏，癫痫发狂。**用量用法：** 0.6～1.5克。外用适量，研末敷或化水洗患处。内服0.6~1.5克。**使用注意：** 阴虚胃弱、无湿热者忌服。

皂矾

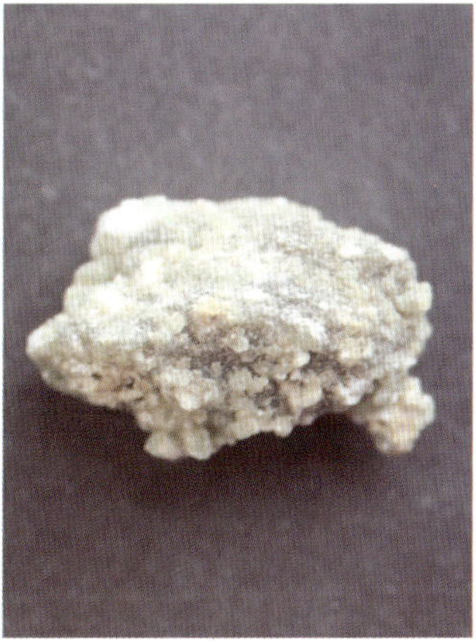

别名：绿矾、青矾、绛矾。**药性：**酸，凉。归肝、脾经。**功效：**解毒燥湿，杀虫补血。**主治：**黄肿胀满，疳积久痢，肠风便血，血虚萎黄，湿疮疥癣，喉痹口疮。**用量用法：**0.8～1.6克。外用适量。**使用注意：**孕妇慎用。

大风子

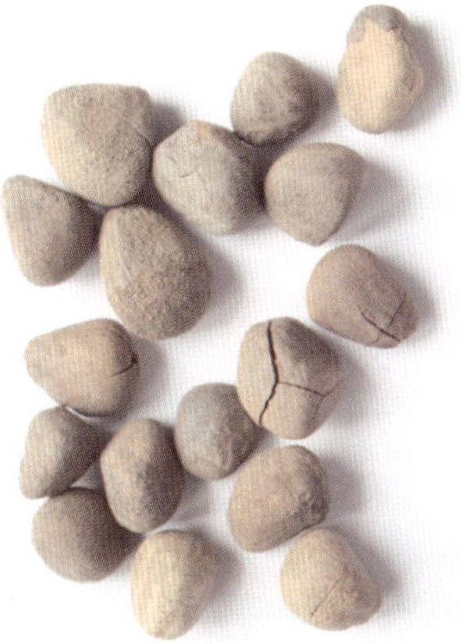

别名：大枫子、麻风子、驱虫大风子。**药性：**辛，热；有毒。归肝、脾经。**功效：**祛风燥湿，攻毒杀虫。**主治：**麻风，杨梅疮，疥癣，酒糟鼻，痤疮。**用量用法：**外用适量，捣敷；或煅存性研末调服。内服入丸散，每次0.3～1克。**使用注意：**本品性毒烈，一般只作外用，内服宜慎。

拔毒化腐生肌药

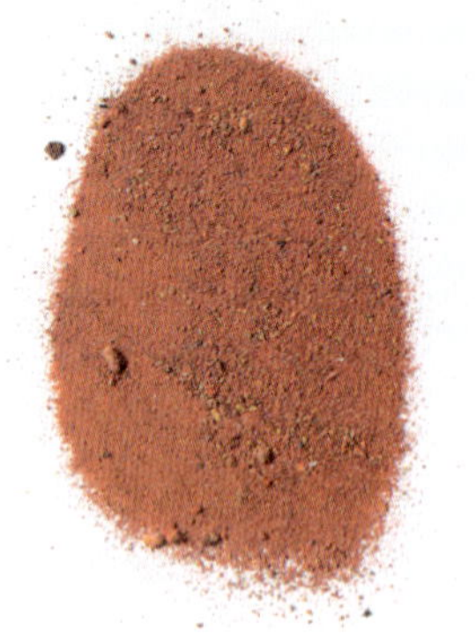

红粉

别名：升丹、升药、红粉、灵药。**药性：**辛，热；有大毒。归肺、脾经。**功效：**拔毒，除脓，去腐，生肌。**主治：**痈疽疔疮，梅毒下疳，一切恶疮，脓水淋漓，久不收口。**用量用法：**外用适量，研极细粉，单用；或与其他药味配成散剂；或制成药捻。**使用注意：**本品有毒，只可外用，不可内服。外用亦不宜久用。孕妇禁用。

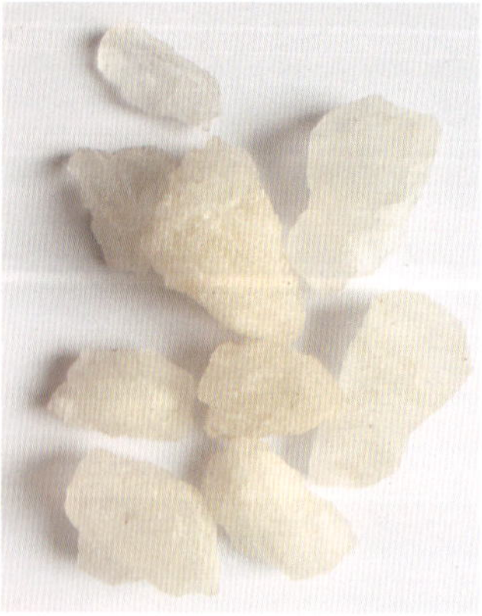

轻粉

别名：汞粉、峭粉、腻粉、银粉、扫盆、水银粉。**药性：**辛，寒；有毒。归大肠、小肠经。**功效：**外用杀虫，攻毒，敛疮。内服祛痰消积，逐水通便。**主治：**外治疥疮，顽癣，臁疮，梅毒，疮疡，湿疹。内服用于痰涎积滞，水肿臌胀，二便不利。**用量用法：**外用适量，研末掺敷患处。内服0.1～0.2克，服后漱口。**使用注意：**本品有毒，不可过量。内服慎用。孕妇禁用。

炉甘石

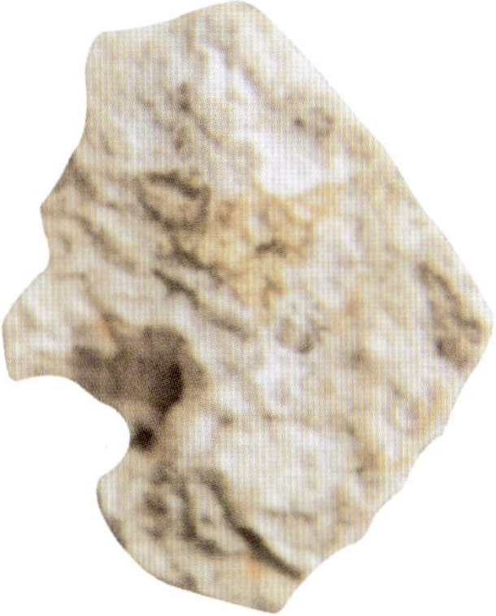

别名： 甘石、干石、卢甘石、芦甘石、羊肝石、炉眼石、浮水甘石。**药性：** 甘，平。归肝、脾经。**功效：** 解毒明目退翳，收湿止痒敛疮。**主治：** 目赤肿痛，睑弦赤烂，翳膜遮睛，胬肉攀睛，溃疡不敛，脓水淋漓，湿疮瘙痒。**用量用法：** 外用适量。**使用注意：** 本品宜炮制后使用，专作外用，不宜内服。

皂角刺

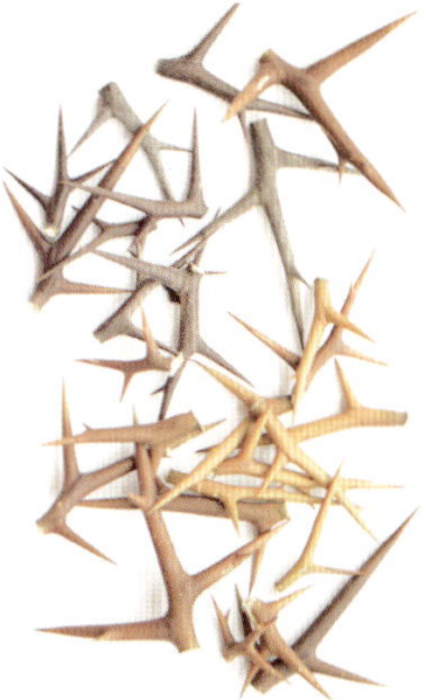

别名： 皂刺、天丁、皂针、皂荚刺、皂角针。**药性：** 辛，温。归肝、胃经。**功效：** 消肿托毒，排脓，杀虫。**主治：** 痈疽初起或脓成不溃。外治疥癣麻风。**用量用法：** 3～10克。外用适量，醋蒸取汁涂患处。**使用注意：** 凡痈疽已溃者不宜用，孕妇亦忌之。

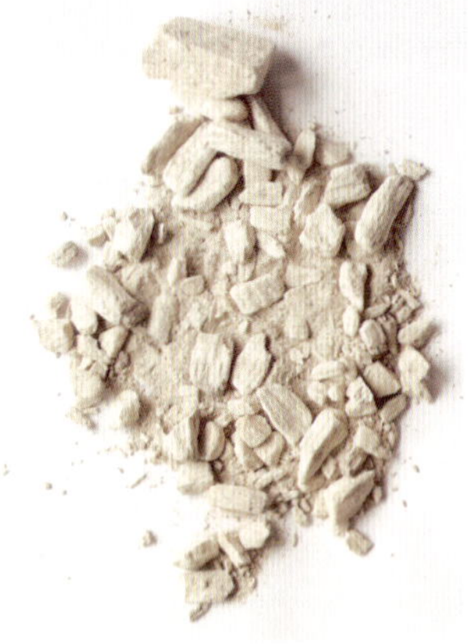

信石

别名： 砒石、信砒、砒黄、人言。**药性：** 辛、酸、性热；有大毒。归肺、脾、胃、大肠经。**功效：** 蚀疮祛腐，杀虫，祛痰定喘，截疟。**主治：** 痔疮，瘰疬，溃疡胬肉不脱，走马牙疳，顽癣，疟疾。**用量用法：** 外用适量，研末撒或调敷。内服入丸、散，每次0.1~0.3克。**使用注意：** 用时宜慎，孕妇、哺乳妇女禁用，肝肾功能损害者禁用。

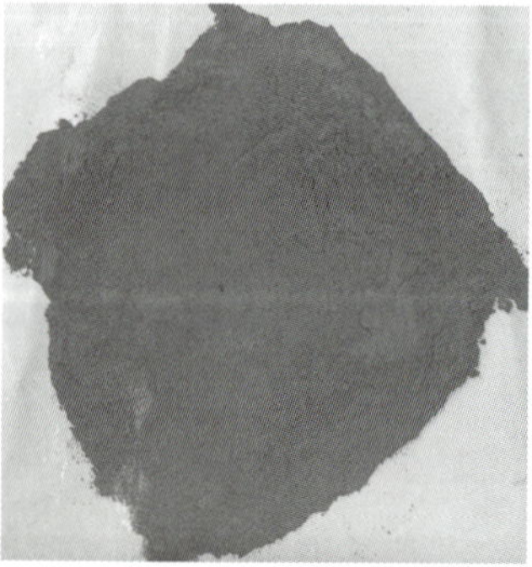

铅丹

别名： 黄丹、真丹、铅华、丹粉。**药性：** 辛，微寒；有毒。归心、肝经。**功效：** 解读祛腐，收湿敛疮，坠痰镇惊。**主治：** 痈疽疮疡，外痔，湿疹，烧烫伤。**用量用法：** 外用适量，研末撒；或调敷；或熬膏敷贴。内服每日0.15~0.3克，入丸、散，时间不能超过两个星期。**使用注意：** 铅丹有毒，且有蓄积作用。孕妇、哺乳妇女及儿童禁用。

白降丹

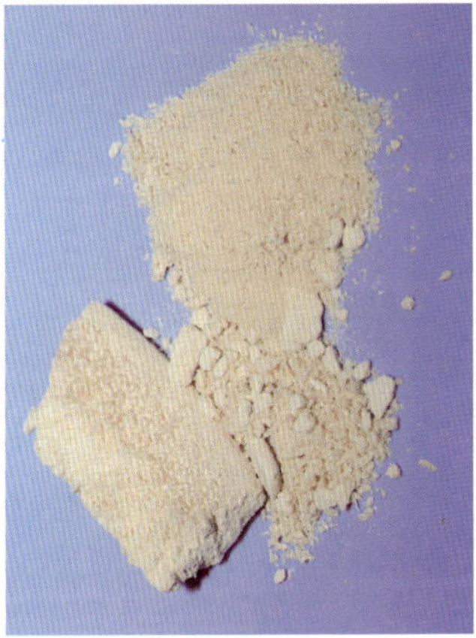

别名： 降丹、降药、水火丹。**药性：** 辛，热；有毒。归脾经。**功效：** 消痈溃脓，蚀腐杀虫。**主治：** 痈疽发背，疔疮，瘰疬，脓成不溃，腐肉难消，风癣疥癞。**用量用法：** 外用研末，0.09~0.15克，撒于创面上；或制成其他剂型用。**使用注意：** 禁止内服。外用也宜少量。

硼砂

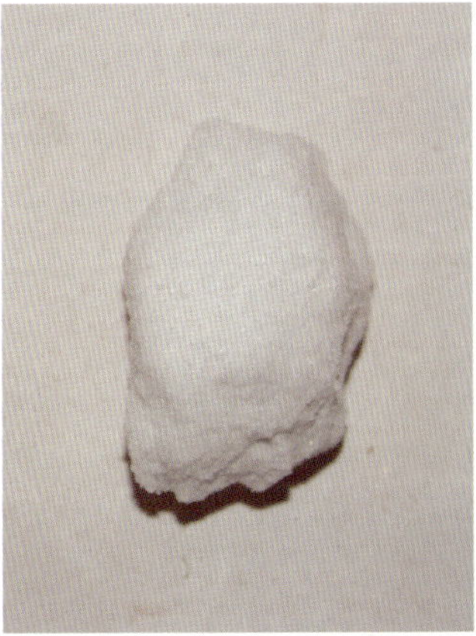

别名： 大朋砂、蓬砂、鹏砂、月石、盆砂。**药性：** 甘、咸，凉。归肺、胃经。**功效：** 清热消痰，解毒防腐。**主治：** 外用主咽喉肿痛，口舌生疮，目赤翳障胬肉，阴部溃疡。内服主痰热咳嗽及噎嗝积聚，诸骨鲠喉。**用量用法：** 1.5~3克，入丸、散。外用适量，沸水溶化冲洗；或研末敷。防腐生用，收敛煅用。**使用注意：** 体弱者慎用。

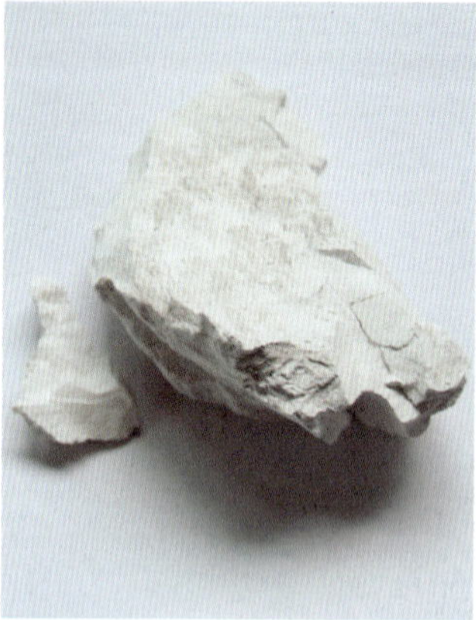

石灰

别名： 垩灰、希灰、石垩。**药性：** 辛、苦、涩，温；有毒。归肝、脾经。**功效：** 解毒蚀腐，敛疮止血，杀虫止痒。**主治：** 痈疽疔疮，丹毒，瘰疬痰核，赘疣，外伤出血。**用量用法：** 外用适量，研末调敷。内服1～3克。**使用注意：** 内服不入汤剂。疮口红肿者禁用。孕妇慎用。

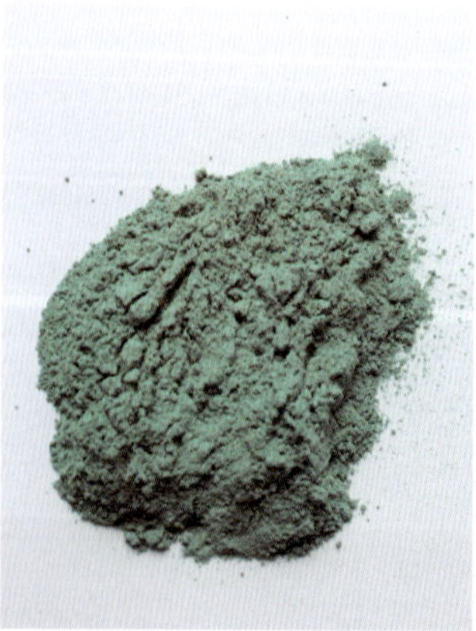

铜绿

别名： 铜青、生绿。**药性：** 酸、涩，微寒；有小毒。归肝、胆经。**功效：** 明目退翳，吐风痰，解毒祛腐，杀虫止痒。**主治：** 目翳，眼睑糜烂，中风痰壅，痈疽，鼻息肉，喉痹，牙疳，臁疮，狐臭，顽癣，痔痞。**用量用法：** 每次0.5～1克，入丸、散。外用适量，研末点涂；或调敷。**使用注意：** 严格控制剂量。

藤黄

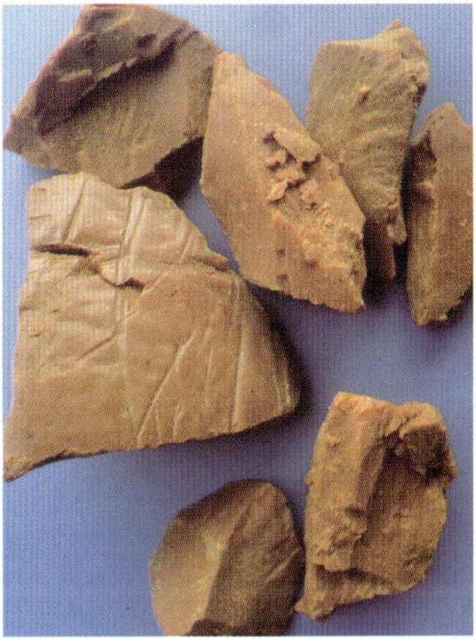

别名：玉黄、月黄。**药性：**酸、涩，凉；有毒。归脾经。**功效：**攻毒消肿，祛腐敛疮，止血杀虫。**主治：**痈疽肿毒，溃疡，湿疮，肿瘤，顽癣，跌打肿痛，创伤出血及烫伤。**用量用法：**外用适量，研末调敷、磨汁涂；或熬膏涂。内服0.03～0.06克，入丸剂。**使用注意：**本品毒性较大，内服少量，即能致泻。体质虚弱者禁用。

钩吻

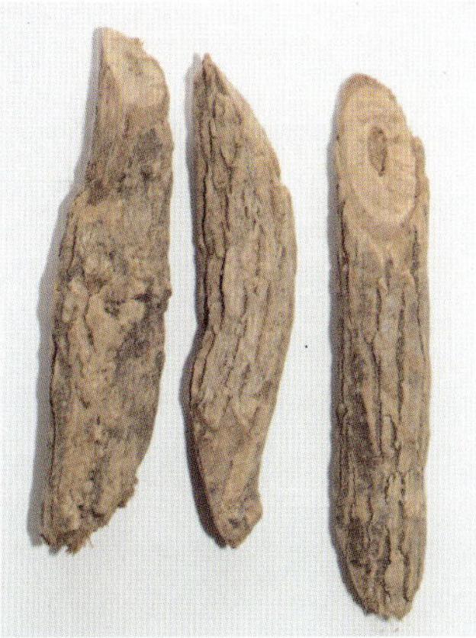

别名：野葛、秦钩吻、毒根、治葛。**药性：**辛、苦，温；有大毒。归脾经。**功效：**祛风攻毒，散结消肿，止痛。**主治：**疥癞，湿疹，瘰疬，痈肿，疔疮，跌打损伤，风湿痹痛，神经痛。**用量用法：**外用适量，捣敷；或研末调敷；或煎水洗；或烟熏。**使用注意：**本品有剧毒，应用宜慎。

散结药

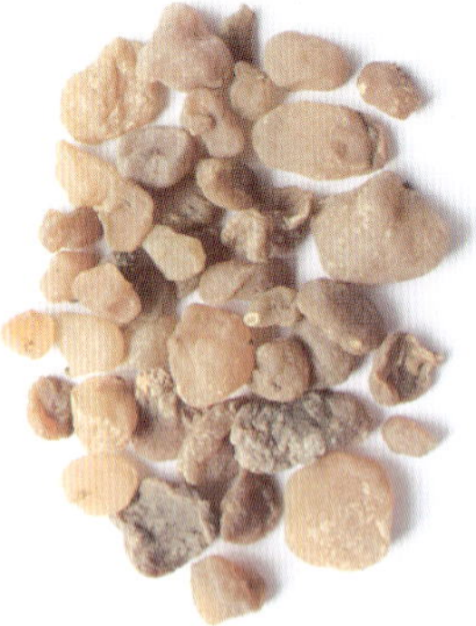

土贝母

别名： 土贝、草贝、大贝母、地苦胆。**药性：** 苦，微寒。归肺、脾经。**功效：** 解毒，散结，消肿。**主治：** 乳痈，瘰疬，痰核。**用量用法：** 5～10克。**使用注意：** 无。

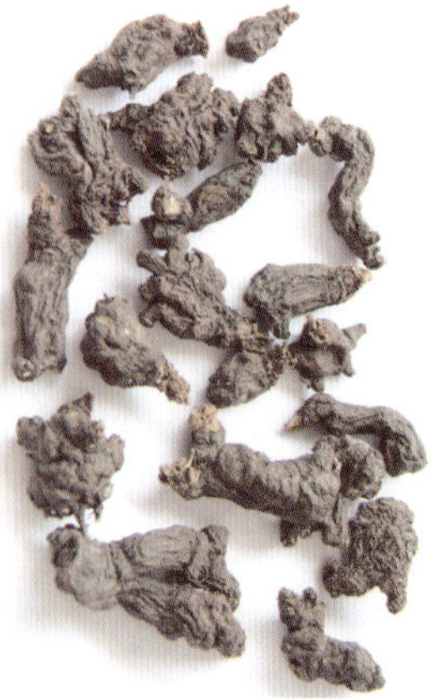

天葵子

别名： 地丁子、天葵根、散血珠、天去子、紫背天葵子。**药性：** 甘、苦，寒。归肝、胃经。**功效：** 清热解毒，消肿散结。**主治：** 痈肿疔疮，乳痈，痰核，瘰疬，蛇虫咬伤。**用量用法：** 9～15克。**使用注意：** 脾虚便溏者忌用。

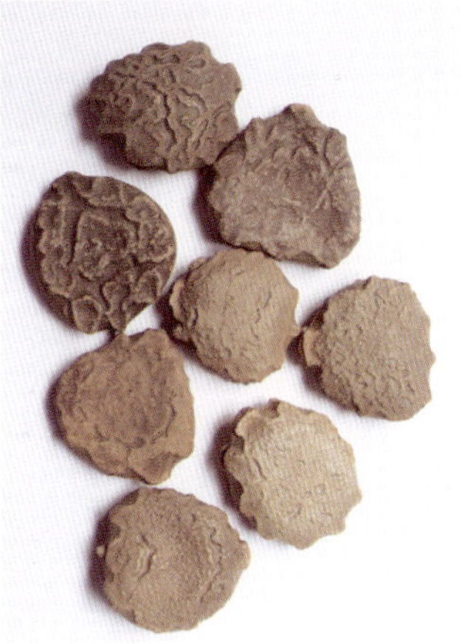

木鳖子

别名：木鳖、漏苓子、糯饭果、藤桐子、番木鳖。**药性：**苦、微甘，凉；有毒。归肝、脾、胃经。**功效：**散结消肿，攻毒疗疮。**主治：**疮疡肿毒，乳痈，瘰疬，痔瘘，干癣，秃疮。**用量用法：**0.9～1.2克。外用适量，研末，用油或醋调涂患处。**使用注意：**孕妇慎用。

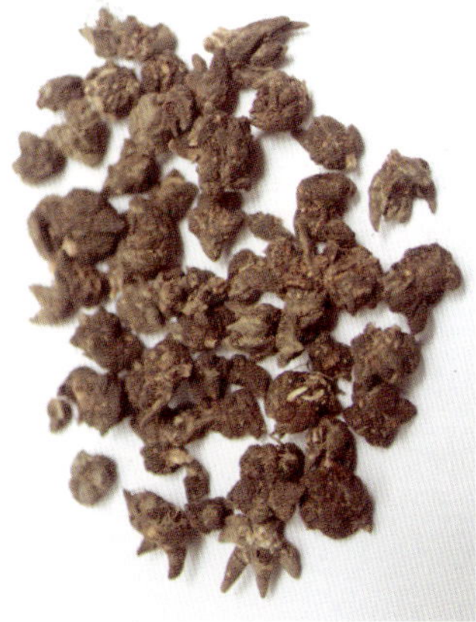

猫爪草

别名：三散草、小毛茛、猫爪儿草。**药性：**甘、辛，温。归肝、肺经。**功效：**化痰散结，解毒消肿。**主治：**瘰疬痰核，疔疮肿毒，蛇虫咬伤。**用量用法：**15～30克，单味药可用至120克。**使用注意：**无。

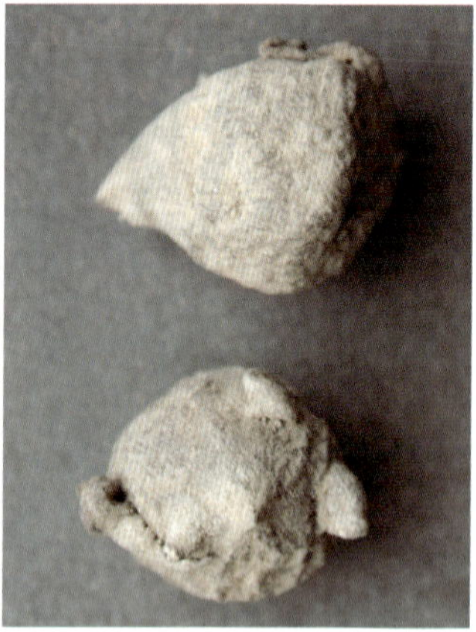

水红花子

别名： 河蓼子、水荭子、川蓼子、荭草实、水红子。**药性：** 咸，微寒。归肝、胃经。**功效：** 散血消癥，消积止痛，利水消肿。**主治：** 癥瘕痞块，瘿瘤，食积不消，食少腹胀，胃脘胀痛，水肿腹水。**用量用法：** 15～30克。外用适量，熬膏敷患处。**使用注意：** 凡血分无瘀滞及脾胃虚寒者忌用。

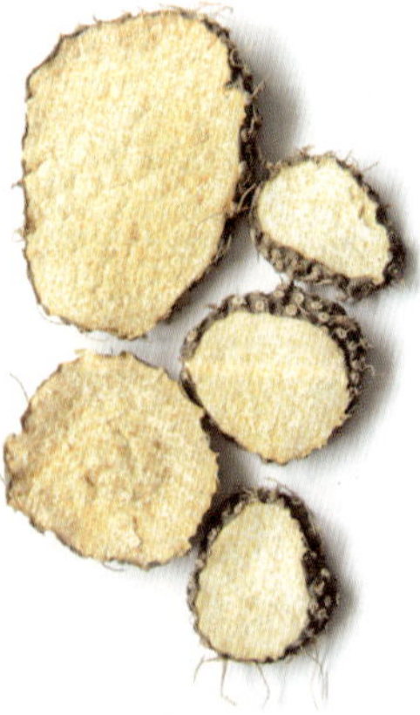

黄药子

别名： 黄独、零余薯、金线吊虾蟆、香芋、黄狗头、土芋。**药性：** 苦、辛，凉。归肝、胃、心、肺经。**功效：** 解毒消肿，化痰散结，凉血止血。**主治：** 甲状腺肿大，淋巴结结核，咽喉肿痛，吐血，咯血，百日咳，癌肿；外用治疮疖。**用量用法：** 6～9克；或浸酒；研末1～2克。外用适量，捣烂或磨汁敷患处。**使用注意：** 本品不宜过量服。

光慈菇

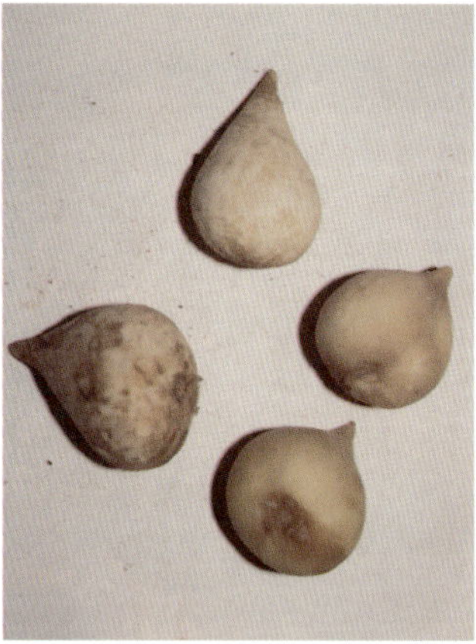

别名： 金灯花、鹿蹄草、慈菇、山慈菇。**药性：** 甘、微辛，寒。归肝、胃、肺经。**功效：** 清热解毒，消肿散结。**主治：** 痈疽恶疮，瘰疬结核，咽痛喉痹，蛇、虫咬伤。**用量用法：** 3~6克，煎汤；或磨汁；或入丸、散。外用适量，磨汁涂；或研末调敷。**使用注意：** 正虚体弱者慎用。

麦饭石

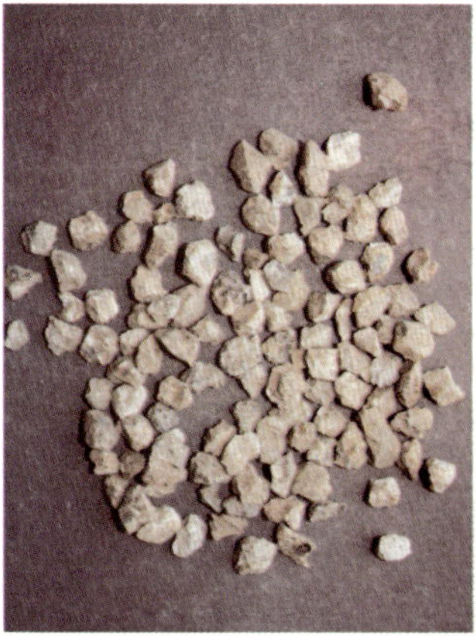

别名： 无。**药性：** 甘，温。归肝、胃、肾三经。**功效：** 解毒散结，去腐生肌，除寒祛湿，益肝健胃。**主治：** 痈疽发背，痤疮，湿疹，脚气，痱子，手指皲裂，黄褐斑，牙痛，口腔溃疡。**用量用法：** 1份麦饭石，6~8份开水冷浸4~6小时或热浸2~3小时后饮用。外用适量。**使用注意：** 外敷时需研极细末，否则易引起疼痛。

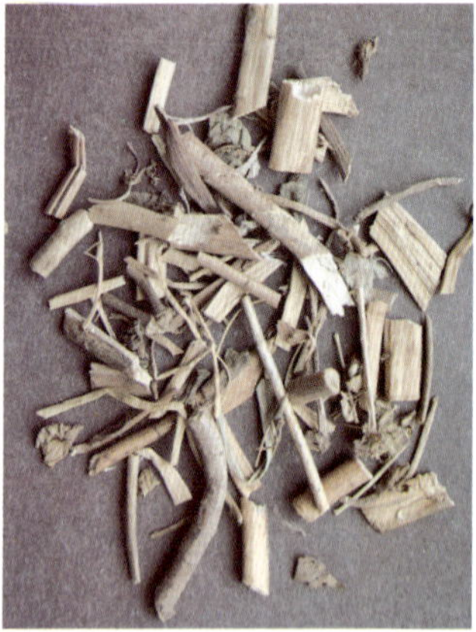

猫眼草

别名：乳浆大戟、烂疤眼、乳浆草。**药性：**苦、辛，凉；有毒。归肺、胃、肝、脾经。**功效：**镇咳，祛痰，散结，逐水，拔毒，杀虫。**主治：**痰饮咳喘，水肿，瘰疬，疥癣，无名肿毒。**用量用法：**外用适量，熬膏外敷；或研末调敷。3～9克，煎汤；或入丸剂。**使用注意：**无。

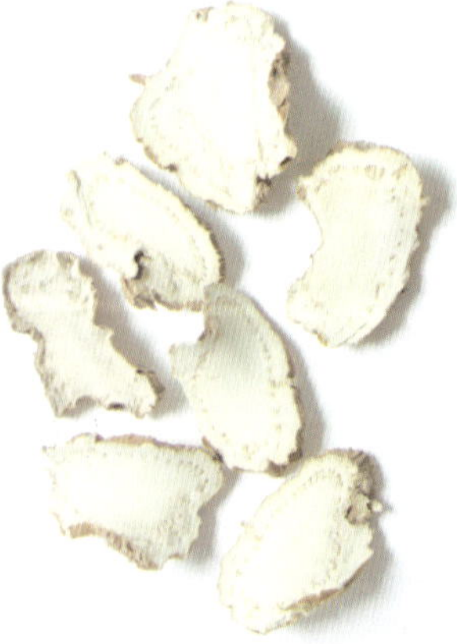

八角莲

别名：独脚莲、独荷草、羞天花、术律草、琼田草、旱荷。**药性：**甘、微苦，凉。归肺、肝经。**功效：**清热解毒，活血散瘀。**主治：**毒蛇咬伤，跌打损伤。外用治虫蛇咬伤，疮疖痈肿，淋巴结炎，腮腺炎，乳腺癌。**用量用法：**3～9克。外用适量，捣烂敷；或磨酒、醋调敷患处。**使用注意：**本品有毒，不宜过量用。

喜树果

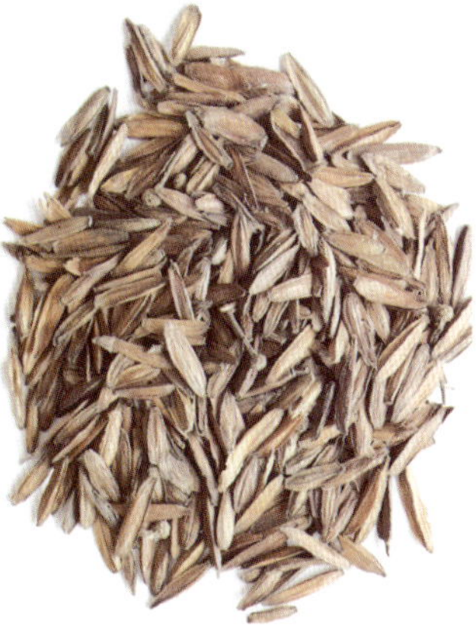

别名： 旱莲、旱莲木、野芭蕉、水漠子、秋青树、圆木。**药性：** 苦、辛，寒。归脾、胃、肝经。**功效：** 清热解毒，散结消癥。**主治：** 食道癌，贲门癌，胃癌，肠癌，肝癌，白血病，牛皮癣，疮肿。**用量用法：** 果实3~9克，煎汤；或研末吞；或制成针剂、片剂。**使用注意：** 内用不宜过量。

长春花

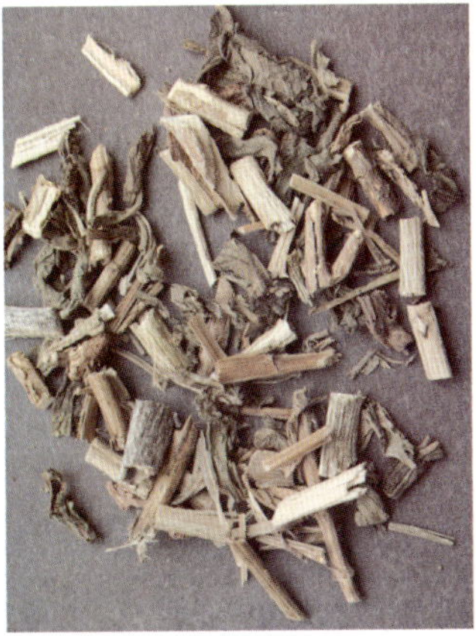

别名： 雁来红、日日新、四时春、三万花。**药性：** 苦，寒。归肝、肾经。**功效：** 解毒抗癌，清热平肝。**主治：** 多种癌肿，高血压，痈肿疮毒，烫伤。**用量用法：** 5~10克，煎汤；或将提取物制成注射剂静脉注射。外用适量，捣敷；或研末调敷。**使用注意：** 长春花用于癌肿，多用其提取物静脉注射，但必须在医师指导下使用。

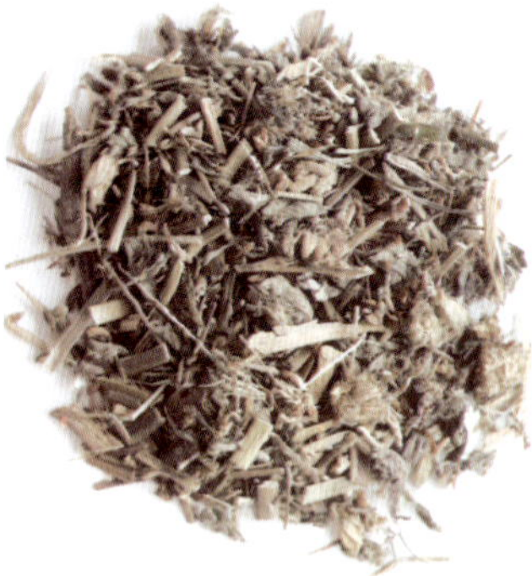

红车轴草

别名：红三叶、红花车子、金花菜、红花苜蓿。**药性：**甘、苦，微寒。归肺经。**功效：**清热止咳，散结消肿。**主治：**感冒咳喘，硬肿烧伤。**用量用法：**15～30克。外用适量，调服或制成软膏。**使用注意：**无。

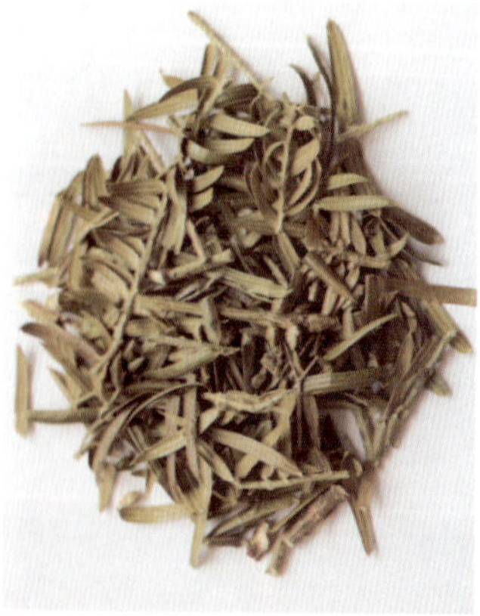

三尖杉

别名：榧子、血榧、石榧、水柏子、藏杉、桃松。**药性：**甘、涩，平。**功效：**消积，驱虫，散结，润肺止咳。**主治：**食积腹胀，小儿疳积，虫积，肺燥咳嗽。**用量用法：**15～18克，早、晚饭前各服1次。**使用注意：**无。

中草药名称索引

（以汉语拼音为序）